实用肿瘤科

护理手册

SHIYONG ZHONGLIUKE HULI SHOUCE

王 霞 王会敏 主编

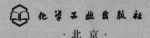

化学工业出版社

·北京·

本书详细介绍了肿瘤科的护理管理、护理制度、应急预案与防范、常用护理技术、诊断技术与护理配合、治疗技术与护理配合、营养支持与护理、常见症状的护理、康复护理、临终关怀护理、肿瘤疾病的护理、护理用药、标本采集和仪器操作等。本书内容丰富，理论与实践相结合，注重临床实用性和可操作性。可供临床护理人员、护理专业学生及临床医师参考阅读，也可作为护理管理、护理教学和护士继续教育用书。

图书在版编目（CIP）数据

实用肿瘤科护理手册/王霞，王会敏主编. —北京：化学工业出版社，2019.6

ISBN 978-7-122-34117-4

Ⅰ. ①实… Ⅱ. ①王…②王… Ⅲ. ①肿瘤学-护理学-手册 Ⅳ. ①R473.73-62

中国版本图书馆 CIP 数据核字（2019）第 051102 号

责任编辑：赵兰江 　　　　　　　文字编辑：吴开亮
责任校对：王　静 　　　　　　　装帧设计：张　辉

出版发行　化学工业出版社
　　　　　（北京市东城区青年湖南街 13 号　邮政编码 100011）
印　　装　三河市延风印装有限公司
710mm×1000mm　1/32　印张 22¼　字数 569 千字
2019 年 10 月北京第 1 版第 1 次印刷

购书咨询：010-64518888　　　　　售后服务：010-64518899
网　　址：http://www.cip.com.cn
凡购买本书，如有缺损质量问题，本社销售中心负责调换。

定　　价：88.00 元　　　　　　　版权所有　违者必究

编写人员名单

主　编	王　霞	王会敏	
副主编	王　园	张翠粉	王婷姝
	张　可	崔　佳	贾银霞
编　者	安　蕊	王耀虹	田玉萍
	柴国静	王　娜	牛雅静
	张晓玲	王丽新	纪倩倩
	李红彦	孔祥茵	董聪聪
	白若琼	石翠芝	蔡蒙蒙
	焦晓翠	张　晶	苌子涵

肿瘤学作为一门独立的临床医学学科，近几十年来，肿瘤的综合治疗、各种先进检测技术、诊断方法及专科护理技术的发展，推动了肿瘤的预防、诊疗、康复相关知识的飞速发展。随着对肿瘤学科研究的深入，专业发展正在走向成熟，肿瘤科护理人员除需要具备扎实的医学基础理论知识和过硬的护理技术，更需要通过专业教育、专业经验和专业团队的共同运作，结合职业道德、人文知识、伦理知识及法律法规的学习，获得更全面和前端的肿瘤护理专业知识和技能，以适应肿瘤护理学科发展和建设的需求。为了促进广大肿瘤科医务人员在临床工作中更好地认识、了解肿瘤科的疾病，普及和更新肿瘤科的临床及护理知识，从而满足肿瘤科专业人员以及广大基层医务工作者的需要，结合临床经验，我们编写了此书。

本书系统地介绍了肿瘤科的护理管理、常见疾病的护理要点及难点、常用的护理技术以及肿瘤科常用治疗设备的使用方法。力求做到内容翔实、结构合理、理论与实践相结合，为临床护理工作者提供一本了解肿瘤科、熟悉肿瘤科各种疾病的护理及操作的简明手册。

本书在编写过程中，得到了多位同仁的支持和关怀，他们在繁忙的医疗、教学和科研工作之余参与撰写，在此表示衷心的感谢。

由于编写时间较紧迫，编者水平有限，书中不足之处在所难免，恳请广大同仁不吝赐教。

编者
2019 年 1 月

实用肿瘤科护理手册
CONTENTS
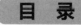
目 录

第二篇 肿瘤科护理技术

第三篇　肿瘤科疾病护理

第一篇
肿瘤科的组织与管理

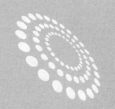

第一章　肿瘤科护理人员各岗位职责

一、主任、副主任护师岗位职责

1. 在护理部主任及科护士长领导下，负责指导本科护理技术、科研和教学工作。

2. 检查指导本科急、危重、疑难患者护理计划的实施，护理会诊及危重患者的抢救工作。

3. 了解国内外护理发展动态，根据医院具体条件努力引进先进技术，提高护理质量，发展护理学科。

4. 主持全院或本科护理大查房，指导下级护理人员的查房，不断提高护理业务水平。

5. 对院内护理差错、事故提出技术鉴定意见。

6. 组织主管护师、护师及进修护士的业务学习和护士规范化培训，拟订教学计划和内容，编写教材并负责讲课。

7. 带教护理系和护理专科学生的临床实习，担任部分课程的讲授并指导主管护师完成此项工作。

8. 负责组织全院或本科护理学术讲座和护理病案讨论。

9. 制订本科护理科研计划，并组织实施，通过临床实践写出有较高水平的科研论文，不断总结护理工作经验。

10. 参与审定、评价护理论文和科研成果以及新业务、新技术成果。

11. 协助护理部做好主管护师与护师的晋升、考核、评审工作，承担对下级护理人员的培养责任。

12. 参与全院业务技术管理和组织管理工作，经常提出建设性意见，协助护理部主任加强对全院护理工作的业务指导。

13. 参与全院护理质量督察工作，指导护理质量控制工作。

二、主管护师岗位职责

1. 在本科护士长领导下和主任护师指导下进行工作。

2. 负责督促检查本科病房护理工作质量，发现问题及时解决，把好护理质量关。

3. 解决本科护理业务上的疑难问题，指导重危、疑难患者的护理病历、护理记录的书写及实施。

4. 负责指导本科病房的护理查房，对护理业务给予具体指导。

5. 对本科发生的护理差错、事故进行分析、鉴定，并提出防范措施。

6. 组织本科护师、护士进行业务培训计划，拟订培训计划，编写教材，负责讲课。

7. 负责管理进修护士和护校学生的临床学习，并负责讲课和评定成绩。

8. 积极组织护师、护士开展护理科研、技术革新。

9. 协助护士长做好行政管理和思想政治工作。

三、护师岗位职责

1. 在本科室护士长领导下和上级职称护理人员领导下进行工作。

2. 参加病房的护理临床实践，指导护士正确执行医嘱及各项护理技术操作规程，发现问题，及时处理。

3. 参与病房危重、疑难患者的护理工作，以及难度较大的护理技术操作；带领护士完成新业务、新技术的临床实践。

4. 协助护士长拟订病房护理工作计划，参与病房管理，介绍《病员住院规则》。

5. 参加本科主任护师、主管护师组织的护理查房、会诊和病例讨论。

6. 协助护士长负责本病房护士和进修护士的业务培训，制订学习计划，组织编写教材，并担任讲课；负责护士的技术考核工作。

7. 参加护校部分临床教学、带教护士临床实习。

8. 协助护士长制订本病房的科研、技术革新计划，提出科研课题，并组织实施。

9. 对病房出现的护理差错、事故进行分析，提出防范措施。

四、护士岗位职责

1. 在护士长领导下和护师指导下进行工作。

2. 认真执行各项护理制度、护理常规和技术操作规程，正确执行医嘱，准确及时地完成各项护理工作，做好查对及交接班工作，防止差错事故的发生。

3. 做好基础护理、心理护理、饮食护理和服药护理；在护师指导下努力掌握、运用护理程序，实施整体护理。

4. 经常巡视病房，密切观察与记录危重患者的病情变化，如发现异常情况应及时报告。

5. 了解住院规则，宣传防病健身的知识；经常征求患者意见，做好出院指导工作。

6. 配合医师做好危重患者的抢救工作，以及各种抢救物品、药品的准备和保管工作。

7. 协助医师进行各种诊疗工作，负责采取各种检验标本。

8. 参加部分护理教学和科研，指导实习护士的工作。

9. 做好病房管理、消毒隔离、物资药品材料的保管工作。

五、护理员岗位职责

1. 在护士长领导下和护士指导下进行工作。

2. 做好患者生活护理和部分简单的基础护理工作。

3. 随时巡视病房，应接患者呼唤，协助生活不能自理的患者进食、起床活动及递送便器。

4. 做好患者入院前的准备工作和出院后床单、铺位的整理工作，以及终末消毒工作；协助护士搞好被服、家具的管理。

5. 及时收集送出临时化验标本和外送患者。

六、肿瘤科护理组长岗位职责

1. 在护士长的领导下，负责本组患者的护理工作，协助护士长做好病区管理，保证各项质量达标。

2. 严格执行各项护理规章制度和操作规程，遵守职业道德规范。

3. 应用护理程序对病人实施整体护理；指导和检查本组病人晨、晚间护理落实情况，包括护士执行医嘱、实施护理措施、效果评价完成的情况。

4. 组织护理小组护理查房、护理病例讨论，发现问题及时解决，把好质量关；主动协助医师进行各种诊疗工作，负责采集各种检验标本。

5. 严格按分级护理要求巡视病房，密切观察病情变化，掌握所管患者的"十知道"，发现异常及时报告和处理，做好危、急、重症患者的抢救工作。

6. 参与病房管理，做好患者各阶段健康教育工作，覆盖率达 100%，知晓率达 66%；经常征求意见，以改进护理工作。

7. 树立以患者为中心的服务理念，提供优质护理记录，协调好医、护、患之间的关系。

8. 正确执行医嘱，做好各项护理记录，及时完成分管患者各项治疗、护理任务，严格执行查对、交班等核心制度，防止差错事故发生，出现差错及时上报。

9. 病房做到规范化管理（整洁、安静、舒适、安全），物品放置合理。

10. 负责临床教学工作，完成下级护士、实习护生、进修护士的临床带教及临床指导任务；协助护士长完成临床护理查房和业务知识的讲授，做好出科鉴定。

七、白班责任护士岗位职责

1. 做好所管床位的准备；热情接待住院患者，待患者似亲人，态度和蔼，热情耐心，服务周到，介绍全面，交流及时，掌握交流技巧。

2. 病房尽量做到规范化管理（整洁、安静、舒适、安全），物品放置合理。

3. 严格执行"三查八对"；严格遵守无菌操作规程；在进行各项护理操作中，做到稳、准、轻、静、洁。

4. 掌握所管病人的"十知道"，包括床号、姓名、年龄、诊断、病情、阳性体征（包括检验、检查）、主要治疗用药、护理、心理、饮食、排泄睡眠；熟练应用护理程序对患者实施整体护理。

5. 严格按分级护理要求巡视病房，密切观察病情变化，发现异常及时报告和处理，做好危、急、重症患者的抢救工作；主动协助医师进行各种诊疗工作，负责采集各种体检标本。

6. 记录及时，文字简练，数据真实可靠并能说明问题，做到具有一定的法律依据但避免涉及法律用语。

7. 各项护理落实到位，患者及床单元做到"六洁"，无院内护理并发症及差错事故发生。

8. 做好患者不同阶段的健康教育及心理护理，使患者了解自己的病情、治疗、护理的一般知识（饮食、服药、辅助检查、休息、运动、锻炼）等方面的情况，积极配合医护工作，接受治疗。

9. 患者对护理技术、护理质量、服务态度满意率≥95％，无投诉。

10. 完成临床带教任务，带教认真、负责，做到放手不放眼；协助护士长完成临床护理查房和业务知识的讲授，做好出科鉴定。

八、夜班责任护士岗位职责

1. 负责夜间患者各种治疗与护理，执行临时医嘱，负责手术及特殊检查患者的各项准备工作及各种标本采集；接收急诊新入院患者，完成各种治疗护理；维持病区秩序，保证病区安全。

2. 认真床旁交接班，查对本班医嘱，做好特殊检查及术前准备工作。

3. 全面了解患者动态，掌握危重患者病情变化，完成白班交接班中待执行事项。

4. 测绘患者夜、晨间生命体征，发现异常及时报告值班医师处理。

5. 负责晨间各项治疗、护理工作，按分级护理要求巡视病房，及时发现病情变化，护理记录及时、准确、完整。

6. 完成晨间各项标本的采集收取，并为手术及特殊检查的患者做好护理准备。

7. 督促保洁员履行职责，做好危重病人晨间护理，保持病室及卫生整洁。

8. 保持治疗室，办公室清洁、整齐、物品定位。

九、办公室护士岗位职责

1. 热情接待住院患者，待患者似亲人，态度和蔼，热情耐心，服务周到，介绍全面，交流及时，掌握交流技巧。

2. 办公室、治疗室做到规范化管理（整洁、安静、舒适、安全），物品放置合理。

3. 严格执行"三查八对"；严格遵守无菌操作规程；在进行各项护理操作中，做到稳、准、轻、静、洁。

4. 认真执行查对制度，准确及时地执行医嘱。

5. 负责准备各种体检标本的采集以及预约各种检查。

6. 结算出院患者账单。

7. 出院病历的检查、整理。

8. 交班报告及时、文字简练、数据真实可靠，并能说明问题，做到具有一定的法律依据。

9. 患者对护理技术、护理质量、服务态度满意率≥95%，无投诉。

10. 完成临床带教任务，带教认真、负责，做到放手不放眼；协助护士长完成临床护理查房和业务知识的讲授，做好出科鉴定。

十、护理教学秘书岗位职责

1. 教学秘书在科主任的直接领导下全面负责统筹安排和组织实施本科室的业务学习和研修、见习、实习等教学工作；选拔医德医风好、业务技术高、带教认真负责的医师承担带教任务。

2. 对实习生进行入科教育，负责对研究生、实习生介绍本专科的常规和专业特点，安排实习生工作任务（每个实习生实际管理床位数 6~8 张）。

3. 负责制订本科室研修、实习教学计划，指定带教老师，分配带教任务；有计划地组织本科室的教学查房、床边教学、病例讨论和专题讲座等教学活动，以及实习生的轮转鉴定、考核工作；在教学中要强化技能训练，提高学生分析问题、解决问题的能力。原则上每月教学查房两次、病例讨论两次，每两周教学讲课一次。

4. 严格实习、轮转纪律，认真执行考勤制度，深入了解学生的思想政治、学习态度、工作纪律、医德医风等表现，及时总结、讲评，发现问题及时疏导、教育和批评指正。

5. 负责督促带教老师检查修改研究生、实习生病案，并指导他们开医嘱、处方及各种申请单。

6. 定期召开科室的临床教学工作会议，不断改进和提高教学质量；负责做好各种教学资料的保存及每季度的讲课酬金报表等工作。

7. 参加医院的各种教学活动；负责科内各种教学记录，如入科教育、业务学习、教学讲课、教学查房及教学病例讨论的记录。

8. 年终对科室的教学工作进行总结，制订下一年教学计划，对科室教学工作提出意见和建议。

第二章　肿瘤科质量与安全管理

第一节　肿瘤内科病房管理制度

一、病房管理制度

1. 在科主任的领导下，病房管理由护士长负责、科主任积极协助、全体医护人员参与。

2. 严格执行陪护制度，加强对陪护人员的管理，积极开展卫生宣教和健康教育；主管护士应及时向新住院患者介绍住院规则、医院规章制度，及时进行安全教育，引导患者共同参与病房管理。

3. 病房整洁、舒适、安静、安全，避免噪声，做到走路轻、关门轻、操作轻、说话轻。

4. 统一病房陈设，室内物品和床位应摆放整齐、固定位置，未经护士长同意不得搬动。

5. 工作人员应遵守劳动纪律、坚守岗位，工作时间内必须按规定着装；病房内不准吸烟，工作时间不聊天、不闲坐、不做私事；治疗室、护士站不得存放私人物品。原则上，工作时间不可接私人电话。

6. 患者被服、用具按基数配给患者使用，出院时清点收回并做终末处理。

7. 护士长全面负责保管病房财产、设备，并分别指派专人管理、建立账目、定期清点，如有遗失，及时查明原因，按规定处理；管理人员调动时，要办好交接手续。

8. 定期召开工休座谈会，听取患者对医疗、护理、医技、后勤等方面的意见，对患者反映的问题要有处理意见及反馈，不断改进工作。

9. 病房内不接待非住院患者、不会客；值班医生与护士及时清理非陪护人员，对可疑人员进行询问；严禁散发各种传单、广告及推销人员进入病房。

10. 注意节约用水、电，按时熄灯和关闭水龙头，杜绝长流水、长明灯。

11. 保持病房清洁卫生，注意通风，每日至少清扫两次，每周大清扫一次；病房卫生间清洁、无味。

12. 生活垃圾、医用垃圾分类放置，及时处理。

二、探视与陪护制度

为给患者创造良好的休养环境，预防交叉感染，使医疗护理工作顺利进行、患者早日康复，应严格控制陪护及探视。

1. 探视时间为每天早上 7:30～8:30、中午 11:30～12:30、下午 17:30～18:30，每次可进入病房 2 人。学龄前儿童不得进入病区。

2. 危重患者家属，可持危重通知单随时探访，三日内有效；如病情重不宜探视者，必须做好解释工作使家属理解。

3. 需要陪伴者，由主管医生决定并开医嘱，由护士执行，签发或撤销陪护证。病历上应有记录起始时间。

4. 在查房及治疗时间，陪护人员应离开病房，如需了解病情，待查房结束后再向医护人员询问。

5. 陪护和探视人员须遵守病区制度，保持病房清洁、整齐、安静，严禁在病房内吸烟、饮酒。

6. 严禁在病房内洗澡、洗衣服，不能擅自带折叠椅，不在病床上躺卧。

7. 陪护和探视人员必须爱护公物、节约用水、电，损坏公物按制度赔偿。

三、肿瘤内科日间病房管理制度

"日间病房"是目前国外比较流行的、新型有效的诊疗模式，是根据常见病、多发病患者需要短期住院观察治疗的特点，专为该类患者量身定做的短、平、快式的新型医疗服务。"日间病房"作为一种高效、快捷的医疗服务模式，有利于缩短患者无效住院时间，有效缓解门诊、急诊及病房出现的患者积压，充分提高床位周转率，也有利于畅通急诊—病房绿色通道，减轻患者经济负担，减少患者候床时间，缓解医患矛盾等，同时提高了社会医疗资源的有效利用率，给患者、医院、社会三方都带来了益处。现对设立的"日间病房"的管理方案作出如下建议。

（1）日间病房是在医院内部介于门诊与住院之间的一个独立的科室，具备住院病房诊疗条件，由多方面专业人员为患者提供检查、治疗和康复等医学服务。实行病房化管理，即实行主任、护士长承担的整体责任制，医师由各科根据收治的患者所属科室进行抽调的多学科交叉融合的管理模式，护理则设置一个完整的护理单元，实行护士长带领下的全程整体护理制度。

（2）收治患者的原则与范围　基本上收治一些病情平稳、诊断明确的慢性病或病情较轻的、诊断不复杂仅需临时处置的急性病患者。如慢性病、放疗、化疗患者；病情需要观察 3～5 天的急诊患者；病情经 3～5 天治疗可以出院的日间手术或诊疗的患者；诊断不明确的急诊患者，确诊后立即收入专科病区或转院的患者；有入院指征，暂无法收入院的急诊患者；门诊手术后须观察的患者和其他特殊患者。各临床科室均可收治患者，诊疗上各患者分别由收治科室指派医师查房、开医嘱，实行医生跟着患者走，确保责任落实到位。

（3）医师的设置及培养　拟由一名高级职称医师任科室主任负责全科工作，其余由对口科室调配医师进行医疗工作，要求主诊人员均为主治医师以上水平，同时要加强加快对全科医生的培养及促进医师技术的成熟，确保医疗质量。

（4）医疗运行的管理　尽管日间病房的医疗力量配备尚且

薄弱，且日间病房收治范围较广、病种多，人员相对不固定，但日间病房仍然按照普通病房的相关制度进行严格管理，严格执行"十四项核心制度"，建立以临床路径为指南的标准化诊治流程、患者准入制度、离院评估制度、主诊医生负责制等核心管理制度。住院病历也要按卫生部《病历书写规范》进行书写，遵照正规病房病历管理要求和统一标准通过电子病历进行规范化管理，并由病案室实行验收、保存，纳入正常管理。

（5）日常工作　整个日间病房的管理由科主任统一调配管理，并按病种抽调对口科室的医师共同组成病房的医疗团队，由相关科室的医生对患者的诊治负责，医生每日到日间病房查房、诊治，并由这些医师轮流值正班和副班。夜班由对口科室统一监管，如有病情变化，该科的一线医师立即赶到，进行及时处置。病房必须配备齐全的抢救设施，有常见急危重症急救流程，病房内患者一旦出现急危症情况，立即启动该科二、三线医师进行联动应急抢救，实行统一管理与统一调配，达到最高效率。

（6）病房的护理管理模式　完全按照标准病房设置一个完整的护理单元，要配备足额且护理经验较为丰富的护士，实行护士长带领下的全程整体护理制度，为多病种患者提供全程优质的护理服务。

（7）提高诊疗效率，从根本上缩短住院治疗时间，明显降低患者住院费用，优化医疗资源。日间病房对于积极诊治患者、及时书写病历，并能使平均住院日、人均诊疗费用达标，且病案质量达到甲级病案的医生予以一定的奖励。

（8）制定日间手术术前检查和准备内容，检查科室优先安排，化验、检查一般当天可出结果；制定日间手术患者准入标准，术后24小时出院，若不能出院，须转至相关病房。日间手术在费用结算、质量控制等方面参照住院管理率。

（9）日间病房夜间管理存在安全隐患。患者的病情往往是瞬息万变的，管理中要防止患者晚上突然发病带来的安全隐患和不必要的医疗纠纷。医院日间病房要有严格的患者准入制度和离院评估方法，要针对此类情况制订相应的《患者知情同意书》，在患者办理入院手续前事先告知患者相关事宜。

（10）实行医护一体化的病房管理模式。实行医护共同交班制，护理组长参与医生查房、死亡讨论和术前讨论以及各种学术活动。由一名具有丰富临床经验的高年资护士和医生组成医护团队进行健康教育，参与检查、病情讨论、诊断及医疗决策，并共同执行临床路径，按时、按质完成各病种的临床路径管理。

（11）畅通信息渠道，建立医护沟通平台。"医生跟着患者走"以及多专科医生跨病区收治患者都使得医护沟通难度加大，病房管理中通过多渠道、多方式建立医护信息沟通平台，加强沟通。病房建立"患者信息一览表"，必须详细提供每日各专业医疗小组患者入院、出院、转科、术后、待手术等信息。

（12）开展规范、系统的出院随访制度，完善各种形式的预约就诊制度，减少复诊、复入院患者的候诊、候床时间，提高服务效率，方便患者、缓解门诊压力。

（13）设立收治优先权。对于一些床位紧张、候床患者多、候床时间过长的科室，要优先收入日间病房，减轻这些科室的压力，缓解看病难的局面。

四、肿瘤内科微创手术工作职责

1. 在护士长的领导下，配合手术医生，负责手术诊疗术前准备、术中配合和术后护理工作。

2. 认真执行各项规章制度和技术操作规程以及无菌技术操作。负责手术间的保洁、消毒及感染监控工作，防止交叉感染。

3. 负责各种耗材、药品及敷料的请领、保管、保养工作。物品做到定位、有序放置。

4. 术前一日访视病人，了解患者的病情、手术名称、手术步骤及术中所需特殊用物，做好心理护理及术前宣教工作，根据需要做好术前准备。

5. 认真执行患者术中安全核查制度，确保患者安全，防止差错、事故的发生。

6. 严格执行查对制度，做好手术配合。术中密切观察患者病情及生命体征的变化，发现异常及时通知医生并配合抢救。

7. 术中与术者密切配合，保证手术的顺利进行。随时注意手术进展情况，传递器械、物品要主动、敏捷、准确。保持器械车的干净、整洁，器械及用物摆放整齐。

8. 手术结束后，协助术者加压包扎穿刺点，护送患者回病房，与病房护士详细交接患者情况。

9. 护士核实术中所用耗材的种类及数量，进行计费和登记工作。

第二节　护理安全管理

一、肿瘤内科护理安全管理制度

1. 科室应设立突发事件应急处理领导小组，科室领导（科主任和护士长）担任总指挥，负责对科室在治疗用药、输血核对、治疗操作、标本采集、围手术期、护理安全等重点环节的应急情况进行管理。

2. 对于护理工作中重点环节的应急管理应当遵守预防为主的原则。

3. 科室应建立重点环节日常监测，做好各个班次的交接班工作。人人知晓科室应急上报流程及应急预案，确保监测与预警系统的正常运行。

4. 任何个人对突发事件不得隐瞒、缓报、谎报，或者授意他人隐瞒、缓报、谎报。

5. 科室突发事件应急处理领导小组接到报告后应当组织力量对报告事项进行调查核实，采取必要的控制措施，及时报告调查情况并决定是否启动突发事件的应急预案。

6. 突发事件应急预案启动后，科室人员必须及时到达规定的岗位，服从统一指挥、调动。

7. 科室应根据事件的关键环节管理出现的问题，组织相关人员分析、讨论，认真总结原因，对实施中发现的问题及时修订、补充，以改进工作。

二、护理不良事件报告和管理制度

1. 各病室建立不良事件登记本，及时登记已发生不良事件的发生经过、原因及后果，护士长应及时组织讨论。

2. 发生不良事件后，要本着患者安全第一的原则，迅速采取补救措施，以减少或消除由于不良事件造成的不良后果，将损害降到最低程度。

3. 发生护理不良事件后，责任人应立即报告护士长。发生严重护理差错事故时由护士长立即口头报告科主任、科护士长、护理部及院级，24 小时内上报书面材料。将不良事件发生的原因分析、整改措施、处理意见上交护理部，不得延误或隐瞒。

4. 发生不良事件的单位或个人有意隐瞒、不按规定报告，事后经领导或他人发现，按情节轻重给予严肃处理。

5. 发生严重不良事件的各种有关记录、检验报告，以及造成事故的药品、血液、器械等均应妥善保存，不得擅自涂改、销毁，以备鉴定。

6. 不良事件发生后，科室和病房要组织护理人员进行讨论、分析发生的原因，提高认识、吸取教训、改进工作，并根据情节轻重及对患者的影响，确定不良事件的性质，提出处理意见。必要时请医疗事故鉴定委员会进行鉴定。

7. 为了弄清事实真相，应注意倾听当事人的意见。讨论时要求本人参加，允许个人发表意见；决定处分时，负责人应做好思想工作，以达到教育目的。

8. 护理部应定期组织护士长及有关人员分析不良事件发生的原因，并提出防范措施，不断改进护理管理制度。

三、护理差错、事故报告与管理制度

1. 护理部及各科室建立差错、事故登记本。

2. 发生差错、事故后，要积极采取补救措施，以减少或消除由于差错、事故造成的不良后果。

3. 差错、事故发生后，当事人应立即报告护士长，护士长按规定 24 小时内向科护士长及护理部上报发生差错、事故的经过、原因、后果，并登记。

4. 发生严重差错或事故的各种相关记录、检验报告，以及造成事故的药品、器械等均应妥善保管，不得擅自涂改、销毁，以备鉴定。

5. 差错、事故发生后，按其性质与情节，分别组织本科室及相关科室护理人员进行讨论，以提高认识、吸取教训、改进工作，同时确定事故性质，提出处理意见。

6. 发生差错、事故的单位或个人，如不按规定报告，有意隐瞒，事后经领导或他人发现，须按情节轻重给予处理。

7. 护理部应定期组织有关人员分析差错、事故发生的原因，并提出防范措施。

8. 为了实现收集、分析、交流、共享安全信息，需要建立"安全文化"的新理念，逐步建立不以惩罚为手段的护理"不良事件自愿报告"机制，促进护理管理系统的持续改进。

9. 对属于"重大医疗过失行为和医疗事故报告规范"内的事件，应按医院规定及时报告。

四、患者皮肤压疮预防及报告制度

(一)压疮预防制度

1. 危险因素评估

对患者发生压疮的危险因素进行评分。

2. 压疮的预防

患者住院期间积极消除诱发因素。护士工作中做到"六勤":勤观察、勤翻身、勤按摩、勤擦洗、勤整理、勤更换。每班切实落实防范措施,并对皮肤情况严格交接班。

(1)避免局部组织长期受压。有压疮危险的患者建立翻身卡,定时翻身;保护骨隆突处和支持身体空隙处;正确使用石膏、绷带及夹板固定。

(2)避免摩擦力和剪切力的作用。

(3)避免局部潮湿等不良刺激。

(4)促进局部血液循环。对长期卧床患者,每日进行全范围关节运动,维持关节的活动性和肌肉紧张,促进肢体血液循环,减少压疮的发生;经常检查、按摩受压部位,定期为患者温水擦浴、全身按摩。

(5)改善机体营养状况。在病情允许情况下,摄入高蛋白、高热量饮食,必要时输血、血浆或人体白蛋白;同时应补给足够的矿物质和维生素,尤其是维生素 C,以增强机体抵抗力和组织修复能力。不能进食的患者则考虑由静脉补充。

(6)健康教育。向患者及家属介绍压疮的发生、发展及预防。

3. 治疗护理的一般知识

(1)发现有皮肤压红等压疮先兆时及时处理。翻身后用液体敷料(赛肤润)按摩受压部位。

(2)早期运动。对长时间处于被动体位的患者,视全身情况开始进行独立的功能性上肢运动,能促进血管功能恢复,预防压疮的发生。

4. 建立申报制度入院时已发生压疮或评估压疮难以避免时，填写《压疮发生报告》或《难免压疮申请表》。由主管护士评价，压疮危险因素评分法 13 分以下，必须报告护士长，护士长审核后上报护理部。

(二)压疮报告处理制度

1. 各科室设压疮情况登记本，凡有压疮发生需及时登记，并及时查找原因，制定护理措施。

2. 院内发生或发现院外带入压疮（Ⅲ度），须报告临床科室护士长、科护士长，并在 24 小时内口头报告护理部；其他院外带入压疮（Ⅰ度、Ⅱ度），须于 72 小时内填写《压疮报告表》上报护理部。

3. 填写《压疮报告表》时，需描述压疮的部位、大小、深浅、分度、院外发生还是院内发生；制定相应的护理措施，科护士长填写检查意见，并于 72 小时内上报护理部。

4. 对院内或院外发生的压疮，均要及时在《住院患者皮肤压疮评估与防治记录单》上记录。

5. 护理部负责到科室核查并记录。如科室隐瞒不报，一经发现就按护理质量管理相关规定处理。

6. 对有可能发生压疮的高危患者，科室填写《皮肤情况跟踪表》，积极采取预防措施，密切观察皮肤变化，及时准确记录。

7. 患者转科时，《皮肤情况跟踪表》交由转入科室继续填写。

8. 患者出院或死亡后，将此表及时归入病历保存及上交护理部。

9. 难免压疮，实行三级报告制度。

(1)申报条件 以强迫体位如骨盆骨折、高位截瘫、生命体征不稳定、心力衰竭等病情严重，医嘱严格限制翻身为基本条件，并存在大小便失禁、高度水肿、极度消瘦 3 项中的 1 项或几项，可申报难免压疮。

（2）申报程序　科室护士长根据申报条件向护理部书面报告难免压疮病例，护理部和医院压疮防治指导小组成员到临床科室核实，批准后登记在册。

（3）跟踪处理　对批准的病例由指导小组组织院内会诊，制定预防措施，护士长根据患者具体情况组织实施。指导小组每周1～2次查房听取护士长汇报，对护理措施及患者具体情况组织实施指导；小组每周1～2次查房听取护士长汇报，对护理措施及其效果进行评估，及时纠正、调整预防措施。

五、患者坠床与跌倒报告制度及防范措施

1. 对于有意识不清并躁动不安的患者，应加床挡，并有家属陪伴。

（1）加强对护理人员教育和培训，增强对高危患者评估及预防策略的意识。

（2）建立患者跌倒（坠床）预防及处理流程。

（3）加强对患者和家属的教育，包括跌倒危险、最大伤害及安全活动注意事项方面的教育。指导高危患者改变体位时动作要缓慢。

（4）入院指导明确，让患者熟悉床单元和病房的设置，知道如何得到援助。

（5）通过示范确保患者及家属能正确使用呼叫系统。

（6）指导家属将床周围的用品整理好，保持过道畅通无障碍。

（7）提供光线良好的活动环境。夜晚巡视高危患者时，不要让病房太暗，可打开夜灯或卫生间的灯。

（8）将常用物品置于患者视野内且易于拿取的地方。便器应倒空并置于适当位置。

（9）责任护士或夜班护士对有高危情况（有跌倒史，意识障碍，65岁以上老年人，服用镇静剂、降压药等）的入院患者按《跌倒评分表》进行评分。评分大于4分者，护理文书中

有记录提示患者有跌倒的危险，须落实预防措施，并根据患者情况进行动态评估持续追踪，强化教育。

（10）将评估情况告知家属并签名，留陪护监管，做好相关指导。

（11）注意环境安全，走廊和洗手间设防滑标记。

（12）教会患者轮椅、助行器的使用方式。使用轮椅或上下床注意脚轮的固定，患者下床应搀扶。

（13）高危患者卧床须拉起离家属远侧的栏杆，勿拉起两侧栏杆，以免妨碍患者离床活动。但对于意识不清、麻醉后未清醒及年老患者等，应拉起两侧床栏且固定好。

（14）在住院一览卡右上角做好三角标记。床头卡上插警示标志，在提示栏内写清高危者床号。

2. 对于极度躁动的患者，可应用约束带实施保护性约束，但要注意动作轻柔。经常检查局部皮肤，避免对患者造成损伤。

3. 在床上活动的患者，嘱其活动时要小心，做力所能及的事情，如有需要可以让护士帮助。

六、医嘱执行制度

1. 医嘱必须由在本院拥有两证（医师资格证和执业证）和处方权的医师开具方可执行。医生将医嘱直接写在医嘱本上或电脑上。为避免错误，护士不得代录医嘱。

2. 执行医嘱的人员必须是本院具备注册护士资格的人员，其他人员不得执行。

3. 医生通过计算机下达医嘱后，护士应查对医嘱内容的正确性及开始的执行时间，严格执行医嘱，不得擅自更改。对临时医嘱必须在规定的时间 15 分钟内执行。如发现医嘱中有疑问或不明确之处，应及时向医师提出，明确后方可执行；必要时护士有权向上级医师及护士长报告，不得盲目执行。因故不能执行医嘱时，应当及时报告医师并处理。

4. 病区办公室护士负责打印医嘱执行单，并交由管床的责任护士核对执行；责任护士执行医嘱后，在医嘱执行单上签署执行时间和姓名。

5. 在执行医嘱的过程中，必须严格遵守查对制度，以防差错和事故的发生。执行医嘱时须严格执行床边双人查对制度。

6. 一般情况下，护士不得执行医师的口头医嘱。因抢救急危患者需要执行口头医嘱时，护士应当复诵一遍无误后方可执行；抢救结束后，护士应及时在医师补录的医嘱后签上执行时间和执行人姓名。

7. 凡须下一班执行的临时医嘱，应向有关人员交代清楚，做好标本容器、特殊检查（如禁食、术前用药）等准备，并在交班报告中详细交班。

七、查对制度

（一）医嘱查对制度

1. 医嘱经双人查对无误后方可执行，每日必须查对医嘱一次。

2. 转抄医嘱必须写明日期、时间及签名，并由另外一人核对。转抄医嘱者与查对者均须签名。

3. 临时执行的医嘱，须经第二人查对无误方可执行，并记录执行时间，执行者签名。

4. 抢救患者时，医师下达口头医嘱，执行者须大声复述一遍，然后执行；抢救完毕，医生要补开医嘱并签名。安瓿留于抢救后再次核对。

5. 对有疑问的医嘱，必须询问清楚后，方可执行和转抄。

（二）服药、注射、输液查对制度

1. 服药、注射、输液前必须严格执行"三查八对"。

① "三查"：摆药后查；服药、注射、处置前查；注射、处置后查。

② "八对"：对床号、姓名、药名、剂量、浓度、用法、

用药时间、药物剂量。

2. 备药前要检查药品质量，注意水剂、片剂有无变质，安瓿、注射液瓶有无裂痕；密封铝盖有无松动；输液袋有无漏水；药液有无浑浊和絮状物。过期药品、有效期和批号如不符合要求或标签不清者，不得使用。

3. 备药后必须经第二人核对，方可执行。

4. 易致过敏药物，给药前应询问患者有无过敏史；使用毒、麻、精神药物时，严格执行《医疗机构麻醉药品、第一类精神药品管理规定》（卫医药〔2005〕438号文件）。护士要经过反复核对；给多种药物时，要注意有无配伍禁忌。同时，护理部要协同医院药事部，根据药物说明书，规范及健全皮试药物操作指引及《药物配伍禁忌表》。

5. 发药、注射时，患者如提出疑问，应及时检查，核对无误后方可执行。

6. 输液瓶加药后要在标签上注明药名、剂量并留下安瓿，经另一人核对后方可使用。

7. 严格执行床边双人核对制度。

（三）手术患者查对制度

1. 手术室与病区间交接患者时，双方确认手术前准备皆已完成，主动邀请患者参与和确认。手术室护士要与病房责任护士或组长一起，根据"术前准备单"查对患者术前准备落实情况，包括科别、住院号、床号、姓名、手腕带、性别、年龄、诊断、手术名称及部位（左右）及其标志、术前用药、输血前九项结果、药物过敏试验结果与手术通知单是否相符，手术医嘱所带的药品、物品（如CT、X线片）。评估患者的整体状况及皮肤情况，询问过敏史。

2. 手术护士检查准备手术器械是否齐全，各种用品类别、规格、质量是否符合要求。患者体位摆放是否正确，尽可能暴露术野，防止发生坠床和压疮。

3. 手术人员（手术医师、麻醉师和手术护士）在手术前要根据"手术安全核对单"再次核对科别、住院号、床号、姓名、手腕带、性别、年龄、诊断、手术部位、麻醉方法及用药、配血报告等；在麻醉、手术开始实施前，实施"暂停"程序，由手术者、麻醉师、洗手/巡回护士在执行最后核对程序后，方可开始实施麻醉、手术。

4. 洗手护士打开无菌包时，检查包内化学指标卡是否达标。凡体腔或深部组织手术，术前和术毕缝合前，洗手护士和巡回护士都必须严格核对，共同核对手术包内器械、大纱垫、纱布、缝针等数目，并由巡回护士即时在"手术护理记录单"中记录并签名。术前、术后包内器械及物品数目相符，核对无误后，方可通知手术医师关闭手术切口，严防将异物留于体腔内。

5. 手术切除的活检标本，应由洗手护士与手术者核对，建立标本登记制度，专人负责病理标本的送检。

（四）输血查对制度

依据卫生部《临床输血技术规范》的要求，制订抽血交叉配备查对制度、取血查对制度、输血查对制度。输血查对制度通过"输血安全护理单"组织实施。

1. 抽血交叉配血查对制度

（1）认真核对交叉配血单，患者血型化验单，患者床号、姓名、性别、年龄、病区号、住院号。

（2）抽血时要有2名护士（只有一名护士值班时，应由值班医师协助），一人抽血，一人核对，核对无误后执行。

（3）抽血（交叉）后须在试管上贴条形码，并写上病区（号）、床号、患者的姓名，字迹必须清晰无误，便于进行核对工作。

（4）血液标本按要求抽足血量，不能从正在补液肢体的静脉中抽取。

（5）抽血时对化验单与患者身份有疑问时，应与主管医生、当值高年资护士重新核对。不能在错误化验单和错误标签上直接修改，应重新填写正确化验单及标签。

2. 取血查对制度

到血库取血时，应认真核对血袋上的姓名、性别、床号、血袋号、血型、输血数量、血液有效期，以及保存血的外观，必须准确无误；血袋须放入铺上无菌巾的治疗盘或清洁容器内取回。

3. 输血查对制度

（1）输血前患者查对　须由2名医护人员核对交叉配血报告单上患者的床号、姓名、住院号、血型、血量；核对供血者的姓名、编号、血型与患者的交叉相容试验结果；核对血袋上标签的姓名、编号、血型与配血报告单上是否相符，相符的进行下一步检查。

（2）输血前用物查对　检查袋血的采血日期、血袋有无外渗、血液外观质量，确认无溶血、凝血块，无变质后方可使用。检查所用的输血器及针头是否在有效期内。血液自血库取出后勿振荡、勿加温、勿放入冰箱速冻，在室温放置时间不宜过长。

（3）输血时，由两名医护人员（携带病历及交叉配血单）共同到患者床旁核对床号、询问患者姓名、查看床头卡、询问血型，以确认受血者。

（4）输血前后用静脉注射生理盐水冲洗输血管道；连续输用不同供血者的血液时，前一袋血输尽后，用静脉注射生理盐水冲洗输血器，再继续输注另外一袋。输血期间，密切巡视患者有无输血反应。

（5）完成输血操作后，再次进行核对医嘱，患者床号、姓名、血型、配血报告单，血袋标签的血型、血编号、献血者姓名、采血日期，确认无误后签名。将输血安全护理单（交叉配血报告单）附在病历中，并将血袋送回输血科（血库）至少保存一天。

八、患者身份识别确认制度

1. 严格执行查对制度，准确识别患者身份。护士在进行标本采集、给药、输血（或血制品）及其他护理操作等活动时，应至少同时使用两种患者身份识别方式，如姓名、年龄、出生年月、性别、床号等。禁止仅以房间号或床号作为识别的唯一依据。

2. 对能有效沟通的患者实行双向核对法，即要求患者或近亲属陈述患者姓名，确认无误后方可执行。

3. 对无法有效沟通的患者，如手术（或干细胞采集术、深静脉置管术、血浆置换、单采术、血细胞分离术）患者，抢救、昏迷、神志不清、无自主能力的重症患者，必须使用腕带。在各诊疗操作前除了核对床头卡、医嘱执行单以外，必须核对腕带，以识别患者身份。

4. 填入腕带的识别信息必须经两名医务人员核对后方可使用；若损坏需更新时，需要经两人重新核对。腕带填写的信息字迹清晰规范、准确无误，包括科室、床号、姓名、性别、年龄、住院号等信息。腕带原则上佩戴于患者左手，佩戴时，垫1～2指按紧搭扣，松紧适宜，防止扭曲、勒伤，观察佩戴部位皮肤无擦伤、血运良好。护士长对患者腕带使用情况进行监督和检查。

5. 在实施任何有创诊疗活动前，实施者应亲自与患者（或家属）沟通，作为最后确定的手段，以确保对正确的患者实施正确的操作。

6. 须进行手术（或干细胞采集术、深静脉置管术、血浆置换、单采术、血细胞分离术）的患者，护士应严格执行患者身份识别的流程，对患者姓名、年龄、科室、住院号等信息进行确认。对手术室与科室交接中重点环节进行准确的有效核对，做好交接登记。

7. 患者转科交接时，至少同时使用两种患者身份识别方式，做好转科交接登记。

九、腕带标识制度

1. 手术、昏迷、神志不清、无自主能力的危重患者，不同语种的患者，产妇及新生儿，有精神疾病患者以及语言或听力障碍患者须佩戴腕带作为身份标识。

2. 佩戴腕带前须认真填写患者信息，包括患者病区、姓名、性别、床号、住院号、年龄、血型、诊断等信息，以保证对患者身份进行准确快速识别。

3. 护士在给患者佩戴或更换腕带标识时，必须双人核对病区、姓名、性别、床号、住院号、年龄、血型、诊断等信息；佩戴后应同时注意观察佩戴部位有无擦伤及末梢血运情况。

4. 手术或使用过程中如发现腕带损坏或字迹模糊，须立即更换。

5. 手术患者使用的蓝色腕带，回病房麻醉清醒后，由病房护士核对取下。

6. 昏迷、神志不清、无自主能力的危重患者，不同语种、有精神疾病，以及语言或听力障碍的患者使用蓝色腕带。

7. 新生儿男婴用蓝色腕带，女婴用红色腕带。腕带上注明母亲的病区、床号、住院号、姓名及新生儿的性别和体重。

8. 患者转床、转科时，必须及时更新腕带信息，并做到两人核对，确保患者身份识别信息与腕带信息一致。

9. 在患者住院治疗期间，值班、护理和工作人员应经常检查患者腕带标识，确保患者随时佩戴，且腕带标识上记载的信息足够清晰并可以辨认。

第三节　肿瘤内科应急管理

一、鼻咽癌患者鼻出血的应急预案

1. 要在日常生活中保持鼻咽腔的清洁和湿度，如可以使用盐水冲洗鼻腔，或滴用薄荷液等。

2. 要注意饮食。鼻咽癌有出血症状的患者应多摄入一些凉性食物，如苦瓜、番茄、空心菜、鱼腥草等；同时应忌酒，忌食辛辣、过热的食物。

3. 应避免鼻腔感染，这就要注意纠正用力擤鼻涕、挖鼻孔等不良习惯。

4. 对少量鼻出血的患者，可以用盐水清洗鼻腔；中量出血的患者，可用去甲肾上腺素、0.1％肾上腺素浸润纱条后，轻轻塞入鼻孔堵塞止血；必要时请耳鼻喉科协助鼻腔填塞。

5. 若发现大出血时，应立即平卧，将头偏向一侧，并及时将出血清除，以防止凝固窒息，同时应该紧急通知医师，保持呼吸道通畅；还可在患者鼻上部置冰袋或用手指压住颈外动脉止血，并配合医师行鼻腔堵塞止血，在 24～48 小时后拔出纱条。但须注意止血后禁止用力擤鼻涕或挖鼻孔，以防止引起再次出血。

二、发生碘造影剂外渗应急预案

1. 发现患者发生碘造影剂外渗时应立即停止。

2. 及时连接注射器尽量抽吸漏于皮下的药液，拔出针头。

3. 立即通知医生及病房护士长或责任护士。

4. 检查皮肤情况。

5. 遵医嘱给予 25％硫酸镁局部湿敷，每日 3 次。

6. 根据局部情况进行进一步治疗。

7. 认真做好记录。

8. 密切观察皮肤情况，进行病房随访。

三、肺癌大咯血的应急预案以及流程

1. 嘱患者头低脚高位，轻叩击背部，去除口腔、咽喉血块，立即通知医生。

2. 给予持续低、中流量吸氧，建立静脉通路。

3. 遵医嘱用药止血。

4. 及时补充血容量，纠正休克，做好输血准备，备好呼吸兴奋剂、气管插管等器械，绝对卧床休息，心电监测。

5. 生命体征平稳后，做好基础护理，使患者口腔清洁、床铺清洁干燥、病室安静、空气新鲜。

6. 鼓励患者咳嗽，将残留血块咯出。

7. 抢救结束后 6 小时内准确记录抢救过程。

四、肺穿刺活检合并咯血的应急预案

1. 发现患者穿刺过程中出现咯血时，立即停止操作。

2. 嘱患者平卧，头偏向一侧。

3. 测量生命体征，给予吸氧，立即建立静脉通路。

4. 遵医嘱给予止血药、镇静药。

5. 患者症状减轻后，用平车把患者移至病房。

6. 做好病情及抢救记录。

7. 与病房责任护士做好交接班。

五、封存反应标本的应急预案及程序

1. 患者在医院期间进行输液、输血、注射等治疗时，发生不良后果，要当场将标本保存，注明使用日期、时间、药物名称、给药途径。

2. 疑似由于输液、输血、注射等引起的不良后果时，科室应向医务处（夜间向总值班）报告，同时由护士长报告护理部。

3. 须在科室医务人员、患者本人或其代理人共同在场的情况下，对现场实物进行封存。

4. 封存标本须在封口处加盖科室图章，同时注明封存日期和时间。

5. 封存标本由医务处保管，晚间及节假日由院总值班保管，次日或节假日后移交医务处。

6. 需要进行检验的标本，应当到由医患双方共同指定的、依法具有检验资格的检验机构进行检验。

7. 双方无法共同指定检验机构时，由上一级卫生行政部门指定。

8. 对封存标本进行启封时，应由双方当事人共同在场。

9. 疑似由输血引起的不良后果，科室要对血液立即进行封存保留，并向医务处汇报，同时通知医院血库，由院方与提供该血液的采供血机构联系。

六、腹腔引流管滑脱的应急预案

1. 如果发现腹腔引流管滑脱，立即协助患者保持合适体位，安慰患者采取必要的紧急措施，覆盖引流口处，通知值班医生。

2. 观察患者生命体征，协助医生根据病情采取相应的应对措施。如：立即重新置入引流管；停止引流，处理局部伤口。

3. 继续观察患者生命体征，观察引流局部情况，做好护理记录。

七、呼吸道异物应急预案及流程

1. 呼吸道异物发生后，护士立即到床边，请他人呼叫值班医生或管床医生，协助医生参与抢救。

2. 患者发生呛咳时，勿将吸痰管强行送入气道内，应鼓励并协助有效咳嗽，并在气道口部吸引。

3. 请耳鼻喉科医师会诊，采用专科技术将异物取出。

4. 持续吸氧，监测患者生命体征。

5. 安慰患者，在抢救结束后 6 小时内，据实准确记录抢救过程。

6. 待病情完全平稳后，向患者详细了解具体原因，制订有效的预防措施，并交代注意事项，做好常规气管切开术后的护理。

八、患者抽搐应急预案

1. 选择合适的体位。嘱患者平卧位，解开衣领和腰带，头偏向一侧，以防误吸引起窒息。

2. 保持呼吸道通畅。持续性强直性抽搐的患者，要预防脑水肿；保持呼吸道通畅，防止肺部感染；有严重呼吸困难伴发绀的患者，及时给予氧气吸入。

3. 迅速建立静脉通路，遵医嘱使用药物。

4. 保护患者，防止受伤。使用带护栏的病床，防止患者坠床。必要时用压舌板及纱布垫置于患者上下臼齿之间，以防咬伤舌颊。

5. 保持环境安静，避免不必要的外界刺激。

6. 严密观察病情，并详细记录抽搐与惊厥发作的次数、持续时间、症状及体征，以及应用解痉镇痛药的效果。

九、患者经微波消融术后发生气胸的应急预案

1. 术后发生气胸时立即给予吸氧，并通知其他医护人员。

2. 用 12～16 号无菌针头于锁骨中线第二肋穿入胸膜腔，简易放气。首次放气不宜过多、过快，一般不超过 800mL。

3. 建立静脉通道，遵医嘱给予镇咳剂、镇痛剂。

4. 准备胸腔闭式引流装置。

5. 观察患者呼吸困难改善情况，观察穿刺点有无出血、渗血以及血压的变化。

6. 待患者病情好转、生命体征逐渐平稳后，注意在各方面指导患者。

（1）卧床休息，保持室内空气清新。按压伤口，观察伤口出血情况，如有伤口出血须持续按压。

（2）注意用氧安全，取半卧位。指导患者勿擅自调节氧流量。

（3）咳嗽剧烈时遵医嘱给适量镇咳剂。

（4）保持引流管通畅。指导患者下床活动时引流管不得高于穿刺点，引流管勿脱出等注意事项。

（5）保持心情舒畅做好患者心理护理，关心鼓励患者，告知患者气体一般 2～4 周内可以吸收。

（6）学习有效的咳嗽方法。指导患者深吸气后用胸腹部的力量做最大咳嗽，咳嗽的声音应以胸部震动而发出，每日练习

3 次。向患者解释通过咳嗽可预防肺不张、肺部感染。

十、肌内注射时发生断针的应急预案

1. 通知医生。

2. 医务人员保持镇定，评估患者局部及全身情况，同时稳定患者情绪。

3. 嘱患者保持注射体位不动，勿移动肢体或做肢体收缩动作。

4. 固定局部组织，防止针头断端在患者体内移位。

5. 迅速用无菌止血钳将断端针体夹出，按消毒原则处理创面。

6. 如断端针体已完全埋入体内，协助医生在 X 线下通过手术将针体取出。

7. 评估断针针体，确保患者体内无残留。

8. 保留断针针体，以备再次评估上报。

9. 做好患者的心理护理。

10. 上报科室护士长，记录事件经过及处理过程，协助不良事件上报。

十一、急性白血病致颅内出血的应急预案及流程

1. 严密观察病情变化，观察颅内是否有出血，测量和记录 T（体温）、P（脉搏）、R（呼吸）、BP（血压）及瞳孔的变化。

2. 建立静脉通路，必要时建立两条静脉通路。

3. 如患者因颅内压增高而出现惊厥，防止碰伤或摔伤，应用床挡，防止咬伤舌头，严密观察病情。

4. 昏迷患者，要保持呼吸道通畅，及时清除呼吸道分泌物，吸氧，遵医嘱给予呼吸兴奋剂。

5. 必要时遵医嘱给予红细胞和血小板输入。

6. 严密观察病情变化，每 15～30 分钟测生命体征 1 次，给予心电监护。

7. 患者病情稳定后，要准确及时书写护理记录，认真交接班。

十二、静脉采血时晕针或晕血的应急预案

1. 采血过程中，注意观察患者病情变化，发现晕针或晕血时立即平卧。

2. 给予氧气吸入，以增强脑部供血。

3. 指压水沟穴。

4. 口服热开水或热糖水，保暖，数分钟后可自行缓解。

十三、颅内转移癌合并脑疝的应急预案及程度

1. 护理人员发现患者有脑疝先兆症状，如剧烈头痛、喷射性呕吐，应嘱患者侧卧位或仰卧位，头偏向一侧。烦躁患者应防止坠床，必要时使用约束带。

2. 立即通知医生，迅速建立静脉通道，给予脱水、降低颅内压的药物。

3. 迅速吸氧，严密观察患者瞳孔、意识、呼吸、血压、心率、血氧饱和度的变化；备好吸痰器，及时吸净呕吐物及痰液；心电监护。

4. 患者出现呼吸、心跳停止时，应立即采取心肺复苏措施，并遵医嘱给予呼吸兴奋剂及强心剂等药物。

5. 头部置冰袋，以增加脑组织对缺氧的耐受性，防止脑水肿。

6. 防止压疮，协助翻身，置肢体于功能位。翻身时注意保护头部。

7. 患者病情好转后，向患者及家属说明脑疝的病因、诱因及临床表现，尽可能避免再次发生。

十四、脑瘤患者癫痫发作时的应急预案

1. 当发现患者癫痫发作时，立即使患者就地平躺，解开衣领、扣子、松裤腰带。

2. 通知主管医生及病房护士长。

3. 防止患者咬伤舌头。

4. 防止异物阻塞呼吸道，保持呼吸道通畅。

5. 开放静脉通路，遵医嘱给予氧气吸入及药物治疗。病情危重时，备好抢救物品，配合医生进行抢救。

6. 严密监测患者的生命体征及病情变化，及时通知医生采取措施，并做好记录。

7. 待患者病情平稳后，整理床单元，安慰患者和家属，做好心理护理。

8. 认真做好抢救经过及护理记录。

十五、气管套管意外脱管的应急预案

1. 立即用无菌止血钳撑开气管切口处，直接给氧或用纱布盖住切口面罩给氧。

2. 立即通知医生，根据情况进行处理。

（1）当患者切开时间超过1周，隧道形成时，更换套管重新置入。

（2）如果切开时间在1周以内，立即进行气管插管，重新置管。

3. 其他医务人员迅速备好抢救物品，如患者出现心搏骤停，立即行胸外心脏按压。

4. 配合医生抽血行动脉血气分析。

5. 严密观察患者生命体征及血氧饱和度变化，及时报告医生进行处理。

6. 病情稳定后补记抢救记录。

7. 床旁交接班。

十六、输液外渗的应急预案

1. 停止输液，用无菌注射器回抽漏于皮下的药液后拔针。

2. 评估药物的浓度、渗透压、酸碱度及对局部组织的刺激性，观察患者的局部反应，有无红、肿、热、痛，以及炎症范围、药物的外渗量，查找外渗原因。

3. 初步处理。抬高患肢，避免局部受压，24 小时内用冰袋冷敷，避免冻伤；24 小时后用 50%的硫酸镁湿敷。外渗量多且皮肤完整，予外用药；必要时用生理盐水 5mL＋地塞米松 2.5mg 局部封闭治疗。

4. 报告主管医生及护士长患者的皮肤情况，必要时填《护理不良事件》上报护理部。

5. 进一步处理。做好与患者及家属的沟通，必要时请护理会诊，进行皮肤造口护理，使用拮抗剂；如有水疱用无菌法抽液；局部坏死者请烧伤科会诊，并按烧伤处理。

6. 密切观察局部皮肤情况，详细描述药物外渗经过，外渗药物的名称、量、处理办法及局部皮肤情况，做好床旁交接班。

十七、体温表断裂的应急预案及处理流程

(一) 测量肛温时体温表发生断裂

1. 立即检查患者肛门损伤情况，用碘伏消毒，按压止血，通知医生；如伤口较大、出血较多时，应该请外科会诊。

2. 立即给予塞露通便，观察排出物状态，有无水银颗粒，必要时给予不保留灌肠。

3. 更换床单元，擦拭床栏，清洁地面，清除可能残留的水银及碎玻璃。

4. 给患者拍腹部片，确定腹部有无水银残留。

5. 给患者饮牛奶减缓汞的吸收。

6. 更换部位，测量体温。

7. 观察并做好护理记录。

(二) 测量腋温时体温表发生断裂

1. 立即检查患者腋下皮肤损伤情况，用碘伏消毒，按压止血，通知医生；如伤口较大、出血较多时，应请外科会诊。

2. 更换床单元，擦拭床栏，清洁地面，清除可能残留的水银及碎玻璃。

3. 给患者饮牛奶减缓汞吸收。

4. 更换部位，测量体温。

5. 观察并做好护理记录。

十八、突发药物不良反应的应急预案及处理流程

1. 一旦发现患者出现药物不良反应时应立即停药。

2. 立即报告值班医生，遵医嘱给予对症处理。

3. 情况严重者就地抢救，必要时进行心肺复苏术。

4. 密切观察患者病情变化，并做好护理记录。

5. 将残余药液送药剂科药检室检验，查找发生药物不良反应的原因。

6. 严格执行上报流程，及时向护士长汇报，12小时内（重大事件30分钟内）护士长以口头、电话、短信等形式上报护理部，1周内科室组织讨论、分析原因，确定改进措施。

十九、血液相关疾病高热的应急预案

1. 给予患者冰敷双腋下，复测体温。

2. 给予患者持续低流量吸氧，嘱患者多喝水。

3. 及时完善各项检查，如血分析、生化、血培养（T＞38℃，抽血）、痰培养、床旁摄片等。

4. 必要时进行心电监护，密切观察患者生命体征，如体温、心率、呼吸频率、血压、血氧饱和度等。

5. 积极防治肺部感染、败血症、心力衰竭、DIC（弥散性血管内凝血）等并发症。

6. 积极备好抢救车及抢救药品、物品。若患者症状较重或出现严重并发症，或心、脑、肾等多脏器损害，及时通知值班医生或主管医生进行治疗及抢救指导。

7. 按不同程度的发热进行处理，可适当给予物理降温

（冰敷，乙醇擦浴），口服退热药，吲哚美辛栓直肠给药，静脉滴注抗生素、激素等。需要注意，血小板低的患者应尽量避免使用肌内注射手段。

8. 若患者发热较高，同时粒细胞缺乏严重，应及时使用无菌层流病床治疗，并严密监护。

第四节　仪器设备管理

一、肿瘤内科仪器设备管理

（一）常用仪器、设备和抢救物品管理制度

1. 仪器、设备管理制度

（1）所有仪器应分类妥善放置，专人管理，正确使用。

（2）保证各种仪器正常使用，定期检查、清点、保养，发现问题及时修理。

（3）保持各种仪器、设备的清洁，备用设备必须处于消毒后状态，有备用标识。

（4）仪器、设备原则上不得随意外借，遇有特殊情况由医疗、护理行政部门协调调配。

（5）科室定期对护理人员进行仪器应用培训，包括消毒操作与流程、常见故障排除方法等，做到熟练掌握。

2. 抢救物品管理制度

（1）抢救物品有固定的存放地点，定期清点、登记并签全名。

（2）抢救物品应随时保持备用状态，定期进行必要的维护检查并有记录。

（3）抢救物品使用后应及时清洁、清点、补充、检测、消毒，处理完毕后，放回固定存放处。

（4）抢救物品出现问题时应及时送检维修，及时领取。

（二）常用仪器、设备和抢救物品出现意外的应急预案

1. 抢救班提前半小时上班，检查所有的抢救仪器，确保

抢救仪器完好率为 100%。

2. 仪器每周大检查一次。

3. 抢救患者时，若仪器突发故障，应立即用人工方法代替，迅速排除故障或更换仪器。

4. 劝告患者家属到抢救室外等待，以免妨碍抢救工作的进行。

5. 仪器原则上不外借。如果急需外借，归还时必须检查性能，确认完好后，归位并保持备用状态。

6. 建立抢救仪器操作、保养、常见故障的排除方法等资料本。

7. 每台新仪器入科前，请专业人员讲解原理、操作注意事项、保养方法等有关知识，并定期抽查。

8. 发现故障及时检修。

(三) 肿瘤科急救设备保养、维修制度

1. 医疗设备、仪器由科室专人负责管理，定期检查运行情况，保证性能良好。设备科应定期检查、保养，并做好记录。

2. 使用设备、仪器必须了解其性能，严格遵守操作规程。

3. 工作人员严禁拆装、移动相关设备；不得非法下载或上传各类软件；不得私自删除、拷贝、更改设备上的各种程序。

4. 医疗设备使用后应及时清洁整理，并切断电源、水源、气源，以免发生意外。须连续工作的设备，应做好交接班。

5. 如设备发生故障，应立即报告科室领导及设备管理部门给予维修，并做好维修记录。

二、肿瘤内科常用仪器的使用制度、流程及管理

(一) 超声雾化器

1. 使用流程

(1) 水槽内加冷蒸馏水 250mL，液面高度约 3cm，要浸

没雾化罐底的透声膜。

(2) 雾化罐内放入药液，稀释至 30～50mL，将罐盖旋紧后放入水槽内，将水槽盖盖紧。

(3) 备齐用物携至床边，核对，向患者解释以取得合作。

(4) 接通电源，先开电源开关，红色指示灯亮后，预热 3 分钟，再开雾化开关，白色指示灯亮，此时药液成雾状喷出。

(5) 根据需要调节雾量（开关自左向右旋，分 3 档，大档雾量为每分钟 3mL，中档为每分钟 2mL，小档为每分钟 1mL），一般用中档。

(6) 患者吸气时，将面罩覆于口鼻部，呼气时启开；或将"口含嘴"放入患者口中，嘱其紧闭口唇深吸气。

(7) 待药物做完即可关闭开关。

2. 管理制度

(1) 由专人负责管理，每周检查运行情况，保证性能良好。定期检查、保养，并做好记录。

(2) 使用超声雾化器必须了解其性能，严格遵守操作规程。

(3) 定点放置。工作人员禁止移动相关设备，使用后应及时断电、清洁、消毒、整理。

(4) 若发生设备损坏应及时报告科领导及设备管理部门给予维修，并做好维修记录。

(5) 每天消毒备用，每次使用后清洁、消毒，归位，备用。

(二) 负压吸引器

1. 使用流程

(1) 连接电源，电源指示灯亮为电源接通。

(2) 检查管路，顺时针方向旋紧负压调节阀，堵塞吸气口，或折叠并挂住吸引软导管，开启吸引器，机器运转，无异声，真空表上指针将迅速上升至极限负压值，这时，放开吸入口，表针将回到 0.02MPa 以下，说明管路连接正确。

(3) 松开缓冲瓶和储液瓶的瓶塞，注入 1/2～2/3 的生理盐水，继续旋紧瓶塞，在吸入口接上吸引软导管。

（4）调节负压。根据患者痰液的黏稠度调节负压调节阀。负压调节阀顺时针方向连续旋转负压增加。

（5）连接吸痰导管到吸引软导管，运作吸引器，按照吸痰操作流程吸痰，将痰液吸入储液瓶中，液位上升将带动浮子上浮，直至关阀或人工停止吸痰。

（6）吸痰完毕后，将吸痰导管伸入盛有生理盐水的碗中，洗吸引管内残余痰液及分泌物。

（7）冲洗完毕后，旋紧调节阀，让负压降低到 0.02MPa 以下，关闭吸引器开关，松开吸痰导管与吸引器软管，开启储液瓶塞，倒空储液瓶，将其及吸引导管洗净，干燥，放回原处，盖紧瓶塞，将吸引器归置原位。

2. 使用要求

（1）调节负压前要检查管路，可用手指堵塞吸气口或折叠已连接的吸引软导管，开启吸引器，真空表上指针迅速上升至极限负压，这时，放开吸引口，表针回到 0.02MPa 以下，说明管路连接正确。

（2）吸痰时应边提边左右旋转吸痰管，并注意观察患者的呼吸。每次吸引时间为 15 秒，连续吸痰时间不超过 3 分钟，负压不可过大。

（3）关机前一定要先让负压降到 0.02MPa 以下。

（4）开启储液瓶，且必须是关机后放掉负压才可开启。

（5）严禁在拆除溢流瓶装置和导向管的情况下使用吸引器。

3. 应急预案

（1）如负压吸引器故障，可使用电动吸引器替代工作。

（2）每周专人检查负压吸引器性能是否良好，管道连接是否正确，如有故障及时维修。

（3）科室储备负压吸引器、负压吸痰器备用。

（4）负压吸痰器连接中心供氧接口，如出现故障及时维修。

4. 管理制度

（1）由专人负责管理，每周检查运行情况，保证性能良好。定期检查、保养，并做好记录。

（2）使用负压吸引器必须了解其性能，严格遵守操作规程。

（3）定点放置。工作人员禁止移动相关设备，使用后应及时清洁、整理。须连续工作的设备应每日消毒，更换湿化水，做好交接班。

（4）若发生设备损坏，应及时报告科领导及设备管理部门给予维修，并做好维修记录。

（5）每周日消毒备用；每次使用后消毒，归位。

（三）高频呼吸机

1. 使用制度

（1）在使用前应开机检查呼吸机运转情况。

（2）观察用氧效果，观察生命体征、神志、发绀、SaO$_2$（动脉血氧饱和度）；上机后 30 分钟遵医嘱复测一次血气分析。

（3）保持呼吸道通畅，每日清洁鼻腔并经常更换鼻腔插入；使用湿化水（每日 500mL），及时添加湿化瓶内蒸馏水或冷开水。

（4）保证呼吸机正常运转，及时清除报警。

（5）为防止意外事件的发生，床边应备用一套吸氧装置。在未接好呼吸机时，勿停用普通吸氧。

2. 应急预案

（1）值班护士应熟知本病房本班使用高频呼吸机患者的病情，严密观察生命体征。

（2）使用高频呼吸机过程中，随时观察呼吸机的动态变化，并保持呼吸道通畅，氧气充足，出现异常及时处理。如遇到意外突然停电，呼吸机内部故障，护理人员应及时采取补救措施，以保证患者使用呼吸机的安全性。

（3）呼吸机不能工作时，护士应该立即停止应用呼吸机，改普通吸氧，或者简易呼吸器；立即通知医生，同时通知有关部门，尽快恢复通电，调配呼吸机。

3．管理制度

（1）由专人负责管理，每周检查运行情况，保证性能良好。定期检查、保养，并做好记录。

（2）使用高频呼吸机必须了解其性能，严格遵守操作规程。

（3）定点放置。工作人员禁止移动相关设备，使用后应及时断电、断氧、清洁、消毒、整理。须连续工作的设备应每日消毒外观，更换湿化水，做好交接班。

（4）若发生设备损坏，应及时报告科领导及设备管理部门给予维修，并做好维修记录。

（5）每周日消毒备用；每次使用后消毒，归位。

（四）呼吸机

1．无创呼吸机的操作流程

安装连接螺纹管及湿化器→连接电源线、氧气源→检查并确认湿化器内水量足够→检查患者的上气道情况，并选择适当的鼻罩或鼻面罩→按下开关开机，确认机器运行正常→向患者解释治疗的意义及配合方法→初步设定通气参数，通过控制面板旋钮设置通气模式、吸气相气道正压（IPAP）、呼气相气道正压（EPAP）、通气频率、氧浓度等参数→连接鼻罩或鼻面罩，以头带固定于患者面部→调节头带松紧以消除鼻罩或鼻面罩漏气→通气→观察疗效→1小时后做动脉血气分析检查→再次调节呼吸机参数。

2．使用制度

（1）对呼吸机有关部件认真进行清洁消毒，检查有无漏气等情况，按要求正规安装，开机观察运转及性能是否良好。

（2）按病情需要选择与患者气道连接的方式。

①密封口罩：适用于神志清楚、能合作、短时间使用机械通气或做雾化治疗的患者。

②气管插管：适用于短期做机械通气治疗的患者。

③气管套管：适用于需长时间做机械通气治疗的患者。

（3）按病情需要选择、调节各通气参数。

① 潮气量的调节：成人为 500～800mL。

② 呼吸频率的调节：成人一般为 14～18 次/分。潮气量及呼吸频率决定了通气量。应定时测定动脉血 $PaCO_2$（血氧分压），以调节适合的通气量，避免通气过度。

③ 进气压力：成人为 2～2.6kPa（15～20mmH$_2$O），以保证足够潮气量而对循环功能无明显影响为宜。

④ 吸呼时间比：根据病情在 1：（1.5～3）范围内选择、调节。心功能不全、血压不稳的患者，以 1：3 为宜。

⑤ 供氧浓度：以吸入氧气浓度 40% 为宜；病情需要高浓度给氧者，可酌情增加，但不宜长时间超过 60%，以免发生氧中毒。

（4）机械通气中的监护包括患者生命体征的监护，如心率、脉搏、呼吸、血压、神志等变化情况；呼吸机工作是否正常，观察各通气参数是否符合患者情况，是否需要调节；使用前及使用中定期测定动脉血气分析、电解质及肾功能等，如有异常，应立即分析原因，并及时处理。

（5）机械通气中的护理包括注意呼吸道湿化、吸痰，每 30～60 分钟注入生理盐水 3～5mL，严格无菌操作，加强患者营养等。

（6）撤机。待自主呼吸恢复，神志清楚，咳嗽、吞咽反射存在，肺部感染基本控制，痰量明显减少，血气分析正常或接近正常，肺活量恢复到 10～15mL/kg，吸气压达到 2kPa（15mmHg）时，可考虑停用呼吸机。停用前于白天做间歇辅助呼吸；停用期间密切观察心率、脉搏、呼吸、血压和血气变化，有无缺氧及二氧化碳潴留情况，然后逐渐延长间歇时间，以致最后完全停用呼吸机。现代呼吸机均有 SIMV（同步间歇指令通气）及 PSV（压力支持通气）功能，可利用该功能帮助撤机。

3. 应急预案

值班护士应熟知本病房、本班使用呼吸机患者的病情，严密观察其生命体征。患者使用呼吸机过程中，随时观察呼吸机的动态变化，并保持管道通畅，氧气充足，出现异常及时处理。

（1）如两人同时气管插管，但只有一台有创呼吸机时，若其中一人有自主呼吸，可先选用无创呼吸机辅助通气，并立即通知医生，从其他科室借调呼吸机。

（2）如遇意外突然停电、呼吸机内部故障、氧气压力不足、气管切开套管或气管插管脱出等紧急情况时，护理人员应及时采取补救措施，以保证患者使用呼吸机安全有效。

（3）带有蓄电池的呼吸机平时应定期充电，使蓄电池始终处于饱和状态，以保证在应急情况下能够正常运行。护士要观察氧量是否充足，患者生命体征有无变化。

（4）呼吸机不能正常工作时，护士应立即停止使用呼吸机，迅速将简易呼吸器与患者呼吸道相连，用人工呼吸的方法调整患者呼吸；如果患者自主呼吸良好，应给鼻导管吸氧；立即通知值班医生，同时通知有关部门，尽快恢复通电，调配呼吸机。

4. 管理制度

（1）由专人负责管理，每周检查运行情况，保证性能良好。定期检查、保养，并做好记录。

（2）使用呼吸机必须了解其性能，严格遵守操作规程。

（3）定点放置。工作人员禁止移动相关设备，使用后应及时断电、断氧、清洁、消毒、整理。须连续工作的设备应每日消毒外观，更换湿化水，做好交接班。

（4）若发生设备损坏，应及时报告科领导及设备管理部门给予维修，并做好维修记录。

（5）每周日消毒备用；每次使用后消毒，归位。

（五）微波治疗仪

1. 使用流程

（1）开机前安好电源线，脚踏开关，连接选用的传输线与探头。（安装脚踏开关时捏着接口处的橡皮线找准方向推上，拆下时捏住接口处的金属外套拔出。）

（2）开机使用：打开电源开关→选择治疗或理疗→调节功率与时间→脚踏开关控制输出（治疗时踏着是输出，松开是结束输出；理疗时踏一下是开始，再踏一下是结束）。

2. 应急预案

（1）当微波治疗仪在使用中出现故障时，应该立即停止治疗，并通知设备科维修。

（2）在使用微波治疗仪时，一定要有人看守，并告知患者注意事项，以防烫伤。

（3）定时检查性能，做到早发现、早维修。

3. 管理制度

（1）由专人负责管理，每周检查运行情况，保证性能良好。定期检查、保养，并做好记录。

（2）使用微波治疗仪必须了解其性能，严格遵守操作规程。

（3）定点放置。工作人员禁止移动相关设备，使用后应及时断电清洁消毒整理。

（4）若发生设备损坏应及时报告科领导及设备管理部门给予维修，并做好维修记录。

（5）每周日消毒备用；每次使用后消毒，归位，备用。

第三章　肿瘤内科感染管理

第一节　肿瘤内科感染管理制度

1. 肿瘤内科布局合理，生活办公区、治疗区、监护区及污物处理区等分区明确，区域间有实际屏障。开放式病床每床的占地面积为 $15\sim18m^2$。各区均设有足够的非手触式洗手设备和手消毒设施。抢救监护区采用机械通风，保持清洁安静、空气新鲜。

2. 肿瘤内科工作人员应接受医院感染管理的专业培训。工作时应穿工作服，戴工作帽、口罩，洗手或手消毒。

3. 对进出肿瘤内科人员要严格管理，有感染性疾病者禁止入内。严格探视制度，特殊情况须入室探视时，应取得科主任、护士长同意，且探视者应由值班人员带入探视患者。

4. 严格掌握患者进入肿瘤内科各区的入室标准，对特殊感染或高度耐药菌感染患者，必须采取严格的消毒隔离措施。所有使用的物品必须专人专用，用后严格消毒并无害化处理。

5. 肿瘤内科工作人员必须严格执行无菌技术操作规程，正确实施隔离技术，认真洗手或手消毒，进行各项操作前后均须洗手；执行侵入性医疗操作前，接触伤口、血液、体液、分泌物及护理特殊传染性疾病患者时必须戴手套，避免锐器刺伤，如意外刺伤应做好应急处理，并报告感染管理与疾病控制科，随访观察并记录。

6. 加强对患者的感染管理及监测，特别是对各种留置管路、口腔、皮肤、肠道、抗生素使用情况以及细菌耐药情况，用药后不良反应的监测；加强对危重患者的局部护理与清洁消毒，预防并及早发现菌群失调而引发的医院感染。

7. 进行动静脉注射、导尿管的放置、气管插管、引流管的放置、呼吸机的使用等操作，应严格按相关操作的感染控制措施操作与护理。

8. 加强对各种监护仪器设备、卫生材料及患者用物的消毒灭菌管理及监测。患者转出或出院后，应清洗消毒后再转为他用。

9. 加强医院感染监测，发现医院感染病例或医院感染病例有异常增加时，应及时上报感染管理科，尽快调查处理。每月进行环境卫生学监测，各项监测指标达到感染控制标准。

10. 具有高度传染性的感染性疾病患者，尽量不要住进急危重症医学科；确诊或疑似具有高度传染性的患者，应按隔离要求进行隔离护理，并及时上报医疗处和感染管理科。

11. 患者离室后，要进行床单元消毒处理，必要时进行病室及物品的终末消毒。按要求进行卫生学监测，合格后方可收治患者。

第二节　肿瘤内科隔离技术规范

一、术语和定义

下列术语和定义适用于本标准。

1. 感染源

病原体自然生存、繁殖并排出的宿主或场所。

2. 传播途径

病原体从感染源传播到易感者的途径。

3. 易感人群

对某种疾病或传染病缺乏免疫力的人群。

4. 标准预防

针对医院所有患者和医务人员采取的一组预防感染措施。包括手卫生，根据预期可能的暴露选用手套、隔离衣、口罩、护目镜或防护面屏，以及安全注射；也包括穿戴合适的防护用品处理患者环境中污染的物品与医疗器械。标准预防基于患者的血液、体液、分泌物（不包括汗液）、非完整皮肤和黏膜均可能含有感染性因子的原则。

5. 空气传播

带有病原微生物的微粒子（$\leqslant 5\mu m$）通过空气流动导致的疾病传播。

6. 飞沫传播

带有病原微生物的飞沫核（$> 5\mu m$），在空气中短距离（1m内）移动到易感人群的口、鼻黏膜或眼结膜等导致的传播。

7. 接触传播

病原体通过手、媒介物直接或间接接触导致的传播。

8. 感染链

感染在医院内传播的三个环节，即感染源、传播途径和易感人群。

9. 个人防护用品

用于保护医务人员避免接触感染性因子的各种屏障用品，包括口罩、手套、护目镜、防护面罩、防水围裙、隔离衣、防护服等。

（1）纱布口罩　保护呼吸道免受有害粉尘、气溶胶、微生物及灰尘伤害的防护用品。

（2）外科口罩　能阻止血液、体液和飞溅物传播的，医护人员在有创操作过程中佩戴的口罩。

（3）医用防护口罩　能阻止经空气传播的直径$\leqslant 5\mu m$感染因子或近距离（$< 1m$）接触经飞沫传播的疾病而发生感染的口罩。医用防护口罩的使用包括密合性测试、培训、型号的选择、医学处理和维护。

（4）护目镜　防止患者的血液、体液等具有感染性的物质溅入人体眼部的用品。

（5）防护面罩（防护面屏）　防止患者的血液、体液等具有感染性的物质溅到人体面部的用品。

（6）**手套**　防止病原体通过医务人员的手传播疾病和污染环境的用品。

（7）**隔离衣**　用于保护医务人员避免受到血液、体液和其他感染性物质污染，或用于保护患者避免感染的防护用品。根据与患者接触的方式包括接触感染性物质的情况，隔离衣阻隔血液和体液的可能性，选择是否穿隔离衣和选择其型号。

（8）**防护服**　临床医务人员在接触甲类或按甲类传染病管理的传染病患者时所穿的一次性防护用品。应具有良好的防水、抗静电、过滤效率和无皮肤刺激性，穿脱方便，接合部严密，袖口、脚踝口应为弹性收口。

10. 隔离

采用各种方法、技术，防止病原体从患者及携带者传播给他人的措施。

11. 清洁区

进行呼吸道传染病诊治的病区中，不易受到患者血液、体液和病原微生物等物质污染，以及传染病患者不应进入的区域。包括医务人员的值班室、卫生间、男女更衣室、浴室以及储物间、配餐间等。

12. 潜在污染区

进行呼吸道传染病诊治的病区中，位于清洁区与污染区之间，有可能被患者血液、体液和病原微生物等物质污染的区域。包括医务人员的办公室、治疗室、护士站，患者用后的物品、医疗器械等的处理室，内走廊等。

13. 污染区

进行呼吸道传染病诊治的病区中，传染病患者和疑似传染病患者接受诊疗的区域，以及被其血液、体液、分泌物、排泄物污染物品的暂存和处理的场所。包括病室，处置室，污物间，以及患者入院、出院处理室等。

14. **两通道**

进行呼吸道传染病诊治的病区中的医务人员通道和患者通道。医务人员通道的出、入口设在清洁区一端，患者通道的出、入口设在污染区一端。

15. **缓冲间**

进行呼吸道传染病诊治的病区中，清洁区与潜在污染区之间、潜在污染区与污染区之间，设立的两侧均有门的小室，为医务人员的准备间。

16. **床单元消毒**

对患者住院期间、出院、转院、死亡后所用的床及床周围物体表面进行的清洁与消毒。

17. **终末消毒**

传染源离开疫源地后，对疫源地进行的一次彻底的消毒。如传染病患者出院、转院或死亡后，对病室进行的最后一次消毒。

二、隔离的管理要求

1. 在新建、改建与扩建时，建筑布局应符合医院卫生学要求，区域划分应明确、标识清楚。

2. 应根据国家的有关法规，结合本医院的实际情况，制定隔离预防制度并实施。

3. 隔离的实施应遵循"标准预防"和"基于疾病传播途径的预防"原则。

4. 肿瘤科患者的管理，包括隔离患者，严格执行探视制度。

5. 应采取有效措施，管理感染源、切断传播途径和保护易感人群。

6. 应加强医务人员隔离与防护知识的培训，为其提供合适、必要的防护用品，正确掌握常见传染病的传播途径、隔离方式和防护技术，熟练掌握操作规程。

7. 医务人员的手卫生应符合 WS/T 313。

8. 隔离区域的消毒应符合国家有关规定。

三、病房的建筑布局与隔离要求

1. 建筑布局

（1）应设单独出入口、检诊分诊、诊查室、隔离诊查室、抢救室、治疗室、观察室等。

（2）有条件时，设挂号、收费、取药、化验、X 线检查、手术室等。

2. 隔离要求

（1）应严格检诊分诊制度，及时发现传染病患者及疑似患者，及时采取隔离措施。

（2）各诊室内应配备非手触式开关的流动水洗手设施和/或配备速干手消毒剂。

（3）急诊观察室应按病房要求进行管理。

四、医务人员防护用品的使用

1. 防护用品

应符合国家相关标准，在有效期内使用。

2. 口罩的使用

（1）应根据不同的操作要求选用不同种类的口罩。

（2）一般诊疗活动，可佩戴纱布口罩或外科口罩；手术室工作或护理免疫功能低下患者、进行体腔穿刺等操作时应戴外科口罩；接触经空气传播或近距离接触经飞沫传播的呼吸道传染病患者时，应戴医用防护口罩。

（3）纱布口罩应保持清洁，每日更换、清洁与消毒，遇污染时及时更换。

（4）应正确佩戴口罩。

3. 护目镜、防护面罩的使用

（1）下列情况应使用护目镜或防护面罩。

① 在进行诊疗、护理操作，可能发生患者血液、体液、分泌物等喷溅时。

② 近距离接触经飞沫传播的传染病患者时。

③ 为呼吸道传染病患者进行气管切开、气管插管等近距离操作，可能发生患者血液、体液、分泌物喷溅时，应使用全面型防护面罩。

（2）佩戴前应检查有无破损、佩戴装置有无松懈；每次使用后应清洁与消毒。

（3）护目镜、防护面罩的戴摘要规范操作。

4. 手套的使用

（1）应根据不同操作的需要，选择合适种类和规格的手套。

① 接触患者的血液、体液、分泌物、排泄物、呕吐物及污染物品时，应戴清洁手套。

② 进行手术等无菌操作、接触患者破损皮肤、黏膜时，应戴无菌手套。

（2）应正确戴、脱无菌手套。

（3）一次性手套应一次性使用。

5. 隔离衣与防护服的使用

（1）应根据诊疗工作的需要，选用隔离衣或防护服。防护服应符合 GB 19082 的规定；隔离衣应后开口，能遮盖住全部衣服和外露的皮肤。

（2）下列情况应穿隔离衣。

① 接触经接触传播的感染性疾病患者，如传染病患者、多重耐药菌感染患者等时。

② 对患者实行保护性隔离时，如大面积烧伤、骨髓移植等患者的诊疗、护理时。

③ 可能受到患者血液、体液、分泌物、排泄物喷溅时。

（3）下列情况应穿防护服。

① 临床医务人员在接触甲类或按甲类传染病管理的传染病患者时。

② 接触经空气传播或飞沫传播的传染病患者，可能受到患者血液、体液、分泌物、排泄物喷溅时。

6. 鞋套的使用

（1）鞋套应具有良好的防水性能，并一次性应用。

（2）从潜在污染区进入污染区时和从缓冲间进入负压病室时，应穿鞋套。

（3）应在规定区域内穿鞋套，离开该区域时应及时脱掉。发现破损应及时更换。

7. 防水围裙的使用

（1）分为重复使用的围裙和一次性使用的围裙。

（2）可能受到患者的血液、体液、分泌物及其他污染物质喷溅及进行重复用医疗器械的清洗时，应穿防水围裙。

（3）重复使用的围裙，每班使用后应及时清洗与消毒；遇有破损或渗透时，应及时更换。

（4）一次性使用围裙应一次性使用，受到明显污染时应及时更换。

8. 帽子的使用

（1）分为布制帽子和一次性帽子。

（2）进入污染区和洁净环境前、进行无菌操作等时，应戴帽子。

（3）被患者血液、体液污染时，应立即更换。

（4）布制帽子应保持清洁，每次或每天更换与清洁。

（5）一次性帽子应一次性使用。

五、不同传播途径疾病的隔离与预防

（一）隔离原则

1. 在标准预防的基础上，应根据疾病的传播途径（接触传播、飞沫传播、空气传播和其他途径传播），结合实际情况，制订相应的隔离与预防措施。

2. 一种疾病可能有多种传播途径时，应在标准预防的基础上，采取相应传播途径的隔离与预防。

3. 隔离病室应有隔离标志，并限制人员的出入。黄色为空气传播的隔离标志,粉色为飞沫传播的隔离标志,蓝色为接触传播的隔离标志。

4. 传染病患者或可疑传染病患者,应安置在单人隔离房间。

5. 受条件限制的医院,同种病原体感染的患者可安置于一室。

(二) 接触传播的隔离与预防

接触经接触传播疾病如肠道感染、多重耐药菌感染、皮肤感染等的患者,在标准预防的基础上,还应采用接触传播的隔离与预防。

1. 患者的隔离

(1) 应限制患者的活动范围。

(2) 应减少转运。如需要转运时,应采取有效措施,减少对其他患者、医务人员和环境表面的污染。

2. 医务人员的防护

接触隔离患者的血液、体液、分泌物、排泄物等物质时,应戴手套;离开隔离病室前、接触污染物品后,应摘除手套,洗手和/或手消毒。手上有伤口时应戴双层手套。

(三) 空气传播的隔离与预防

接触经空气传播的疾病,如肺结核、水痘等,在标准预防的基础上,还应采用空气传播的隔离与预防。

1. 患者的隔离

(1) 无条件收治时,应尽快转送至有条件收治呼吸道传染病的医疗机构进行收治,并注意转运过程中医务人员的防护。

(2) 当患者病情容许时,应戴外科口罩,并定期更换。应限制患者的活动范围。

(3) 应严格空气消毒。

2. 医务人员的防护

(1) 应严格按照区域流程,在不同的区域穿戴不同的防护用品,离开时按要求摘脱,并正确处理使用后物品。

（2）进入确诊或可疑传染病患者房间时，应戴帽子、医用防护口罩；进行可能产生喷溅的诊疗操作时，应戴防护目镜或防护面罩、穿防护服；当接触患者及其血液、体液、分泌物、排泄物等物质时，应戴手套。

（3）防护用品使用的具体要求应遵循规定。

（四）飞沫传播的隔离与预防

接触经飞沫传播的疾病，如百日咳、白喉、流行性感冒、病毒性腮腺炎、流行性脑脊髓膜炎等，在标准预防的基础上，还应采用飞沫传播的隔离预防。

1. 患者的隔离

（1）对患者进行隔离与预防。

（2）应减少转运，当需要转动时，医务人员应注意防护。

（3）患者病情允许时，应戴外科口罩，并定期更换。应限制患者的活动范围。

（4）患者之间、患者与探视者之间相隔距离在 1m 以上，且探视者应戴外科口罩。

（5）加强通风，或进行空气的消毒。

2. 医务人员的防护

（1）应严格按照区域流程，在不同的区域穿戴不同的防护用品，离开时按要求摘脱，并正确处理使用后物品。

（2）与患者近距离（1m 以内）接触，应戴帽子、医用防护口罩；进行可能产生喷溅的诊疗操作时，应戴护目镜或防护面罩、穿防护服；当接触患者及其血液、体液、分泌物、排泄物等物质时，应戴手套。

（五）其他传播途径疾病的隔离与预防

应根据疾病的特性，采取相应的隔离与防护措施。

1. 患者的隔离

（1）将患者安置于有效通风的隔离病房或隔离区域内，必要时置于负压病房隔离。

（2）严格限制探视者；如需探视，探视者应正确穿戴个人防护用品，并遵守手卫生规定。

（3）限制患者活动范围。离开隔离病房或隔离区域时，应戴外科口罩。

（4）应减少转运，当需要转运时，医务人员应注意防护。

2. 医务人员的防护

（1）医务人员应经过专门的培训，掌握正确的防护技术，方可进入隔离病区工作。

（2）应严格按防护规定着装。不同区域应穿不同服装，且服装颜色应有区别或有明显标志。

（3）医务人员防护用品穿脱程序如下。

① 穿戴防护用品应遵循的程序：

从清洁区进入潜在污染区：洗手→戴帽子→戴医用防护口罩→穿工作衣裤→换工作鞋→进入潜在污染区。手部皮肤破损者戴乳胶手套。

从潜在污染区进入污染区：穿隔离衣或防护服→戴护目镜/防护面罩→戴手套→穿鞋套→进入污染区。

为患者进行吸痰、气管切开、气管插管等操作，可能被患者的分泌物及体内物质喷溅的诊疗护理工作前，应戴防护面罩或全面型呼吸防护器。

② 脱防护用品应遵循的程序：

医务人员离开污染区进入潜在污染区前：摘手套、消毒双手→摘护目镜/防护面罩→脱隔离衣或防护服→脱鞋套→洗手和/或手消毒→进入潜在污染区→洗手或手消毒。

用后物品分别放置于专用污物容器内。

从潜在污染区进入清洁区：洗手和/或手消毒→脱工作服→摘医用防护口罩→摘帽子→洗手和/或手消毒→进入清洁区。

离开清洁区：沐浴、更衣→离开清洁区。

（4）穿、脱防护用品的注意事项如下。

① 医用防护口罩的效能持续应用 6～8 小时，若遇污染或潮湿，应及时更换。

② 离开隔离区前应对佩戴的眼镜进行消毒。

③ 医务人员接触多个同类传染病患者时，防护服可连续应用。

④ 医务人员接触疑似患者时，防护服应在接触每个患者之间进行更换。

⑤ 防护服被患者血液、体液、污物污染时，应及时更换。

⑥ 戴医用防护口罩或全面型呼吸防护器时，应进行面部密合性试验。

（5）在隔离区工作的医务人员应每日监测体温两次，体温超过 37.5℃时及时就诊。

（6）医务人员应严格执行区域划分的流程，按程序做好个人防护，方可进入病区；下班前应沐浴、更衣后，方可离开隔离区。

3. 空气与物体表面的消毒应遵循《消毒技术规范》。

第三节 手部卫生管理制度与规范

一、手部卫生管理制度

医护人员手污染是造成医院感染的重要传播途径，规范洗手对控制医院感染有着极其重要的意义。

1. 洗手规范化

各病室及诊疗室均有流动水洗手设施；擦手毛巾每日消毒，保持清洁、干燥。

2. 严格洗手制度

各病房做处置的治疗车上均配备快速手消毒剂，携带方便，可随时进行手部消毒。

3. 加强重点科室管理

重点科室安装触摸式、脚踏式洗手设备，干手机，专人专床配备快速手消毒剂。

4. 监督检查要落实

由院内控感办公室不定期对各临床科室进行抽查，随机对手术医生和洗手护士做手部细菌培养，按消毒隔离评分标准进行评价，提高医护人员手部消毒的依从性。

5. 增加专业化培训

以"切断医院感染传播途径"为专题，定期对全院医护人员进行规范化培训，目的是强化医护人员的洗手意识，使手部卫生从制度变为自觉行为，形成手部卫生的医院文化。

二、手部卫生实施规范

1. 制定和落实医护人员手部卫生管理制度。

2. 为执行手部卫生提供必需的保障，配置有效、便捷的手部卫生设备和设施。

3. 正确应用"七步洗手法"。

4. 医护人员在下面几种情况必须洗手或进行手消毒。

（1）接触患者前后。

（2）摘除手套后。

（3）进行侵入性操作前。

（4）接触患者体液、排泄物、黏膜、破损的皮肤或伤口敷料后。

（5）从患者脏的身体部位转到干净的部位。

（6）直接接触、接近患者的无生命物体后。

第四节　常见多重耐药菌感染
患者的隔离和措施

1. 医生开具接触隔离医嘱，并执行单间或床旁隔离（首选单间，同病原同室，次选床旁隔离）。培养阴性或临床好转可解除隔离。

2. 通知并宣教科室医护人员及工勤人员执行接触隔离措施。

3. 床旁悬挂蓝色接触隔离标识牌，病历夹贴蓝色接触隔离标识帖。

4. 床旁设置快速手消毒液；入室前后、接触患者后、接触污染物后，进行手部卫生；戴手套操作时脱去手套后洗手或手消毒。

5. 固定用物，用后一人一用清洁消毒。

6. 医务人员接触患者时，应戴口罩；可能污染时，应穿隔离衣；必要时或近距离操作时，应戴防护眼镜。

7. 每天床单元清洁、擦拭消毒，卫生洁具每日消毒；患者出院进行终末消毒。

8. 定时开窗通风，必要时进行消毒。

9. 生活垃圾按感染性废物处置，使用专用密闭式垃圾桶和利器盒。

10. 可依据药敏结果合理使用抗菌药物。

11. 根据医院感染诊断标准，属医院感染病例者，应填报医院感染病例登记表。

12. 转科时必须通知该诊疗科室，向接收方说明对该患者应使用接触传播预防措施。

13. VRE（抗万古霉素肠球菌）、MRSA（抗甲氧西林金黄色葡萄球菌）首选单间隔离，也可同种病原同室隔离，不可与气管插管、深静脉留置导管、有开放伤口或者免疫功能抑制患者安置同一房间。隔离病房确实不足时，考虑床边隔离；当感染较多时，应保护性隔离未感染者。

第五节 导管相关性血行感染
预防控制措施

留置血管内导管是救治危重患者、实施特殊用药和治疗的医疗操作技术，但置管后的患者存在发生感染的危险。为有效预防导管相关性血行感染，结合医院实际，特制定以下预防控制措施。

一、置管时

1. 严格执行无菌技术操作规程。置管时应当遵守最大限度的无菌屏障要求。置管部位应当铺大无菌单（巾）；置管人员应当戴帽子、口罩、无菌手套，穿无菌手术衣。

2. 严格按照《医务人员手卫生规范》，认真洗手并戴无菌手套，尽量避免接触穿刺点皮肤。置管过程中手套污染或破损应当立即更换。

3. 置管使用的医疗器械、器具等医疗用品和各种敷料必须达到灭菌水平。

4. 选择合适的静脉置管穿刺点。成人中心静脉置管时应首选锁骨下静脉，尽量避免使用颈静脉和股静脉。

5. 采用卫生行政部门批准的皮肤消毒剂消毒穿刺部位皮肤，自穿刺点由内向外以同心圆方式消毒，消毒范围应当符合置管要求。消毒后皮肤穿刺点应当避免再次接触。待消毒皮肤干后，再进行置管操作。

6. 患疖肿、湿疹等皮肤病或患上呼吸道感染、流感等呼吸道疾病，以及携带或感染多重耐药菌的医务人员，在未治愈前不应当进行置管操作。

二、插管后

1. 应当尽量使用无菌透明、透气性好的敷料覆盖穿刺点。对于高热，出汗，穿刺点出血、渗出的患者，应当使用无菌纱布覆盖。

2. 应当定期更换置管穿刺点覆盖的敷料。更换间隔时间为：无菌纱布为1次/2天，无菌透明敷料为1～2次/周。如果纱布或敷料出现潮湿、松动、可见污染时，应当立即更换。

3. 医务人员接触置管穿刺点或更换敷料时，应当严格执行手卫生规范。

4. 保持导管连接端口的清洁。注射药物前，应当用75%乙醇或含碘消毒剂进行消毒，待干后方可注射药物。如有血迹等污染时，应当立即更换。

5. 告知置管患者在沐浴或擦身时，应当注意保护导管，不要把导管淋湿或浸入水中。

6. 在输血，输入血制品、脂肪乳剂后的24小时内或者停止输液后，应当及时更换输液管路。外周及中心静脉置管后，应当用生理盐水或肝素盐水进行常规冲管，预防导管内血栓形成。

7. 严格保证输注液体的无菌。

8. 紧急状态下的置管，若不能保证有效的无菌原则，应当在48小时内尽快拔除导管，更换穿刺部位后重新进行置管，并做相应处理。

9. 怀疑患者发生导管相关感染，或者患者出现静脉炎、导管故障时，应当及时拔除导管。必要时应当进行导管尖端的微生物培养。

10. 医务人员应当每日对保留导管的必要性进行评估，不需要时应当尽早拔除导管。

11. 导管不宜常规更换，特别是不应当为预防感染而定期更换中心静脉导管和动脉导管。

三、其他预防措施

1. 临床发现导管相关性血行感染病例，立即通过医院感染报告系统报告，感染管理科根据情况适时进行流行病学调查及采取控制措施。

2. 在高危科室进行导管相关性血行感染的目标性监测。

3. 适时对医务人员进行相关知识宣教。

第六节　导尿管相关尿路感染
的预防控制措施

一、导尿管相关尿路感染的定义及诊断

导尿管相关尿路感染主要是指患者留置导尿管后，或者拔除导尿管 48 小时内发生的泌尿系统感染。临床诊断：患者出现尿频、尿急、尿痛等尿路刺激症状，或者有下腹触痛、肾区叩痛，伴有或不伴有发热，并且尿检白细胞男性≥5 个/高倍视野、女性≥10 个/高倍视野，插导尿管者应当结合尿培养。

二、导尿管相关尿路感染预防控制措施

医务人员应当接受关于无菌技术、导尿操作、留置导尿管的维护，以及导尿管相关尿路感染预防的培训和教育，熟练掌握相关操作规程。

1. 置管前

（1）严格掌握留置导尿管的适应证，避免不必要的留置导尿。医务人员应当对患者发生导尿管相关尿路感染的危险因素进行评估，实施预防和控制导尿管相关尿路感染的措施。

（2）仔细检查无菌导尿包，如导尿包过期，外包装破损、潮湿，应立即更换。

（3）根据患者年龄、性别、尿道等情况选择合适大小、材质的导尿管，最大限度降低尿道损伤和尿路感染。

（4）对留置导尿管的患者，应当采用密闭式引流装置。

（5）告知患者留置导尿管的目的、配合要点和置管后的注意事项。

2. 置管时

（1）医务人员要严格按照《医务人员手卫生规范》，认真洗手后，戴无菌手套实施导尿术。

（2）严格遵循无菌操作技术原则留置导尿管，且动作要轻

柔，避免损伤尿道黏膜。

（3）正确铺无菌巾，避免污染尿道口；保持最大的无菌屏障，操作无污染。

（4）按导尿操作要求充分消毒尿道口，防止污染。用 0.5% 碘伏消毒剂消毒尿道口及其周围皮肤黏膜，一次只能使用一个棉球，不得重复使用。对于男性患者，先协助其洗净包皮及冠状沟，然后自尿道口、龟头向外旋转擦拭消毒。对于女性患者，先按照由上至下、由内向外的原则清洗外阴，然后清洗并消毒尿道口、前庭、两侧大小阴唇，最后是会阴、肛门。

（5）导尿管插入深度适宜，男性为 20～22cm，女性为 4～6cm；插入后，向水囊注入 10～15mL 无菌水，轻拉导尿管以确认其固定稳妥，不会脱出，避免损伤尿道。

（6）置管过程中，指导患者放松、协调配合，避免污染；如导尿管被污染，应当重新更换。

3. 置管后

（1）妥善固定导尿管，避免打折、弯曲；保证集尿袋高度低于膀胱水平，避免接触地面，防止逆行感染。

（2）保持尿液引流装置密闭、通畅和完整。活动或搬运时夹闭引流管，防止尿液逆流。

（3）应当及时清空集尿袋中尿液。清空集尿袋中尿液时，要遵循无菌操作原则，避免集尿袋的出口触碰到收集容器。

（4）留取少量尿标本进行微生物病原学检测时，应当消毒导尿管远端后，使用无菌注射器抽取标本送检。在符合"留置导尿管所致尿路感染"诊断标准时，应及时获得治疗，72 小时无效则需重复病原学检查。

（5）不应当常规使用含消毒剂或抗菌药物的溶液进行膀胱冲洗或灌注，以预防尿路感染。

（6）应当保持尿道口清洁；大便失禁的患者清洁后还应当进行消毒。留置导尿管期间，应当每日清洁或冲洗尿道口。

（7）患者沐浴或擦身时，应当注意对导尿管的保护，不应当把导尿管浸入水中。

（8）长期留置导尿管的患者，不宜频繁更换导尿管（2周一次，一次性集尿袋每日一次，子母式或抗反流每周一次）。若导尿管阻塞或不慎脱出时，以及留置导尿装置的无菌性和密闭性被破坏时，应当立即更换。

（9）患者出现尿路感染时，应当及时更换导尿管，并留取尿液进行微生物病原学检测。

（10）每日评估留置导尿管的必要性，不需要时尽早拔除；尽可能缩短留置导尿管的时间。

（11）对长期留置导尿管的患者，拔除导尿管时，应当训练膀胱功能。

（12）医护人员在维护导尿管时，要严格执行手卫生。

（13）有完整的操作、观察与处置记录。

三、循证医学不推荐的预防措施

1. 全身预防性使用抗菌药物。

2. 使用含消毒剂或抗菌药物的生理盐水进行膀胱冲洗或灌注预防泌尿道感染。

3. 引流袋内加入抗菌剂。

4. 用抗微生物药物包裹导尿管。

5. 每日用灭菌剂清洗会阴。

第四章　肿瘤科护理工作制度

第一节　护理人员管理制度

1. 全院护理人员实行护理部—科护士长—护士长三级管理，逐层负责相应人员的调配、培训、使用、考核等。

2. 所有人员必须持证上岗，按规定注册有效，并妥善保管以备检查。未取得《护士执业证书》或未注册的护理人员必须在带教老师（注册护士）指导下工作，不得单独值班。新招录人员，未通过护士执业资格考试，实行一票否决。

3. 根据医院护理人员的总体情况、科室工作量、技术要求、岗位性质及人员结构等方面来考虑护理人员调配。对安排的人员不得拒绝，但可试用2~3个月，如不合格需书面提出并说明理由。对不上晚夜班的岗位，原则上以45岁以上、身体健康状况不能胜任三班工作的人员优先。科室安排直系亲属回避制，如安排后有亲属关系，则本人须主动提出，由护士长主动汇报护理部。

4. 护理人员必须服从护理管理人员的直接调配。夜间护理人员服从值班护士长的安排，不得以任何理由推托。院重大急救、突发事件、新开展项目以及院组织的特护小组，各护士长应积极支持，所抽调人员应服从安排。

5. 各级要充分合理使用护理人力资源，实行弹性排班制、满负荷工作制。在有人力不足科内无法调整及人力多余时，须及时汇报护理部。

6. 各级对护理人员必须建立月、年考核评价制，并将考核结果与奖金、评优、职称晋升等挂钩。对不同岗位的护理人员应该有不同的明确的考核评价标准，考核标准应与工作量、岗位工作质、岗位性质、风险等密切相关，引进和加大与患者评价挂钩的力度。必须公平公正地评价每一位护理人员，年综合评价时同时提出是否继续聘用的意见。

7. 对年终考核、续签合同、职称晋升、规范化培训、独立工作前、科室轮转结束前、转正定级前等护理人员应及时完成考核工作。科室必须组成考核小组，按相关要求严格进行考核。

8. 根据人事处聘用和解聘人员的标准和程序，对不再聘用人员须在科室有 3 次谈话（有记录），给予限期改正的机会；如仍不能改正，在大科内可再安排 1～2 个科室，如同时有 3 个科室认定不能适应工作，则进入解聘程序，病区要写出书面理由逐级汇报。对续签合同时不再续聘人员，须在合同书上明确表示。

9. 护士长要加强对护理人员的现场管理，及时发现护理人员的思想动态，做好思想工作，有特殊情况及时汇报。要执行与护士的沟通制度。

10. 辞职人员必须提前 1 个月提出辞职申请，经过逐层审批，满 1 个月并办理了辞职手续后方可离开医院，并交回一切与工作、科室等相关的物件，如工作服、钥匙等。

第二节 护理人员工作制度

1. 严格遵守医院的规章制度，按时上下班，不迟到早退，各班提前十分钟到岗。迟到早退者，按有关规定执行。

2. 上岗必须衣帽整洁，符合护士的着装规范，佩戴胸卡，微笑服务。不准戴耳环、戒指；不留长指甲、不涂指甲油；不准穿工作服进餐厅、外出、回宿舍等；上班时间不允许带手机，外线电话不能超过 1 分钟；不准带情绪上班，应情绪饱满、精神振奋、微笑上岗。

3. 在护理站不准扎堆聊天、喧哗、干私活、看闲书、带孩子、吃零食。

4. 护理人员的服务态度要好，与患者及家属交谈时，不允许做有违规的动作，如双臂胸前交叉、叉腰等；不准与患者及家属发生争吵，解决不了的问题及时向护士长汇报。

5. 及时接听电话，铃响不过三。

6. 事假须提前请假，病假要有病假条，并办理请假手续，不可打电话请假或让他人代替请假。调班或换班者必须通知护士长。

7. 护理人员要热爱集体、团结友爱、工作中互相帮助，如有特殊情况能主动应付。工作人员之间不许争吵，不准搬弄是非、诽谤他人，影响科内团结。护理人员有敬业精神，积极参加科室组织的各项活动，如业务学习、护理查房等。

8. 来访者到科室应站立迎接、主动询问，严格执行"首问负责制"制度，认真做好出入院指导及各项宣教工作。

9. 患者及家属需要帮助，提出要求时，应主动热情地给予解决。

10. 各班严格服从护士长安排，履行各班职责，坚守工作岗位，认真执行各项规章制度及操作规程；定时巡视病房，及时准确地完成各项护理工作，认真书写护理文书。

11. 要自尊、自爱、自强，严格执行护士法，加强自我保护意识；刻苦钻研，业务技术上勤学苦练，严格执行操作规范。

第三节　交接班制度

1. 值班人员必须坚守工作岗位，保证治疗护理工作准确及时地进行。

2. 每班必须按时交接，接班者提前 15 分钟到岗，阅读交接班报告和医嘱；接班者未到之前，交班者不得离开岗位。

3. 值班者必须在交班前完成本班的各项工作，遇到特殊情况，必须详细交代，与接班者共同完成后方可离去；必须写好交班报告及各项文字记录单，处理好用过的物品。日班为夜班做好用物准备，如消毒敷料、试管、标本瓶、注射器、常备器械、被服等，以便夜班工作。

4. 交接班，中如发现病情、治疗、器械物品交代不清，应立即查问。接班时如发现问题，应由交班者负责；接班后如因交班不清，发生差错、事故或物品遗失等，应由接班者负责。

5. 交班报告应由主班护士书写，要求字迹整齐、清晰、简明扼要、有连贯性、运用医学术语。

6. 交班的办法和要求

① 早晨集体交班时，应严肃认真地听取夜班交班报告，要求做到交班本上要写清、患者床头要看清，如交代不清不得下班。

② 中午班、小夜班及大夜班前，均应互相进行床头、口头及书面交班。

③ 危重患者、新入院患者、特殊治疗患者应重点交接。

7. 交班内容

① 患者总数，出入院、转科、转院、分娩、手术、死亡人数，新入院患者，危重患者，抢救患者，大手术前后或有特殊检查处理、病情变化及思想情绪波动的患者，均应详细交班。

② 医嘱执行情况，重症护理记录，各种检查标本采集及各种处置完成情况。对未完成的工作，应向接班者交代清楚。

③ 查看昏迷、瘫痪等危重病人有无压疮，基础护理完成情况，各种导管固定和通畅情况。

④ 常备、贵重、毒麻、限剧药品，以及抢救药品、器械仪器等的效能，交接班者均应签名。

⑤ 交接班者共同巡视检查病房是否达到清洁、整齐、安静的要求，以及各项制度的落实情况。

第四节　分级护理制度

1. 分级护理是指患者在住院期间，医护人员根据患者病情和生活自理能力确定并实施不同级别的护理。分为四个级别：特级护理、一级护理、二级护理、三级护理。

2. 患者入院后由医师参照卫生部《综合医院分级护理指导原则》，下医嘱确定患者的护理级别，并根据患者的病情变化进行动态调整。

3. 护士根据医嘱做好患者一览表和床头卡的分级护理标识。特级护理为黄色标识，一级护理为红色标识，二级护理为蓝色标识，三级护理无标识。

4. 护士根据患者的护理级别和医师制定的诊疗计划，严格遵守卫生部《综合医院分级护理指导原则》和医院《分级护理工作标准》对患者实施护理，为患者提供基础护理服务和专业技术服务。

5. 各级护理人员，认真履行岗位职责，严密观察病情、掌握病情动态，认真做好各项基础护理，严防护理并发症，做好各项记录，确保患者安全。

6. 实行质量评价，由医院护理三级质控网络成员负责检查考核分级护理工作质量。

第五节　消毒隔离制度

消毒隔离是医院贯彻预防为主的主要措施，根据消毒隔离的原则，运用科学管理方法达到控制传染病源、切断传播途径的目的，防止院内外交叉感染，保证患者与工作人员的健康。

1. 医务人员上班时要衣帽整洁，并根据诊疗工作的需要，选择并正确使用相应的防护用品（如口罩、手套、护目镜、隔离衣等）。

2. 医院内所有区域应当采取标准预防。无菌操作时，要严格遵守无菌操作规程。

3. 严格执行消毒灭菌原则。进入人体组织或无菌器官的医疗用品必须灭菌；接触皮肤黏膜的器具和用品必须消毒；各种用于注射、穿刺、采血等有创操作的医疗器具必须一用一灭菌。临床中可重复使用的医疗用品处置方法及频次参见《医疗用品消毒、灭菌方法》。

4. 医务人员要严格执行手卫生规范。进行洗手与卫生手消毒时应遵循如下原则：当手部有血液或其他体液等肉眼可见的污染时，应用肥皂液和流动水洗手；手部没有肉眼可见污染时，使用速干手消毒剂消毒双手代替洗手。

5. 临床使用化学消毒剂时，必须注意其配置方法及有效浓度，并定期更换、定期监测。更换灭菌剂时，必须对用于浸泡灭菌物品的容器进行灭菌处理。

6. 治疗室、换药室的消毒隔离制度如下。

① 设专人管理，保持清洁整齐，每天通风换气、擦拭物品和拖地，每周彻底大扫除一次。

② 进入治疗室、换药室应衣帽整洁，并戴口罩，不准带入私人物品。

③ 治疗车上的物品应摆放有序，即上层为清洁区，下层为污染区。治疗车、换药车应配有速干手消毒剂。

④ 抽出的药液、开启的静脉输入用无菌液体须注明时间，超过 2 小时后不得使用；启封的各种溶媒超过 24 小时均不得使用。

⑤ 每日检查无菌物品是否过期，无菌物品容器一经开启使用，不得超过 24 小时；用过的物品与未用过的物品要严格分开。

7. 病室、诊室的消毒隔离制度如下。

① 每日通风换气，必要时进行空气消毒。

② 地面及物品每日湿式清洁，有体液污染时及时用含氯

消毒剂拖擦。

③ 做到一床一巾，一桌一布。抹布应专用，用后清洗消毒。

④ 患者的被服要定期更换，污染时要随时更换。

⑤ 餐具、便器应固定使用，保持清洁，定期消毒和终末消毒。

⑥ 出院、转科及死亡患者的床单元必须做好终末处理。

8. 特殊感染或传染病患者按病情分区隔离，并限制人员出入。隔离的实施必须在"标准预防"的基础上遵循"基于疾病传播途径的预防"的原则。设醒目隔离标志：黄色为空气传播的隔离标志，粉色为飞沫传播的隔离标志，蓝色为接触传播的隔离标志。

9. 各科室部门严格执行垃圾分类收集：医疗废物入黄色垃圾袋，生活垃圾入黑色垃圾袋。行政处派专人每日定时、定路线下收医疗废物。认真做好医疗废物的交接登记工作。

10. 特殊部门［手术室、供应室、血液净化室、内镜室、导管室、ICU（重症监护治疗病房）、产房、母婴同室、感染性疾病科室］需制定本部门的消毒隔离制度。

第六节　物品、器械管理制度

一、一般物品管理制度

1. 各科室对家具、各种电器、物品、用具、药品、器材的领取保管与报损，应建立账目、分类保管、定期检查，做到账物相符。

2. 护士长指定专人负责分管，每月清点，每半年与有关科室核对账物一次；如有不符，应查明原因。

3. 各护理单元物品、器械为病区患者使用，任何人不得挪用。损坏者按医院规定赔偿。

4. 各种抢救物品、设备、仪器、器械都应呈良好备用状态，专人管理，定点安置，定期检查，维修保养；并建立维修、保养记录本（由总务设备科负责），适时进行更新补充，提高使用率。

5. 借出物品必须有登记手续和经手人签名；重要物品经护士长同意后方可借出；抢救器材一般不外借。

6. 护士长及分管人员调换工作时，必须做好交接手续，由交接者共同清点签名。

二、被服管理制度

1. 各病房根据床位和实际需要确定被服基数，严格交接班，如有差错追查原因。

2. 患者入院时，向其介绍被服管理制度，以取得合作。

3. 患者出院时，值班护理人员应当面点清收回被服。

4. 使用过的被服放于指定地点，与洗衣房人员当面点清，换领干净被服备用。

三、器材管理制度

1. 科室内医疗器械由专人管理，定期检查、维修保养、消毒，保证可供使用。每班要认真清点交接。

2. 使用医疗器械，必须了解其性能及保养方法，并严格遵守操作规程；用后及时清理消毒后放回原处。

3. 精密、光电仪器，必须指定专人负责保管，经常保持仪器清洁、干燥；用后经保管者检查性能并签字。各种仪器按不同性能妥善保管，定期保养维修。

四、一次性医用品管理制度

1. 医院所用一次性医用品由设备科（其他部门）统一采购，使用科室一律不准私自购用。

2. 一次性医用品必须具有"三证"，即产品生产许可证、注册证、合格证，并做好质量验收。

3. 一次性医用品储存环境应保持清洁、干燥，严格防止感染；应存放于阴凉干燥、通风良好的货架上，距地面＞

20cm，距墙面＞5cm（拆去外包装）。

4. 设备科负责一次性医用品的发放工作，不得将包装破损、失效、霉变的物品发放到使用科室，并做好发放数量的记录。

5. 使用科室领取一次性医用品后，应按用途设专柜合理放置，妥善保管；使用时认真做好检查，凡包装破损、过期，对产品质量有疑问时，应停止使用，并及时与设备科、院感办联系，监测其消毒效果，不得私自退货、换货。

6. 使用过程中若发生热源反应、感染或其他异常情况，必须保留用品，并送相关部门检测，做好记录，且检测结果出来前，暂缓使用此生产批号的产品，以确保安全。

7. 一次性医用品使用后，统一回收，集中消毒、毁形，由卫生部门制定机构回收，作无害化处理，严禁重复使用和流回市场。

8. 在回收、暂存一次性医用品的过程中，防止污染周围环境，及时清理工作场地；物品不得露天存放；回收人员应做好自身保护，清理过程中穿隔离衣、戴橡胶手套。

9. 严格执行登记制度，发放数、使用数、回收数应基本一致，当面交接，并在交接单上签名。相关部门应定期进行抽查。

10. 医院感染科应对本单位一次性医用品的采购、储存、发放、使用、回收、销毁等各环节实施监督管理，保证产品质量合格和使用安全。

第七节　危重患者抢救制度

1. 发现患者病情变化时，护理人员应立即实施必要的救治（如心肺复苏、建立静脉通路），同时通知医生，并配合抢救。

2. 参加抢救的护理人员分工协作，迅速、正确地执行抢救医嘱和操作规程。

3. 执行口头医嘱时应复诵一遍，确认无误后方可执行；执行后及时记录执行时间、药品剂量、给药方法；抢救结束后由医生及时补写医嘱于医嘱单及病历上；抢救时所用药品的空药瓶经两人核对后方可弃去。

4. 严密观察病情变化，及时报告医生，并准确记录。

5. 全面评估患者，根据患者存在的护理问题，落实各项护理措施，并及时做好记录。

6. 严格执行交接班制度，每班之间详细交接病情，抢救经过，各种用药及护理问题与措施。

7. 各种抢救物品、药品、器械用后应及时清理、补充、消毒，并归原位，使其处于备用状态。

第八节　危重患者转交接制度

1. 凡大手术、危重患者转运，必须有护理人员全程陪护。

2. 根据转科医嘱，评估患者，填写危重症患者院内转科交接本，电话通知转入科室。

3. 保证转运工具功能完好，确保患者在转运过程中的安全，酌情准备应急物品及药品。

4. 转入科室在接到患者转科通知后，护士立即准备备用床及必需物品。

5. 患者入科时，护士主动迎接并妥善安置。

6. 认真评估患者，转出、转入双方必须做到"五交清"：患者生命体征要交清；患者身上各种管道要交清；患者使用的各种仪器要交清；患者皮肤情况要交清；患者病情要交清。据实填写急危重症患者院内转科交接本及护理记录单，并通知医生诊治患者。

第五章 肿瘤科应急预案及防范措施

第一节 抢救及特殊事件报告处理制度

1. 科室进行重大的抢救活动及特殊病例的抢救治疗时，应及时向医院有关部门汇报，以便使医院掌握情况，协调工作，更好地组织力量进行抢救治疗。

2. 须报告的重大的抢救及特殊病例。

(1) 涉及灾害事故、突发事件所致死亡3人及以上，或同时伤亡6人及以上的抢救。

(2) 知名人士、外籍、境外人士的抢救。

(3) 本院职工的抢救。

(4) 涉及有医疗纠纷、严重并发症的患者的医疗及抢救。

(5) 特殊及危重病例的医疗及抢救

(6) 大型活动及其他特殊情况中出现的患者。

(7) 突发甲类及乙类传染病患者。

3. 应报告的内容。

(1) 灾难事故与突发事件的发生时间、地点、伤亡人数及分类，伤亡人员的姓名、性别、年龄，致伤、病、亡的原因，伤病员的伤情、病情、预后、采取的抢救措施等。

(2) 大型活动及其他特殊情况中出现的患者的姓名、性别、年龄、诊断、病情、预后、采取的抢救措施。

(3) 特殊病例的患者的姓名、性别、年龄、诊断、病情、预后、采取的措施。

4. 报告程序及时限。

(1) 参加抢救的人员立即向科室领导及医院有关部门汇报。院前、急诊、门诊、住院患者的抢救，向医务科、护理部报告；节假日、夜间的抢救，向总值班报告。科室、病房应于24小时内书面报告医务科。

（2）医务科、护理部、总值班接到报告后10分钟内向院领导报告。

第二节　护理应急预案及防范措施

一、药物引起过敏性休克的应急预案及防范措施

1. 防范措施

（1）护理人员给患者用药前应询问患者是否有该药物过敏史，若无则按要求做过敏试验；凡有过敏史者禁忌做该药物的过敏试验。

（2）过敏试验药液的配制、皮内注射剂量及试验结果的判断都应按要求正确操作。过敏试验阳性者禁用，并在该患者医嘱单、病历夹上注明过敏药物名称，床尾挂过敏试验阳性标志，告知患者及其家属。

（3）药物过敏试验阴性患者，第一次注射后观察20～30分钟，注意其有无过敏反应，防止发生迟发型过敏反应。

（4）严格执行查对制度。做药物过敏试验前，在注射盘内备肾上腺素、地塞米松各一支，警惕过敏反应的发生。

（5）经药物过敏试验后，凡接受该药物治疗的患者，停用此药3天以上，应重做过敏试验，方可再次用药。

（6）抗生素类药物应现用现配，特别是青霉素类，其水溶液在室温下极易分解产生致敏物质，引起过敏反应，还可使药物效价降低，影响治疗效果。

2. 应急预案

（1）患者一旦发生过敏性休克，立即停止使用引起过敏的药物，就地抢救，并迅速报告医生。

（2）立即平卧，遵医嘱皮下注射肾上腺素1mg，小儿酌减；如症状不缓解，每隔30分钟再皮下注射或静脉注射肾上

腺素 0.5mL，直至脱离危险期，同时注意保暖。

（3）改善缺氧症状，给予氧气吸入。呼吸抑制时应遵医嘱给予人工呼吸；喉头水肿影响呼吸时，应立即准备气管插管，必要时配合施行气管切开术。

（4）迅速建立静脉通路，补充血容量，必要时建立两条静脉通路。遵医嘱应用晶体液、升压药维持血压，应用氨茶碱解除支气管痉挛，给予呼吸兴奋药，此外，还可给予抗组胺类及皮质激素类药物。

（5）发生心搏骤停时，立即进行胸外心脏按压、人工呼吸等心肺复苏的抢救措施。

（6）密切观察患者的意识、体温、脉搏、呼吸、血压、尿量及其他临床变化，患者未脱离危险前不宜搬动。

（7）按《医疗事故处理条例》规定，于 6 小时内及时、准确记录抢救过程。

3. 程序

立即停用此药→平卧→皮下注射肾上腺素→改善缺氧症状→补充血容量→解除支气管痉挛→发生心搏骤停时，行心肺复苏→密切观察病情变化→告知家属→记录抢救过程。

二、患者发生输液反应时的护理应急预案及防范措施

1. 防范措施

（1）严格查对输液器具，要求质量过关、材质好、无漏气、无过期。

（2）输液中应尽量避免多种药物联用。

（3）避免反复多次穿刺，因为胶塞会使药液中微粒增加。

（4）加药后的药液应做澄明度检查，如发现异常现象，应立即弃去。

（5）应在洁净的环境中操作，且操作时应避免空气流通和人员走动。

（6）严格执行输液操作规程。先轻轻提起液体瓶，对着光线充足的地方检查液体中是否有异物、瓶身是否有裂纹；再将液体瓶轻轻翻转竖立，自上而下观察是否有玻璃屑、沉淀或其他异物存在，同时注意瓶口及瓶身是否漏气，铝盖是否松动等。检查时切记不可振摇。检查无误后，严格按无菌操作规程执行，注意每一个细小的环节。在添加其他药物前应用少量的液体冲洗输液器，以减少输液器中可能存在的微粒和内毒素的输入。

（7）输液速度要适中。

2. 应急预案

（1）患者发生输液反应时，应立即撤除所输液体，重新更换生理盐水和输液器。

（2）同时报告医生并遵医嘱给药。

（3）情况严重者应就地抢救，必要时进行心肺复苏。

（4）建立护理记录，记录患者的生命体征、一般情况和抢救过程。

（5）发生输液反应时，应及时报告医院感染管理科、消毒物品供应中心、护理部和药剂科。

（6）保留输液器和药液，并分别送消毒供应中心和药剂科，同时取相同批号的液体、输液器和注射器分别送检。

3. 程序

立即撤除所输液体→更换液体和输液器→报告医生→遵医嘱给药→情况严重时就地抢救→及时准确做好记录→报告上级→将标本送检。

三、患者发生输血反应时的护理应急预案及防范措施

1. 防范措施

（1）发热反应

①原因：可由致热原污染引起，如保养液或输血用具被

致热原污染；受血者在输血后产生白细胞抗体和血小板抗体所致的免疫反应；违反操作原则，造成污染。

② 症状：可在输血中或输血后 1～2 小时内发生，有畏寒、寒战、发热，体温可达 40℃，伴有皮肤潮红、头痛、恶心、呕吐等，症状持续 1～2 小时后缓解。

③ 预防：严格管理血库保养液和输血用具，有效预防致热原，严格执行无菌操作。

（2）过敏反应

① 原因：患者是过敏体质，输入血中的异体蛋白同过敏机体的蛋白质结合，形成完全抗原而致敏；献血者在献血前用过可致敏的药物或食物，使输入的血液中含致敏物质；多次输血者体内产生过敏性抗体。

② 症状：大多数患者发生在输血后期或将结束时，表现轻重不一。轻者出现皮肤瘙痒、荨麻疹、中度血管性水肿（表现为眼睑、口唇水肿）；重者因喉头水肿出现呼吸困难，两肺闻及哮鸣音，甚至发生过敏性休克。

③ 预防：勿选用有过敏史的献血者；献血者在采血前 4 小时内不吃高蛋白和高脂肪食物，宜用少量清淡饮食或糖水。

2. 应急预案

（1）患者发生输血反应时，应立即停止输血，换输血器，输生理盐水，遵医嘱给予抗过敏药物。

（2）报告医生及病房护士长，并保留未输完的血袋，以备检验。

（3）病情紧急的患者准备好抢救药品及物品，配合医师进行紧急救治，并给予氧气吸入。

（4）若是一般过敏反应，应密切观察患者病情变化并做好记录，安慰患者，减少患者的焦虑。

（5）按要求填写输血反应报告卡，上报输血科。

（6）怀疑溶血等严重反应时，将保留血袋及抽取的患者血样一起送输血科。

（7）加强巡视及病情观察，做好抢救记录。

3. 程序

立即停止输血→换输生理盐水→报告医师及护士长→遵医嘱给予抗过敏药→保留血袋→病情紧急时，做好抢救准备→进行抢救。一般反应，观察病情并做好记录→填写输血反应卡→上报输血科；反应严重时，将保留血袋及患者血样一起送输血科→密切观察病情、做好记录。

四、给药差错的应急预案及防范措施

1. 给药差错

（1）给药差错的原因

① 各种护理工作制度和措施，如"三查七对"，执行不到位，患者用药张冠李戴或看错药名、剂量等。

② 交接班不清，特殊药物治疗没仔细交班，接班后没及时检查是否还有其他治疗。

③ 处理医嘱错误居护理差错的第二位，常见有药名相混、时间或剂量错误、早停或晚停、漏抄或错抄医嘱。主要是执行护士工作责任心不强、查对不严所致。

④ 配药不规范，粉针溶解不完全，抽吸残余药量较多，多次穿刺输液瓶塞增加微粒污染。

⑤ 多数护士只注意本组药物间的配伍，而忽略相邻两组药物的配伍禁忌。

（2）给药差错的防范措施

① 认真核查用药医嘱和配伍禁忌及药物相互作用等，加强与医师或药师的沟通，确保用药安全有效。

② 药品使用前要认真核对该医嘱剂量是否正确，并核实患者的身份是否属实。

③ 加强交流，耐心听取和解答患者的问题，告知注意事项，了解用药后的不良反应及病情变化等。

④ 护士不能满足于"执行医嘱"，要熟悉药品名称、作

用、用法、配伍、不良反应的防范等。

⑤ 强化护士的法律意识,提高其风险意识,加强其责任教育,定期进行"三基三严"考核。

2. 应急预案

(1) 严格按照操作流程进行操作,认真执行查对制度。

(2) 发生误用药物后,本着"患者安全第一"的原则,立即停止用药,迅速采取补救措施,避免或减轻对患者身体健康的损害,或将损害程度降至最低。

(3) 当事人要立即向医师、护士长汇报,不得隐瞒;护士长要逐级上报事件发生的原因、经过及后果,按规定填写《护理给药差错登记表》,24～48 小时内上报护理部。

(4) 发生差错后,尽量不惊动患者,避免冲突,妥善处理后应适当告诉患者,以解除其顾虑。

(5) 科室要及时讨论、分析差错原因,提高认识,吸取教训,改进工作。根据差错的情节和对患者的影响确定差错性质,提出处理意见。

3. 程序

给药错误→停止用药→报告医生、护士长→积极采取措施→遵医嘱给药→严密观察并记录→填写《护理给药差错登记表》→上报护理部→保留药物→科室讨论,提出整改意见。

五、医务人员发生针刺伤时的应急预案及防范措

1. 防范措施

(1) 加强职业防护培训。纠正护士不安全行为,定期进行经血液传播疾病职业防护培训。特别强调防护用品,如手套的应用、医疗锐器的处理、锐器刺伤后的措施等,提高护士的自我防护。

(2) 改善医疗操作环境。安全的医疗操作环境能有效减少护士锐器刺伤的次数,如采用安全针头、注射器、无针输液、一次性采血器采血、负压标本试管采血、锐器盒等。

（3）护士在进行各项穿刺操作时应集中注意力。

（4）尽量避免针头的分离与重套。美国CDC（疾病预防控制中心）早在1987年就在全面性防护措施中提出禁止用双手回套针帽。

（5）锐器处理：废弃的针头直接放置在专门的利器盒中，不要随意丢弃，防止意外刺伤。

（6）手套：戴手套是护士在护理操作过程中减少血液接触的最主要措施之一，能减少皮肤接触血液次数并且不增加皮肤的损伤，可有效控制血源性疾病的传播。

2. 应急预案

（1）医务人员进行医疗操作时应特别注意防止被污染的锐器划伤刺破。如不慎被乙肝、丙肝、HIV污染的尖锐物体划伤刺破时，应立即挤出伤口血液，然后用肥皂水和清水冲洗，再用碘酒和乙醇消毒，必要时进行伤口包扎处理，并进行血源性传播疾病的检查和随访。

（2）被乙肝、丙肝阳性患者血液、体液污染的锐器刺伤后，应在24小时内抽血查乙肝、丙肝抗体，必要时同时抽取患者血对比，同时注射乙肝免疫高价球蛋白，按1个月、3个月、6个月接种乙肝疫苗。

（3）被HIV阳性患者血液、体液污染的锐器刺伤后，应在24小时内抽血查HIV抗体，必要时同时抽取患者血对比，按1个月、3个月、6个月复查，同时服用相关药物，并报告院内感染科进行登记、上报、随访等。

3. 程序

立即挤出伤口血液→反复冲洗→消毒→伤口处理→抽血化验检查→注射乙肝免疫高价球蛋白→通知院内感染科进行登记、上报、随访。

六、引流管滑脱的应急预案及防范措

1. 防范措施

（1）手术后患者接班时认真核对各引流管的名称，固定是否牢固，并用胶布加以固定。

（2）向手术医生了解有无特殊注意事项（包括引流袋放置高度等）。

（3）严格按照各引流管护理要点进行护理，有异常情况及时通知医师。

（4）翻身时防止各管道脱出。

（5）严格交接班，明确责任。

（6）更换引流袋时严格无菌操作。

（7）向清醒患者做好宣教，说明各种导管的重要性，并嘱患者不要自行拔出管道。

（8）躁动、情绪不稳定的患者，用约束带约束其上肢，防止其拔管。

（9）适当使用镇静药。

2. 应急预案

（1）如果发现引流管滑脱，立即协助患者保持合适的体位，安慰患者采取必要的紧急措施，敷盖引流口处并通知值班医生。

（2）观察患者生命体征，协助医师根据病情采取相应的应对措施。

① 立即重新置入引流管。

② 停止引流，处理局部伤口。

（3）继续观察患者的生命体征，观察引流局部情况，做好护理记录。

3. 脑室引流管滑脱的应急预案

（1）妥善固定脑室引流管，每班交接引流管的情况。密切观察脑室引流管液的情况，并指导告知患者及家属注意事项。

（2）一旦发生引流管滑脱，应协助指导患者保持平卧位，避免大幅度活动；不可自行将滑脱的导管送回。

（3）安慰家属，报告主治医师或值班医师。

（4）观察生命体征、专科症状，协助医师采取相应措施，即重新置入引流管或终止引流管引流。做好护理记录。

4. 胸腔闭式引流管滑脱的应急预案

（1）妥善固定胸腔闭式引流管，每班交接引流的通畅情况，并做好记录。

（2）密切观察胸腔闭式引流装置各处的衔接情况，以及患者的呼吸、呼吸音、生命体征，引流液的性状，水柱的波动。一旦闭式引流管滑脱，立即捏闭伤口，协助患者保持半卧位，不可活动。

（3）安慰患者及家属，报告主治医师或值班医师。

（4）观察生命体征及专科症状，协助医师采取相应的措施，如终止引流或重新置入引流管。做好护理记录。

5. 腹腔引流管滑脱的应急预案

（1）妥善固定腹腔引流管，每班交接引流的通畅情况，并做好记录。

（2）密切观察腹腔引流部位纱布的清洁情况，以及患者的全身状况、生命体征，引流液的性状及量。一旦发生引流管滑脱，立即按压伤口，协助患者保持半卧位，不可活动。

（3）安慰患者及家属，报告主治医师或值班医师。

（4）观察患者的生命体征及专科症状，协助医师根据病情采取应对措施，如立即重新置入引流管或停止引流，处理局部引流口。做好护理记录。

6. 输液导管（中心静脉导管、PICC 导管、动脉导管等）脱出的紧急处理预案

（1）观察导管是否完全脱出，如脱出，应观察出血量，判断脱出时间及有无液体渗入组织中。

（2）立即报告医师协助给予处置。

（3）不完全脱出、中心静脉仍在血管中者，应报告医师，并用无菌纱布压住穿刺点拔出导管，加压止血。

（4）完全脱出者，立即给予穿刺点加压止血，并密切观察生命体征。

（5）为医生备齐中心静脉置管物品，重新建立静脉通路。

（6）对清醒患者给予心理支持及安抚，使其缓解紧张情绪；对不清醒患者进行床头密切观察其生命体征。

（7）脱管期间如患者正持续泵入血管活性药物，应备齐抢救药品，立即先建立浅静脉通路。

（8）如脱管后有部分液体漏入组织中，医师给予相应的封闭治疗。

（9）完全处理后，患者平稳时，给予床单元整理及更换。

第三节　紧急意外事故护理应急预案及防范措施

一、停电或突然停电的应急预案及程序

1. 应急预案

（1）接到停电通知后，立即做好停电准备，备好应急灯、手电灯等；如有抢救患者须使用电动吸痰器时，应找替代的方法（如备好脚踏吸引器）。

（2）突然停电后，立即使用能使抢救患者机器运转的动力方法，维持抢救工作，开启应急灯照明。

（3）使用呼吸机的患者，观察呼吸机备用电是否正常工作。平时应在机旁备用简易呼吸囊，以备突然停电。若呼吸机备用电已耗尽，立即将呼吸机脱开，使用简易呼吸囊维持呼吸。

（4）突然停电时，立即电话通知电工班查询停电原因，并电话通知院总值班室或医务处。

（5）加强巡视病房，检查所有使用中的微量泵或输液泵是否正常运转，安抚患者及家属，同时注意防火、防盗。

2. 程序

接到停电通知→备好应急灯→准备动力电器的应急方案。

突然停电后→采取措施保证抢救仪器的运转→开启应急灯→与电工班联系→查询停电原因→加强巡视病房→安抚患者→防火、防盗。

二、火灾应急预案及防范措施

1. 防范措施

(1) 加强消防知识的学习与培训。

(2) 保卫部门定期检查全院消防设施性能，保证消防设施随时处于功能完好状态。

(3) 保证消防通道畅通。

(4) 消除隐患，注意用氧、用电安全，以及易燃易爆物品的管理。

2. 应急预案

(1) 发现小的火情时，立即用灭火器扑灭火焰，防止火情扩散，事后报告科室领导及医院保卫科，以查明起火原因，防止类似的事情再次发生。

(2) 发现较大的火情

① 如遇到电起火立即切断电源；

② 立即拨扣火警"119"，报告医院保卫科组织灭火；

③ 立即组织患者及陪护人有秩序地疏散、撤离；

④ 报告"120"，帮助危重患者安全撤离；

⑤ 安抚患者及陪护人情绪，叫大家不要慌乱；

⑥ 保护现场。

3. 程序

做好病房安全管理→消除隐患→紧急疏散患者→立即通知总控室、保卫处或总值班→积极扑救→尽快撤出易燃易爆物品→积极抢救贵重物品、仪器设备和重要科技资料。

三、发生地震后的护理应急预案

(1) 保持镇定，维持秩序，防止患者因恐慌而逃窜。

(2) 护理组长组织分工。

① 分管护士转运患者到相对安全的地方避震。

② 关闭电源总闸或切断各种仪器的电源，防止触电。

③ 选择桌子下或床底、卫生间、储藏室、内墙角等开间小跨度小而又不易倒塌的地方，避开悬挂物、放置东西的架子，脸朝下，头靠墙，两只胳膊在胸前相交，右手正握左臂，左手反握右臂，鼻梁上两眼之间的凹部枕在臂上，闭上眼、嘴，用鼻子呼吸。

④ 严禁使用蜡烛、打火机等，防止引起火灾或易燃物品爆炸。

⑤ 利用地震间歇带领患者有秩序地从安全通道转移至安全地带。

⑥ 安置患者，对重伤患者进行紧急救治，并指导轻伤患者做一些基本的伤口处理。

四、患者跌倒、坠床的应急预案及防范措施

1. 防范措施

① 医院建立跌倒、坠床报告与伤情认定制度和程序。

② 病区厕所、洗手间内使用防滑地板砖，走廊放置防滑标识。

③ 病床、平车均有床挡。对意识不清、烦躁的患者，在征得其家属同意后，适当使用约束带。

④ 护理人员加强安全知识宣传教育，加强病房巡视。

⑤ 定期检查平车、轮椅及病床的功能，发现损坏应及时报修。

2. 应急预案

（1）呼唤、安慰患者。

（2）了解发生意外的原因（通过询问当事人或周围目击者，并观察周围环境）。

（3）呼叫医生（无人陪护时及时与家属联系）。

（4）及时观察生命体征、意识状态、损伤部位，视病情将

患者安置于正确位置及体位。

（5）几种情况的处理

① 无明显受伤者→协助上床、平卧→测血压、脉搏，酌情测血糖→吸氧→密切观察。

② 一般外伤者→包扎。

③ 骨折：局部疼痛、红肿、功能障碍（如肋骨骨折还会出现呼吸受限）者→扶、抬上床→平卧、制动→骨科处理。

④ 颅脑损伤：意识障碍、恶心呕吐、一侧肢体功能障碍者→抬上床→吸氧→建立静脉通道→脱水降低颅压。

⑤ 颈椎、脊髓损伤：颈部疼痛、截瘫者→多人将患者呈一轴线抬上床或平车（注意头、颈制动）→吸氧→外科治疗。

⑥ 心搏骤停者→就地抢救→通知麻醉科插管→建立静脉通道→心肺复苏。

（6）详细记录坠床/摔倒及处理经过并交班。

（7）向护士长、护理部及科室领导汇报。

五、患者误吸的护理应急预案

1. 应急预案

（1）临床上如遇住院患者因进食或服药发生误吸时，护士应保持镇静，并采取措施快速有效地解除患者呼吸道梗阻。

（2）首先立即鼓励患者咳嗽，并注意吸气时缓慢，咳出时用力，以免异物向深部移动；同时让患者取头低背高位，患儿可取头低脚高位，因为根据重力原理，此两种体位有利于异物的排出。

（3）护士用手掌根部多次用力叩击患者背部，利用震动的原理将异物排出。

（4）如果患者不能采取以上两种体位，可取头低足高仰卧位或侧卧位，护士用双手叠放在患者脐稍上方快速向上冲击腹部，利用腹压挤压胸腔使气道内形成冲击气流，以利于将异物排出。挤压过程中，仔细观察患者口内异物并设法取出。

（5）其他护士同时准备吸引器，必要时使用负压吸引器，采取此措施时要注意将导管插入咽喉部吸引，以免吸引无效。

（6）给予吸氧，如病情需要可建立静脉通道，备齐抢救车，在必要的情况下可在纤维支气管镜（纤支镜）下取出异物或者行气管切开。

（7）整个过程中注意观察患者神志、呼吸、面色的变化，并做好观察记录。

2. 程序

清醒者→保持镇静→鼓励用力咳嗽。

昏迷者→立即给予刺激咳嗽→吸出呼吸道分泌物→无论清醒还是昏迷都立即取头低足高位，叩击背部，同时通知医生→用力多次叩击患者背部（同时用负压吸引器吸出）→吸氧→必要时建立静脉通道（备齐抢救车）→如病情需要可在纤支镜下取出异物或者气管切开→及时准确地做好护理记录。

第六章　肿瘤科护理记录单书写

第一节　体　温　单

体温单用于记录患者体温、脉搏、呼吸及其他情况，内容包括患者姓名、科室、入院日期、住院病历号（或病案号）、日期、手术后天数、体温、脉搏、呼吸、血压、大便次数、出入液量、体重、住院周数等，主要由护士填写。住院期间体温单排列在病历最前面。

一、体温单的书写要求

1. 体温单的眉栏项目、日期及页数均用蓝黑或碳素墨水笔填写。各眉栏项目应填写齐全，字迹清晰，均使用正楷字体书写。数字除特殊说明外，均使用阿拉伯数字表述，不书写计量单位。

2. 在体温单40～42℃之间的相应格内用红色笔纵式填写入院、分娩、手术、转入、出院、死亡等项目。除手术不写具体时间外，其余均按24小时制，精确到分钟。转入时间由转入科室填写，死亡时间应当以"死亡于×时×分"的方式表述。

3. 体温单的每页第1日应填写年、月、日，其余6天不填年、月，只填日。如在本页当中跨越月或年度，则应填写月、日或年、月、日。

4. 体温单34℃以下各栏，用蓝黑、碳素墨水笔填写。

5. 住院天数应自入院当日开始计算，直至出院。

6. 手术后日数自手术次日开始计算，连续填写14天，如在14天内又做手术，则第二次手术日数作为分子，第一次手术日数作为分母填写。如第一次手术1日又做第二次手术即写

1（2）、1/2、2/3、3/4……10/11，连续写至末次手术的第14天。

7. 患者因做特殊检查或其他原因而未测量体温、脉搏、呼吸时，应补测并填入体温单相应栏内。患者如特殊情况必须外出者，须经医师批准书写医嘱并记录在交接班报告上（或护理记录单），其外出期间，护士不测量和绘制体温、脉搏、呼吸，返院后的体温、脉搏与外出前不相连。

8. 体温在35℃（含35℃）以下者，可在35℃横线下用蓝黑或碳素墨水笔写上"不升"两字，不与下次测试的体温相连。

二、体温、脉搏、呼吸、大便的记录

1. 体温的记录

① 体温曲线用蓝色笔或碳素墨水笔绘制，以"×"表示腋温，以"○"肛温，以"●"表示口温。

② 降温30分钟后测量的体温是以红圈"○"表示，再用红色笔画虚线连接降温前体温，下次所测体温应与降温前体温相连。

③ 如患者高热经多次采取降温措施后仍持续不降，受体温单记录空间的限制，需将体温单变化情况记录在体温记录本中。

④ 体温骤然上升（≥1.5℃）或突然下降（≥2.0℃）者要进行复测，在体温右上角用红笔画复测标号"√"。

⑤ 常规体温每日15：00测量1次；当日手术患者7：00、19：00各加测1次；手术后3日内每日常规测量2次（7：00、15：00）。新入院患者，即时测量体温1次，记录在相应的时间栏内。

⑥ 发热患者（体温≥37.5℃）每4小时测量1次；如患者体温在38℃以下，23：00和3：00酌情免测，体温正常后连测3次，再改常规测试。

2. 脉搏的记录

① 脉搏以红点"●"表示，连接曲线用红色笔绘制。

② 脉搏如与体温相遇时，在体温标志外画一红圈，如"×""◎""⊙"。

③ 短绌脉的测量为两人同时进行，一人用听诊器听心率，另一人测脉搏。心率以红圈"○"表示，脉搏以红点"●"表示，并以红线分别将"○"与"●"连接。在心率和脉搏两曲线之间用红色笔画斜线构成图像。

3. 呼吸的记录

① 呼吸的绘制以数字表示，相邻的两次呼吸数用蓝黑或碳素墨水笔，上下错开填写在"呼吸数"项的相应时间纵列内，第 1 次呼吸应当记录在上方。

② 使用呼吸机患者的呼吸以"Ⓡ"表示，在"呼吸数"项的相应时间纵列内上下错开用蓝黑笔或碳素笔画"Ⓡ"，不写次数。

4. 大便的记录

① 应在 15:00 测试体温时询问患者 24 小时内大便次数，并用蓝黑或碳素墨水笔填写。

② 用"＊"表示大便失禁，用"☆"表示人工肛门。

③ 3 日以内无大便者，结合临床酌情处理。处理后大便次数记录于体温单内。

④ 灌肠 1 次后大便 1 次，应在当日大便次数栏内写 1/E，大便 2 次 2/E，无大便写 0/E。1^1/E 表示自行排便 1 次，灌肠后又排便 1 次。

三、其他内容记录

(1) 出量（尿量、痰量、引流量、呕吐量）、入量记录按医嘱及病情需要，用蓝黑或碳素墨水笔如实填写 24 小时总量。

(2) 血压、体重的记录　血压、体重应当按医嘱或者护理常规测量，并用蓝黑或碳素墨水笔记录，每周至少 1 次。入院当日应有血压、体重的记录；手术当日应在术前常规测量血压

1次，并记录于体温单相应栏内。如为下肢血压应当标注。入院时或住院期间因病情不能测体重时，分别用"平车"或"卧床"表示。

第二节　医嘱的处理要求

医嘱是指医师在医疗活动中下达的医学指令。医嘱单分为长期医嘱单和临时医嘱单。

1. 医嘱由医师直接书写在医嘱单上或输入微机，护士不得转抄转录。

2. 长期医嘱单内容包括患者姓名、科别、住院病历号（或病案号）、页码、起始日期和时间、长期医嘱内容、停止日期和时间、医师签名、护士签名；临时医嘱单内容包括医嘱时间、临时医嘱内容、医师签名、执行时间、执行者签名等。

3. 医嘱内容，以及起始、停止时间应当由医师书写。医嘱内容应当准确、清楚，每项医嘱应当只包含一个内容，并注明下达时间，应当具体到分钟。医嘱不得涂改，需要取消时，应当使用红色笔标注"取消"字样并签名。

4. 一般情况下，医师不得下达口头医嘱；因抢救急危患者需要下达口头医嘱时，护士应当复诵一遍；抢救结束后，医师应当即刻据实补记医嘱。

第三节　护理日夜交接班报告

护理日夜交接班报告用于记录护士在值班期间的病房情况及患者的病情动态，以便于接班护士全面了解、掌握病房和患者情况，注意事项，以及应有的准备工作。

1. 白班用蓝黑或碳素墨水笔填写，夜班用红色笔填写。内容全面真实、简明扼要、重点突出。

2. 眉栏项目包括当日住院患者总数，出院、入院、手术、分娩、病危、病重、抢救、死亡等患者数。

3. 书写顺序为出科（出院、转出、死亡）患者，入科（入院、转入）患者，病重（病危）患者，当日手术患者，病情变化的患者，次日手术及特殊治疗检查的患者，外出请假及其他有特殊情况的患者。

4. 书写要求

① 出科患者：记录床号、姓名、诊断、转归。

② 入科患者及转入患者：记录床号、姓名、诊断及重点交接内容。其重点交接内容为主要病情、护理要点（管道情况、皮肤完整性、异常心理及其护理安全隐患等）、后续治疗及观察。

③ 病重（病危）患者：记录床号、姓名、诊断。病情变化等记录在病重（病危）患者护理记录单上。

④ 手术患者：记录手术名称、回病房的时间、当班实施的护理措施、术后观察要点及延续的治疗等。

⑤ 病情变化的患者：记录本班主要病情变化、护理措施及下一班次护理观察要点和后续治疗。

⑥ 次日手术的患者：记录术前准备，交代下一班次观察要点及相关术前准备情况等。

⑦ 特殊治疗检查的患者：记录所做治疗的名称、护理观察要点及注意事项。

⑧ 特殊检查的患者：记录检查项目、检查时间、检查前准备及观察要点等。

⑨ 外出请假的患者：记录去向、请假时间、医生意见、告知内容等。

⑩ 其他：患者有其他特殊及异常情况时要注意严格交接班，如情绪或行为异常，跌倒、摔伤等不良事件等。

5. 护理日夜交接班报告至少在科室保存 1 年，不纳入病案保存。

第七章 肿瘤科患者身体约束

一、身体约束的定义

使用任何物理或机械性设备、材料或工具附加或临靠于患者身体，使其不能轻易移除，从而限制其自由活动，防止其碰触自己身体，这是目前被引用较多的身体约束的定义。

二、身体约束的原因

避免拔出必要的医疗装置及控制患者的躁动等为主要理由。

1. 因认知障碍而使用身体约束。
2. 因可能跌到而使用身体约束。
3. 因行为紊乱而使用身体约束。
4. 因治疗需要而使用身体约束。
5. 因其他原因而使用身体约束。

三、身体约束的时间

1. 按持续小于 1 小时、1～4 小时、4～8 小时、8～16 小时、16～24 小时、大于 24 小时分别计算。
2. 按使用身体约束开始于 7 时～15 时、15 时～23 时、23 时～7 时分别计算。

四、约束方法

（1）肢体约束法　暴露患者腕部或者踝部，用棉垫包裹腕部或者踝部，将保护带打成双套结系在棉垫外，稍拉紧，使之不松脱，将保护带成直角系于两侧床沿。其中腕部约束是最常用的方法。

（2）肩部约束法　暴露患者双肩，在患者双侧腋下垫棉垫,将保护带置于患者双肩下,双侧分别穿过患者腋下,在背部交叉后分别固定于床头。为患者盖好被,整理床单元及用物。

(3)膝部约束带 常用于固定膝部,以限制患者下肢活动。膝部约束带宽10cm、长28cm,用布制成。操作时,两膝衬棉垫,将约束带横放于两膝上,宽带下的两头各缚住一侧膝关节,然后将宽带两端系于床沿。

(4)改良式约束手套 传统手套式约束带经过了改良,并增设了用纽扣连接的用于观察血运和留置针的观察口以及血氧探头置入口。使用时将患者的双手分别套在两个手套内,将约束带远端系于床栏,或使患者握拳,约束带远端缠于腕部进行约束。

(5)约束背心 由背心及连接于背心下部两侧的固定带构成,在背心一侧或两侧相对间隔设置一对袖绑带,袖绑带上均形成缺口,并在袖绑带上相应对称设置公母搭扣。用于躁动不安、昏迷的患者。既能约束患者的双手,又能断续输液,还能起到防患者坠床的作用;与患者双手的接触面积大,不会影响患者约束部分的血液循环,使患者感觉舒适。

五、身体约束与患者安全

1. 身体约束是一时性的辅助医疗措施,而非惩罚患者的不合作行为,也不是为了医护人员的工作方便,而是使用身体约束来避免患者治疗中断和维护患者的安全,若使用不当也可能发生危及生命的并发症。

2. 身体约束可直接导致患者躯体的伤害,如神经损伤、身体功能减退,肌肉耗损,增加医院感染、压疮、便秘、静脉血栓等并发症发生的危险,甚至会导致窒息和死亡。

3. 心理、社会方面的影响,包括患者的害怕和不适容易被忽视,侵犯患者的自主权,使患者自尊受创,产生焦虑、恐惧、躁动不安、抑郁状态、嗜睡等。

4. 避免或减少身体约束不良事件的措施如下。

① 护理人员在执行身体约束时最常忽略维持约束部位的功能位置，导致关节过度伸张。

② 其次是约束方式和约束用物的选择不恰当。在使用约束物品时应秉持以最少的约束，提供患者最多的安全为原则。

③ 同时应注意约束物品的大小对患者是否合适。适当的用物、正确的约束方法和在职教育，可降低约束伤害的发生。

④ 应落实医护人员对身体约束的伦理、知识、技能及监测能力的在职教育，以降低身体约束的使用及伤害事件的发生。

六、身体约束的护理常规

1. 向家属解释保护性约束的原因、必要性、方法，以及约束产生的不良后果，签署《约束患者知情同意书》。

2. 使用《约束护理单》，评估患者年龄、意识、活动能力、心理状态，以及需要约束部位皮肤和四肢循环状况，选择合适的约束工具及约束方法。

3. 约束期间观察患者的精神状况，患者神志是否清醒、是否烦躁、是否配合治疗和护理。

4. 使用约束带时，使患者肢体处于功能位，约束带下垫软衬垫，松紧以能伸进一手指为宜。

5. 患者被约束期间应至少 2 小时解除约束带一次，时间为 15～30 分钟。每隔 15～30 分钟观察并检查约束带的松紧，观察局部皮肤的颜色和血液循环情况。

6. 观察约束部位局部皮肤有无红、肿、苍白、青紫或皮肤破损。在给患者翻身及交接班时松开约束，查看约束部位的皮肤情况。

7. 对意识清醒的患者，应教会其呼叫、自救办法。

8. 加强护患沟通，对清醒有强烈拔管意图的患者，定时给予心理支持，或家属适当陪伴。

9. 加强管路固定，维持患者舒适状态，减少因外力牵拉导致管路滑脱的发生。

10. 加强交接班时对患者身体约束部位的巡视，评估约束的必要性和适宜性。

七、约束护理单的内容

（1）患者的基本情况　床号、姓名、年龄、性别、诊断。

（2）神志评估　清醒、混乱、躁动、暴力倾向。

（3）约束部位　根据患者的病情选择约束部位。

（4）皮肤评估　颜色、温度、有无水肿、皮肤的完整性。

（5）呼吸评估　使用安全背心的患者应评估呼吸节律、呼吸困难、呼吸频率。

（6）护理措施　以上内容要求护士每班观察，发现问题及时处理。

八、注意事项

1. 约束期间保证肢体处于功能位，保持适当的活动度。

2. 约束带采用直角固定于床体，避免患者下滑。

3. 约束期间观察患者的精神状况，患者神志是否清醒、是否烦躁、是否配合治疗和护理。

4. 观察局部皮肤有无红、肿、苍白、青紫或皮肤破损。在给患者翻身及交接班时松开约束，查看约束部位的皮肤情况。

5. 加强交接班时对患者身体约束部位的巡视，重新评估约束的必要性和适宜性，及时解除患者约束。

第二篇
肿瘤科护理技术

第八章 肿瘤科常用护理技术

第一节 鼻 饲 法

鼻饲法是将胃管经一侧鼻腔插入胃内，从管内灌注流质食物、营养液、药物和水分的给食方法。

【适应证】

1. 不能或不允许经口进食者，如昏迷患者、有口腔疾患的患者、口腔手术后的患者。

2. 拒绝进食的患者或不能张口的患者。

3. 早产儿和病情危重的婴幼儿。

【评估】

1. 了解患者的病情、意识状态、合作程度及鼻腔情况（如有无鼻中隔偏曲、鼻腔炎症、阻塞等）。

2. 了解鼻饲的目的。

【用物准备】

无菌治疗巾内置：治疗碗 2 个，一个内有消毒胃管 1 根、镊子 1 把、纱布 2 块、压舌板 1 支，另一个盛温开水，20～50mL 注射器 1 支、治疗巾、弯盘、棉签。

无菌治疗巾外放：石蜡油瓶、胶布、夹子或橡胶圈、别针、手电筒、听诊器、流质饮食 200mL（38～40℃）、温开水适量。

拔管时，治疗盘内置治疗碗（内有纱布）、弯盘、75％乙醇、松节油、棉签等。

【患者准备】

1. 向患者讲解插管的目的、操作过程及配合操作的相关知识。

2. 为患者取适当卧位，最好取坐位。

3. 为患者取下义齿和眼镜，妥善放置。

【环境准备】保持环境清洁、舒适、安静，清除床旁桌上多余物品，以方便操作。

【护士准备】着装规范、整洁，洗手，戴口罩。

【操作步骤】

1. 插胃管

（1）携用物至床旁，核对床号、姓名并解释。

（2）协助患者取坐位或半坐卧位，不能坐起者取右侧卧位。

（3）颌下围治疗巾。弯盘放在便于取用处。

（4）检查鼻腔状况，选择通畅一侧进行清洁。备胶布。

（5）用液体石蜡油纱布，并预测插管长度，成人为 45～55cm，相当于前额发际至剑突处。

（6）一手用纱布托住胃管，一手用镊子夹胃管，沿鼻腔轻轻插入，当胃管通过咽部时（14～16cm），嘱患者做吞咽动作，顺势将胃管插入预定长度。

（7）昏迷患者插胃管时应先去枕平卧，头向后仰，当胃管插入 15cm（会厌部）时，左手将患者头部托起使下颌靠近胸骨柄，缓慢将胃管插入预定长度。

（8）确定胃管在胃内。

（9）用胶布固定胃管于鼻翼及面颊部。

（10）灌注流质饮食　用注射器先注入温开水 10mL，再注入流质饮食 200mL，最后再注入温开水 10mL。

（11）将胃管开口端反折或用塞子塞紧，用纱布包好固定于床头或枕头上。

（12）协助患者取舒适卧位，整理床单元，清理用物；将注射器洗净，放入治疗盘内，盖上纱布备用。所有用物应每日消毒一次。

（13）洗手，记录。

2. 拔胃管

（1）携用物至床旁，核对，解释。

（2）弯盘置于患者颌下，揭去胶布，夹紧胃管开口端放于弯盘内，用纱布包住近鼻孔处胃管，嘱患者作深呼吸，待呼气时拔管。昏迷患者拔到咽喉处时要迅速拔出。用纱布包住抽出的胃管放于弯盘。

（3）清洁患者口腔、鼻腔及面部，擦去胶布痕迹，协助患者漱口，取舒适卧位，整理床单元。

（4）处理用物，洗手，记录。

【注意事项】

1. 胃管插入会给患者带来很大的心理压力，护患之间必须进行有效的沟通，让患者及家属理解该操作是必要的、安全的。

2. 插管、拔管动作要轻柔，特别是在食管的三个狭窄处，防止鼻腔及食管黏膜损伤。

3. 插管过程中注意观察有无插管不畅，如果胃管盘曲于口中应拔除重新插入；出现恶心、呕吐，应暂停插管，并嘱患者做深呼吸，待患者休息片刻再重新插入；出现呛咳、呼吸困难、发绀等现象，说明胃管误入气管，应立即将胃管拔除，待患者呼吸平稳后重新插入。

4. 证实胃管在胃内的方法如下。

① 连接注射器于胃管后回抽，抽出胃液。

② 置听诊器于患者胃部，快速经胃管向胃内注入 10mL 空气，听到气过水声。

③ 将胃管末端置于盛水的治疗碗内，无气泡逸出。

5. 鼻饲量每次以 200mL 为宜，每次鼻饲间隔时间不少于 2 小时。

6. 若灌入新鲜果汁，应与奶液分别灌入，防止产生凝块。

7. 鼻饲者须用药物时，应将药片研碎、溶解后再灌入。

8. 长期鼻饲患者应做好口腔护理，定期更换胃管，普通胃管每周更换 1 次，硅胶胃管每月更换 1 次，更换时晚上拔出，翌晨再由另一鼻孔插入。

9. 注意观察患者消化功能状况以及大便的性状，以便根据情况调整食物种类。

第二节　弹性输液泵的应用

弹性输液泵为长期小剂量匀速给化疗药提供了一个很好的途径，有利于在一定时间内维持有效的血药浓度，提高药物疗效；弹性输液泵便于固定，容易携带，不影响患者的日常活动；同时，小剂量匀速化疗药的持续泵入避免了大剂量、短时间输注对静脉的损伤，有利于预防静脉炎发生。弹性输液泵由弹性球囊、延长管、流速控制器、夹子、空气及细菌过滤器和携带包组成。弹性球囊由两层弹性膜形成，内层为多聚体，外层为聚氯乙烯（PVC）材料，两层弹性膜保证药物输入准确，且防破损能力强，利用本身的弹性收缩力"推动"药液通过带有流速限制器的延长管，延长管接静脉通道的开口端进入患者体内，流速限制器准确地维持恒定的滴注速度，有利于药物在血管内保持有效的血药浓度。

【适应证】适用于需要微量、持续并精确剂量注入药液的患者，如癌症患者的化疗、多种原因引起疼痛的镇痛治疗等。

【操作前准备】

1. 用物准备

弹性输液泵（根据输液要求选择型号）、50mL 注射器、药液、生理盐水 10mL 数支、皮肤消毒剂、棉签、砂轮、无菌纱布、笔、输液卡。

2. 患者准备

理解操作的目的，保持情绪稳定，已建立静脉通路。

3. 护士准备

向患者及家属做好解释工作；着装整齐，按洗手规范洗手，戴口罩。

【操作步骤】

1. 使用前仔细阅读使用说明书。

2. 按要求留置深静脉置管或浅静脉置管。

3. 根据需要选择相应型号便携式弹性泵，检查便携式弹性输液泵的消毒日期、外包装袋有无破损、保护装置的盖子是否盖好。

4. 取下填充口的盖子，保存好供稍后使用。用一次性50mL注射器抽取所需药液，排气，并将之牢固地接在填充口上，夹紧管路上的开关，用不超过规定的最大填充量填充便携式输液泵，从填充口取下输液器，重新盖紧填充口盖子，保证管路末端的盖子已盖紧，标记有关药物及患者姓名。

5. 弹性输液泵均匀充盈、无漏液，打开开关夹，进行排气。

6. 根据医嘱要求，调节设定时间、液量、滴速。

7. 将便携式输液泵管路连接到深（浅）静脉留置管接入点，接入前确认在血管内，打开开关开始输注，并记录开始时间。

【护理注意事项】

1. 保持管道的通畅，避免管道打折、扭曲、脱出。

2. 严密观察泵入情况，输注泵的填充量若小于标准容积，可导致流速加快；输液泵的填充量若大于标准容积，会导致流速减慢。如果储存时间过长，输注时间可能会显著延长。便携式输液泵的标准流速是用生理盐水做稀释剂而确定的，加入任何药物或使用另一种稀释剂，可能会改变黏度，从而导致流速提高或降低。使用5％的葡萄糖液会使输注时间延长10％。观察容积大小改变情况，以确认输注是否顺利。

第三节　外周深静脉置管及维护

外周深静脉置管（PICC）是经外周静脉穿刺进入中心静脉导管的置管术。PICC导管是一种由硅胶制成的、可以在静脉内长期留置的导管。

【目的】

1. 为患者提供中、长期的静脉输液治疗。

2. 静脉输注高渗性、有刺激性的药物，如化疗、胃肠外营养（PN）等。

【操作要点】

1. 评估患者

（1）询问、了解患者的身体状况，出凝血情况。

（2）评估患者局部皮肤组织及血管情况。

（3）由医师负责与患者签署知情同意书。

2. PICC 置管操作要点

（1）做好准备，保证严格的无菌操作环境。

（2）选择合适的静脉。

① 在预穿刺部位以上扎止血带。

② 评估患者的血管状况，选择贵要静脉为最佳穿刺血管。

③ 松开止血带。

（3）测量定位。

① 测量导管尖端所在的位置，测量时手臂外展 90°。

② 上腔静脉测量法：从预穿刺点沿静脉走向量至右胸锁关节再向下至第三肋间。

③ 锁骨下静脉测量法：从预穿刺点沿静脉走向至胸骨切迹，再减去 2cm。

④ 测量上臂中段周径（臂围基础值），以供监测可能发生的并发症。新生儿及小儿应测量双臂围。

（4）建立无菌区。

① 打开 PICC 无菌包，戴手套。

② 应用无菌技术，准备肝素帽、抽吸生理盐水。

③ 将第一块治疗巾垫在患者手臂下。

（5）消毒穿刺点。

① 按照无菌原则消毒穿刺点，范围为穿刺点上下 10cm 两侧至臂缘。

② 先用乙醇清洁脱脂，再用碘伏消毒。等待两种消毒剂自然干燥。

③ 穿无菌手术衣，更换手套。

④ 铺孔巾及治疗巾，扩大无菌区。

（6）预冲导管。

（7）扎止血带，实施静脉穿刺。穿刺进针角度为 15°～30°，直刺血管，一旦有回血立即放低穿刺角度，推入导入针，确保导入鞘管的尖端也处于静脉内，再送套管。

（8）从导引套管内取出穿刺针。

① 松开止血带。

② 左手食指固定导入鞘避免移位。

③ 中指轻压在套管尖端所处的血管上，以减少血液流出。

④ 从导入鞘管中抽出穿刺针。

（9）置入 PICC 导管。将导管逐渐送入静脉，用力要均匀缓慢。

（10）退出导引套管。

① 当导管置入预计长度时，即可退出导入鞘。

② 指压套管端静脉稳定导管，从静脉内退出套管，使其远离穿刺部位。

（11）撤出导引钢丝。一手固定导管，一手移去导丝。移去导丝时，动作要轻柔。

（12）确定回血和封管。

① 用生理盐水注射器抽吸回血，并注入生理盐水，确定是否通畅。

② 连接肝素帽或者正压接头。

③ 用肝素盐水正压封管。

（13）清理穿刺点，固定导管，覆盖无菌敷料。

① 将体外导管放置呈 "S" 状弯曲。

② 在穿刺点上方放置一小块纱布吸收渗血，并注意不要盖住穿刺点。

③ 在导管及穿刺部位覆盖透明贴膜，加压粘贴。

④ 在衬纸上标明穿刺的日期。

（14）通过 X 线片确定导管尖端位置。

【置管后的护理要点】

1. 置管术后 24 小时内更换贴膜，并观察局部出血情况，以后酌情每周更换 1～2 次。更换贴膜时，护士应当严格无菌操作技术。换药时沿导管方向由下向上揭去透明敷料。

2. 定期检查导管位置、导管头部定位、流通性能及固定情况。

3. 每次输液后，封管时不要抽回血，用 10mL 以上注射器抽吸生理盐水 10～20mL 以脉冲方式进行冲管，并正压封管。当导管发生堵塞时，可使用尿激酶边推边拉的方式溶解导管内的血凝块，严禁将血块推入血管。

4. 治疗间歇期每周对 PICC 导管进行冲洗，更换贴膜、正压接头。

5. 密切观察患者状况，发生感染时应当及时处理或者拔管。

【康复指导】

1. 向患者做好解释工作，使患者放松，确保穿刺时静脉的最佳状态。

2. 告知患者保持局部清洁干燥，不要擅自撕下贴膜。贴膜有卷曲、松动，贴膜下有汗液时，及时请护士更换。

3. 告知患者避免使用带有 PICC 一侧手臂过度活动，避免置管部位污染。

【注意事项】

1. 穿刺时的注意事项

（1）穿刺前应当了解患者静脉情况，避免在瘢痕及静脉瓣处穿刺。

（2）注意避免穿刺过深而损伤神经，避免穿刺进入动脉，避免损伤静脉内膜、外膜。

（3）对有出血倾向的患者要进行加压止血。

2. 穿刺后护理注意事项

(1) 输入全血、血浆、蛋白等黏性较大的液体后，应当以等渗液体冲管，防止管腔堵塞。输入化疗药物前后均应使用无菌生理盐水冲管。

(2) 可以使用 PICC 导管进行常规加压输液或输液泵给药，但是不能用于高压注射泵推注造影剂等。

(3) 严禁使用<10mL 注射器，否则如遇导管阻塞可以导致导管破裂。

(4) 护士为 PICC 置管患者进行操作时，应当洗手并严格执行无菌操作技术。

(5) 尽量避免在置管侧肢体测量血压。

第四节　外周静脉置管及维护

静脉留置针又称套管针，由先进的生物性材料制成，作为头皮针换代产品，已成为临床输液的主要工具。它的主要优点在于：减轻了对患者由于反复穿刺而造成的痛苦，保护了血管，有利于临床用药和紧急抢救，并减轻了护士的工作量。

【适应证】适用于静脉输注抗生素、化疗药、静脉营养及其他静脉用药，治疗时间为 5～7 日，需要反复多次静脉输液的患者。

【操作前准备】

1. 护士准备

评估患者病情及血管充盈情况，向患者及家属做好解释工作；着装整齐，按洗手规范洗手，戴口罩。

2. 病人准备

理解操作的目的，保持情绪稳定，排空大小便，取舒适的体位。

3. 用物准备

治疗盘内放药液、皮肤消毒剂、压脉带、小枕、无菌手套、专用敷贴、输液器、剪刀、弯盘、棉签、笔、胶布、输液卡、留置针（根据患者情况及输液要求选择不同型号）。

【操作步骤】

1. 取出套管针，去除针套，转动针芯使针头斜面向上。将已备好的静脉输液器的头皮针刺入肝素帽内。注意排尽空气，关闭输液器开关。

2. 左手绷紧皮肤，右手以拇指和示指夹紧套管针的护翼。

3. 针头与皮肤呈 15°～30°穿刺，见回血后，降低角度再将穿刺针推进 0.2～0.5cm。

4. 右手固定套管针、左手拔出针芯 0.5～1cm；左手将外套管全部送入静脉，松压脉带，嘱患者松拳。

5. 抽出针芯，用专用敷贴固定套管针，在敷贴上注明操作者姓名、留置日期和时间，然后固定肝素帽，取出压脉带。

【护理注意事项】

1. 导管应妥善固定，防止扭曲及滑动。

2. 再次输液时，用碘酊及 70%乙醇消毒肝素帽后，用头皮针穿入肝素帽中。

3. 保持导管通畅，防止堵塞。再次输液前后用生理盐水10mL 冲洗导管。

4. 留置针保留时间为 5 日；若局部有红肿疼痛的反应，应立即拔管。

5. 局部皮肤护理。

（1）置管前皮肤准备　局部皮肤用剃毛器或剪刀清除长发，避免使用剃刀，以免刮破皮肤。穿刺前皮肤消毒做到"三足够"，即足够的消毒剂、足够的时间、足够的范围。

（2）置管后皮肤护理　尽量减少更换敷料的频率，保持局部清洁干燥、无菌，敷料固定牢固。如有潮湿应及时更换，更换时先用 0.5%聚维酮碘消毒置管周围皮肤（10cm×10cm 范围）及外露导管，用无菌透明敷料覆盖。

（3）每日在完整敷料表面触摸置管口部位及导管走向处有无触痛，局部有无红肿、渗液、疼痛，出现异常情况应立即拔管。

第九章　肿瘤科常用诊断技术及护理配合

第一节　实验室检查及护理配合

一、甲胎蛋白

甲胎蛋白（AFP）的测定主要用于高危人群（肝硬化、睾丸肿胀患者）中诊断原发性肝细胞癌和胚胎细胞肿瘤（睾丸、卵巢、外生殖器肿瘤）。对肝细胞癌和胚胎细胞肿瘤患者的治疗和病程进行监测，如手术后，或放疗、化疗期间，或放疗、化疗后。AFP 增高提示肿瘤有增长或转移，通常较其他方法早数周或数月（提早 1～6 个月），但不适于肿瘤的筛查。治疗期间 AFP 继续增高提示该治疗方案无效。

【正常参考值】＜$10\mu g/L$（非妊娠成人和 1 岁以上儿童的 95％可信区间）。

【护理注意事项】

1. 清晨空腹时采血 2～3mL，注入干燥试管。

2. 放（化）疗的患者，由于肿瘤细胞急性破坏和肿瘤溶解综合征引起 AFP 释放，AFP 浓度可出现短暂的升高。

3. 未经治疗的肝癌、胚胎细胞肿瘤患者，临近晚期时 AFP 浓度可能下降，一般为肿瘤细胞发生坏死所致。

4. 标本可通过邮件速递进行传送。4～8℃时标本可稳定 1 周，－30℃时可储存更久。

二、癌胚抗原

癌胚抗原（CEA）的测定主要用于诊断敏感度高的结肠癌、直肠癌和甲状腺髓样癌。血清 CEA 水平增高常见于食管癌、胃癌、大（小）肠癌、肺癌、肝癌、胰腺癌等，相当比例的患者如膀胱癌、乳腺癌、宫颈癌、甲状腺髓样癌、肾癌也可出现血清 CEA 水平升高；部分患者如吸烟、妊娠以及肺炎、心血管疾病、糖尿病、酒精性肝硬化、胰腺炎、非特异性结肠炎等疾病，亦可出现血清 CEA 水平升高。应做相关检查注意进行鉴别。

【正常参考值】$2.5\mu g/L$。

【护理注意事项】清晨空腹时采血 $2\sim3mL$，注入干燥试管。

三、卵巢癌相关抗原-125

卵巢癌相关抗原-125（CA-125）主要用于协助诊断卵巢癌，监测卵巢癌的治疗过程。在疑为胰腺癌病例中作为 CA19-9 之后的诊断次选肿瘤标志物。导致 CA-125 水平升高的良性疾病，如子宫附件炎、子宫内膜异位症、盆腔炎症性疾病、腹膜炎、急性胰腺炎、胆囊炎、慢性肝脏疾病、良性附件肿瘤等，应进行相关检查进行鉴别。

【正常参考值】$<35U/mL$。

【护理注意事项】清晨空腹时采血 $2\sim3mL$，注入干燥试管。

四、甲状腺球蛋白抗体

甲状腺球蛋白抗体（Tg）测定用于监测甲状腺癌已行全甲状腺切除或少量甲状腺残存时的血清 Tg 水平。监测值升高，则提示甲状腺癌复发或转移。对诊断甲状腺癌无特异性。

【正常参考值】正常时，Tg 在甲状腺细胞内循环，血清中含量甚微。

【护理注意事项】清晨空腹时采血 $2\sim3mL$，注入干燥试管。

五、血清铁蛋白

血清铁蛋白（SF）含量为监测恶性肿瘤标志物之一。其含量增高见于肝癌、肺癌、胰腺癌、乳腺癌、白血病；亦可见干急、慢性肝病，溶血性贫血，恶性贫血和反复输血者，以及感染性疾病、系统性红斑狼疮、严重急性呼吸综合征（SARS）患者发病初期、成人 Still（斯蒂尔）病。其含量降低见于缺铁性贫血、失血、长期腹泻造成的铁吸收障碍、儿童营养不良等。

【正常参考值】$10 \sim 20 \mu g/mL$，诊断恶性肿瘤时通常以 $>200 \mu g/mL$ 为阳性。绝经期妇女较低。

【护理注意事项】清晨空腹时采血 $2 \sim 3mL$，注入干燥试管。标本应新鲜，避免溶血。

六、降钙素

免疫分析法测降钙素（PCT）可用于家族系高危人群及临床怀疑甲状腺癌的患者的相关检测；对于手术治疗的患者，降钙素可监测其转移及复发情况，为用于诊断和监测甲状腺髓样癌预后的特异和敏感的肿瘤标志物。其含量增高见于甲状腺髓样癌、肺小细胞癌、肾衰竭、恶性贫血、假性甲状腺功能减退症、高钙血症；新生儿、儿童和孕妇因骨髓更新快，血清PCT 水平也可升高。其含量减低见于甲状腺全切者，在血中测不到 PCT；成年妇女 PCT 水平较男性低，且随年龄的增加而降低，停经妇女降低更明显。

【正常参考值】男性 $<14 \mu g/L$；女性 $<28 \mu g/L$。

【护理注意事项】清晨空腹时采血 $2 \sim 3mL$，注入不加抗凝剂的干燥试管。血清 PCT 增高者结合临床表现，可指导患者选做甲状腺 B 超、全胸 X 线片和肾功能检查。血清 PCT 主要由血钙浓度控制和调节，血钙浓度与 PCT 呈负相关。做PCT 时应同时检测血钙，降低者应注意病史，结合血钙检查，综合分析后采取合适的纠正方案。

七、人绒毛膜促性腺激素

人绒毛膜促性腺激素（HCG）测定用于胚胎细胞肿瘤诊断、随访和疗效监测，妊娠和异位妊娠、自然流产、染色体畸形的诊断。其他恶性肿瘤，如胃癌、结直肠癌、肝癌、胰腺癌、肺癌、卵巢癌、乳腺癌、肾癌中有部分患者 HCG 水平轻到中度增高，可进行胃镜、肠内镜、B 超、CT 等影像学检查及检测有关肿瘤标志物。

月经期、绝经妇女，性腺功能减退及肾功能不全患者，血清 HCG 浓度可升高，分析结果时应注意鉴别。

【正常参考值】男性与未绝经女性＜5U/L；绝经女性＜10U/L。

【护理注意事项】清晨空腹时采血 2～3mL，注入干燥试管。

八、γ-谷氨酰转移酶

γ-谷氨酰转移酶（γ-GT 或 GGT）测定用于肝、胆系统疾病，心肌梗死后，前列腺癌应用某些药物如巴比妥类药物等辅助检测项目之一。其含量增高见于原发性和继发性肝癌，肝内、外胆道阻塞，胆管炎，急、慢性肝炎，病毒性肝炎，肝硬化，酒精性肝炎，肝淤血，前列腺癌，急性心肌梗死后期；应用巴比妥类、苯妥英钠、抗抑郁的三环化合物，对乙酰氨基酚、抗凝血药香豆素、含雌激素的避孕药及降血脂药氯贝丁酯等；γ-GT 活力增高时，应结合其他肝功能、肿瘤学指标和影像学检查结果综合判断，无明显肝胆疾病时，须注意是否是由服用药物所致。

【正常参考值】男性 0～50U/L（速率法）；女性＜30U/L（速率法）。

【护理注意事项】清晨空腹时采血 5～7mL，注入干燥试管。

第二节　仪器检查及护理配合

一、计算机体层摄影检查

计算机体层摄影（CT）是利用 X 线对人体层面扫描，取得信息后用计算机处理成像，密度分辨力高，可以提高病变的检出和显示清晰度。能够发现病变，准确判断病灶大小、部位、形态及数目，用于病变部位的检查和诊断；用于颅脑、胸部、腹部、骨骼、软组织等部位病变的检测和协助诊断。肿瘤特殊造影的禁忌证包括：

① 对碘有变态反应者（可选用非离子型且不良反应较少的造影剂如优维显，但价格较贵）。

② 严重肺、肝、肾功能不良，衰竭者。

③ 严重高血压、心脏病（心肌病，冠心病）者。

④ 甲状腺功能亢进者。

⑤ 大出血（急性胃出血、咯血、膀胱出血）者。

⑥ 各系统急性炎症期者。

⑦ 代偿功能不良（如高热、衰竭、哮喘等）者。

⑧ 过敏体质者。

⑨ 妊娠期妇女。

【护理注意事项】

1. 检查前

（1）严格查对制度并询问患者有无过敏史、哮喘病史，对碘造影剂有无不良反应等，遵医嘱做碘过敏试验。

（2）头部扫描前将发夹、耳环、义齿等物品取下。

（3）体部扫描前将检查部位体表及衣物上的金属物品取下。

（4）胸腹部扫描指导患者做呼吸训练，腹部扫描须做好肠道准备，检查前当日禁食 4～6 小时，1 周内不吃含碘及锌、铁等金属类食物，不做胃肠造影。

（5）盆腔扫描前禁食 8～12 小时，遵医嘱给予口服造影剂。

（6）做增强扫描前须空腹，禁食 4～6 小时。

（7）检查室备急救用物与药物。

2. 检查中

(1) 严格控制造影剂用量，掌握注射速度及浓度。

(2) 密切观察患者有无不良反应，若出现异常，立即停止注射并保留血管内针头或导管，协助医师立即进行治疗或抢救。

3. 检查后

强化扫描后，须观察 10～30 分钟，指导患者多饮水，以促进药物排泄。

4. 造影剂外渗的处理

(1) 局部用 30％～50％硫酸镁冷湿敷，抬高患肢。

(2) 个别患者高压注药后 12 小时，穿刺部位可能出现肿胀或小水疱，可给予抗过敏、抗感染药物治疗，同时注意避免因小水疱破溃而增加感染机会。通过治疗一般 7～8 日可痊愈。

5. 造影剂的不良反应及处理

(1) 轻度反应

① 症状：全身有热感与皮肤瘙痒、结膜充血、头痛、头晕、轻度心悸、喷嚏、咳嗽、轻度恶心、呕吐。

② 处理：安慰患者，做好解释工作，及时通知医师；密切观察，症状明显者服用抗组胺药，以防进一步发展。

(2) 中度及重度反应

症状

a. 中度：全身荨麻疹，轻度喉头水肿及支气管痉挛，胸闷气促，呼吸困难，声音嘶哑，眼睑、面颊、耳部水肿，严重呕吐，腹痛，肢体抖动。

b. 重度：重度喉头水肿或支气管痉挛，休克，惊厥，昏迷，呼吸困难，面色苍白，四肢青紫，手足厥冷，手足肌痉挛，血压骤降，知觉丧失，大、小便失禁，肾功能衰竭，心脏搏动停止而死亡。

(3) 处理

① 全身荨麻疹和/或血管神经性水肿：肾上腺素 0.5mg

皮下注射；苯海拉明 50mg 肌内注射；喉头水肿者，加用异丙嗪 25mg 肌内注射；地塞米松 10～20mg 静脉注射；吸氧。

② 喉头支气管痉挛：肾上腺素 0.5～1.0mg 皮下注射，肌内注射或静脉注射；异丙嗪 25～50mg 肌内注射或静脉注射，或应用其他抗组胺药；补充血容量；血压下降可使用多巴胺、间羟胺；给氧。以上处理应在医师指导下进行。

③ 严密观察病情，及时测量生命体征。

二、磁共振检查

磁共振检查（MRI）是利用原子核在磁场内产生共振的原理，加上射频脉冲激励产生信号，经计算机处理重建成像，以帮助诊断。通过 MRI 对软组织密度的高分辨力，多方位及多序列成像的特点，在一定程度上了解组织的病理及生化改变和功能变化，帮助显示病变范围及个体观察病变。临床用于颅脑及椎管内的肿瘤，感染，先天畸形，血管性病变，外伤，代谢性疾病，肺及纵隔肿瘤或感染，也用于观察腹部、腹膜后及盆腔病变性质，淋巴结转移及血管受累情况，以及骨及软组织肿瘤病变部位的显示。肿瘤磁共振检查的禁忌证包括：

① 在检查中不能保持体位者。

② 戴有心脏起搏器和人造心脏瓣膜植入者。

③ 体内留置金属异物（金属假体，眼球内金属异物，动脉瘤用银夹结扎术后）者。

④ 妊娠 3 个月内者。

⑤ 在检查过程中有生命危险的急诊及危重患者。

【护理注意事项】

1. 检查前

（1）向患者及其家属说明检查目的，告知注意事项，取得患者的配合。

（2）行腹部检查时宜空腹；膀胱检查时须留尿使膀胱充盈；使用金属避孕环的女性患者，若检查盆腔和腰椎，须先取出避孕环。

（3）进入检查室前，禁止携带金属物品如义齿、首饰、打火机、银币、发夹、钥匙、磁性物品（信用卡、磁卡）、手表、通信器材等。

（4）禁止铁质轮椅、担架、监护仪及抢救用的金属器材进入检查室。

（5）重症患者做检查时应有临床医师陪同。

2. 检查中

（1）指导患者平静呼吸，勿随意运动，避免产生运动伪影而影响图像质量。

（2）扫描检查时，若检查时间较长，可能产生较大噪声，指导患者不宜紧张。

三、正电子发射计算机断层显像

正电子发射计算机断层显像（PET-CT）是将 PET（功能代谢显像）、CT（解剖结构显像）两项技术相融合，实现PET-CT 图像的同机融合，一次成像可获得 PET 图像及相应部位的 CT 图像，能准确地对病灶进行定性定位。可用于准确鉴别肿瘤的良性、恶性，发现转移灶，预测放疗效果，评价疗效，指导治疗，检测治疗后有无复发；还可用于癫痫定位，早期冠心病的诊断及健康体检。临床适应于：

① 全身恶性肿瘤早期诊断检查，对肿瘤进行良、恶性鉴别，对癌症进行分级、分期；

② 脑部疾病诊断，如抑郁症、帕金森病、阿尔茨海默病等；

③ 心脏病诊断，如冠心病心肌缺血；

④ 健康体查。

【正常参考值】示踪剂氟化脱氧葡萄糖注入体内后，在正常组织器官无聚集现象。

【护理注意事项】

1. 检查前

准确测量患者体重。

2. 全身检查

检查前禁食 4 小时以上，并排空小便，去除佩戴的金属物件（项链、戒指、皮带、手机等），静脉注药 1 小时后检查；检查时，指导患者双臂上举，必要时在 2 小时左右进行延迟显像；用药后多饮水，以加速药物代谢和排泄。糖尿病患者检查前需要测血糖，必要时服降糖药。

3. 头部检查

检查前禁食 4～6 小时；注射药物后 30 分钟左右进行检查；用药前后须闭眼静卧休息，避免过多活动。

4. 心肌代谢检查

检查前禁食、测血糖，必要时口服葡萄糖或使用胰岛素，将血糖水平控制在理想状态，静脉注射药物后 40 分钟进行检查。

5. 心肌血流检查

可正常进食，静脉注射药物后 10 分钟左右进行检查。指导患者用药后静卧休息，勿自行走动，检查过程中保持情绪稳定。

四、核医学诊疗

（一）放射性核素显像检查（全身骨显像）

骨骼由有机物和无机物组成，其中无机物为矿物质，占骨组织的 2/3。矿物质主要为羟基磷灰石晶体，它广泛分布于骨骼中，对体液中可交换的离子或化合物能充分发挥离子交换或化学吸附作用。骨骼有病损时，病损区的骨骼可随血供大小而出现骨旺盛或低下，呈现成骨或溶骨两种变化。在新骨形成处，沉积较多的晶体表面吸附大量 ^{99m}Tc-MDP 类药物，显像时出现"热区"，而溶骨区则表现为"冷区"。骨显像包括骨三相、骨四相、局部显像，全身扫描和全身分段显像及断层显像。放射性核素显像检查可确定肿瘤对所用核素的反应性；显示脏器和组织的形态、大小及功能结构的变化；了解骨骼的血液供应和代谢状况，对骨骼疾病的诊断、监测和疗效观察具有重要价值；发现隐匿、微小的转移灶。放射性核素显像检查适应证包括：

① 有恶性肿瘤病史，早期寻找转移灶，治疗后随诊。

② 评价不明原因的骨痛和血清碱性磷酸酶升高。

③ 早期诊断骨髓炎。

④ 临床怀疑骨折。

⑤ 已知原发骨肿瘤，检查其他骨骼受累情况及转移病灶。

⑥ 临床可疑代谢性骨病。

⑦ 诊断缺血性骨坏死。

⑧ 骨活检的定位。

⑨ 观察移植骨的血供和存活情况。

⑩ 探查与诊断骨、关节的炎性病变和退行性病变。

⑪ 评价骨病变治疗后的疗效。

【护理注意事项】

1. 检查前

（1）仔细核对姓名、放射性药物的名称、化学形式和活度是否符合要求。

（2）根据检查要求，指导患者禁食和停用影响检查的药物。近期使用钡剂者，须将钡剂排出后再行检查。

（3）去除身体上的金属物品，以防导致伪影。

（4）操作者穿戴专用的个人防护用品（工作服、口罩、鞋、手套），必要时戴铅防护眼镜及穿铅围裙。要求技术操作熟练，尽可能缩短操作停留时间。

（5）指导患者排空小便，必要时导尿。

2. 检查中

（1）指导患者放松平躺，不得移动躯体。

（2）给药剂量准确，按计划准确吸取药量，经活度计测量后，再经两人核对药物种类、给药剂量、患者姓名，无误时才能用药。

（3）严格遵守操作规程，防止注射药物渗漏于血管外，如有异常，立即报告医师。

（4）注射显像剂后 2 小时内，指导患者饮用足够的水，避免尿液、显像剂对患者体表的污染；如发现已污染，须先清除后再显像，或做断层显像予以鉴别。

3. 检查后

（1）给药后，操作者详细登记姓名、药物来源、药物剂量、给药方式、给药时间、有无不良反应，并签名。

（2）使用后的注射器及其他器皿，根据使用核素衰减种类和半衰期长短分类放置于贴有标签的放射性废物袋内，并在标签上注明废物种类和丢弃时间，放置于放射性废物库内保存待衰变。

（二）放射性核素治疗

放射性核素治疗主要是通过高度选择聚集在病变部位的放射性核素及其标记物所发射出射程很短的 β 粒子或 α 粒子，对病变进行集中短距离放疗；在局部产生足够的电离辐射生物学效应，达到抵制或破坏病变组织的目的，而邻近的正常组织和全身辐射吸收剂量很低；利用核射线对生物大分子的电离和激发，定向地破坏机体中的病变组织或改变组织代谢，达到治疗疾病的一种治疗手段。放射性核素治疗的适应证包括：

① 原发灶不明的全身骨转移伴疼痛者。

② 恶性肿瘤骨转移者。

③ 深部肿瘤无法用手术切除者。

其禁忌证包括：

① 患者濒临死亡。

② 患者有极严重的贫血、恶病质，有可能因病情恶化随时威胁患者生命。

③ 患者或其家属不了解、不接受放射性核素治疗；儿童、妊娠、哺乳期妇女。

【护理注意事项】

1. 放射性核素治疗注意事项同"核素显像检查"前、中、后相关内容。

2. 放射性核素治疗有效镇痛期一般为 3～6 个月，如有必要，遵医嘱可接受再次治疗，间隔在 3 个月以上，并遵医嘱按时复查。儿童不宜使用。

3. 给药方法包括静脉注射和口服给药。口服给药时，注意观察患者的吞咽情况，所服药不能漏出口腔外，并观察药物是否已全部吞服，注意患者有无发生呕吐。

4. 放射性核素治疗设"三区制"（即无活性区、活性区、高活性区）。无活性区为医护人员工作场所，活性区为病区，高活性区为放射性核素储存、分装场所，三区之间有严格的分界和过渡通道。

5. 配药室应靠近病房，尽量减少放射性药物和已接受治疗的患者通过非限制区。给药室与检查室分开，如必须在检查室给药时，应有相应的防护设备。

6. 进行操作前，操作者必须穿戴防护衣、一次性手套、口罩、帽子和鞋，必要时戴铅防护眼镜及穿铅围裙。

7. 使用自行制备的放射性药物操作时，应在通风橱内进行，所有器械和放射性物质应放在铺有干净滤纸的托盘中，防止药物溢出。

8. 除备有医疗急救设备及药品外，应备有清除放射性污染的应急器材和用品。

9. 患者和工作人员的厕所及淋浴室严格分开。

10. 门诊及出院患者应注意避免或减少受治者家人受到照射，并注意防护。

① 患者住单人房，条件不允许时应睡单人床。

② 患者不要抱婴幼儿，不要与家人密切接触；哺乳期的妇女应停止哺乳。

③ 患者单独使用生活及个人卫生用品，单独清洗和存放。

④ 大小便后，用大量清水冲洗便池，防止污染便池以外的地面和物品。

⑤ 门诊患者服用放射性药物后反应重或症状明显加重时，应立即到医院就诊。

11. 住院患者应注意避免和减少对医护人员及家属陪护受到照射，并注意防护。

① 每间病房设 1～2 个床位，床间距离大于 1.5m。

② 在患者床头或门上设标志牌，注明使用放射性药物的种类、放射性活度、使用日期。

③ 患者活动范围限制在病房内，使用指定厕所，其一切用物均视为被污染品，未经监测不出病房，应避免相互之间串门。

④ 观察病情，做必要的临床检查及护理时，应尽可能缩短在病房内的停留时间或设铅屏防护，与患者之间距离在 3m 以外。

⑤ 接触患者衣物、洗漱用品、餐饮用具后，用肥皂及流动水洗手。

⑥ 陪护不在病房内进食、喝水、吸烟及睡觉，不靠近患者聊天。

⑦ 孕妇、哺乳期妇女、婴幼儿和少年儿童不得进入病房探视。

12. 除有临床指征外，一般不主张外照射治疗或化疗同时应用。

五、脑血管造影

脑血管造影是将碘造影剂注入颈动脉或椎动脉使脑血管系统显影，以了解脑血管的形态、病变的血供、病变与血管的关系、病变的性质，并对占位病变定位，是观察脑内血管情况的最佳手段。脑血管造影的适应证包括：

① 颅内血管性病变，如动脉瘤、血管畸形等。

② 颅内和蛛网膜下腔出血的病因检查。

③ 观察占位病变的血供与邻近血管的关系及某些肿瘤的定性。

其禁忌证包括：

① 对造影剂和麻醉剂过敏者。

② 有严重出血倾向者。

【护理注意事项】

1. 术前护理

(1) 做碘过敏试验。

(2) 备皮：术前 1 日行双侧腹股沟、会阴部、大腿备皮，注意勿损伤皮肤。

(3) 术前 4 小时禁食，防止呕吐；必要时术前 30 分钟口服抗过敏药和镇静剂，以减少术中不良反应。

2. 术后护理

(1) 平卧 24 小时，患侧肢体制动 6 小时，协助患者生活护理。沙袋压迫穿刺点 12 小时，观察局部皮肤温度、湿度、颜色，有无渗血、肿胀，观察同侧下肢末梢循环及足背动脉搏动情况，防止血栓形成而导致下肢缺血坏死。

(2) 严密观察神志、瞳孔、生命体征变化，以及有无偏瘫、失语、癫痫发作等脑缺血症状。

(3) 注意尿量，观察其颜色、性状。嘱患者多饮水，必要时补液、利尿，促进造影剂排出，并监测肾功能。

(4) 避免剧烈咳嗽、大笑、屏气等增加腹压的动作，咳嗽时压紧伤口。如有头痛、头晕、呕吐，及时报告医师。

(5) 术后 24 小时拆绷带，取下敷料。

第十章 肿瘤科常用治疗技术及护理配合

第一节 肿瘤腔内治疗及护理

一、恶性胸腔积液

恶性胸腔积液是肿瘤患者常见的并发症之一，对于恶性胸腔积液的治疗，应根据患者有无症状、胸腔积液增加速度、肿瘤类型以及对全身化疗的敏感性等，决定是否进行胸腔内治疗。

【护理注意事项】胸腔给药治疗护理应分为胸腔穿刺及置管的护理、胸腔给药的护理。

1. 胸腔穿刺及置管的护理

（1）评估患者临床症状如呼吸困难、咳嗽或胸膜炎性疼痛的程度，监测生命体征；评估患者精神状况以及理解能力、语言表达能力。

（2）向患者介绍胸腔穿刺的目的、操作方法，讲解如何配合，缓解患者的紧张情绪。

（3）叮嘱患者术中如有不适及时举手示意，待医师停止穿刺动作后再说话或咳嗽，避免形成气胸；如患者咳嗽较重时，应提前给患者口服可待因，以保证穿刺的顺利。

（4）准备一次性胸穿包、胸腔闭式引流管、利多卡因1支、无菌手套、20mL注射器、生理盐水20～50mL、量筒、血压计、听诊器，遵医嘱准备化疗药。

（5）协助患者摆好体位，充分暴露穿刺部位。

（6）穿刺过程中，严密观察患者的表情，如患者出现心慌、大汗、口唇青紫、血压下降等反应，考虑胸膜刺激征，应立即停止穿刺，将患者置于平卧位，立即开放静脉、吸氧、监测生命体征，配合医师抢救。

（7）置管完成后，立即连接胸腔引流袋，用别针将其固定于衣服上低于胸腔的位置。用 10cm×12cm 的透明敷料覆盖穿刺部位，固定牢固，避免脱出。

（8）每日观察和记录引流液的量和性质，可以作为胸腔化疗疗效的判断指标。

（9）置管处如漏液应加压包扎，或穿刺处缝针后覆盖敷料。

2. 胸腔给药的护理

（1）评估患者胸腔引流情况，对于恶性胸腔积液的患者一般要求将胸腔积液引流干净（少于 50～100mL/天），再进行胸腔化疗。胸腔连续引流每日应控制在 1000～1500mL；对于体弱或不能耐受的患者，应控制在 500～800mL，避免复张性肺水肿的发生。

（2）胸腔给药前须充分引流积液，并确定引流管在胸腔内。

（3）注药前和注药中，应观察比较两侧胸壁厚度变化，若疑有胸壁增厚，应停止注入化疗药物，检查引流管位置，避免将药物注入胸壁而造成损伤。

（4）为保证化疗药物能到达胸腔各处，患者应 5～15 分钟更换一次体位，包括平卧位，俯卧位，左侧、右侧卧位，膝胸卧位，坐位等。

（5）观察患者用药后的反应，如有胸痛、发热等症状，可对症处理。

二、恶性心包积液

在临床上，肺癌和乳腺癌的患者易引起心包积液，其次包括恶性淋巴瘤、黑色素瘤、胃肠道肿瘤、肉瘤等肿瘤。

【护理注意事项】

1. 评估患者的心脏压塞症状，如心力衰竭、呼吸困难、端坐呼吸、心悸、头晕、颈静脉怒张、心律失常、奇脉、腹水或下肢水肿等。根据情况给予患者氧气吸入。

2. 向患者说明此项治疗的过程，以减轻患者的焦虑和不适。

3. 准备用物（同胸腔穿刺），协助患者采取合适的体位（一般为半坐卧位），保持无菌的治疗环境。

4. 穿刺前备好急救药品和设备，患者保留一条静脉通道；穿刺过程中持续监测患者的心电图变化。

5. 进行心包化疗时，应将药物溶解在少量液体中，缓慢注入，避免人为造成心脏压塞。注意观察患者心率、心律、呼吸、神志、血压等变化情况。如果出现心脏压塞的症状，应立即将心包内药液抽出，就地抢救。

6. 注射药物后应嘱患者适当变换体位，以促进化疗药物的扩散及吸收。注意观察用药后反应，如监测骨髓抑制情况及消化道反应等，反应严重时给予对症处理。

7. 治疗后嘱患者卧床休息，并协助患者做好生活护理、加强个人卫生，可适当给予低流量吸氧，以增加心肌供氧量。腔内化疗者可出现疼痛、恶心等症状，对症处理后可缓解。

三、恶性腹腔积液

恶性腹腔积液也是晚期恶性肿瘤的并发症之一。腹腔积液患者常感乏力、腹胀、下肢水肿、呼吸困难等，体格检查时可见移动性浊音阳性。恶性腹腔积液经常采用腹腔内化疗和（或）使用生物制剂，局部化疗药物浓度比全身给药高 5～8 倍。

【护理注意事项】

1. 临床表现如乏力、腹胀、食欲不振、呼吸困难、走路或行动困难。评估患者是否有严重肠胀气、妊娠、巨大卵巢肿瘤，既往手术或炎症腹腔内有广泛粘连者、躁动、不合作或肝昏迷先兆者，电解质紊乱者，禁忌穿刺。

2. 向患者介绍腹腔穿刺和给药的目的、操作方法,讲解如何配合,缓解患者的紧张情绪。穿刺前嘱患者排空膀胱。

3. 准备一次性腹穿包、腹腔闭式引流管(均与胸腔穿刺使用包、管相同)、无菌手套、20mL 注射器、利多卡因 1 支、皮尺、量筒、血压计、听诊器,遵医嘱准备化疗药。

4. 患者取平卧位,头胸部抬高 30°,下肢屈曲,使腹肌松弛,便于穿刺。

5. 穿刺过程中,注意观察患者的生命体征。

6. 穿刺成功立即固定导管,测量腹围。

7. 放腹腔积液速度不宜过快,每次放液量应根据病情决定,一般不超过 3000mL。一次放出腹腔积液过多,可因腹压骤降而致血压下降,还可引起水盐代谢紊乱等反应。

8. 大量腹腔积液经引流后,再进行腹腔化疗。化疗药物溶解在 1000~2000mL 液体中,加温至 42℃以较快的速度进行灌注。

9. 注意观察患者有无腹胀、腹痛,有无排气,谨防肠梗阻。

10. 穿刺部位有液体渗出时,应及时给予处理,可加压包扎,或穿刺处缝 1~2 针后用敷料覆盖。

11. 腹腔给药后不要立即拔管,避免化疗药物沿导管拔除处漏到组织内,发生腹膜炎。

12. 腹腔积液患者应低盐饮食。患者在治疗后,嘱高蛋白、高维生素饮食,要保证充足休息。

四、脊髓腔内化疗

脊髓腔内化疗通常是通过腰椎穿刺、鞘内注射给药。一般以生理盐水 5mL 或脑脊液将药物稀释,缓慢注射;同时可以给予地塞米松 5~10mg 鞘内注入。

【护理注意事项】

1. 评估患者意识状态,是否有颅内压增高症状,瞳孔大小、对光反射等情况。

2. 向患者介绍腹腔穿刺和给药的目的、操作方法，讲解如何配合，缓解患者的紧张情绪。穿刺前嘱患者排空膀胱。

3. 准备治疗盘、腰穿包、无菌手套、2%利多卡因、5mL注射器 3 支，根据医嘱备鞘内注射药物、硬木板。

4. 患者去枕侧卧于硬板床上，背部与床板垂直，头颈向胸前屈曲，双手抱膝使其紧贴腹部，使腰椎后突，椎间隙增宽，便于进针。

5. 穿刺时，如患者出现呼吸、脉搏、血压等异常时，应停止穿刺，并做相应的处理。

6. 鞘内给药时，应先放出等量的脑脊液，然后再缓慢注入用生理盐水 5mL 或脑脊液稀释的药物。

7. 切忌药物过浓、过快注入。同时可以给予地塞米松 5～10mL 鞘内注入。

8. 腰穿过程中，严密观察患者的呼吸、脉搏、血压，如有异常，及时通知医师。

9. 鞘内注射后，嘱患者去枕平卧 4～6 小时，以防头痛、眩晕或呕吐等症状发生。鞘内注射一般间隔 5～7 日。

五、膀胱腔内化疗

膀胱腔内化疗的目的是辅助手术治疗，防止术后复发，减少手术过程中肿瘤种植的机会。另外，膀胱腔内化疗对于多灶复发的浅表膀胱癌可起到较好的治疗作用。

【护理注意事项】

1. 膀胱灌注前 6～8 小时限制饮水，减少尿液；注药前排空尿液，避免药物浓度被稀释。

2. 将药物溶解在 40～60mL 液体中，经导尿管进行腔内灌注。

3. 药物至少在膀胱内要保持 2 小时，期间应变换体位，仰卧位，俯卧位，左侧、右侧卧位各保持 15 分钟，让膀胱的各个部位与药物有一定的接触时间。

4. 注意观察患者膀胱有无出血、疼痛等症状，如有，应及时通知医师处理。

5. 化疗药物浓度严格遵医嘱配制。

第二节　肝动脉栓塞化疗及护理

肝动脉栓塞化疗（TACE）是肝脏恶性肿瘤患者最常用、最有效的治疗方法之一，它是在 X 线透视监视下，将导管顶端插入肝总动脉或者是超选至肝固有动脉，将栓塞剂和化疗药物的混合液注入病变血管内，从而达到使肿瘤细胞缺血、变性、坏死，抑制肿瘤生长的目的。此方法具有安全、有效、创作小、并发症少的优点。

【操作前准备】

1. 患者准备

（1）根据检查治疗申请单，核对患者姓名、诊断、治疗部位等。

（2）排空膀胱。

（3）检查碘过敏试验结果是否阴性。

（4）查看皮肤准备情况。

（5）进行沟通，指导练习吸气屏气动作。

2. 常规药物准备

（1）肝素配制　浓度 5000～12500U/（500mL）生理盐水。

（2）对比剂　泛影葡胺、优维显等。

（3）栓塞剂　碘化油、吸收性明胶海绵等。

（4）常用化疗药物　一般 2～3 种，如氟尿嘧啶、表柔比星、羟喜树碱、丝裂霉素、顺铂等。

（5）其他　止吐药，抗过敏药如地塞米松，局麻药如利多卡因等。

3. 器械准备

（1）常用血管造影器械。

（2）5～6.5F肝动脉造影管或Cobra导管，备微导管。

【操作步骤】肝动脉栓塞化疗，一般选择股动脉途径插管。插管至腹腔动脉造影以确定肿瘤类型、大小、病变供血情况及门静脉有无癌栓，尽可能进行超选择插管经肝总动脉至肝固有动脉，或使导管到达肿瘤的供血动脉，再注入化疗药物和碘化油的混合乳剂，可根据情况使用吸收性明胶海绵对肿瘤供血动脉进行栓塞，最后行肝动脉造影。了解栓塞情况后，拔管，加压包扎。

【护理注意事项】

1. 术前注意要点

（1）做好术前宣教，介绍肝动脉插管的基本方法和手术过程、术中配合及术后注意事项；介绍术后常见的不良反应和应对措施，使患者及家属能理解和积极配合，并签署"损伤性治疗知情同意书"。

（2）双侧腹股沟备皮，范围从脐平至大腿上1/2处双侧皮肤。做相关抗生素及碘过敏试验。

（3）禁食3～4小时，以免因手术中化疗药物所致呕吐导致窒息。

（4）了解患者的各项检查结果，做好对症处理。

（5）训练床上排便。对照观察下肢动脉搏动情况。排空膀胱。

（6）遵医嘱准备术中所用药品及物品，并由两人认真核对。

2. 术后注意要点

（1）患者术侧下肢伸直平卧制动6小时，局部沙袋（约1kg）加压6小时，卧床休息24小时，防止出血和血肿；随时观察足背动脉搏动及下肢皮肤颜色、温度、感觉变化，若穿刺侧下肢趾端苍白、小腿疼痛、皮温下降、感觉迟钝，则首先检查是否是由包扎过紧致血管压迫，其次提示有下肢动脉栓塞的可能；观察穿刺点敷料有无渗血，如有活动性出血应报告医师，重新加压包扎，并做好记录。术后24小时如无出血，解除加压包扎，用络合碘消毒局部，用无菌敷料覆盖针眼。

（2）严密观察患者生命体征，每小时测血压、脉搏、呼吸1次，共4次，正常后停测。

（3）注意观察患者有无腹痛、发热、恶心、呕吐、腹胀等栓塞后综合征的发生，术后测体温4次，连续3日正常后停测。一般术后发热3~7日，伴腹胀、腹痛，为中度发热，不需用药处理，指导患者每日饮水2000~2500mL；若体温超过38.5℃，可冰敷、乙醇擦浴物理降温或地塞米松、柴胡等药物降温，做好口腔护理，及时更换汗湿衣被，预防感冒。观察腹部疼痛情况，注意疼痛部位、性质、程度，遵医嘱给予镇痛剂。

（4）观察术后化疗药物反应，遵医嘱用升血象药物，定期复查血象，白细胞$<1\times10^9$/L时应进行保护性隔离。术后常规遵医嘱给予止呕剂，观察呕吐物性状、量。保持呼吸道通畅。

（5）肝动脉造影术后嘱患者每日饮水2500~3000mL，并遵医嘱静脉注射呋塞米20mg，静脉补液1000~2000mL，以利造影剂尽快排出。

（6）遵医嘱给予抗炎、护肝治疗3日。

3. 并发症及处理

（1）穿刺点出血或皮下血肿　重新加压包扎止血。

（2）异位栓塞　因栓塞剂逆流至其他脏器所致，如胃、十二指肠、脾等，可导致胃痛、消化道出血、急性腹痛等。严格遵守操作规程，尽量超选择插管，缓慢推栓塞剂，减少逆流。手术后给予胃黏膜保护剂如西咪替丁等对症治疗。

（3）栓塞后综合征　腹痛、发热、恶心、呕吐等，可给予激素、解热镇痛药及其他对症处理。

（4）肝功能损害　TACE后导致或加重肝硬化，治疗后应积极地进行护肝治疗。

（5）骨髓抑制 表现为白细胞、血小板减少，给予骨髓细胞集落刺激因子、输成分血等处理。

第三节 胸腔闭式引流护理

【目的】

1. 保持引流通畅，维持胸腔内压力。

2. 防止逆行感染。

3. 便于观察胸腔引流液的性状、颜色、量。

【评估患者】

1. 评估患者病情、生命体征。

2. 评估胸腔引流情况。

【操作要点】

1. 备齐用物，核对患者，解释目的，取得合作。（注：水封瓶准备要在瓶内注入外用盐水，注水量以水柱波动 4～6cm 为宜，在引流瓶的水平线上注明日期及水量）

2. 洗手，戴口罩。

3. 用 2 把止血钳双重夹闭引流管。

4. 消毒引流管连接口，并与负压引流筒或水封瓶连接。

5. 观察引流是否通畅。

6. 将引流瓶放于安全处，保持引流瓶低于胸腔 60～100cm。

7. 整理用物，洗手，记录引流液的性质、量及患者反应。

【指导患者】

1. 嘱患者不要拔出引流管，保持引流管密闭状态。

2. 拔除引流管前嘱患者深吸气，然后屏住，以免拔出引流管时管端损伤肺脏，或疼痛及造成气胸。

【护理注意事项】

1. 术后患者若血压平稳，应取半卧位以利引流。

2. 水封瓶应位于胸部以下，不可倒转，维持引流系统密闭，接头固定牢固。

3. 保持引流管长度适宜，翻身活动时防止受压、打折、扭曲、脱出。

4. 保持引流管通畅，注意观察引流液的量、颜色、性质，并做好记录。如引流液量增多，及时通知医师。

5. 更换引流瓶时，应用止血钳夹闭引流管防止空气进入。注意保证引流管与引流瓶连接的牢固紧密，切勿漏气。操作时严格无菌操作。

6. 搬动患者时，应注意保持引流瓶低于胸膜腔。

7. 拔除引流管后 24 小时内要密切观察患者有无胸闷、憋气、呼吸困难、气胸、皮下气肿等，局部有无渗血、渗液，如有变化，要及时报告医师处理。

第四节　直肠癌根治术后骶前引流护理

【操作前准备】

1. 评估生命体征是否平稳；引流管是否连接正确、固定稳妥；引流液的颜色及引流量。

2. 准备手套 1 副、聚维酮碘、棉签、量杯、止血钳 2 把、无菌引流袋 1 个。

【护理注意事项】

1. 引流管的选择与放置

经会阴放置于骶前间隙，从会阴正中切口两侧引出，用缝线固定于皮肤上。引流管的长短大小要适宜。若管道过短，患者翻身不便，同时不便于护士观察与操作；若管道过长，增加了引流管道的无效腔，易引起无效引流。

2. 引流管的固定和压力

(1) 术后尽快接好引流装置并固定。

(2) 引流装置与引流管必须置于同侧，防止交叉受压影响引流。

(3) 使用适当稳定的负压，压力为 2～4kPa，防止负压过大引起组织损伤及内出血。

3. 引流管的挤压方法和观察

(1) 阻塞原因　坏死组织脱落、凝血块、纤维蛋白凝血块阻塞，或为盆底组织的压迫。

(2) 处理　术后经常离心挤压引流管，以免被血块堵塞，可变换体位解除压迫，恢复通畅。

4. 引流管的冲洗

(1) 术后 4～5 日，引流液为淡红色，确定会阴伤口无活动性出血时，可以开始冲洗治疗。

(2) 冲洗过程观察有无液体流入引流瓶，冲洗完毕后及时更换敷料。当引流液为淡红色或无色时，可考虑停止冲洗，拔除引流管。

5. 观察引流物的性状及引流量

(1) 术后 24 小时，引流量常为 100～200mL，颜色暗红。

(2) 第 2 日，引流量为 80～100mL，颜色淡红。

(3) 第 3 日，引流物为少许浅黄色浆性液，若增多、色鲜红，伴休克，提示有活动性出血。

(4) 若引流量特别多、色淡，注意有无输尿管损伤。

6. 严格无菌操作

(1) 会阴部分泌物较多，易集聚，导致盆腔感染的发生，表现为腹部肿胀不适、明显触痛，体温超过 38℃。处理：拆开会阴切口，充分引流，选择敏感抗生素。

(2) 会阴置管周围用 1:5000 高锰酸钾稀释液擦洗；臀下垫无菌尿垫，及时更换，保持平整干燥，防止局部感染和压疮。

7. 拔管指征

(1) 会阴部引流管多在术后 3～4 日拔除，若引流量少于

10mL/d，体温正常，盆腔无感染迹象，即可拔管。

（2）若会阴留窦道，用1：5000高锰酸钾稀释液坐浴；若窦道经久不愈，可能是局部肿瘤残留或复发，应将可疑组织行病理学检查，以明确诊断。

8. 双腔管引流不畅的原因及对策

（1）引流不畅的判断　引流有效时，可见引流管水平段液体在负压作用下往外流动；引流不畅时，该现象消失，进气口或引流口周围渗液较多。如腹腔残留积液多或有活动性出血时，感腹部胀痛不适，甚至有休克表现。

（2）原因及对策

① 管外因素：引流管折曲受压或缝线过紧；吸引系统故障，储液瓶引流出口堵塞；储液瓶盖不严；瓶盖与吸引器的连接管老化；负压动力障碍，无负压或负压过大、过小；体位因素。

② 管内因素：术中引流管放置不当；内套管有血块堵塞；进气内管堵塞。

9. 引流管口周围皮肤保护

（1）皮肤保护的目的

① 收集渗出物，控制臭味。

② 保护皮肤，促进创面愈合，预防感染。

③ 提供舒适体位，减轻患者焦虑。

④ 准确计量，为医疗提供依据。

⑤ 减少护理工作量和减少经济负担。

（2）皮肤保护的措施

① 油性保护膏，如氧化锌、凡士林。

② 透明薄膜。

③ 猪油膏。

④ 创口保护膜。

⑤ 皮肤保护膜、保护粉。

⑥ 造口袋，并持续负压吸引。

第五节 腹壁下动脉置管术护理

宫颈癌化疗包括动脉化疗和静脉化疗两种途径。经腹壁下动脉插管化疗是最常用的插管方法。主要适应于中、晚期宫颈癌患者或复发的患者，现也常用于巨块宫颈癌的术前新辅助化疗。方法是经腹壁下动脉插管至腹主动脉分叉处，化疗时沿导管注入药物，使盆腔宫颈局部药物浓度高。与静脉化疗相比，动脉化疗具有局部疗效高，但费用偏高等特点。两种途径预后相同。

【操作方法】

1. 术前准备

(1) 心理准备 向患者及家属讲解手术方式及注意事项，做好患者的心理护理。

(2) 皮肤准备 剃除下腹部及外阴部毛发。

2. 术中配合

(1) 在局部麻醉或硬膜外麻醉下，取平卧位，在下腹部任选一侧的腹股沟韧带内侧 2cm，髂前上棘与耻骨结节中下 1/3 交点为中心，消毒铺巾。通常准备两侧切口，以免一侧插管不成功时改从另一侧插入。

(2) 做与腹股沟韧带平行的切口，长 3～5cm。依次切开皮肤、皮下脂肪、腹外斜肌筋膜，将腹外斜肌与部分腹横肌做钝性分离。用电刀烧灼、用 1 号或 4 号丝线结扎止血。

(3) 在腹膜外脂肪层可见到搏动的腹壁下动脉，将其游离 2～3cm，在动脉下方以 2 根 4 号丝线分别结扎，在两线之间剪断血管，钳血用止阻断近心端，在靠近结扎线处的动脉壁上剪一小口，根据患者身高插入导管 22～24cm（导管预先充满生理盐水），见到回血后缓慢推入生理盐水。

(4) 结扎切口下方血管，并固定于腹壁，以含 125U/mL 肝素稀释液封管，并妥善固定，常规缝合切口。

【护理注意事项】

1. 保持导管通畅，防止导管脱落、折叠及阻塞。

2. 预防感染，严格执行无菌操作。

3. 进行动脉插管化疗时，以 5% 的聚维酮碘棉签消毒动脉导管前端，选择合适的针头从导管末端进入。推注化疗药物前必须确认导管在血管内，并注入肝素稀释液。与此同时，另外一人则于患者双侧大腿中下 1/3 交界处缚扎充气压脉带，快速、均匀地充气至足背动脉搏动消失为止。注完化疗药物后仍然要用肝素液封管，再用止血钳夹管（注意：止血钳不可在同一位置反复地夹，并且要垫以纱布，以防将导管夹破），辅以长度适宜的松紧带固定于患者腹部。于注完药物后 15 分钟松开压脉带，在注药同时要注意观察双下肢的皮肤色泽，以了解血运状况及是否有药物外漏的情况。

4. 化疗间期要保持导管通畅，注意导管内有无回血，每周用肝素稀释液封管 2 次。平时加强巡视，向患者做好宣教工作，发现有回血立即封管。若导管内血块堵塞，应回抽将血块抽出，以防栓塞。

5. 严格对化疗患者进行护理。

6. 完成化疗后应及时拔管，拔管后用沙袋压迫穿刺处 6～8 小时，并严格观察有无渗血。

第六节　自控镇痛护理

自控镇痛泵（PCA）是 20 世纪 90 年代后期开始广泛应用于临床的一种安全、有效、简便的镇痛装置，以按需或持续给药的方式给药。对于减轻患者疼痛，促进舒适起到积极的作用。目前使用的自控镇痛泵包括一次性自控镇痛泵（PCA）和微电脑电子泵。微电脑电子泵可自行设置，但操作复杂，不易掌握，现已很少使用。目前临床普遍使用的是一次性自控镇痛泵，结构简单，由一个储药的装置和连接管组成，连接管上有夹子或三通接头。给药途径有硬膜外 PCA 和静脉 PCA。硬膜外 PCA 即 PCEA，指与硬膜外导管相连接的自控镇痛泵；静脉 PCA 泵即 PCIA，指与静脉连接的自控镇痛泵。适用于手术后、晚期癌症患者的镇痛。

【操作前准备】

1. 评估患者疼痛的分级及有无使用止痛药及效果。

2. 准备无菌手套 1 副、聚维酮碘、棉签、PCA 泵 1 个、连续硬膜外麻醉导管 1 根或静脉留置针 1 个，配套输液用物、胶布。

【护理注意事项】

1. 心理准备

向患者解释 PCA 的作用原理、效果及使用注意事项，消除其恐惧心理，并教会其使用方法。

2. 药物配制的护理

（1）使用前仔细阅读使用说明书，严格区别所使用的泵是持续给药还是控制键给药，防止出现药物过量的现象。

（2）连接各种接口。注药时要注意无菌操作，防止污染。

（3）将所使用药物的名称、浓度、给药量和配制的容量在泵上做好明显标记。

3. 手术后 PCA 护理

（1）一般护理

① 病情观察：包括生命体征的观察，以及与麻醉有关的特殊观察，如全身麻醉患者有无声嘶，硬膜外麻醉患者有无被阻滞节段的感觉，运动恢复情况，穿刺部位局部情况，是否出现背痛、肌无力等症状，有无头痛等，发现异常及时报告医师或麻醉医师处理。

② 与麻醉医师做好床头交接班。检查管道是否通畅、固定是否妥善，班班交接，防止连接管脱出。

③ 了解 PCA 泵是硬膜外给药还是静脉给药。这两种泵本身并无区别，只是药物配制完全不同，因此绝对不能混用（管

道脱落不能混接），否则将会引起严重的并发症。

（2）硬膜外 PCA 泵的护理

① 保持管道通畅：硬膜外导管用胶布固定在患者的背部，嘱咐患者或家属注意不要撕脱，若管道脱出镇痛泵只能废弃；与导管连接的接头要拧紧；有夹子或三通的镇痛泵，要使夹子或三通保持在开放的位置；泵可以固定在床上或衣服上，必要时随患者移动，注意随时检查。

② 自控镇痛功能使用：有些种类的镇痛泵带有自控镇痛功能，对于镇痛泵设计药物流速不能满足镇痛要求的患者可自行使用，按键即可。

③ 镇痛泵的拔除：拔除时间遵医嘱执行，一般为 48 小时后。拔除时先撕开背上的胶布，暴露硬膜外导管至穿刺部位，轻轻拔除导管，拔除后观察导管末端是否完整，消毒穿刺点并用创可贴覆盖。凡遇到拔除困难者，不可强行拔除，及时与麻醉医师联系。

（3）静脉 PCA 泵的护理

① 静脉镇痛泵均通过三通接头与输液管道共同连接静脉，输液时，均处于连通的位置，输液完毕，关闭输液端的三通端口，拔除输液管、肝素帽连接，输液过程中如需暂停使用镇痛泵，只需关闭三通接头即可。

② 镇痛泵的拔除：拔除时间遵医嘱执行，一般也为 48 小时后。静脉通道尚在使用者，可关闭三通接头等通道，使用完毕后一同拔除即可。

第七节　气管造口护理

气管切开术是一种切开颈段气管前壁并插入气管套管，使患者直接经套管呼吸的手术方法。目的是防止或迅速解除呼吸道梗阻，减少呼吸道无效腔，以保证重症患者呼吸道通畅，改善呼吸；便于从气管内吸出分泌物、给氧或行机械通气。其适应证包括：

①任何原因引起的3～4度喉梗阻，尤其病因不能很快解除时。

②下呼吸道分泌物阻塞，如昏迷、颅脑损伤、呼吸道烧伤、胸部外伤等。

③某些手术的前置手术，如颌面部、口腔、咽、喉部手术时，为防止血液流入下呼吸道，或术后局部肿胀阻碍呼吸，行预防性气管切开。

【操作方法】

1. 操作前准备

(1) 患者及家属心理准备　帮助患者及家属了解手术的必要性和可能发生的意外，同意手术并签字。

(2) 操作者准备　操作人员2人，修剪指甲，洗手，穿工作服，戴帽子和口罩。评估患者呼吸困难的程度及对气管切开知识的了解程度。对意识清醒患者做好心理安慰工作，鼓励配合手术进行，并向患者或家属详细说明手术的必要性和可能发生的意外，完善术前签字。

(3) 用物准备　气管切开包、手套、气管套管（根据年龄选择合适型号）、利多卡因、消毒液、棉签、照明灯、吸引器、吸痰管、生理盐水，必要时备抢救药物。

(4) 环境准备　相对安静的环境；劝说家属及同房间的患者离开病房，减少房间内人员流动；用屏风遮挡患者；根据季节调节室温。

2. 手术方法

(1) 体位　一般取仰卧位，垫肩、头后仰，并保持正中位。

(2) 麻醉　以切口为中心行颈部皮肤消毒后，操作者戴手套，铺治疗巾，暴露患者颈部，局部浸润麻醉。

(3) 切开气管　在环状软骨第3～第4环处切开气管软骨环，避免切开第1环，以免损伤环状软骨而导致喉狭窄。

（4）插入气管套管　用止血钳或气管扩张器撑开气管切口，插入带有管芯的气管套管，迅速拔出管芯，即有分泌物咳出，吸尽呼吸道分泌物、痰液，并置入套管内管。

（5）固定套管　将两侧系带缚于颈部系死结，其松紧要适宜，以插入 1～2 指为度。

（6）缝合切口　仅缝合套管上方的切口，套管下方的切口不予缝合，以免发生皮下气肿。

【护理注意事项】

1. 一般护理

术后专人护理，避免发生意外。床旁备吸引器及吸痰用物、氧气。

2. 体位

取半卧位或平卧位，体位不宜变动过多。翻身及改变体位时，头颈部及上身应保持在同一直线。

3. 保持下呼吸道通畅

一般要求室温 20～22℃，相对湿度以 60% 左右为宜。及时吸除套管内分泌物，气管内分泌物黏稠者可采用雾化吸入或蒸汽吸入。定时经气管套管滴入药液。气管内滴药配方：生理盐水 20mL＋庆大霉素 $4×10^4$ U；糜蛋白酶 4000U＋生理盐水 20mL；4% 碳酸钠溶液。可任选其中一种。气管套管口覆盖 1～2 层湿纱布以增加湿度。不用镇咳、抑制呼吸及减少呼吸道腺体分泌的药物，如吗啡、阿托品等。

4. 清洗内管

气管套管内管每 4～6 小时清洗 1 次。若年龄小、套管细、分泌物多时，应根据病情需要，增加清洗次数。消毒方法有：

① 煮沸法：清洗干净后，沸水煮沸 10 分钟。

② 浸泡消毒法：此方法现广泛采用，常用消毒液有 3% 过氧化氢溶液、2% 戊二醛、1% 含氯消毒剂等。在将气管内管清洗干净后，浸泡于消毒液中 10 分钟后用生理盐水冲净。内套管清洗消毒后尽快重新放入，以免外管内壁附着痰痂。

5. 防止套管阻塞或脱出

定时吸痰及滴入湿化液，保持套管通畅。套管系带松紧适宜，经常观察气管套管的位置及呼吸状况，若发现有移动，要及时纠正，严防脱管。气管切开后患者再次发生呼吸困难，应考虑以下 3 种原因：

① 套管内管阻塞：迅速拔出套管内管呼吸困难即可改善者，说明是套管内管阻塞，应清洁、消毒后再放入。

② 套管外管阻塞：拔出套管内管后仍无呼吸改善，滴入湿化药液，并吸除管内深处分泌物后呼吸困难即可缓解。

③ 套管脱出：脱管的原因多见于套管系带过松，或为活结易解开；套管太短或颈部粗肿；气管切口过低；皮下气肿及剧烈咳嗽、挣扎等。如脱管，应立即重新插入套管。

6. 保持颈部切口清洁

每日更换纱布垫 2~3 次，必要时随时更换，换药时注意造瘘口有无红肿、异味及分泌物颜色等异常情况。

7. 更换外管

术后呼吸平稳、套管通畅者，外管套一般在手术后 7~10 日内不予更换。如因特殊情况需要更换者，要做好充分准备，可在手术室内调换，切不可轻易拔除外套管，以免引起患者窒息。对于长期戴管者，以 1~2 个月换 1 次为宜，最长者可半年左右更换 1 次。

8. 拔管

造成气管切开的原发病已治愈，经过完全堵管 24~48 小时后，患者在活动及睡眠时呼吸平稳，方可拔管，并在 1~2 日内应严密观察其呼吸情况。

9. 并发症的观察及护理

(1) 皮下气肿　最为常见。其发生的原因主要有：

① 过多分离气管前软组织。

② 气管切口过长及皮肤切口缝合过紧。

③ 切开气管或插入套管时发生剧烈咳嗽，易促使皮下气肿形成。

皮下气肿轻者仅限于颈部切口附近，重者蔓延至颔面部、胸、背、腹部等。皮下气肿一般在 24 小时内停止发展，可在 1 周左右自行吸收。严重者应立即拆除伤口缝线，以利气体逸出。

（2）纵隔气肿和气胸 为气管切开术后的严重并发症。纵隔气肿的发生常与过多分离气管前筋膜有关。少量纵隔气肿，常无明显症状，可自行吸收；积气较多致心肺功能紊乱时，可行纵隔引流术。气胸明显时可引起呼吸困难，应抽出积气或于锁骨中线第 2 肋间处做闭式引流。

（3）出血 分原发性和继发性出血。前者较常见，多因损伤颈前动脉、静脉、甲状腺等，术中止血不彻底或血管结扎线头脱落所致。术后少量出血，可在套管周围填入纱条，压迫止血；若出血多，立即打开伤口，结扎出血点。继发性出血较少见，其原因为：气管切口过低，套管下端过分向前弯曲磨损无名动脉、静脉引起大出血。遇有大出血时，应立即换上带有气囊的套管或麻醉插管，气囊充气，在保持呼吸道通畅的同时采取积极的抢救措施。

（4）拔管困难 多为气管切开位置过高、损伤环状软骨、气管腔内肉芽组织增生、原发疾病未彻底治愈或套管型号偏大引起。应行喉镜、气管镜检查，喉侧位 X 线拍片等，查明原因后加以对症治疗。

第八节 肠造口护理

一、肿瘤患者肠造口的护理

（一）造口及造口周围皮肤的评估

1．造口位置及排泄情况

造口位置必须让患者自己能看到，平整无皱褶，有足够的贴袋位置，以减少并发症的发生，提高控便能力。一般结肠造口的位置位于左下腹、腹直肌内。造口的口径为一指半宽，直径为 2.5~3.5cm，肠造口的高度略高于皮肤 1.5cm 或平于皮肤表面，以便于粘贴造口袋时将肠周围的皮肤保护好。

2. 造口颜色及水肿

肠造口黏膜的正常颜色应为红色或粉红色，类似正常人口腔黏膜的颜色，表面光滑湿润。如果黏膜的颜色苍白或呈紫红色应严密观察，并及时与手术医师取得联系。手术后的几日内，若造口出现一些水肿现象，无须处理，水肿的造口一般在术后一个月内逐渐回缩至正常。

3. 造口周围皮肤评估

理想的造口周围皮肤应该是健康、完整的。相关的皮肤损害有接触性皮炎、毛囊炎、真菌感染、过敏性皮炎、皮肤溃疡等。

(二) 造口护理操作

肠造口的基本护理方法

一般术后 24 小时内无须更换造口袋，除非有渗漏。更换造口袋的基本步骤：

(1) 用物准备　旧报纸或塑料袋、少许棉花或纸巾、干纱布、温水，造口用品 (造口袋测量圈或尺、防漏膏、造口护肤粉)。

(2) 做好心理辅导　消除对肠造口的恐惧，并鼓励患者认真观察，参与造口护理的整个过程。

(3) 撕去旧造口袋　撕旧造口袋时，一手按压皮肤，一手轻揭造口袋，自上而下慢慢将底板撕除，如撕除困难，则可用湿纱布浸润底板后再撕造口袋。

(4) 观察造口黏膜周围皮肤的情况　检查造口周围皮肤是否有红疹、皮损、溃烂、过敏；观察造口黏膜颜色是否正常，有无出血、溃疡、增生、水肿等；观察排泄物的色、质、量及气味；观察造口袋底板渗漏溶解的部位与方向及造口周围皮肤是否平坦。

（5）清洁造口及周围的皮肤　清洁造口可用棉花、纸巾温水湿润后由外向内轻轻擦洗，不能用力过大，以免损伤造口黏膜而引起出血。造口清洗后，也用同样方法清洗造口周围的皮肤，然后用纸巾或干纱布吸干皮肤上的水分。

（6）处理皮肤及造口上的异常情况　如发现造口局部有出血，或者皮肤上有破溃脱皮、过敏等现象，可先用造口护肤粉喷撒，然后用纸巾或纱布将多余的造口护肤粉扫除，以免影响造口袋的粘贴效果。如果发现某些部位皮肤有凹陷或有皱褶，可用防漏膏、防漏条等养护胶片（与造口底板类似的材料），先将凹陷的皮肤或皱褶处垫平，再使用造口袋。

（7）粘贴造口袋　造口袋底板剪裁的大小应以造口的形状或大小为标准，再加 0.2cm 左右，可以让造口有一定的活动余地。剪裁合适后，可用手指将底板的造口圈磨光，以免剪裁不齐的边缘损伤造口，然后将贴在底板上的保护纸揭去。造口圈旁可适当加用防漏膏对准造口贴上，并先轻轻按压造口边上的底板，以免湿润的分泌物流至底板下，影响使用的效果。有皮肤不平整或小肠造口的患者，必须在剪裁后的造口底板上涂上一层防漏膏，以减少渗漏，然后再撕去周边的黏胶纸。术后早期，患者以卧姿为主，故造口袋的开口可向一侧床边；术后恢复期的患者自行换袋，坐或行走的机会增加，造口袋的开口应向下对着自己的大腿。

（8）整理用物并详细记录。

二、肠造口常见并发症的护理

肠造口并发症的发生率在文献报道中差异很大，主要是与手术者的技术及造口后的专业护理有关。国外肠造口并发症的发生率为 11%～60%；国内文献报道为 16.3%～53.8%，平均为 20.8%。所以，护理人员应具有肠造口护理的专业知识及技术，预防并发症的发生，并及时观察到肠造口并发症，使患者能早日获得治疗。

（一）肠造口缺血坏死

1. 概述

造口部位缺血性坏死是造口术后早期严重的并发症。在肠造口的并发症中，其发生率占 2%～17%，往往发生在术后 24～48 小时。发生的原因主要是供应造口部位肠血液循环受影响。手术时和手术后应注意预防和观察，一旦发生须及时处理。

2. 护理评估

（1）临床特点　造口处肠黏膜呈淡灰色或黑色，失去光泽。根据坏死的范围分轻度、中度、重度三种。

① 轻度：造口边缘呈暗红色或微呈黑色，不超过黏膜外 1/3，无分泌物增多和异常臭味。

② 中度：造口黏膜外边 2/3 呈紫黑色，有分泌物和异常臭味，但造口中央黏膜仍呈淡红色或红色，用力摩擦可见黏膜出血。

③ 重度：造口黏膜全部呈漆黑色，有多量带臭味的分泌物，摩擦黏膜无出血。

（2）辅助检查　可用直径小的清洁玻璃试管放入造口内，在光线照明下观察肠黏膜色泽。也可用纤维肠镜观察，更为方便、准确。

3. 护理问题

（1）观察处理是否及时。

（2）心理问题，如焦虑、恐惧等。

4. 护理措施

（1）轻度　解除所有压迫造口的物品，用呋喃西林溶液或生理盐水清洗。用生物频谱仪照射，每日 2 次，每次 30 分钟，照射后用生理盐水或呋喃西林溶液持续湿敷。

（2）中度　同前，并严密观察坏死趋向，如坏死区不向深部扩展，健康组织与坏死区界线明确后，可清除坏死组织，缺损处用水胶体粉剂或膏剂适当填补，以促进创面肉芽组织生长。造口周围皮肤使用皮肤保护膜，局部引流，以减轻分泌物对皮肤的刺激。

（3）重度　须立即进行手术，切除肠段坏死部分，重建肠造口。

（4）心理辅导。

（二）肠造口处皮肤黏膜分离

1. 概述

皮肤黏膜分离是指肠造口处肠黏膜与腹壁皮肤的缝合处分离，常发生于术后 1 周内。多由于肠造口周围皮下组织切除过多而残留空腔、皮下积液、继发皮下感染、张力过大等原因引起。此外，营养不良、糖尿病、长期使用类固醇药物的患者术后极易发生。

2. 护理评估

（1）临床特点　肠造口处肠黏膜与腹壁皮肤的缝合处分离。

（2）辅助检查　肉眼或用无菌棉签进行探查，以了解伤口深度。

3. 护理问题

（1）自我护理困难。

（2）心理负担加重。

4. 护理措施

（1）用无菌生理盐水将肠造口黏膜分离处彻底清洗干净、擦干。

（2）填塞海藻类敷料或亲水性敷料粉剂。

（3）防漏膏、亲水性敷料覆盖黏膜分离处，以保护分离创面。

（4）贴上肠造口袋，避免粪便污染，保持伤口清洁。

（5）更换造口袋的时间，浅伤口每 2 日 1 次，深伤口每日

1 次。

（6）心理辅导，告诉患者伤口完全能够愈合，使其积极配合治疗。

（7）嘱患者加强营养，以促进伤口愈合。

（三）肠造口旁疝

1. 概述

肠造口旁疝是指与肠造口有关的腹壁切口疝，是由腹腔内肠管等随着腹压从造口周围突出形成。在造口手术中，永久性结肠造口最常见，占 0~58%；其次为永久性回肠造口，占 0~28%；尿路造口最少见，仅占 5%~8%。造口旁疝的发生率与造口类型、患者年龄、手术方法、造口位置及术后有无并发症有关。

2. 护理评估

（1）临床特点　多数无明显临床症状，或仅有造口旁不明显肿胀，少数巨大造口旁疝可有临床症状。

① 疝囊内容物的反复突出和回缩，交替牵拉腹壁皮肤。

② 若造口旁疝膨隆巨大，可影响穿衣及正常生活，并增加护理困难，造成患者沉重的心理负担。

③ 腹部疼痛及不适（牵拉、下坠感）是另一个常见症状，常由疝囊扩张牵拉腹壁和造口皮肤所致。

④ 由于造口旁疝的颈部一般比较宽大，肠绞窄的发生率较低。

（2）辅助检查

① 造口旁疝都有明显卧隐立现的病史，诊断不难。诊断要细致。将造口器材去掉，完全暴露造口部位，首先做好仔细的腹部触诊，在卧位或立位检查，并让患者做深呼吸。

② 造口部位指诊也很重要。指诊可扪到造口旁皮下肿块。在检查中要注意造口处有无瘢痕、腹部肌肉有无缺损、皮肤是否完整。

③ 疑有造口旁疝但体征阴性者，做 B 超或 CT 扫描有助

于诊断。

3. 护理问题

(1) 造口旁疝的存在妨碍佩戴造口袋，引起渗漏和造口周围皮炎。

(2) 造口旁疝巨大，严重影响体形外观，使患者心理负担加重。

(3) 急性肠梗阻的发生或潜在的危险。

4. 护理措施

造口旁疝是造口者的一个常见问题，可导致严重并发症，修补有时较困难，且易复发，所以预防最重要。

(1) 改善患者一般情况 如控制体重、加强营养、预防伤口感染、治疗肺部疾病等。

(2) 减轻腹压 嘱患者术后 3 个月不能参加体力劳动，避免提重物；咳嗽、打喷嚏时用双手紧按造口部位；防治便秘；早期或轻度旁疝，可用特制腹带或弹性腹带保护、压迫膨出部位，以减轻脱垂症状。

(3) 重新指导患者换袋技巧，如选用较软底板的造口袋及剪裁方法，需镜子帮助、自制专用腹带等。

(4) 告知患者肠梗阻的症状和体征。

(5) 不宜结肠灌洗。

(6) 解释原因，进行心理辅导。

(7) 长期随访。

(8) 严重者，建议手术治疗。

(四) 肠造口回缩、凹陷

1. 概述

肠造口回缩好发于回肠造口，其发生率在肠造口并发症中占 1.5%～10%，术后早期及晚期均可发生。其发生原因与手术时肠游离不充分，产生牵拉力；肥胖、肠系膜过短；造口周边缝线固定不牢或过早脱落；造口周围血肿或感染；瘢痕组织增生、隆起；环状造口的支架拔除过早等有关。

2. 护理评估

造口向内凹陷低于皮肤表层。

3. 护理问题

（1）经常渗漏引致皮肤损伤。

（2）情绪困扰。

4. 护理措施

（1）非严重的病例选择相应造口护理产品，如凸面造口底板、腰带、防漏膏。

（2）皮肤有损伤者，可用皮肤保护粉或无痛保护膜。

（3）乙状结肠造口皮肤有持续损伤，可指导患者进行结肠灌洗。

（4）教育患者减轻体重。

（5）严重情况需要再次手术重建造口。

（五）肠造口脱垂

1. 概述

肠造口脱垂是众多造口潜在并发症中常见的一种，表现为肠壁的全层经造口突出，分为固定性脱垂和滑动性脱垂两种。固定性脱垂最常见的原因是造口手术操作不当、造口在腹壁上突出过多；滑动性脱垂的特点是肠管脱出长度不定，易发生嵌顿，且出现缺血的危险性较大。结肠造口脱垂时常合并发生造口旁疝，发生率高达 50%。

2. 护理评估

肠壁的全层经造口突出，或引发造口处出现隐性肿块。

3. 护理问题

（1）造口器具使用困难，造成粪便外溢及出现皮肤刺激症状。

（2）脱垂的肠管易于受到局部外伤的损害，引起出血并可能形成溃疡。

（3）心理负担加重。

（4）脱垂肠管嵌顿可并发肠梗阻及嵌顿肠管坏死的危险。

4. 护理措施

（1）选用一件式、软质底板透明造口袋。造口底板开口要恰当。由于肠黏膜分泌大量黏液，须注意保持造口周围皮肤干爽及底板与皮肤的黏附情况。

（2）轻度脱垂不须做特殊处理，要避免碰撞、穿柔软衣物。

（3）脱垂若超过 5cm，应手工复位，即指导患者平躺放松，医护人员戴上手套，用生理盐水纱布盖在肠造口黏膜部位，顺势缓慢将肠造口推回腹腔内，并用弹性腹带对肠造口稍加压，以防止脱垂。

（4）告知患者肠梗阻及坏死的症状和体征。

（5）避免增加腹部压力，如妊娠、慢性咳嗽、腹部屏气用力等。

（6）心理辅导。

（六）肠造口狭窄

1. 概述

肠造口狭窄是较常见的并发症，可见于早期或晚期。这种并发症常继发于造口缺血、坏死、回缩，以及造口黏膜皮肤分离。在此情况下，随着肉芽组织瘢痕的收缩，原本大小合适的造口逐渐发生狭窄，并不断加重。此外，手术时腹壁内肌肉层及皮肤开口过小、肿瘤压迫肠管（造口处残存癌细胞增生）、克罗恩病复发等，也可导致造口狭窄。

2. 护理评估

（1）临床特点　主要症状为慢性肠梗阻，如腹痛及排便困难等。

（2）辅助检查　指检时造口部口径缩小，但因人而异。

3. 护理问题

（1）排便困难。

（2）心理问题，如焦虑、恐惧等。

（3）急性肠梗阻的发生或潜在的危险。

4．护理措施

（1）对轻度造口狭窄者，可用"筛指法"扩宽造口（俗称扩肛）。指导患者用自己的小指戴上指套涂润滑剂，进入造口后停留 2～5 分钟，每日 2 次，直到能插入食指第二节为止。即由细到粗，循序渐进，但要注意不可再损伤造口。

（2）降结肠或乙状结肠造口，注意是否有便秘，如有，可用缓泻药或灌肠法。

（3）告知患者有关肠梗阻的症状和体征。

（4）心理辅导。

（5）狭窄严重者，需要外科手术治疗。

（七）肠造口周围皮肤炎症

1．概述

肠造口周围皮肤炎症是造口患者面临的一个重要问题，约占结肠造口患者的 1/3，尿路造口及回肠造口患者的 2/3。导致最常见皮肤损害的原因可分为四类：化学刺激、感染、过敏及外伤。

2．护理评估

（1）临床特点

① 化学刺激：肠内容物外溢可造成皮肤腐蚀及继发一系列问题，如皮肤红斑、溃疡等炎症表现。慢性炎症可造成皮肤良性增生病变即假性上皮瘤样增生，特点是造口周围的棕红结节。皮肤的炎症也可由肥皂、洗涤剂、黏胶及溶剂使用不当引起。

② 感染：造口周围皮肤感染最常见的病原菌是白色念珠菌。症状包括局部瘙痒及烧灼样疼痛；皮肤损害的外观特征为局限性环状红斑，周围有卫星状丘疹和脓疱；造口旁皮肤还可发生毛囊炎，表现为毛囊周围点状红斑脓疱，常由金黄色葡萄球菌引起。

③ 过敏：对肠造口用品内各种成分过敏。接触性过敏常常表现为皮肤红斑及水疱，皮疹的部位仅限于变应原接触的部

位，患者自觉症状包括受累皮肤瘙痒及烧灼感。

④ 外伤：由造口袋更换次数过频、用力撕脱造口袋底板、造口器材使用不当或腰带结扎过紧造成的压迫、摩擦所致。皮肤发红是创伤的早期表现，继之可出现表皮脱落、糜烂甚至溃疡。

(2) 辅助检查

① 刺激性皮炎可产生瘙痒及抓痕，诱发炎症反应。

② 组织学检查可见结节呈棘皮瘤样改变，表皮增生，并伴急慢性炎症。

③ 进行有关真菌检查。

④ 采用过敏试验的方法确定过敏原。

⑤ 重新评估患者造口的护理方法。

3. 护理问题

(1) 造口器具使用方法不正确或选择不适当。

(2) 心理问题，如焦虑、担忧等。

(3) 患者缺乏相关造口护理知识。

4. 护理措施

加强对患者进行有关知识的宣教，是预防造口周围皮肤损害发生的基本环节。使患者了解造口管理的正确方法、皮肤精细护理的重要性、安放造口器具的正确方式及迅速判断造口周围皮肤炎症的能力。

(1) 保持皮肤清洁，造口袋底板开口大小合适、使用恰当是防止皮肤受到化学刺激的必备条件；皮肤溃疡处理方法同前皮肤及造口异常情况的处理；使用肥皂、洗涤剂后，应用流水彻底冲洗，避免皮肤残留。

(2) 皮肤白色念珠菌感染应局部使用抗真菌药物，但不能在用药后马上佩戴造口袋，必须隔一段时间，以便药物吸收；体毛较多者，应在更换造口袋时，使用剪刀或电动刀剃除体毛，不要用手拔除，也不宜使用剃刀或脱毛剂；减少皮肤擦伤并发感染及过敏反应的发生概率。

（3）询问患者过敏史，若过敏严重及原因不明，须做皮肤敏感试验；更换其他系列产品或加用保护膜；乙醇过敏者，禁止使用防漏膏；避免使用有刺激性的消毒液，应采用弱酸性肥皂和温水清洁造口周围皮肤；局部使用激素，每日 1～2 次，涂药 10 分钟后用清水洗净，晾干后贴袋；若情况无改善，建议请皮肤科会诊，或采用结肠灌洗。

（4）造口袋更换次数不可过频，较为理想的更换频率是至少 4 日 1 次；更换时不可用力过大，动作要轻柔，注意保护腹壁皮肤；避免造口腰带结扎过紧；黏胶下使用皮肤隔离剂，可在撕下黏胶时最大限度地减少皮肤损伤。

（5）进行心理辅导。

第九节　多弹头射频消融术的护理

多弹头射频消融术（RFA）是近几年发展起来的一种微创治疗，它具有安全性大、创伤小、疗效可靠、适应性广等特点。RFA 是在 B 超或 CT 引导下，将多电极穿刺针经皮穿刺送入肿瘤组织内，由计算机测算出治疗所需最佳温度、时间、功率和阻抗，由电极发出高能射频波，在 80～100℃ 的高温下使癌组织蛋白产生完全凝固性坏死，以达到液化病灶组织、消除肿瘤的目的。多弹头射频消融术的适应证为：肝、肺、肾、肾上腺等的良性与恶性实体瘤，均可考虑此方法。一般直径＜5cm 的单个或多个肝脏的原发或转移性肿块可首选。对肝癌采用射频消融术与肝动脉插管栓塞化疗的序贯治疗有机配合，可大大提高肿瘤的完全坏死率，减轻重复多次肝动脉栓塞化疗造成的肝脏损害。其禁忌证包括：

① 黄疸。

② 严重肝肾功能不全者；腹腔积液。

③ 严重心肺功能不全者。

④ 有严重出血倾向者。

【操作方法】

1. 用物准备

（1）多弹头电极 1 枚。

（2）穿刺包 穿刺针 2 枚（20G、18G），无菌巾、孔巾、换药碗、止血钳、纱布、棉球、刀片等。

（3）心电监护仪。

（4）氧气。

（5）B 超或 CT 机。

（6）药品 利多卡因、哌替啶、硝苯地平、复方乳酸钠注射液等。

2. 术前 15 分钟肌内注射哌替啶 50～100mg，舌下含服硝苯地平 10mg，以缓解术中加热所致的局部胀痛、血压增高、心肌耗氧量增加，甚至诱发心绞痛等症状。建立静脉通路，吸氧。

3. 患者常规取左侧卧位，右上臂屈肘过头，亦可根据肿瘤位置或深度取仰卧或俯卧位，启动自动心电监护系统。

4. 皮肤消毒，铺巾，局部麻醉下尖刀切开 0.5cm 长的皮肤。

5. 将多弹头电极在 B 超或 CT 引导下经皮到达肿瘤边缘部位，确认穿刺部位满意后，打开电极，接计算机自动控制射频系统。

6. 消融开始，初始能量较小，然后慢慢增大，电极温度逐渐增高，当温度达到 80～100℃时，保持 6 分钟左右，该点治疗结束，此时可调整电极位置，开始另一点的治疗，或可结束治疗。

7. 治疗过程中，严密观察患者生命体征及背部皮肤情况，并询问患者感受，防止意外发生。

8. 治疗结束，弹头电极拔出时，应尖端闭合并长出外套管 2cm，以便电凝止血。

9. 正确留取细胞学和病理学标本，标明床号、姓名、住院号、病理号等，立即送检。

【护理注意事项】

1. 术中不良反应及处理

（1）呕吐 因肿瘤靠近胃部，治疗时刺激胃部所致。立即将患者的头偏向一侧，及时清除口腔呕吐物，观察呕吐物性质；保持手术台清洁；安慰患者。

（2）出汗 给患者擦干头部汗液；询问患者背部是否有刺痛的感觉，预防背部电极脱落造成的皮肤烫伤。

（3）胀痛 疼痛放射至右背部时，轻轻按摩，可减轻疼痛。与患者交谈，转移患者注意力，必要时肌内注射哌替啶50mg，或暂停治疗，休息片刻再进行。

2. 术后并发症及处理

（1）局部疼痛与发热 多于术后第 2 日开始，持续 3～7 日，低热或中度发热，为肿瘤细胞坏死导致的吸收热。一般不须降温及止痛治疗；症状较重者，可给予地塞米松短期用药。

（2）短暂的转氨酶升高 一般给予护肝治疗，多于 1 周内恢复正常。

（3）胆汁性腹膜炎 罕见。如有腹部压痛、反跳痛、寒战、高热等，给予镇静、抗休克、抗感染等处理。

（4）心动过缓 较常见。术中注意监测。

（5）出血 为肺肿瘤治疗后的并发症，少见。如出现咯血量多者，给予吸氧、镇咳、止血等处理。

（6）脏器穿孔 如膈肌、胃、肠穿孔等，应与外科协作治疗。

（7）其他 肺部肿瘤治疗后，气胸为最常见的并发症。轻者可自行吸收消退；如肺压缩超过 30%，胸闷气促严重者，应进行胸腔排气或胸腔闭式引流。

3. 护理措施

（1）术前护理

① 向患者讲解多弹头射频消融术的原理、目的及基本操

作过程，术中、术后的注意事项等，告知治疗后可能出现发热、局部疼痛等不良反应，争取合作，减轻其紧张和恐惧心理。

② 抽血查血常规，肝、肾功能，凝血功能，了解 B 超、CT 检查结果。

③ 常规备皮，根据肿块位置和进针点决定备皮范围，沐浴，更换手术衣。

④ 遵医嘱行抗生素皮试。

⑤ 术前禁食 4 小时，排空膀胱。

⑥ 指导患者训练屏气动作，争取患者的术中配合。

（2）术后护理

① 平车接患者回病房，测血压、脉搏、呼吸每小时 1 次，共 4 次。注意心率次数，如为明显心动过缓，应报告医师处理，嘱患者卧床休息 24 小时。

② 观察穿刺点有无渗血；背部皮肤有无烫伤；有无腹部压痛及反跳痛等腹膜炎症状；肺部多弹头治疗后应观察有无咯血、胸闷、气促等症状。如发生上述症状，应协助医师处理。

③ 遵医嘱术后 3 日抗感染及护肝治疗，吸氧 4 小时。

④ 术后 2～7 日可因肿瘤坏死物吸收而致发热，体温 37～38.5℃。观察体温变化，术后每日测体温 4 次，连续 3 日正常后停止。加强生活护理及基础护理，及时更换汗湿衣被，嘱患者每日饮水 2000～2500mL，保持口腔卫生，注意保暖，防止感冒，必要时遵医嘱给予物理降温或药物降温。

⑤ 疼痛：治疗后第 2～7 日，大多数患者出现治疗部位胀痛或刺痛，当体位改变或深吸气、咳嗽时症状明显。应观察疼痛部位、性质、程度，给予舒适体位，指导患者分散注意力，以减轻疼痛，必要时遵医嘱给予镇痛剂。

⑥ 术后 4 小时无恶心呕吐，可进流质或半流质饮食，6 小时后进易消化软食，少食多餐。

第十一章 肿瘤科患者的营养支持

第一节 肿瘤科患者的营养状况及评价

癌症和各种抗癌治疗都会对癌症患者的营养状况起到不良的作用，癌症住院患者中 50% 以上有营养不良。营养不良不仅使患者免疫功能下降、机体衰竭、病情恶化，也可造成患者耐受抗癌治疗的能力下降、并发症增多、住院时间延长、住院费用增加、生活质量恶化、死亡率增加等负面影响。大量研究证实，合理的营养支持对于阻止恶性肿瘤患者营养状况恶化，减少抗癌治疗引起的副反应和并发症，增加抗癌治疗的敏感性，改善患者生活质量有积极的作用。

（一）营养调查方法及注意事项

1. 膳食摄入史

主要询问患者的饮食习惯，如有无忌食、偏食、喜食咸或肥腻食物，特殊食物过敏史、厌食、味觉丧失、嗅觉丧失、过度饮酒、饮食单调等。

2. 人体测量

（1）身高 清晨，被测者赤足直立于地面上，两脚跟部靠紧，脚尖呈 40°～60°，膝伸直，两手自然下垂，肩放松，头正。测量者立于被测者右侧，读数。

（2）体重 体重是营养评价中最简单、直接而又可靠的指标，它通常反映能量以及细胞蛋白质丢失的情况。

① 测量方法：清晨，空腹，排空大小便，着短裤，女子可着背心。用弹簧式或杠杆式体重计，读数精确至 0.1kg，测

量时被测者立于秤的中央。测量体重时应注意：

a. 水肿、腹水等情况，可引起细胞外液相对增加，可掩盖化学物质及细胞内物质的丢失。

b. 出现巨大肿瘤或器官肥大等，可掩盖脂肪和肌肉组织的丢失。

c. 利尿剂的使用会造成体重丢失的假象。

d. 在短时间内出现能量摄入及钠量的改变，可导致体内糖原及体液的明显改变而影响体重。

e. 如果每日体重改变大于 0.5kg，往往提示是体内水分改变的结果，而非真正的体重改变。

f. 不同类型营养不良，体内脂肪和蛋白质消耗比例不同，因而体重减少相同者，有的可能是蛋白质，特别是内脏蛋白质消耗少，有的蛋白质消耗多。从维持生命和修复功能而言，蛋白质的多少比体重的改变更重要，所以不同类型的营养不良患者，相同体重的减少对预后可产生不同影响。

② 体重的评价指标（表 11-1、表 11-2、表 11-3）：

a. 现实体重占理想体重百分比＝［现实体重(kg)/理想体重(kg)］×100%。

b. 体重丢失百分比＝［平时体重(kg)－现实体重(kg)/平时体重(kg)］×100%。

c. 体质指数（BMI）：是目前反映蛋白质能量营养不良及肥胖症的可靠指标。BMI＝体重(kg)/身高^2(m^2)

表 11-1　现实体重占理想体重的百分比评估标准

结　　果	体重状况
＜80%	消瘦
80%～100%	偏轻
90%～110%	正常
110%～120%	超重
＞120%	肥胖

表 11-2　体重改变的评定标准

时　　间	中度体重减轻	重度体重减轻
1 周	1%~2%	>2%
1 个月	5%	>5%
3 个月	7.5%	>7.5%
6 个月	10%	>10%

表 11-3　BMI 的评定标准

等　　级	BMI 值
肥胖 1 级	25~29.9
肥胖 2 级	30~40
肥胖 3 级	>40
正常值	18.5<BMI<25
蛋白质-能量营养不良 1 级	17.0~18.4
蛋白质-能量营养不良 2 级	16.0~16.9
蛋白质-能量营养不良 3 级	<16

（3）皮褶厚度　皮下脂肪含量约占全身脂肪总量的 50%，通过皮下脂肪含量的测定可推算体脂的总量，并间接反映能量的变化。

（4）围度

① 上臂围：上臂中点周长，用卷尺测量。参考值：男 25~27cm，女 24~26cm。

② 上臂肌围（cm）＝上臂围（cm）－3.14×三头肌部皮褶厚度（cm）。参考值：男 25.3cm，女 23.2cm。

3. 实验室检查

（1）血红蛋白　健康成人男性>130g/L，女性>120g/L。

（2）血清蛋白　在血浆蛋白中含量最多，正常值为 35~48g/L。血清蛋白水平与外科患者术后并发症及死亡率有关。血清蛋白可作为判定预后的一个指标，持续的低血清蛋白症被认为是判断营养不良的可靠指标。

（3）运铁蛋白　主要在肝脏生成，对血红蛋白的生成和铁的代谢有重要作用。正常含量为138～235g/L。

（4）前清蛋白正常值为（0.157±0.069）g/L。前清蛋白的生物半衰期短，血清含量少且体库量较小，故在判断蛋白质急性改变方面较清蛋白更为敏感。

（5）视黄醇结合蛋白　正常值为0.026～0.076g/L。

上述血浆蛋白中，半衰期较长的血浆蛋白（如清蛋白和运铁蛋白）可反映人体内脏蛋白的亏损。而半衰期短、代谢量少的前清蛋白和视黄醇结合蛋白则更敏锐地反映膳食中蛋白质的摄取情况。

（6）肌酐-身高指数　在肾功能正常时，肌酐-身高指数是测定肌蛋白消耗的一项生化指标。

① 测定方法：准确收集患者24小时尿，测定其肌酐排出量，与等身高健康人尿肌酐排出量进行对比，以肌酐-身高指数衡量其骨骼肌的亏损程度。

② 肌酐-身高指数＝被试者24小时尿肌酐排出量（mg）/同身高健康人24小时尿肌酐排出量（mg）×100%。

③ 评价标准：肌酐-身高指数>90%为正常；80%～90%为轻度营养不良；60%～80%为中度营养不良；<60%为严重营养不良。

（7）氮平衡　是评价机体蛋白质营养状况的最可靠与最常用的指标。

① 氮平衡＝摄入氮－（尿氮＋粪氮＋经皮肤排出的氮）。

② 正常成年人机体摄入氮的数量与排出氮的数量相等。为安全考虑，应使摄入氮较排出氮高出5%才能确认处于平衡状态。

（8）免疫功能评定

① 淋巴细胞总数：正常值为（2.5～3）×10^9/L；轻度营养不良为（1.2～2）×10^9/L；中度营养不良为（0.8～1.2）×

10^9/L；重度营养不良为<0.8×10^9/L。

② 延迟超敏皮试：细胞免疫功能与机体营养状况密切相关，营养不良时免疫试验常呈反应性。细胞免疫功能正常的患者，当在其前臂内侧皮下注射 0.1mL 本人过去曾经接触过的 3 种抗原，24～48 小时后可出现红色硬结，呈阳性反应。如出现 2 个或 3 个斑状硬结且直径大于 5mm，为免疫功能正常；其中仅 1 个结节直径大于 5mm，为免疫力弱；3 个结节直径都小于 5mm，则无免疫力。

4. 临床检查

是通过病史采集及体格检查来发现营养素缺乏的体征。

5. 既往史

包括疾病和生活方式方面的资料。

(二)患者营养状况评价

1. 简易营养评定法（表 11-4）

表 11-4 简易营养评定法

参　数	轻度不良	中度不良	重度不良
体重	下降 10%～20%	下降 20%～40%	下降>40%
上臂肌围	>80%	60%～80%	<60%
三头肌皮褶厚度	>80%	60%～80%	<60%
清蛋白/(g/L)	30～35	21～30	<21
转铁蛋白/(g/L)	1.50～1.75	1.00～1.50	<1.00
肌酐-身高指数		60%～80%	<60%
淋巴细胞指数	>1200	800～1200	<800
迟发性超敏反应	硬结<5mm	无反应	无反应

2. 营养预测指数（PNI）

是评价外科患者手术前后的营养状况和预测发生手术并发症危险性的综合指标。

$$PNI(\%) = 158 - 16.6A - 0.78T - 0.20F - 5.8S$$

式中，A 表示血浆清蛋白（g/L）；T 表示三头肌皮褶厚度（mm）；F 表示血浆运铁蛋白（mg/L）；S 表示延迟超敏皮试值（无反应＝0；硬节直径＜5mm＝1，＞5mm＝2）。

PNI＞50％为高度危险，发生并发症及手术危险性大，死亡可能性增加；PNI＝40％～49％，手术中度危险；PNI＜40％，手术危险性小；PNI＜30％，手术后发生并发症和死亡的可能性小。

3. 主观综合评价法

是一种较为简便的临床营养评价方法。最大的特点是省去生化分析，除了个别人体测量项目外，大多采用询问法，评价方法见表 11-5。

评价标准：8 项中至少 5 项属于 C 级或 B 级者，可分别定为重度或中度营养不良。

表 11-5 主观营养状况评定（SGA）的主要内容及评定标准

指　　标	A 级	B 级	C 级
近期(2 周)体重改变	无/升高	减少＜5％	减少＞5％
饮食改变	无	减少	不进食/低热量流食
胃肠道症状(持续 2 周)	无/食欲不减	轻微恶心、呕吐	严重恶心、呕吐
活动能力改变	无/减退	能下床走动	卧床
应激反应	无/低度	中度	高度
肌肉消耗	无	轻度	重度
三头肌皮褶厚度	正常	轻度减少	重度减少
踝部水肿	无	轻度	重度

（三）对癌症患者进行临床营养支持的原则

1. 对所有住院癌症患者进行营养评价，当患者存在营养不良，或者由于胃肠功能障碍或代谢功能紊乱等原因，造成预期饮食不足超过 1 周者，应进行营养支持。

2. 对于营养正常，或凝轻度营养不良的放疗、化疗患者，或顶期饮食不足少于 7 日者，无须常规营养支持。

3. 术前严重营养不良的患者（6 个月之内体重下降＞10％，或 BMI＜17，或血清白蛋白＜30g/L），手术前后应根据病情给予 1～2 周的营养支持。

4. 完全肠内外营养支持不适用于放疗、化疗无效的进展期癌症患者。

第二节　肿瘤科患者的营养支持及护理

营养支持是指在患者不能正常进食的情况下，通过消化道或静脉将特殊制备的营养物质送入患者体内的营养治疗方法，主要包括肠内营养、肠外营养及混合营养（适用于经肠营养不足或由肠外营养向肠内营养的过渡阶段，在实施肠内营养时，也可同时从静脉补充必要的营养素）。营养支持是肿瘤治疗过程中重要的辅助治疗手段。通过对肿瘤患者进行营养支持，以达到如下目的：

① 减少并发症的发生。

② 提高对放疗、化疗的敏感性。

③ 改善患者的生活质量。

④ 延长患者的生存时间。

肿瘤患者进行营养支持的适应证：

① 术后发生消化道瘘、胃肠功能障碍的患者。

② 放疗、化疗引起严重胃肠反应、放射性肠炎者。

③ 头颈、食管、胃、胰腺肿瘤导致吞咽障碍及肠梗阻者。

④ 需手术或放疗、化疗并伴严重营养不良的患者。

（一）肠内营养

肠内营养（EN）是通过口服或管饲方式将特殊制备的营

养物质送入胃肠道，以提供机体营养的支持方法。肠内营养的特点是营养全面，比日常饮食容易消化，符合人体生理需要，方便，费用低廉，有助于维持肠黏膜结构和屏障功能的完整性。

1. 肠内营养的制剂

（1）要素制剂　是一种营养素齐全、化学成分明确，无须消化即能被肠道直接吸收利用的无渣饮食。一般以氨基酸或游离氨基酸和短肽为氮源，以葡萄糖、蔗糖或糊精为能源，可供口服或管饲使用，又称化学成分明确膳。要素膳的理化特性为：

① 化学成分明确，含量精确。

② 无须消化即可被吸收，无渣。

③ 性状为粉剂或液态，易溶解。

④ 标准热量为 4.18kJ/mL（1kcal/mL）。

⑤ 渗透压高于匀浆膳，pH 呈微酸性。

⑥ 不含乳糖。

⑦ 适口性差，不适宜口服。

（2）非要素饮食　是以整蛋白或蛋白质水解物为氮源，渗透压接近等渗，口感好，适合口服，亦可管饲，具有使用方便、耐受性强等优点，适用于胃肠功能较好的患者。

① 混合奶：是一种不平衡的高营养饮食，能量主要取自牛乳、鸡蛋和白糖。

② 匀浆饮食：是由多种自然食物经粉碎加工后，混合配制成流质状态的营养液，其成分须经肠道消化吸收后才能被人体吸收利用，且残渣量大。包括商品匀浆和自制匀浆。匀浆膳的理化特性为营养成分接近正常人的膳食结构，具有自然食物的风味；既可采用商品化的，又可自行配制，但营养素含量难以精确计算；由于受食物种类的限制，营养成分欠全面；弱碱性，渗透压为 $300\sim450\text{mOsm/（kg}\cdot H_2O）$，不易引起腹泻；营养物质颗粒较大，黏稠度高，重力滴注时易致喂养管堵塞。

③ 整蛋白为氮源的非要素制剂：包括含牛乳配方、不含乳糖配方、含膳食纤维配方。

（3）组件饮食　是仅以某种或某类营养素为主的肠内营养制剂，它可对完全制剂进行补充或强化，以弥补完全制剂在适应个体差异方面欠缺灵活性的不足；亦可采用两种或两种以上的组件制剂构成配方，以适应患者的特殊需要。包括蛋白质组件、脂肪组件、糖类组件、维生素组件和矿物质组件。

2. 肠内营养供给方法

（1）调配方法　肠内营养制剂有粉剂和液剂之分，多为粉剂型。只要先在有刻度的容器中盛一定量的温开水，加入所需量的粉剂，同时加以搅拌，即得较稳定的混悬液，再加水至所需容量即可。调配过程中应注意容器的清洁，防止污染。现配现用或当日用完，暂不输注时应置 4℃ 冰箱保存。输注过程中，营养液在室温中的留置时间一般不超过 6 小时，以防变质。

（2）营养液的进路

① 经口。指经口将特殊制备的营养物质送入患者体内，以提供机体营养的治疗方法，为最符合自然生理的基本摄食方式。要素膳中的氨基酸和短肽有特殊异味，经口饮用时可出现恶心等不良刺激，患者不易接受，可根据患者嗜好在营养液中加入调味剂。

② 管饲。

a. 经鼻胃管和鼻肠管：鼻胃管通常用于胃功能良好的肠内营养支持患者；鼻肠管适用于胃功能不良或消化道手术后，须肠胃减压的肠内营养支持者。

b. 经胃造瘘和空肠造瘘：须长期管饲治疗时，患者多不能接受喂养管对鼻咽部的刺激，故可采用外科方法做胃造瘘或空肠造瘘。近年来，经皮内镜下胃造瘘（PEG）及空肠造瘘（PEJ），因其简易、安全，能在门诊进行而被广泛接受。胃造瘘的特点是管径大，不易堵塞，喂养时快捷、简便；固定在腹壁，不易移动；感官上更能接受。但对已做胃切除和误吸危险较大者，或消化功能差、急性胰腺炎等患者，宜经空肠造瘘喂养，但因管径较小而易堵塞，喂养时应注意保持通畅。

（3）营养液的输注方式

① 分次给予法：适用于胃管尖端位于胃内及胃功能良好者，其优点是较接近一天数餐的饮食习惯和生理状态。包括分次推注及分次滴入两种方法。

a. 分次推注法：每次注入的量为200～300mL，在10～20分钟内完成，每日5～6次。

b. 分次滴注法：适用于胃承受能力略差者。每次滴注量为200～300mL，在2～3小时内完成，每次间隔2～3小时。

② 连续滴注法。适用于胃管尖端位于十二指肠或空肠内的患者。由于营养液直接进入小肠，小肠稀释渗透负荷的能力极有限，而小分子的营养液多为高渗。因此，为避免因容量和渗透作用所致的急性肠扩张、倾倒综合征样腹泻，最好应用输液泵控制滴速，最初滴速为20～50mL/h，适应后维持滴速为100mL/h，最大可达150mL/h。

（4）营养液的浓度、输注量和温度　标准营养液的能量密度为4.18kJ/mL（1kcal/mL）。应用时，宜从低浓度向高浓度过渡。若从2.09kJ/mL（0.5kcal/mL）的浓度开始，则在第2～5日向标准浓度过渡；须控制入水量时，可将能量密度增至6.27～8.36kJ/mL（1.5～2.0kcal/mL），此浓度亦须有一递增过程。必须注意，在增加浓度时，不宜同时增加容量，两者的增加可交错进行。输入量可以从部分量开始，如每日500mL，在第5～7日内过渡至全量，如此缓慢递增，可增强患者对肠内营养支持治疗的耐受力。营养液的温度一般以接近正常体温为宜，过热可灼伤胃肠道黏膜，过冷则刺激肠道，引起肠痉挛或腹泻。

3. 肠内营养并发症及防治

（1）机械并发症　主要与喂养管的放置、柔软度、所处位置和护理有关。

① 鼻咽部和食管黏膜损伤。

a. 常见原因：导管质地太硬、管径较粗或置管时用力不当；导管留置时间较长，压迫鼻咽部黏膜，产生局部溃疡。

b. 防治措施：选择质地柔软的导管；长期留置鼻胃管或鼻空肠管者，每日可用油膏涂拭，以润滑鼻腔黏膜。

② 导管阻塞。

a. 常见原因：营养液未调匀；药丸未经研碎即注入导管；添加药物与营养液不相容，形成凝结块；营养液较黏稠；管径太细。

b. 预防措施：选用管径合适的导管；应用输液泵；须用丸剂时，应彻底研碎后，溶于合适的溶剂中直接注入喂养管，而勿加入营养液中；在每次检查胃残留量后、给药前后、管饲开始和结束后，以及连续管饲过程中，每间隔 4 小时都应用 $20\sim30mL$ 温开水或生理盐水冲洗管道；当营养液内的氮源是完整蛋白质，必须给予酸性药物时，在给药前后都应冲洗管腔，以防凝结块阻塞管腔。一旦导管阻塞，可用温开水冲洗或导引金属丝疏通。

③ 喂养管移位。喂养管位置不佳或置入较浅时，随着体位改变或活动，可以滑出或移位，并出现严重的并发症，如误吸所致吸入性肺炎和腹膜炎。

a. 误吸原因：胃排空延迟；恶心、呕吐致喂养管移位；体位不佳，营养液反流；患者咳嗽和呕吐反射受损；患者精神障碍，应用镇静剂或神经肌肉阻断剂等。一旦营养液被误吸，若不及时发现和清除，可因营养液积聚在气管和肺泡内而导致吸入性肺炎。

b. 临床表现：取决于患者的反应能力和吸入营养液的质和量。吸入量较少，患者可无明显症状；若吸入量大，且营养液 pH 值较低时，可出现呛咳、有脓液样或类营养液样"痰"、呼吸急促、心率加快，甚至突发呼吸衰竭。X 线检查见肺部有炎症浸润影。

c. 防治：每次管饲前必须先确认胃管在胃肠内才可开始喂养。发现误吸立即停止管饲，吸尽胃内容物，以防进一步反流和误吸；清除误吸物；鼓励或刺激患者咳嗽，以利排出残余吸入物；应用抗生素；正压通气可能有利于病情。

d. 预防：管饲时，将患者头部抬高 $30°\sim40°$，或取半卧位。连续输注者，每间隔 4 小时回抽，并估计胃内残留量。若每间隔 1 小时，连续 2 次抽吸胃内残留量均 $>100\sim150mL$ 时，应暂停输注，必要时加用胃动力药物。原有呼吸道疾病或易致误吸的高危患者，可将喂养管引过幽门或经空肠内输注。每 4 小时检查一次导管位置，以便及时发现导管移位。

④ 腹膜炎。偶见空肠穿刺置管者，因喂养管滑入腹膜腔，营养液漏入而并发急性腹膜炎。避免腹膜炎的关键在于预防。腹壁营养管要妥善固定，每日注意观察患者腹部体征，一旦明确是喂养管滑脱，应立即停止输注并拔管，或利用此喂养管回抽漏出的营养液。

(2) 胃肠道并发症　胃肠道并发症是管饲时最多见的并发症，包括恶心、呕吐、胃排空延迟、腹胀、肠痉挛、便秘和腹泻等，其中以腹泻最为常见，占管饲患者的 $5\%\sim30\%$。

① 腹泻的原因

a. 伴用药物：如抗生素可抑制肠道正常菌群而导致某些细菌过度生长；西咪替丁和其他 H_2 受体阻滞剂可通过改变胃液的 pH 值而致细菌繁殖。

b. 肠内营养药：其中乳糖、脂肪的含量都可能影响肠道对营养液的耐受性。

c. 营养液的高渗透压：当患有营养不良或吸收不良时，高渗透压更易引起类似倾倒综合征样腹泻。

d. 营养液被污染。

e. 营养液的输注速度和温度：过快地输注高渗营养液或温度太低均可刺激肠道，出现胃肠道并发症。

f. 低蛋白血症：使血管内胶体渗透压降低，组织水肿，影响营养物质通过肠黏膜上皮细胞，同时，大量液体因渗透压差而进入肠腔，引起腹泻。

② 腹泻的防治

a. 对同时用抗生素治疗者，可给予乳酸杆菌制剂以助肠道正常菌群的恢复。须用抗酸药时，可用含铝或含钙的抗酸药替代含镁抗酸药。

b. 选用适合于个体的营养制剂，如去乳糖或低脂。调整渗透压，逐步递增营养液的浓度和剂量。

c. 避免营养液在操作过程中受污染。

d. 营养液当日配当日用。每次输注的营养液悬挂时间不得超过 8 小时。

e. 应用输液泵控制滴速，根据季节和个体耐受性调节营养液的温度。

f. 低蛋白血症者，静脉滴注人血白蛋白，使血浆白蛋白升至或接近 35g/L 后再开始管饲。

g. 应用止泻药。

③ 胃肠道其他并发症，如胃排空延迟、恶心、呕吐、腹胀和便秘亦是管饲的常见消化道症状，可能与肠功能紊乱、输注速度太快、营养制剂的类型和伴用的药物等因素有关。对于胃排空延迟和腹胀，必要时可加用促进胃动力的药物。约有 15% 的管饲患者发生便秘，与长期使用低渣营养制剂有关，改用含膳食纤维的制剂，提供足量的液体，增加活动量，能缓解这一问题。

（3）代谢性并发症　因营养的配方很难适应所有个体，危重、年老、意识障碍的患者有可能发生代谢并发症。最常见的是脱水和高血糖。高血糖多见于高代谢、糖尿病、长期接受类固醇治疗及高浓度热量营养治疗的患者。

① 引起高血糖的原因：管饲速度过快，伴内源性胰岛素生成不足或外源性胰岛素供应不足；肾功能不全。

② 防治原则：监测体重，24 小时出入水量，尿素氮及电解质水平的变化；严密观察临床症状，及时调整胰岛素用量；以持续、低浓度、低速方式输注肠内营养液；渗透性腹泻时可用止泻药，纠正水、电解质失衡；及时调整胰岛素用量。

4. 肠内营养应用的护理注意事项

(1) 在喂养之前，必须确定管端位置。胃内喂养可凭吸引胃内容物而证实；如无内容物或管端在十二指肠或空肠，则凭 X 线片证实。

(2) 胃内喂养时，床头抬高 30°～45°，喂食后保持半卧位半小时为宜。

(3) 营养液的温度一般以接近正常体温为宜，一般保持在 38～40℃。

(4) 营养液给予的一般原则是由低浓度、少量、慢速度开始，逐步增加，待患者可以耐受，未出现反应后再确定营养液的标准和注入速度。

(5) 营养液现配现用。保持调配容器的清洁、无菌。每次输注的营养液悬挂时间不得超过 8 小时。每日更换输注管及肠内营养容器。

(6) 营养液注入过程中应经常巡视患者，如出现恶心、呕吐、腹胀、腹泻等症状应及时查明原因，并适当调整营养液的速度、温度及量。

(7) 给药、注食前后及连续管饲过程中，每间隔 4 小时都应用 20～30mL 温开水或生理盐水冲洗管道。

(8) 长期鼻饲者，每天进行口腔护理 2 次。

(9) 管饲期间每日观察患者脉搏、呼吸、体温；每周测定肝、肾功能、血浆蛋白、电解质、血糖、血脂及尿糖值 1 次。观察记录每日出入量、体重、导管位置、腹部体征、排便次数、排便量及性状。

(二) 肠外营养

肠外营养（PN）是指通过静脉途径提供完全和充足的营

养素，以达到维持机体代谢所需的目的。当患者禁食，所有营养物质均经静脉途径提供时，称之为全胃肠外营养（TPN）。

1. 肠外营养制剂

（1）糖类　糖类中最易获得、最经济，且适合于静脉输注并能被人体组织代谢利用的是葡萄糖，也是肠外营养支持治疗时主要的供能物质之一。

（2）脂肪　脂肪的营养价值主要是供能，其次提供生物合成所需的碳原子和必需脂肪酸。脂肪不能直接输入静脉，必须制成微细颗粒的乳剂才能供静脉输注。目前，商品化的脂肪乳剂主要有两类：一类系由100%长链三酰甘油（LCT）组成；另一类则由50%三酰甘油（MCT）与50%长链三酰甘油经物理混合而成。

（3）氨基酸　蛋白质由20种氨基酸组成，分为必需氨基酸和非必需氨基酸。非必需氨基酸可由体内合成；必需氨基酸在体内不能自行合成，须由外界提供。氨基酸构成肠外营养中的氮源。

（4）维生素　维生素参与调节体内物质代谢，是维持机体正常代谢所必需的营养物质，按其溶解性可分为水溶性和脂溶性两大类。

（5）无机盐及微量元素　无机盐对维持机体内环境稳定及在营养代谢中有重要意义。体内微量元素虽然含量甚微，却具有重要的生理意义。正常饮食或短期肠外营养时，一般不会出现微量元素缺乏；长期肠外营养时，则应重视微量元素缺乏的问题。

2. 临床应用

（1）输注方法

① 全营养混合液方式输注：将葡萄糖、氨基酸、脂肪、电解质、维生素和微量元素等成分按一定比例、步骤在无菌条件下混合于高分子材料制成的静脉输液袋中输注，称之为全营养混合液（TNA）或"全合一"输注法。TNA降低了某些溶

液的渗透压，对静脉壁的刺激要小于单独输注高浓度葡萄糖和氨基酸，所以，TNA 溶液也增加了经周围静脉输注的机会。全营养混合液应现配现用，暂不输注时，可保存于 4℃ 冰箱内，于输注前 0.5～1 小时取出待输。输注时间一般维持在 12 小时以上，甚至 24 小时，用输液泵控制滴速。

② 单瓶输注：单瓶输注时，氨基酸与非蛋白质能量液体应合理间隔输注；输注高渗葡萄糖溶液后，应以含葡萄糖的等渗溶液过渡，以防止发生低血糖。单瓶输注的效果不及 TNA 方式输注，且易发生代谢性并发症。水溶性维生素在日光照射下可发生降解，使用时加入葡萄糖或氨基酸溶液，并应用避光罩；脂肪乳剂除脂溶性维生素和一些必须以脂肪作为溶剂的药物外，不宜加入其他药物，以免破坏脂肪乳剂的稳定性。

（2）输注途径 肠外营养的输注途径包括周围静脉和中心静脉，其选择须视病情、输注量及其组成成分而定。当短期（<1～2 周），营养支持或作为部分营养补充或中心静脉置管和护理有困难时，可经周围静脉输注；但当长期、全量补充时，以选择中心静脉途径为宜。

（3）输注中的监测 为了随时掌握病情的动态变化，一般在胃肠外营养开始后即记录 24 小时出入水量，并每日测定血清电解质、血尿素氮、血糖和尿糖，稳定后，可改为隔日 1 次或每周 1～2 次。另外，血常规、肝功能检查、血浆蛋白、血钙、血磷、血镁等如无异常，可每周测 1 次。

3. 肠外营养支持的并发症及防治

（1）与静脉穿刺置管有关的主要并发症

① 气胸：静脉穿刺时或置管后出现胸闷、胸痛、呼吸困难、同侧呼吸音减弱时，应疑为气胸的发生。胸部 X 线检查可明确诊断。临床处理应视气胸的严重程度予以观察、胸腔抽气减压或胸腔闭式引流。依靠机械通气的患者，即使损伤很小，也可能引起张力性气胸，应予以警惕。

② 血管损伤：在同一部位反复穿刺易损伤血管，表现为

出血或血肿形成等，应立即退针、局部压迫，更换穿刺部位。

③ 胸导管损伤：多发生于左侧锁骨下静脉穿刺时。若在穿刺部位见清亮的淋巴液渗出，应立即退针或拔除导管。偶可发生乳糜瘘，多数可自愈，少数须做引流或手术处理。

④ 空气栓塞：可发生于静脉穿刺置管过程中，或因导管封管塞脱落所致。大量空气进入可致死。故锁骨下静脉穿刺时，置患者于头低位；穿刺置管时，嘱患者屏气；置管过程应快捷；置管成功后及时连接输液管道。输液过程中或输液结束后，均应检查导管连接部位和封管帽是否旋紧。一旦疑为空气栓塞，立即置患者于左侧卧位。

⑤ 导管错位或移位：锁骨下或头部静脉穿刺置管时，导管可错入同侧颈内或颈外静脉。临床表现为输液不畅，或患者主诉颈部酸胀不适，X线透视可明确导管位置。由于患者体位的不断改变、活动，也可能发生导管移位，发生错位，此时应立即拔管后重新置管。导管移位所致液体渗漏可使局部肿胀，若位于颈部，可压迫气管，出现呼吸困难，甚至并发感染等，应予停止输液后拔管和局部处理。

⑥ 血栓性浅静脉炎：多发生于经外周静脉营养支持时。可出现输注部位静脉呈条索状变硬、红肿、触痛，少有发热现象。一般经局部湿敷、更换输注部位，或外涂可经皮肤吸收的具抗凝、抗感染作用的软膏后可逐步消退。

（2）感染性并发症　主要是导管性和肠源性。

① 局部感染：表现为穿刺部位红肿、压痛。预防的关键在于加强穿刺处局部护理和严格无菌技术操作。

② 导管性感染或脓毒症：常见原因为患者免疫力低下、静脉穿刺置管、局部护理和营养液配制时无菌操作技术不严等。当出现难以解释的发热、寒战、反应淡漠或烦躁不安，甚至休克时，应疑有导管性感染或脓毒症，必须立即按无菌操作要求拔管。将导管尖端剪下2段，同时采集周围血，分别做细菌和真菌培养。拔管后立即建立周围静脉通道，更换输液系统

和营养液，根据病情选用抗生素。

③ 肠源性感染：肠外营养患者可因长期禁食，胃肠道黏膜缺乏食物刺激和代谢燃料，黏膜萎缩变薄、绒毛变短，致肠黏膜结构和屏障功能受损、通透性增加，而导致肠内细菌易位和内毒素吸收，而并发全身性感染。预防措施是尽可能应用肠内营养治疗，或在 TNA 时增加经口饮食机会。

（3）代谢性并发症

① 非酮性高渗性高血糖性昏迷：常见原因为单位时间内输入过量葡萄糖，可导致内源性胰岛素相对不足或外源性胰岛素补充不够。临床主要表现为初期倦怠。当血糖升高（22.2～33.6mmol/L）时引起高渗性利尿（＞1000mL/h）、脱水、电解质紊乱、中枢神经系统功能受损，甚至昏迷。一旦发生，应停止输注葡萄糖溶液或含有大量葡萄糖的营养液；输入低渗或等渗氯化钠溶液（内加胰岛素），使血糖水平逐渐下降。但应注意避免血浆渗透压下降过快所致的急性脑水肿。

② 低血糖性休克：由于突然停输高渗葡萄糖溶液，或营养液中胰岛素含量过多所致。临床表现为心率加快、面色苍白、四肢湿冷、震颤乏力，严重者呈休克状。一经证实，静脉推注高渗葡萄糖或注射含糖溶液即可缓解。较理想的预防方法是应用全营养混合液方式输注。

③ 高脂血症或脂肪超载综合征：脂肪乳剂输入速度过快或总量过多，可发生高脂血症。当出现发热，急性消化道溃疡，血小板减少，溶血，肝、脾肿大等情况时，应疑为脂肪超载综合征，并立即停用脂肪乳剂。

④ 肝胆系统损害：主要表现为肝脏酶谱异常、肝脂肪变性和淤胆等，可能与长期肠外营养、配方不合适或胆碱缺乏有关。一般经减少总能量摄入，调整葡萄糖和脂肪乳剂的比例，更换氨基酸制剂，或停用 TNA 1～2 周后基本可恢复正常。

4. 肠外营养临床应用时的注意事项

（1）全营养混合液（TNA）最好现配现用，配制时应注意无菌技术操作。如配制后暂时不输，应放置在 4℃冰箱内保存，并在 24 小时内输完。TNA 液输注系统和输注过程应保持连续性，期间不宜中断，以防污染。

（2）输液管道每日更换 1 次。中心静脉插管只供输注营养液，抽血、给药、输血等操作，应使用周围静脉。

（3）每日总量要以混合的形式以匀速输注，使用输液泵控制滴数。输注时勤观察。进行中心静脉插管、拔管、更换输液时，防止空气进入，防止各接头脱开。

（4）保持输注管道通畅。输液结束时，可用肝素稀释液封管，以防导管内血栓形成。输注管道堵塞时，用少量生理盐水低压冲击，如阻力过大，不可强力硬冲。

（5）每日消毒静脉穿刺部位、更换敷料，观察并记录插管局部有无红、肿、痛、热等感染征象，一旦发生，应及时拔除导管。

（6）定期复查各种电解质、血糖和尿糖，肝、肾功能。随时调整各种成分的剂量和比例。

第十二章 肿瘤患者常见症状的护理

第一节 发　热

发热是恶性肿瘤患者中晚期阶段常见的症状。恶性肿瘤引起发热的原因有多种，比如癌组织生长过速，血液供应不足，引起坏死、液化和溃烂，这些坏死的癌组织被人体吸收而引起发热；在癌组织刺激下，机体发生白细胞向肿瘤组织浸润等免疫反应，白细胞释放出的致热原也可引起发热；癌灶及周围组织合并细胞感染，或者癌组织阻塞空腔器官，使之引流不畅而继发局部或全身性感染引起感染性发热；使用某些抗癌药物，有发热的不良反应；癌症患者长期营养不良、过度消耗，致使体温调节中枢失去平衡等，都会引起发热。

出现发热症状的肿瘤病种有呼吸系统的中心型肺癌，消化系统的肝癌、直肠癌，泌尿系统的肾癌、膀胱癌，造血系统的恶性淋巴瘤、多发性骨髓瘤、急性白血病等。

肿瘤发热增加了患者的体力消耗，使患者的一般情况更加差。发热时，一些抗肿瘤药物不能运用，影响治疗。因此，对高热患者进行及时、有效的降温处理，预防各种并发症的发生，对提高患者的生活治疗有很重要的意义。

【护理措施】

1. 心理护理

对肿瘤患者及其家属而言，发热导致的不适及疾病症状的加重，常会诱发他们的焦虑和不安，增加他们的心理压力。应及时给予降温处理，并向患者和家属解释肿瘤导致发热的原因，以减轻他们的焦虑和担忧。

2. 环境

保持室内空气新鲜，控制室温在 20～24℃，湿度 55%～60%，床单元整洁干燥，出汗较多时及时更换衣服、床单、被褥等，维持患者的舒适。注意休息，以减少能量消耗，有利于机体的恢复。

3. 症状护理

对于低热和中等热的患者，可通过改变环境、温度、衣着、被褥厚薄，多饮水，以降低体温，促进舒适；对高热患者，常采用乙醇擦浴和冰袋冷敷的方法降温，必要时可采用药物降温。在给予药物治疗的同时最好辅以物理降温，主要有以下两种方法：

（1）温水擦浴　擦浴全过程不超过 30 分钟，避免患者受凉，同时应注意观察患者的耐受力，以及皮肤有无发红、苍白、出血点及感觉异常等。

（2）冰敷　可置冰袋于头部、腋窝、腹股沟等大血管流经处。枕后、耳郭、阴囊、心前区、足底、腹部禁冷敷。冷敷时间最长不超过 30 分钟；如高热不退，可休息 30 分钟再使用，给予局部组织复原时间。冷敷过程中应每 10 分钟查看一次皮肤颜色，防止冻伤。注意患者保暖，停止冷敷 30 分钟后测体温。

4. 饮食护理

高热患者新陈代谢增加，机体能量消耗过多，可给予清淡易消化、高碳水化合物、高维生素饮食，适量补充蛋白质。体温下降期，由于大量出汗，应叮嘱患者多饮水以补充足够的水分。在水中可加入适量糖、盐，既可预防高渗性脱水，又可补充能量。

5. 口腔护理

高热时，由于唾液分泌减少，口腔黏膜干燥，口腔内容易滋生细菌，如不注意口腔清洁，很容易发生口腔炎、口腔溃疡，应随时保持口腔清洁，防止口唇干裂、口臭等现象。

6. 皮肤护理

在退热过程中常常大量出汗，应当及时帮助患者擦干身体，更换清洁的衣物和床上用品，保持皮肤清洁、干燥。长期卧床者应防止压疮及坠积性肺炎等并发症的发生。

7. 预防措施

进行各项治疗应严格遵守无菌操作原则；病房应尽量减少探视人数，让患者少去或不去人群较密集的地方；注意饮食卫生；注意口腔卫生；预防肛周感染；观察有无潜在感染，如口腔黏膜颜色、口腔黏膜有无白斑、咽部及扁桃体有无充血肿大、痰液的性质、肺部有无啰音、下腹部输尿管有无压痛、肾区有无叩击痛、女性患者阴道分泌物性质等，如有异常，应及时通知医师，及早采取治疗措施。

第二节 疼 痛

癌性疼痛是癌症患者常见的症状之一。癌症患者认为不舒适的主要原因是疼痛，因而往往把解除疼痛放在需求的首位。癌性疼痛对患者的心理、生理都有极大的影响，一方面疼痛会使患者活动受限、食欲下降，严重影响患者的睡眠，使已经衰弱的患者更加衰弱；另一方面，癌性疼痛患者由于长时间疼痛的折磨，加重心理上的负担，产生焦虑、抑郁，甚至有自杀的念头，使其失去对生活的希望。

控制癌性疼痛是全球性的战略目标。在我国，随着生活水平的提高，癌症晚期患者的生活质量也越来越受到社会的关注。减轻患者疼痛、解除患者的痛苦、提高患者的生存质量是我们医务人员的神圣职责。

【疼痛评估】对于入院时存在疼痛的患者，首先要进行疼痛评估并建立疼痛护理病历。疼痛护理病历内容应包括患者的一般资料、疼痛评估资料、疼痛记录表等。其中疼痛评估是控制癌性疼痛最关键的一步。通过正确、有效、客观的评估可以为治疗疼痛提供可靠依据，所以治疗前护士应对患者疼痛做详尽全面的评估。

1. 癌性疼痛的原因评估

癌痛的原因有很多，但总的来说可分为两种，一是躯体因素；二是社会-心理因素。

（1）躯体因素

① 由癌症本身引起，如肿瘤压迫、浸润和转移。

② 与癌症治疗有关，如手术切口瘢痕、患肢痛、化疗引起的静脉炎、放疗后局部损害等。

③ 与癌症相关因素，如长期衰弱少动、便秘、肌痉挛等。

④ 与癌症无关，如骨关节炎等。

（2）社会-心理因素

① 疼痛与心理因素有着密切关系，很多研究证实，心理因素对疼痛性质、程度、分辨和反应程度以及镇痛效果都会产生影响。心理因素伴随着疼痛的全过程，如恐惧、焦虑、抑郁、愤怒和孤独等。

② 社会文化因素，如患者本身的经验与记忆、精神状态、注意力、个性、年龄、性别、种族、经济文化等，都可影响疼痛。

2. 癌症疼痛程度评估的方法

目前常用的评估疼痛有以下 4 种方法，国际上多推行应用数字分级法。

（1）主诉疼痛程度分级法（VRS） 一般将疼痛分为 4 级。

① 0 级：无痛。

② Ⅰ级（轻度）：有疼痛但可忍受，能正常生活，睡眠不受干扰。

③ Ⅱ级（中度）：疼痛明显，不能忍受，要求用止痛剂，睡眠受干扰。

④ Ⅲ级（重度）：疼痛剧烈，不能忍受，睡眠受严重干扰，可伴有自主神经紊乱或被动体位。

（2）数字分级法（NRS）　用 0～10 的数字代表不同程度的疼痛，0 为无痛，10 为最剧烈疼痛，让患者自己圈出一个最能代表其疼痛程度的数字。

VRS 与 NRS 两种方法的相互关系为：0～3 为轻度；4～6 为中度；7～10 为重度。

（3）视觉模拟评分法（VAS）　画一横线（一般为 10cm），一端代表无痛，另一端代表最剧烈疼痛，让患者在线段上自我感觉最能代表其疼痛程度之处画一交叉线。

VRS 与 NRS 两种方法的相互关系为：0 为无痛；1～3 为轻度疼痛；4～6 为中度疼痛；7～10 为重度疼痛。

（4）面部表情评定法　一般用于儿童或表达不清楚、智力障碍的患者。如图 12-1 所示。

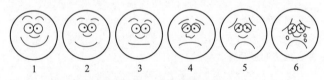

图 12-1　面部表情评定法

1—面带笑容全无疼痛，0 分；

2—极轻微疼痛，2 分；

3—疼痛稍明显，4 分；

4—疼痛显著，6 分；

5—重度疼痛，8 分；

6—最剧烈的疼痛，10 分。

3. 疼痛性质的评估

疼痛按性质分类可分为：

①钝痛：胀痛、闷痛、酸痛。

②锐痛：刺痛、切割痛、灼痛、绞痛、撕裂样痛、爆裂样痛、钻顶样痛等。

③其他：跳痛、压榨样痛、牵拉样痛等。

4. 评估疼痛发作的时间、部位，以及详细了解患者的疼痛治疗史。

(1) 时间评估　包括疼痛发作时间、持续时间等，并记录。

(2) 疼痛部位的评估　每次评估都要进行部位的评估，观察疼痛部位是否变化。疼痛部位的变化是病情变化的根据。

(3) 疼痛治疗史　包括应用镇痛药的时间，了解镇痛药的种类、药物剂型、药物剂量、给药途径、用药间隔、镇痛治疗效果，以及有无不良反应、有无采用其他物理疗法等。

5. 疼痛评估表

目前临床还没有一个完善的疼痛记录表，各医院根据自己的习惯制订评估表：一般是以一条曲线来表示，即把每次的疼痛评分在表上以"●"表示，并把多次的评分以直线连接，通过曲线的变化趋势来判断患者疼痛的变化，以利于及时调整用药方案。其优点是记录方便、通俗易懂、方法简便并能够体现疼痛动态变化。

6. 疼痛评估的原则

(1) 相信患者的主诉　由于疼痛是患者的主观感觉，评估患者的疼痛强度应以患者的主诉为依据，并如实记录，而不能依赖主观判断，或者怀疑患者报告疼痛的程度和真实性。因此，在临床上进行疼痛评估时，护士要相信患者的主诉，患者说有多痛就有多痛。对于癌性疼痛，护士应给予患者足够的关心和关注。

(2) 收集全面、详细的疼痛史　包括疼痛的发病时间、部位、程度、性质、病程、持续性和间断性、加重或减轻的因素、疼痛治疗史、疼痛对患者和家属的影响等，还应有家属提供和核实的相关情况。患者过去的疼痛体验及应对方式都会影响患者对疼痛的耐受力，通过询问患者疼痛史，有助于护士理解患者对疼痛的应对方式和行为改变，并提供促进控制疼痛的建议和方法，提高有效的疼痛应对方式。

（3）分析有关心理、文化、社会因素　绝大部分癌性疼痛患者都存在不同程度的恐惧、愤怒、抑郁、焦虑、孤独等心理障碍，而慢性复杂的癌性疼痛通常会使患者产生绝望甚至自杀的念头，这些情绪改变又会加重患者对疼痛的感知和体验，应及时发现并做出相应评估。患者个人的文化背景和社会交往会影响患者对疼痛的表达和反应，因此应详细评估并记录。

（4）动态评估疼痛　疼痛评估需要连续进行，须随时注意新疼痛的出现。因为疼痛的变化为疾病发展的信号，所以要对持续性疼痛重新不断地评估，以确定新的病因。动态评估疼痛程度，有利于监测疼痛病情变化、镇痛治疗疗效及不良反应，有利于调整镇痛药的用药剂量，以获得理想的镇痛效果。

【护士在疼痛护理中的地位和作用】

1. 护士是疼痛状态的评估者和记录者。通过护士的认真、详细、动态地评估疼痛，准确记录疼痛的性质、部位、变化，为疼痛的治疗提供依据，从而及时、更好地为患者解除疼痛，提高患者生存质量。

2. 护士是止痛措施的具体实施者。护士的观察和巡视，及时发现疼痛的前兆，及时、准确地执行医嘱，是缓解患者疼痛的重要保证。

3. 护士是疼痛患者心理护理的实施者。由于绝大多数癌性疼痛患者均有不同程度的心理障碍，所以护士对癌性疼痛患者的心理护理就显得非常重要。

【护士需要掌握的缓解疼痛的干预技术】

1. 社会心理干预疗法。近年来有学者认为，社会心理干预疗法可有效地帮助患者。采用认知或行为技术，教给患者一些有关疼痛和止痛治疗的知识，帮助患者用不同的观点来看待疼痛，开发克服疼痛的技巧，帮助他们改变对疼痛的反应。

2. 放松和意想。可转移和分散患者集中在疼痛上的精力，如教给患者运用简单的注视呼吸锻炼、逐步放松肌肉、沉思、音乐松弛法等，从而在愉快的意想中使精神和身体达到一种松弛状态，以缓解焦虑及疼痛。

3. 分散注意力和调整心境。如让患者默数、给自己唱歌、听音乐、看电视、与家人及朋友交谈等，使其注意力及心境从疼痛或伴有的恶劣情绪中转移到其他刺激上。

4. 相关教育。把有关疼痛、疼痛的评估、使用药物及其他缓解疼痛的方法告诉患者及家属，纠正患者的错误观念；还应解除患者对阿片类药物成瘾或药物耐受性的恐惧，使患者积极参与自我护理。

5. 精神安慰及社会支持。鼓励患者参加社会活动，如抗癌协会、病友支持组织、宗教信仰等，争取亲人、病友、朋友及社会的支持，用积极的心理情感阻断疼痛的恶性循环。

6. 皮肤刺激。如冷热敷、按摩、触摸等松弛技术，减轻患者因肌肉紧张、炎症及痉挛引起的疼痛。

【癌性疼痛的护理】

（一）加强疼痛护理教育，更新疼痛护理观念

1. 迅速有效地减轻癌性疼痛是护理的基本要求，也是护士基本的责任。癌性疼痛的控制往往受患者、护士、药物组合多种因素的综合影响，而护士的密切观察及及时提供适应的止痛方法是控制癌性疼痛的重要因素。因此，护士应尽力发展提高癌性疼痛的护理水平。有关专家认为，疼痛教育是改善疼痛护理质量的一个非常重要的措施。加强疼痛护理教育，提高护士对癌性疼痛的护理水平，把疼痛教育列入护士的继续教育项目，使护士不断更新知识，掌握疼痛管理的有关知识、技能；同时应加强对临床护理专家的培养，使她们在疼痛护理专业领域发挥重要作用，以提高专科护理水平。

2. 改变对疼痛护理的观念。疼痛是无益的，免于疼痛是患者的权利。患者应随时向护理人员反映疼痛情况；医务人员应主动询问患者，积极评估、治疗疼痛。护理人员必须明白，对忍受疼痛的患者给予充分治疗是必须的，决不能忽视其中的道德责任。在临床工作中，应把疼痛评估作为护理工作的重要内容之一。美国疼痛协会已建议将疼痛作为第五生命体征。这就需要护理教育计划从基础和临床上对药物的药理学和用药方式进一步加强，果断采取各种治疗手段，遵守有效控制疼痛的指导原则，设法解除患者痛苦，提高患者生存质量延长生命的新观念。

（二）用药指导和护理

1. 癌性疼痛的三阶梯用药指导

（1）第一阶梯为非阿片类药，其代表药物为阿司匹林，替代药物有吲哚美辛（消炎痛）、对乙酰氨基酚（扑热息痛）、布洛芬、双氯芬酸、萘普生等。此类药物还可依镇痛需要做第二、第三阶梯药物的辅助用药。

（2）第二阶梯药物为弱阿片类镇痛药，代表药物为可待因，替代药物有布桂嗪（强痛定）、羟考酮、曲马多、右丙氧芬等。主要适用于第一阶梯用药后仍有疼痛的患者。可待因、右丙氧芬与解热镇痛抗炎药组成的复方制剂，如氨芬待因、安度芬、丙氧胺酚等，可单独用于中度疼痛患者的止痛。

（3）第三阶梯用药为强效阿片类镇痛药，代表药物为吗啡，替代药物有氢吗啡酮、羟吗啡酮、左马喃、美沙酮、芬太尼贴剂和丁丙诺啡等。这类药物主要适用于重度疼痛和应用了第二阶梯药物后疼痛仍持续存在的患者。

（4）三阶梯用药是镇痛药临床应用中应遵循的重要原则，它符合科学合理用药的基本要求。由于强调从非阿片类用起，逐渐升级，不仅增加了用药的选择机会，还能最大限度地减少药物依赖的发生。

2. 止痛药物使用时的注意事项

（1）尽量口服　口服是最为简单、经济、科学的给药方法，对各种多发性疼痛均有效。对于不能口服的患者，可直肠用药或经皮给药。

（2）按时给药　无论给药当时是否存在疼痛，均要有规律的按时给药，而不是只在疼痛时用药，从而维持有效的血药浓度，减少不必要的痛苦。用药过程中如有突然的爆发性疼痛，应尽快告诉值班医生给予快速有效的止痛药物，而不是自己随意加大药量。

（3）按阶梯给药　按照癌性疼痛的三阶梯治疗原则，根据疼痛程度由轻到重，按顺序选择不同强度的镇痛药。也可联合使用阿片类与非阿片类药物。

（4）芬太尼贴剂的使用方法　粘贴部位注意选择平坦、无毛发、无关节活动的部位。

（5）吗啡控释片的使用方法　吗啡控释片是长效阿片类药物，可维持12小时止痛。服用时不要掰开或咬碎，以免破坏其控释结构，达不到长效的目的。

3. 患者自控镇痛（PCA）及护理

PCA是让患者自己控制镇痛药物的剂量，以达到自我控制疼痛的目的。其可以通过口服或通过具体给药剂量参数的输液泵来实现，该泵可用以静脉注射、皮下注射或硬膜外给药。

（1）护士应掌握PCA泵的使用方法，并教会患者如何使用；当疼痛发作需要给药时，如何自己控制按钮。使用期间保持管道通畅。

（2）配制好的PCA泵在使用前，应将所用药物的名称、浓度、剂量、速度标记在泵体上。

（3）使用期间护士应注意评估患者的疼痛疗效，与患者保持连续性沟通，及时了解反馈信息，以调整治疗方案。

4. 药物不良反应及护理

（1）非阿片类药物多有胃肠不良反应，一般在饭前用药；有胃溃疡或其他胃病者禁用或慎用。

（2）吗啡制剂的副作用

① 便秘：是阿片类止痛药最常见的不良反应，长期应用者发生率极高（80％～100％），且持续存在于阿片类止痛药止痛的全过程。便秘的出现往往增加患者的痛苦，使患者出现烦

躁情绪，影响患者的康复治疗。而临床上对便秘的处理往往比控制疼痛还要棘手，因此，应引起重视。

a. 知识宣教：护理时一定给患者讲解清楚，同时协助患者制订有规律的饮食、活动方案，如可根据病情多饮水，多吃粗纤维、易消化食物；适当增加活动、定时腹部按摩、养成规律排便的习惯等。

b. 积极治疗和护理：一般在开始使用阿片类止痛药时，就根据患者情况适量服用缓泻剂；对于3日以上未解大便者，应根据医嘱给予灌肠等治疗，同时做好患者的心理安慰，以稳定患者情绪，使患者积极配合治疗，尽快缓解患者痛苦，提高患者的生存质量。

② 恶心、呕吐：恶心、呕吐是疼痛用药治疗的常见并发症，发生率约为30%，一般发生于用药初期1周内。随着用药时间的延长，症状可在4~7日内得到缓解，应结合甲氧氯普胺（胃复安）等止吐药，如果恶心、呕吐症状消失则停止使用。做好恶心、呕吐的护理是护士在临床工作中不可忽视的工作。

a. 药物治疗：遵医嘱及时给予止吐药，如甲氧氯普胺（胃复安）等。镇痛治疗开始就定时给予止吐药，一般用药7~10日可根据病情停用。

b. 饮食调理：患者饮食以清淡易消化的食物为主，少量多次进食。恶心、呕吐症状明显者，可暂禁食，给予静脉营养补充。

c. 心理支持：做好患者的心理安慰，及时给患者容器，告诉患者恶心呕吐是常见的症状，一般持续一个星期就会减轻。呕吐时不要惊慌，及时清理干净，协助患者漱口，整理好床单元。

③ 尿潴留：发生率为5%，如果同时使用镇静剂时可出现，应观察患者排尿情况和膀胱充盈情况。一旦出现尿潴留，应首先采取诱导排尿，如听流水声、温水冲洗会阴、膀胱区按

摩等；无效者可以导尿。对于持续尿潴留难以缓解者，可换用止痛药。

④ 呼吸抑制：阿片类药物应用过量时可以出现呼吸抑制，应立即通知医生给予紧急处理。

（3）爆发性疼痛 爆发性疼痛是癌痛患者经常面临的问题。是指在有效镇痛药物治疗期间，患者在持续痛的基础上突然出现的短暂而剧烈的疼痛，疼痛发作频繁、持续时间短、不可预测、与原来的慢性疼痛无必然的联系。此时应立即通知医生，尽快采取快速起效、维持时间较短的药物控制。

（三）心理护理

1. 疼痛和心理关系

癌性疼痛属慢性疼痛，伴有复杂的生理和心理反应。一方面癌灶的发展、压迫、浸润、转移等伤害性刺激经伤害性感受器传入中枢；另一方面则是个体对伤害性刺激的反应，往往伴有强烈的情绪色彩。这种负性心理活动直接影响下丘脑，引起内分泌系统、自主神经系统变化，造成体液、激素、酶类的异常，同时内源性抑痛物质降低，而致痛物质及抗镇痛物质增高，使疼痛时间延长或程度加重，并影响镇痛治疗效果，加重心理情绪的负向深度，从而建立心理→疼痛→病理→心理的恶性循环机制。人们在疼痛的研究中发现，痛感与病变之间缺乏固定的相关关系，而疼痛的质和量受焦虑和忧郁等情绪变量的巨大影响，持续的焦虑和忧郁可明显增加痛感。由此可见，癌性疼痛与患者的精神状态有密切的关系，紧张、恐惧、焦虑、抑郁等不良情绪均能降低对疼痛的耐受力。要达到理想的镇痛效果，心理护理及精神支持极为重要。

2. 心理护理实施方法

（1）通过交谈，建立信任关系 在用药为患者止痛的同时，护士应以主动、热情、关心、鼓励、支持的态度，争取患者信任，听取患者对疼痛的主诉和要求，了解癌性疼痛患者的性格特征、心理反应、对疾病的态度，并针对患者的不同心态，进行劝导、同情、启发、激励、支持、消除疑虑，提供一定的心理保证等，使患者降低焦虑和抑郁、建立正确的心理防御机制、避免不良心态对痛觉产生的消极影响、提高对疼痛的耐受力；因势利导，调动患者积极的心理因素；帮助克服其消极的心理因素；对患者的疑虑要耐心解释，增强患者的安全感、稳定其情绪、解除其焦虑，帮助患者树立信心。此外，创造良好舒适的治疗环境，包括病室安静、清洁、光线充足、室温适中、空气新鲜等，减轻对患者的刺激，以协同药物作用，提高止痛效果。

（2）疼痛管理宣教　向患者及其家属进行疼痛知识宣教。使他们学会如何进行疼痛评分，了解治疗疼痛的方式和药物的副作用，所希望达到的效果，以及达到这一效果所需要的时间和可能出现的副反应，从而使患者消除担心和恐惧，增强信心，面对现实，积极配合治疗。

（3）做好家属的安慰工作，争取家属的配合　护士不仅要护理好患者，同样也要面对面地向患者家属、朋友、同事进行咨询指导，取得他们的理解和配合，使其重视疼痛现象，多抽出时间来关心、体贴、陪伴自己的亲人；并使家属掌握一些缓解疼痛的技巧，配合护士一起参与到减轻患者的痛苦的护理中来，从而也为患者创造良好的社会支持，转移患者的注意力，以减轻疼痛，提高生活质量。

第三节　恶心、呕吐

导致肿瘤患者出现恶心、呕吐的原因很多，如胃癌、食管癌、高位肠癌，病情发展到一定阶段均可引起不同程度的恶心、呕吐。中枢神经系统障碍（如转移癌引起的颅内压增高等），以及化疗、放疗、镇痛剂对神经中枢递质的影响，焦虑、恐惧对神经中枢的刺激等综合因素，均可引起恶心、呕吐。其中化疗引起的恶心、呕吐是肿瘤患者最恐惧的不良反应之一。

放疗引起的恶心、呕吐主要是由照射部位、照射剂量而决定。

恶心、呕吐会影响患者正常饮食的摄入，严重时可发生脱水、电解质紊乱、酸碱失衡、营养不足、体重下降等，剧烈呕吐会吐出胆汁甚至引起黏膜出血。

【护理措施】

1. 加强化疗期间饮食指导。应少量多餐，进食易消化、营养丰富的食物，如瘦肉、鱼类、蛋类、豆制品、水果、蔬菜等，避免过甜、油腻的食物，补充足够的水分。

2. 鼓励患者进食，时间可选在无恶心、呕吐反应的早晨，适量进食；化疗当日可提前 2～3 小时进餐，或少量多餐进食，以温和、少刺激性食物为主，或给予满足患者喜好的食物，不吃含香料、调料的食品，避免因治疗反应导致营养缺乏。餐后取半卧位。

3. 正确给予镇吐药物治疗。治疗前 0.5～1 小时和化疗后 4～6 小时，分别给予患者镇吐药，可有效减轻恶心、呕吐等不适。镇吐药的使用方法包括口服、肌内注射、静脉注射、肛门内塞药等方式。对严重恶心、呕吐者可再加入糖皮质激素，如地塞米松静脉注射。

4. 尽可能睡前给药。口服药物应分次餐后服用或临睡前服用，如司莫司汀于睡前服用。

5. 化疗导致呕吐严重者，可考虑于晚餐后给药，以免影响患者进食；呕吐剧烈者应给予输液治疗，维持水、电解质平衡；非住院患者接受治疗时，应预先告知；若呕吐超过 24 小时，须到医院诊治。

6. 做好呕吐时的护理，防止因误吸导致吸入性肺炎甚至窒息；呕吐后及时清除呕吐物，协助患者及时漱口、洗脸。

7. 注意观察呕吐物色、量、性质，遇到异常情况应及时报告医师并留取标本送检，及时做好各种记录。

8. 持续呕吐带粪臭味的呕吐物常见于肠梗阻患者，喷射性呕吐则见于颅内高压的患者，出现这些情况应及时报告医师，紧急处理。

9. 保持室内空气清新、流通。禁止在病室吸烟，以免诱发呕吐。

10. 严格记录出入量，以评估脱水情况，必要时查电解质、补液。若营养严重失调，可酌情给予静脉高营养。

第四节 疲 乏

癌性疲乏（CRF）是与癌症和癌症治疗有关的一个高发生率结果事件，是癌症患者的一种极为常见的症状，严重影响患者的生活质量。随着肿瘤发病率的升高，癌症晚期患者不断增多，而癌症晚期患者大多是经历了临床手术、放疗、化疗等治疗后，身体状况日益衰退，因此，疲乏已成为癌症晚期患者的主要症状之一。为癌症晚期患者减轻疲乏，提高其生活质量已成为当前护理工作的重点。在临床护理工作中，护理人员了解癌症晚期患者疲乏的相关因素，并实施相应的护理，是减轻癌症晚期患者疲乏、提高其生活质量的关键。

【相关因素分析】

1. 肿瘤治疗史

手术、化疗、放疗和生物治疗是癌症患者普遍接受的治疗方法，癌性疲乏的发生与其有着直接或间接的关系。肿瘤晚期患者大多是经历了临床手术以及多次放疗、化疗等治疗后，身体状况日益衰退，使其身心均受到严重损害。据报道，在接受化疗、放疗及生物治疗的患者中，有70%～95%的患者会出现乏力；而于接受姑息治疗的肿瘤晚期患者中，有85%～100%的人受其影响。

2. 严重营养不良、恶病质

食物摄入与吸收障碍、肿瘤细胞的分解代谢及肿瘤产生的生物活性物质导致肿瘤晚期患者严重营养不良，再加上肿瘤患者因修复放疗、化疗造成的损伤而需要增加能量，但又因食欲减退、恶心、呕吐、腹泻或能量转换机制改变（如线粒体损伤）导致能量摄入不足，从而加重营养不良，甚至导致恶病质，因此患者会感到非常乏力。另外，贫血是癌症晚期患者最常见的症状，血红蛋白水平低，则疲乏程度高。

3. 疼痛、强迫卧位

癌症晚期患者癌性疼痛发生率极高。疼痛严重影响患者的生理、心理、休息与睡眠，从而引起疲乏。疼痛及上腔静脉综合征、水肿等导致的端坐位，使患者采取长时间的强迫体位，使患者疲乏程度加重。

4. 压疮的发生

肿瘤晚期患者极易发生压疮。压疮的发生增加了患者的痛苦，严重降低其生活质量，增加了患者的疲乏程度。

5. 心理社会因素

癌症的诊断、癌细胞的神经毒性作用、功能性丧失、社会角色、自我形象等问题都会导致患者出现一系列的精神心理不良反应，如情绪紊乱、焦虑、沮丧、害怕、愤怒、悲伤等，这些负性情绪反应对疲乏是一种促进，同时会加重患者的精神性疲乏。另外，肿瘤晚期患者大多有绝望的负性心理，对护理工作及家属给予的各种关心采取不配合态度，例如拒绝进食、翻身等，也与疲乏的发生有关。生、老、病、死是人生的自然发展规律，为了尽力使患者在死前处于舒适、宁静和安详的状态，护理人员必须学会在患者临终前从身、心两个方面照顾患者，引导患者正确对待死亡。

【护理措施】

1. 心理护理干预

首先，要和患者建立良好的护患关系。护理人员要视患者如亲人，主动、热情地关心患者，抽一定的时间陪伴患者，通过对患者的宣教，帮助患者分析和讲解疲倦的原因，让患者理解长期负性情绪刺激和抑郁可增加疲倦感，鼓励其积极治疗，树立战胜疾病的信心，主动预防和治疗疲倦；对于疼痛的患者，要向患者解释与疼痛有关的生物心理学原理，帮助他们正确对待疼痛，并传授一些止痛的方法，比如，让患者运用腹式呼吸、逐步放松肌肉、沉思、听音乐等方法，使其精神和身体处于松弛状态，从而缓解焦虑及疼痛。其次，医护人员要多与患者谈论疾病以外的话题，并充分调动家属的积极性，让家属参与到患者的疲乏护理中来，共同努力减轻患者的疲乏，提高患者的生活质量。

2. 做好疼痛护理及营养补充

肿瘤晚期患者的疼痛多属于慢性疼痛，长期疼痛的折磨，使患者身心受到严重伤害，且严重降低了患者的生活质量。通过护士的观察及时发现、及时为患者止痛，疼痛的缓解可促进患者的休息和睡眠，有效减轻疲乏；晚期肿瘤患者的营养不良可使机体抵抗力降低，因此，改善患者全身营养，增强患者的免疫力，从而可增强患者的抗疲乏能力。

3. 保证良好的休息与睡眠

保证患者良好的休息和睡眠是减轻疲乏的前提。在护理中，护理人员应能够重视患者的睡眠，及时评估患者的睡眠状况，找出存在的问题，有的放矢地制订护理计划。首先为患者提供一个良好的睡眠环境，病情危重和病情较轻的患者适当调开，尽量不住在一个房间，以免影响睡眠；当患者难以入睡时，可根据患者的爱好播放轻音乐、听听广播，使患者心情趋于平静，以促进睡眠；同时采取护理干预措施以调整生物节律，如在病情许可情况下，增加白天活动次数，加强睡前的晚间护理如临睡前用热水泡脚、喝牛奶等。以改善睡眠质量，促进良好的睡眠，使患者得到充分休息，有效减轻疲乏感。

4. 加强基础护理

护士要重视患者的基础护理，保持床单元的整洁、无皱折，认真做好晨晚间护理，为患者提供一个安全、舒适、安静、整洁的治疗环境；同时要做到"四轻"，即走路轻、说话轻、操作轻、开关门轻；对于卧床患者要及时翻身，对有压疮危险因素者，要及时给予防范，如及早使用压疮垫、使用翻身所用的护理垫，保护受压部位有效顿防压疮的发生；同时护士要保证患者的身心舒适，以减轻患者的疲乏感。

第五节　呼吸困难

肿瘤患者的呼吸困难可能是因疾病本身原因、肿瘤的治疗、并发症引发的心肺功能障碍等所造成。呼吸困难是造成患者痛苦的严重症状之一。导致肿瘤患者呼吸困难的原因相当复杂。

① 肿瘤本身所引起：因肿瘤本身而引起呼吸困难的情况有胸腔积液、心包积液、大量腹腔积液；肿瘤压迫气管、支气管；上腔静脉阻塞；肺部转移、肺扩张不全等。

② 因为治疗所引起：肿瘤的治疗方式中，包括外科手术（肺实质的切除）、放疗（放射性肺炎、肺纤维化）、化疗（肺纤维化、心脏毒性、骨髓移植等）所引起的并发症均可导致呼吸困难。

③ 体力衰竭所引起：如慢性疾病所引起的贫血、肺炎等。

④ 其他情况：如肥胖、胸壁畸形、神经系统的障碍、心理因素等。

【护理措施】

1. 减轻呼吸困难，维持呼吸道通畅

一般来说因肿瘤引起的呼吸困难，首先应考虑采取针对原发性肿瘤的特定治疗方法，如化疗、放疗或类固醇皮质激素治疗等，必要时应立即进行气管切开或气管插管术以维持气管通畅。护士应针对相应治疗完善各种护理措施。

（1）放疗的护理　放疗对于减轻因恶性肿瘤造成的呼吸困难具有重要的作用。若呼吸困难是因气管内肿瘤引起，可由此疗法得到快速缓解。不论肿瘤细胞形态如何，放疗均可使用在适合且需要的肿瘤患者身上。小细胞肺癌或淋巴瘤造成的气管阻塞对放疗有非常好的反应，其他肿瘤也可因放疗得到不同程度的缓解。护理上应做好患者接受放疗（如体内照射疗法、体外照射疗法）的各种准备，促进放疗的安全防护（包括"患者-护士-家属"安全防护；把握"时间-距离-屏障"的防护原则），在放疗中（前、中、后等过程）应给予患者心理上的支持和健康教育，协助医师处理放疗导致的各种毒副反应。特别应加强患者放疗野皮肤的护理和观察，局部皮肤不能涂任何化妆品、油膏、乳液或药物等，以免因其中含有的重金属（如锌）而增加放射线的吸收剂量。注意防治放射性皮炎、胃肠道反应、口腔并发症、局部感染等。保证患者顺利接受放疗，保证口腔黏膜及照射野皮肤完整，维持正常的营养等。

（2）抗肿瘤化疗的护理　化疗与放疗、手术、中药的综合应用，可有效防止肿瘤的复发和转移，提高治愈率。对广泛转移的晚期肿瘤，化疗可控制肿瘤的发展，减轻患者的痛苦，提高患者的生活质量。抗肿瘤药物具有较强的毒性，可杀伤人体分裂迅速的细胞，包括正常细胞和恶性肿瘤细胞。因此，须了解抗肿瘤药物的作用原理、毒性反应和患者的整体治疗方案，按时、按量、按途径准确给药。护士应密切观察抗肿瘤药物引起肺纤维化的毒副反应，观察患者的呼吸，尤其是接受放疗后再行化疗的患者，必要时给予吸氧，以减轻肺毒性。

（3）气管切开/气管插管的护理　由于肿瘤压迫呼吸道（如颈部淋巴瘤）使气管受压或陷塌，导致患者出现严重呼吸困难，通过放疗、化疗来减低肿瘤的负荷已来不及挽救其生命时，应立即进行气管切开/气管插管术，以保持呼吸道通畅，维持有效的呼吸，并按气管切开/气管插管术后的护理常规进行护理。

（4）维持患者舒适的卧位　对呼吸困难的患者，根据病情可借助枕头等辅助用品让其采取半坐位、身体前倾的坐位、端坐位，或某些特殊的体位，如自发性气胸者应取健侧卧位，大量胸腔积液者取患侧卧位等。

（5）其他　保证休息，穿着适当（避免紧身衣服使胸部有压迫感）。稳定患者情绪，指导其采取放松技巧，如吸气动作应缓慢、噘嘴呼吸等。

2. 氧疗的观察和护理

氧气疗法被常规地用于治疗呼吸困难的患者。正确的氧疗可缓解缺氧引起的全身各脏器系统生理学改变，缓解缺氧导致的症状和体征，提高患者的活动耐力和对治疗的信心。鼻导管氧气吸入疗法是最常用的方法，一般流量为 2～4L/min。严重呼吸困难患者可采用面罩吸氧、机械辅助通气。

（1）轻度呼吸困难伴轻度发绀者，$PaO_2 > 50～70mmHg$（6.67～9.3kPa），$PaCO_2 > 50mmHg$（6.67kPa），可给予低流量鼻导管吸氧。

（2）中度呼吸困难伴明显发绀者，PaO_2 为 35～50mmHg（4.67～6.67kPa），$PaCO_2 > 70mmHg$（9.3kPa），可给予低流量吸氧，必要时也可加大氧流量，氧浓度为 25%～40%。

（3）重度呼吸困难伴明显发绀者，$PaO_2 < 30mmHg$（3.9kPa），$PaCO_2 > 80mmHg$（11kPa），可给予持续低流量吸氧，氧浓度为 25%～40%，并间断加压给氧或人工呼吸给氧；对重度呼吸困难不伴二氧化碳潴留者，可加大氧流量至 4～6L/min。

（4）加强心理护理、口腔护理（特别是接受面罩吸氧者，更应加强口腔、鼻腔的护理，防止出现局部干燥）；观察患者缺氧症状的改善情况，完善有关记录。

3. 药物治疗的观察和护理

用药期间应密切监测患者的呼吸情况、伴随症状和体征，以判断疗效。注意药物不良反应，掌握药物配伍禁忌。

（1）支气管扩张剂　常用的支气管扩张剂分为 3 种。

① β_2 肾上腺素受体激动剂（β_2 受体激动剂）：β 受体存在于心血管、肺及肌肉等组织器官内，可分为 β_1、β_2 两种。作用于 β_2 受体的兴奋药，则舒张支气管，增加呼吸道上皮细胞

纤毛清除作用，并能使血中嗜酸性粒细胞减少等。肾上腺素和异丙肾上腺素等，对 β_1 及 β_2 受体均有兴奋作用，因此在舒张支气管的同时，常引起心跳加快、心肌氧耗增加、心律不齐等不良反应。

② 茶碱类：氨茶碱与 β_2 受体激动剂作用相似，可以松弛气管平滑肌，并有兴奋心脏和中枢神经系统的作用，使呼吸道分泌物易排出，还能缓解呼吸肌疲劳。常用的有普通氨茶碱片、长效茶碱等。它的止喘作用也较好，血药浓度在 $5\sim20\mu g/mL$ 时起作用。由于该药个体代谢差异大，如果能进行药物浓度测定，据此来调整用药，使血药浓度保持在最佳有效浓度范围，则效果更佳。茶碱有时可以引起恶心、腹部不适、食欲受影响，故在餐后服用为宜。

③ 抗胆碱类药物：异丙托溴铵对气管平滑肌有较强的松弛作用，但起效较慢，用药后 30~60 分钟后达高峰，作用于大、中呼吸道平滑肌为主，可与 β_2 受体激动剂一起用。一般用气雾剂或雾化溶液吸入。

（2）止痛剂　疼痛与呼吸困难有相加作用，成功地控制疼痛可减轻患者呼吸困难的感觉，如患者的呼吸困难有时是因为肿瘤、肋膜炎、手术等导致疼痛限制了横膈膜的运动而造成的，在这种情况下，使用适当的止痛药物有效地控制疼痛，可改善呼吸形态，提高换气及血液中含氧量，减轻患者呼吸不适感。

（3）抗生素　肿瘤患者常可能并发细菌感染，临床表现多为疼痛，造成呼吸道的肿胀而导致呼吸困难，此时使用抗生素有效控制感染可明显减轻呼吸困难。

4. 严密观察病情变化，完善各种记录

（1）密切观察患者的呼吸频率、节律、形态的改变及伴随症状的严重程度等。

（2）按医嘱及时抽血检查血气分析结果，以判断呼吸困难的程度。

（3）正确记录出入水量。

（4）及时完善各种护理记录。

5. 指导患者健康的生活方式

（1）禁烟酒，以减轻对呼吸道黏膜的刺激。

（2）进食易消化、不易发酵产气的食物，避免便秘、腹部胀气。

（3）根据自我呼吸情况随时调整运动形态及次数。

（4）避免接触可能的过敏原，减少导致呼吸困难的诱因。

（5）保持口腔、鼻腔清洁，预防感染。

6. 提高患者的自我管理能力

（1）指导患者掌握常用缓解呼吸困难药物的正确使用方法，尤其是呼吸道喷雾剂的使用，并让患者给予回复示教，以确定其能够正确使用。

（2）指导患者和其家属进行适度的胸部物理治疗，如呼吸功能锻炼、有效咳嗽、背部叩击等。

（3）教患者学会观察呼吸困难的各种表现，不适时应及时报告医务人员。

（4）向患者解释氧疗及人工呼吸道的重要性，使之能够理解和配合。

（5）使患者保持心态平和，正确面对疾病。

第六节 便　　秘

便秘是由多种病因引起的常见病症，患者常有粪便干结、排便困难或不尽感，在不用通便药时，排便次数显著减少。便秘是癌症患者常见的症状之一。

【护理措施】

1. 如病情许可，指导患者多下床活动，做力所能及的自理活动，并定时如厕，对预防便秘具有一定作用。

2. 进食富含纤维素的膳食，多吃新鲜水果（果汁）、蔬菜、粗粮等，多饮水，每日饮水 2000～3000mL。

3. 观察患者的排便情况，3 日无大便者，应及时给予对症处理，如服用缓泻剂，必要时予以油类保留灌肠，以软化粪便；或戴手套将嵌塞的大便抠出。

4. 指导患者或其家属协助进行规律的腹部按摩，即每日起床前用双手按结肠行走的方向顺时针按摩腹部 100 圈，再逆时针按摩 100 圈，这样有利于促进肠道的蠕动、排便。

第七节　腹　　泻

肿瘤患者腹泻可导致衰弱，厌食，营养不良，体重减轻，水、电解质紊乱，免疫功能低下等。腹泻也会改变药物的作用、降低血浆蛋白的浓度、减少肾脏的血流灌注、影响机体的酸碱平衡，导致低血钾、酸中毒等。某些化疗药物也可以引起患者腹泻，重者发生血性腹泻。适宜的护理措施和早期治疗，既可减轻患者因腹泻导致的痛苦，又可避免严重并发症的发生。

【护理措施】

1. 评估高危患者，认真观察记录其每日大便次数与性质，如有异常，立即报告医师处置，必要时留标本送检。特别是使用可能诱发腹泻的化疗药物治疗者，应密切观察大便情况，做好健康教育，出现不适时应立即报告医务人员。

2. 化疗期间如出现腹泻，应及时报告医师考虑是否停用化疗药物，及时给予止泻治疗。同时注意监测血液生化结果，及时纠正水、电解质紊乱。对疑有合并感染的患者应进行大便常规、大便培养等检查，及时治疗肠道感染。

3. 止泻药常用洛哌丁胺，口服，首剂 4mg，然后每次排便后服 2mg，最高剂量每日 16mg；复方地芬诺酯片，口服，每次 1～2 片，每 4 小时 1 次，最高剂量每日 8 片；复方樟脑酊，口服，每次 5mL，每日 3～4 次。除非排除感染，否则使用止泻药不应超过 24 小时。

4. 腹泻时间长或大便培养发现致病菌者，应酌情应用抗生素治疗。

5. 进少渣、低纤维素饮食，避免食用易产气的食物如碳酸饮料、糖类、豆类等，及时补充水分，有助于预防及治疗腹泻。

6. 密切观察血压、脉搏的变化，准确记录出入量，及时发现水、电解质失衡情况，及时静脉补充液体、电解质等，维持水、电解质平衡。

7. 做好肛门周围皮肤的清洁护理，保持会阴清洁，便后用温水洗净，轻轻拭干，必要时涂氧化锌软膏，也可用温水坐浴（骨盆癌患者禁用）。密切观察患者病情变化，及时发现肠出血、肠穿孔的早期症状。

8. 做好对患者的心理护理。

第八节　恶性积液

一、恶性胸腔积液

恶性胸腔积液是指由肺癌或其他部位的恶性肿瘤累及胸膜，或胸膜原发性肿瘤所致的胸腔积液，是晚期恶性肿瘤的常见并发症。

胸腔积液的形成与下列因素有关：

① 毛细血管通透性增加。

② 静脉流体静压增高。

③ 淋巴液流体静压增高。

④ 胶体膨胀压降低。

⑤ 胸腔内负压增加。

胸腔积液的形成是多种因素综合作用的结果，但癌性胸腔积液最常见的原因是由于毛细血管内皮细胞炎症引起的毛细血管通透性增加，以及纵隔转移瘤或放疗所致纤维化引起的纵隔淋巴液流体静压增加。

【护理措施】

1. 评估高危患者，密切观察病情变化，随时评估病情进展，早期发现和处理恶性胸腔积液。

2. 采取适当体位，帮助患者取坐位或半坐卧位，有利于缓解患者呼吸困难的症状。

3. 加强对患者的心理护理，减轻其由于液体蓄积而导致的病情恶化、形象受损，以及进一步治疗所带来的压力与恐惧。

4. 及时测量生命体征，评估患者呼吸困难的程度，按医嘱进行氧疗，并观察氧疗的效果。

5. 及时处理因积水导致的疼痛，有助于缓解呼吸困难。

6. 做好进一步治疗如热疗、胸腔穿刺放液的宣教，准备，配合，观察，记录。

7. 记录出入水量，在胸腔穿刺放液后应评估液体蓄积的速度，监测水、电解质、蛋白质，提供低盐饮食。

二、恶性腹腔积液

恶性腹腔积液常是肿瘤的晚期表现，一旦发生，患者的中位生存期大约仅为数周至数月，一年生存率低于 10%。常见于卵巢癌、结肠癌、直肠癌、胃癌、肝癌、输卵管癌、淋巴瘤等。全身热疗对促进腹腔积液消退有较好疗效。肿瘤患者产生腹腔积液的原因有：

① 癌细胞转移到腹膜上，它会使腹膜和横膈的淋巴系统受到阻塞，进而影响腹腔内液体的引流，常以妇科肿瘤为主。

② 患者的肝脏发生弥漫性的癌细胞转移和静脉发生阻塞。

③ 肿瘤自行分泌一些体液介质，使微血管对蛋白质和液体的通透性增加，而使这些物质渗漏到腹腔中。

④ 腹腔内液体产生过多所致。

⑤ 低蛋白血症和血液的蛋白质过低等。

【护理措施】

1. 休息。根据病情指导患者休息，必要时绝对卧床休息。适当活动（以活动后不感觉累为准），可增加机体代谢、增加肠蠕动、促进消化与吸收，提供舒适的休养环境。

2. 饮食指导。给予易消化，富含维生素和蛋白质，低脂肪，低盐的饮食。根据腹腔积液情况给低盐或限盐饮食（低盐饮食为每日摄入食盐量 3～5g，限盐饮食为每日摄入食盐量在 2g 以下）。禁食刺激性食物及饮酒，防止诱发消化道出血。

3. 密切观察病情变化。监测生命体征变化，随时注意呕吐物和粪便的颜色、性质、量，注意观察有无出血倾向及肝性脑病的前兆。如出现嗜睡、烦躁、幻觉、谵语、定向力与计算力障碍等，应及时通知医师。

4. 准确记录出入水量。在应用利尿药时，注意水、电解质平衡，并观察药物疗效及不良反应。按时测量体重及腹围，并记录。

5. 加强基础护理。做好皮肤护理，协助做好口腔护理，防止水肿部位的长期受压，预防压疮发生。阴囊水肿者用"丁"字带托起，并保持会阴部的清洁与干燥。

6. 加强对患者的心理疏导。关心体贴，鼓励患者正确面对疾病，安心治疗。

7. 腹腔穿刺放腹水后，应注意观察患者放腹水后的情况，如低血容量性休克、针孔漏液情况及感染。根据患者情况更换敷料，必要时用腹带加压包扎。

8. 其他，如进行腹腔化疗者，应密切观察患者有无腹痛，注意体位变化，促进药物均匀分布于腹腔；对留置腹腔引流管者，应注意妥善固定，防止管道脱出或感染；并发消化道大出血者，按消化道出血护理。

三、恶性心包膜积液

心脏是两层心包膜所包裹的器官，外层心包膜又称壁层心包膜，内层心包膜又称脏层心包膜，这两层心包膜所形成的腔室在正常情况下含有 50mL 左右的液体，主要是为减少组织摩擦。恶性心包膜积液所产生的地方即在此腔室中。大多数恶性心包膜积液的成因与心脏的淋巴系统和（或）静脉血流的阻塞密切相关。心包膜积液的形成可因肿瘤细胞经由淋巴系统和血液系统的扩散，或直接受到邻近的原发恶性肿瘤的侵犯所致。

【护理措施】

1. 评估高危患者，密切观察病情变化，特别是恶性肿瘤患者（如肺癌、乳腺癌并发胸腔转移者）并发难以解释的心脏病症状和体征者。若病程中突然出现不良呼吸、循环征象、心音低钝等，应高度怀疑是否并发心包膜填塞，应积极采取措施早期确诊、紧急处理。

2. 对症支持治疗。绝对卧床休息，取舒适的卧位；胸痛者，应及时给予镇痛治疗。

3. 评估患者呼吸困难的程度，按医嘱进行氧疗，并观察氧疗的效果。

4. 按医嘱使用糖皮质激素与利尿剂，合理使用抗生素控制感染，补充适量的蛋白质与维生素，注意解除心脏压迫症状。

5. 加强对患者的心理疏导，解除其恐惧与焦虑感，使其积极配合各种后续治疗和护理。

6. 做好外科手术或心包膜穿刺放液、引流的紧急准备，正确留取标本（穿刺液）进行细胞分类、蛋白质定量、查找癌细胞等检查，以协助确诊和进一步治疗。

7. 做好放疗、化疗的准备和护理。

四、恶性脑水肿

几乎任何癌细胞都可以转移至脑部，但以肺癌患者发生脑转移的概率最大。所有肿瘤患者发生脑转移的概率为 25%～35%，其中肺癌占 40%～50%。恶性脑水肿主要是由颅内的容积增加所致，而其增加的原因是脑部的液体增加。恶性脑水肿属于血管性脑水肿的一种，因血管内膜细胞的通透性增加所致。虽然造成肿瘤患者脑水肿的原因可以源于放疗、化疗，但大多数的原因是颅内原发的肿瘤或癌细胞转移至脑部。

【护理措施】

1. 评估高危患者，密切观察患者病情变化。注意有无脑水肿、颅高压的先兆表现，早期发现，及时处理，防止出现脑疝而危及患者生命。

2. 药物治疗的护理。按医嘱使用高渗性脱水药物（如甘露醇）；类固醇糖皮质激素可抑制肿瘤细胞产生"通透因子"而达到减少脑水肿液体的形成（约减少30%），进而减轻脑水肿。注意观察药物不良反应，如是否并发类固醇戒断症候群、急性消化性溃疡、骨质疏松、高血糖等。

3. 放疗的护理。积极做好紧急放疗的准备。放疗是脑转移最有效的治疗方法，它不仅能够减轻脑水肿，还可以减少肿瘤本身的容积。由于考虑到微转移的因素，因此其照射范围大都涵盖整个脑组织。

4. 手术治疗的护理。手术减压仅用于上述治疗失败的患者。按神经外科护理常规进行护理。

5. 维护患者安全。当患者可能出现痉挛、运动功能失调等，应专人陪护，提供适当的防护措施（如双侧床栏、适当使用约束带），保证患者安全。

6. 预防护理并发症。加强皮肤、口腔护理，防止出现护理并发症。

五、淋巴水肿

上肢的淋巴水肿以往常见于接受根治性乳房切除术的乳腺癌患者，尤其是腋下淋巴结同时被摘除并接受放疗以控制癌细胞转移的患者，发生率为38%～41%。随着乳癌治疗观念与方式的改变以及手术技术的进展，乳腺癌患者在手术后并发上肢淋巴水肿的比率明显降低（发生率为 5％～10％）。

下肢的淋巴水肿较常见于接受骨盆腔手术的患者。若患者在手术后并接受放疗，则发生下肢淋巴水肿的概率高达 69％。随着手术方式的改进，仍有约 20％的患者发生轻度至中度的下肢淋巴水肿。下肢淋巴水肿的另一特点是，随着治疗时间的延长，患者产生此问题的机会也会增加，患者在手术后 5 年发生的概率高达 80％。

机械性损伤和放疗是阻碍淋巴系统将组织液引流回血液循环的两大重要因素，而手术则是造成淋巴系统机械性损伤最主要的原因。一旦将淋巴结摘除或切除淋巴液引流的管道时，由淋巴负责再吸收回到血液循环的蛋白质和组织液量就随之减少，血管系统为此而产生代偿作用，使得这些液体逆流回到血液循环中；随着组织液中血浆蛋白质的继续堆积，组织的肿胀压力上升，造成淋巴管内压力增加和淋巴管扩张，促使淋巴系统周围的组织因受压而产生水肿。此恶性循环继续发展的结果是淋巴水肿。

【护理措施】

淋巴水肿治疗和护理的目的是减轻患者水肿程度、预防感染的发生、促进患者的舒适。常见的治疗方式有保守性治疗（患肢抬高、按摩、运动、压力衣等）、药物治疗、手术。护理措施着重于以下方面：

1. 加强术前教育。对高危患者教育的内容应该包括：手术后预防水肿发生的方法，可能加重水肿的因素，淋巴水肿的症状、治疗原则。

2. 淋巴水肿发生后的护理措施和方法

（1）避免穿着紧身衣裤或佩戴首饰；按医嘱穿弹性袖套、弹性袜，有条件者可使用间歇性空气压缩泵。

（2）患肢避免提重物；局部进行按摩，按摩的方向是由患肢的远端向近心端的方向进行，促使近端的淋巴液排空，以利于远端的淋巴液进入近端的淋巴系统。

（3）避免在患肢测量血压、抽血、输液、插管（如进行经外周中心静脉插管，即 PICC 置管术）等。

（4）避免患肢受伤，如烫伤、摔伤、割伤等，如受伤，应尽快到医院处置。

（5）注意保护局部皮肤，防止皮肤干燥、晒伤。

（6）保持患肢适度的支持。长期静态工作时，将患肢适度抬高，以增加淋巴液回流。

（7）卧床休息时，应抬高患肢，避免受压。

3. 加强心理护理，鼓励患者正确面对疾病。

第九节　高钙血症

高钙血症是肿瘤中最常见并危及生命的代谢急症，据国外报道，有 15%～20% 的肿瘤患者会发生高钙血症。发生率与病种有关，在骨髓瘤与乳腺癌中发生率最高（约有 40%），其次是小细胞肺癌，也见于结肠癌、前列腺癌、头颈部鳞癌、肾细胞癌、淋巴瘤等患者。高钙血症影响多器官功能，并引起许多病理、生理改变，对患者生命的威胁甚至要比肿瘤本身更大，故应早期诊断、紧急治疗。

【护理措施】

1. 正确评估高危患者，密切观察患者病情变化，如食欲减退、恶心、呕吐、便秘等症状；及时监测脉搏、血压、肌肉强度及心智状态。特别是使用细胞毒性化疗药物治疗失败和（或）骨转移的患者，应密切观察有无高钙血症的先兆表现。

2. 及时监测血清钙离子、磷离子、白蛋白的浓度。

3. 一旦确诊为高钙血症，立即协助医师紧急处置。

（1）停用具有潜在性增加钙离子吸收的药物，如维生素 A、维生素 D、钙片、利尿剂等。给予低钙饮食，限制牛奶及奶制品，以免导致或恶化高钙血症。

（2）根据病情适度增加患者活动（评估和预防病理性骨

折），是防止因长期卧床导致骨骼吸收障碍最有效的方法。

（3）水化和利尿。根据病情采取口服、静脉途径补充大量的水分（生理盐水），促进钙离子由尿液排出。一般输液的速度维持在 250～300mL/h，一直到血清钙浓度矫正到 48.0mmol/L 以下。

（4）注意监测血清电解质变化，防止低血钾等。心、肾功能不全者，最好能够监测中心静脉压。

（5）正确记录出入水量，保证每日尿量不少于 3000mL。

（6）按医嘱使用降血钙激素、糖皮质激素等药物。

4. 积极治疗原发病（肿瘤），防治各种并发症（心、肾功能不全，电解质紊乱）。

5. 维护患者安全，防止出现护理并发症（摔倒、坠床、窒息、压疮）。

第十节 脱 发

化疗脱发是因毛囊上皮生长迅速，对抗肿瘤药物敏感所致。可导致脱发的抗肿瘤药物有多柔比星、表柔比星、环磷酰胺、甲氨蝶呤、紫杉醇类等。化疗导致的脱发，往往发生在用药后 1～2 周，2 个月内最为显著，虽然不危及生命，但大多数患者可出现心理障碍，应在用药前向患者说明脱发只是暂时现象，停药后头发会重新生长。

【护理措施】

1. 熟悉患者化疗方案，加强对患者的健康教育。治疗前应告知患者可能出现的不良反应，让其理解脱发只是暂时现象，停药后头发会重新生长，并告知患者一些应对措施。

2. 指导患者在化疗期间应使用温和的洗发液、软的梳子，如果必须用电吹风，用低温档，不要用发卷做头发，不要染发或定型，最好剪短发。

3. 使用防晒油，戴帽子、头巾或假发来保护头发避免直接受到太阳照射。

4. 告知患者在毛发大量脱落前选购假发，这样可以按照自己原来头发的颜色、发质和样式进行挑选。

5. 指导患者戴假发、头巾或帽子，以减轻脱发带来的苦恼。指导患者在头发刚开始掉落时应少梳头，梳时不可用力。

6. 采用下列方法可预防或减轻脱发。

① 使用头皮阻血器：在注射抗肿瘤药物时，于近心部头围上戴上阻血器，充气后可使供应头皮的浅层血管暂时被阻塞，以减少化疗药物与毛囊的直接接触，一般持续 5 分钟，可预防脱发。

② 使用冰帽降低头皮温度：注射抗肿瘤药物前 10 分钟到药物注射完后 30 分钟，头戴冰帽可减少头皮对化疗药物的吸收，预防或减少脱发。

第十一节 压 疮

肿瘤晚期患者由于存在不同程度低蛋白血症，消耗性或混合性营养不良，加上皮肤水肿、癌性疼痛等各种综合因素的作用，及时使用防压疮气垫床、更换体位及加强基础护理，可有效预防压疮。但对于因病情所致被迫卧位、进行性消瘦及拒绝翻身的患者，则不可避免地会发生压疮。其发生进一步增加了患者的痛苦，降低了患者的生存质量。因此，肿瘤晚期患者压疮的护理已成为目前临床护理工作的一项重要内容，也是护理工作的难点之一。

【压疮常发生的部位】

1. 当患者采取不同的姿势时，其骨突与床褥间相互挤压形成压迫点，这些易受压迫的地方往往是身体上骨最突出的部位。不同姿势的人压迫的部位及所承受的压力也不相同。长期卧床时最容易发生压疮的部位是下半身的骨突处，好发部位依次是骶尾部、坐骨结节、股骨大转子、内外踝部、足跟部、枕部、耳部。

2. 皮肤有皱褶部位，如双臀之间。

3. 有石膏固定或有压迫的地方。

4. 穿戴或约束不恰当而形成的压迫点。

5. 各种硬质物品在患者身上所形成的压迫点。

【压疮的临床分期】

Ⅰ期：淤血红润期（红斑期）。为压疮的初期，皮肤完整无破损，局部有持续不褪的红斑印，且以指压红斑印，红斑不会消退。

Ⅱ期：炎性浸润期（水疱期）。皮肤有水疱或红疹已经伤到真皮层，即表皮完全破损，真皮层部分破损，疼痛。

Ⅲ期：浅度溃疡期。皮肤全层受累，累及皮下组织或脂肪。即表皮层、真皮层及皮下组织均破损，延伸到筋膜层，疼痛加重。

Ⅳ期：坏死溃疡期。为压疮严重期，坏死组织深达肌肉层，甚至深及骨骼，可形成瘘管，坏死组织边缘呈黑色，有臭味。

【引起压疮的原因】

1. 外源性因素

目前公认引起压疮主要有4种因素，即压力、剪切力、摩擦力和潮湿：

① 压力：受力面上所承受的垂直压力，为最重要的致病因素。受压软组织是否会发生压疮，与压力的大小和持续受压的时间有关。压力经皮肤由浅入深扩散呈圆锥递减分布，最大压力出现在骨骼，四周压力逐渐下降。研究证明，压力虽小，但长时间的压迫仍然可以产生压疮。

② 剪切力：引起压疮的第2位因素。是由摩擦力与压力相加而成。剪切力作用于深层，比垂直方向上的压力更具危害性。如仰卧位时，抬高床头或斜坐时身体下滑，骶尾部皮肤被绷紧，骶部及坐骨结节产生较大的切力，血管扭曲受压而产生

血液循环障碍。

③ 摩擦力：摩擦力是机械力作用于上皮组织，易损害皮肤的角质层，如床铺皱褶不平、渣屑，或搬动时拖、拽、扯拉患者，均产生较大的摩擦力。

④ 潮湿：潮湿的皮肤有利于微生物的滋生。潮湿易使皮肤浸润、变软，皮肤角质层的保护能力下降，易为剪切力、摩擦力等压力所伤。造成潮湿的情况有流汗、伤口引流液外渗、大小便失禁及局部透气不良等。

2. 内源性因素

① 营养不良：皮肤的基本物质是蛋白质，蛋白质为组织修复所必需。蛋白质不足易引起组织水肿，阻碍细胞养分与废物的交换，延迟伤口的愈合，是易发压疮发生的因素。

② 运动功能减退和感觉功能障碍：患者的活动减少、感觉功能改变以及输入大量液体导致体温低下，增加了受压部位形成压疮的机会。

③ 全身代谢紊乱：如长期发热、恶病质、糖尿病、呼吸循环不稳定等对皮肤本身的新陈代谢有影响，皮肤的血供、营养障碍会引起糖、蛋白质、脂质、电解质等代谢的紊乱，使皮肤的屏障作用下降。

④ 贫血：贫血使血液输送氧气的能力降低，提供皮肤生理的养分及氧气不足，以致不能维持皮肤的正常功能。

⑤ 年龄：皮肤的弹性及循环因年龄增加而变差，组织对缺氧的耐受性也会降低。

⑥ 心理因素：精神压抑、情绪打击可引起淋巴管阻塞，导致无氧代谢产物聚集而诱发组织损伤。

【压疮的评估】

1. 患者住院时，责任护士应详细评估记录患者全身情况、身体各部位皮肤情况及危险因素。全身情况评估包括营养不良程度，是否伴有疼痛、强迫卧位等；压疮危险因素的评估以及患者心理状态评估等。

2. 对已经发生的压疮评估，包括发生的部位、分期、范围及大小、深度、创面的基底情况、渗出液及气味、创面边缘组织及周围皮肤情况等，并做详细记录。

3. 对患者的评估一定要正确、及时、体现动态观察，并且伴随护理全过程。

【护理措施】

1. 基础护理

（1）加强翻身　各班护士对压疮患者要严格进行床头交接班，认真评估、检查患者皮肤情况；认真记录翻身情况，做到班班必交，班班必接；加强巡视，及时翻身护理。协助患者翻身时不要对患者推、拉、拽，避免皮肤和床单位产生摩擦，使压疮加重。每次翻身后都要对受压皮肤或压疮周围皮肤进行环形按摩（切忌按压压疮创面），以增加局部皮肤的血液循环。

（2）提供适时护理　对于疼痛的患者，护士应在患者疼痛缓解时，及时翻身，切不可在疼痛发作时更换体位，以免引起患者的疼痛加剧。对于因疼痛拒绝翻身的患者，有家属在护理记录单上签字，但疼痛一旦减轻，值班护士仍要坚持督促协助翻身，此时护士的动作一定要轻柔，尽量使患者处于无疼痛状态体位，且注意保持肢体的功能位。尽量减少难免压疮的发生率，提高压疮治疗的有效率。

（3）及时使用气垫床　气垫床可有效减少卧床患者严重受压部位的平均压强峰值、全身平均压强以及严重受压部位面积大小，对预防压疮有实际的积极意义。在临床上使用气垫床，并结合每 2 小时翻身 1 次。对由于疼痛、水肿等原因翻身受到限制的强迫卧位患者，在使用气垫床、提供以上适时护理的同时，及时给予减压垫，减轻压疮局部压力，并保护好易受压的骨隆突部位，对压疮的预防和治疗均有积极作用。

另外，护理人员对压疮问题的重视和预防意识的提高是防治压疮的基础。护士长应注重护士的压疮素质教育，不断提高护士的责任感和使命感。并且要每日跟班护理，随时检查压疮护理措施是否落实、处理是否得当、翻身记录是否完善等，有的放矢地采取各种防御和护理措施，有效地控制压疮的发生和发展，加强对压疮过程的管理，促进压疮愈合。

2. 全身治疗

（1）营养支持　肿瘤晚期患者的营养不良可使机体抵抗力降低，皮肤抗压、抗摩擦能力均下降，是压疮发生的重要原因之一。应根据病情给患者进食高蛋白质、高维生素、高纤维素、易消化饮食。对于尚可经口进食者，应给患者烹调爱吃的食品，使用患者喜欢的调味品，注意色、香、味的搭配，以促进患者食欲；对不能经口进食者，则考虑鼻饲，或者胃、空肠造瘘；对肠道功能已经丧失的患者，可用静脉营养，必要时静脉给予白蛋白，或输新鲜血等，以改善全身营养，纠正机体负氮平衡，减轻水肿的程度，增强患者的免疫力，促进压疮的愈合。

（2）积极止痛　肿瘤晚期患者的疼痛多属于慢性疼痛，且常有爆发痛的发生。护士要及时准确地了解患者疼痛的特点、部位、诱发因素，对于剧烈疼痛，应尽快采取快速有效的止痛措施，以减少患者的痛苦。同时护士对患者的疼痛要给予同情和理解，要不断地对患者进行心理安慰和鼓励，使其从精神上摆脱对疼痛的恐惧感；护士还要教会患者应用有效的缓解疼痛的行为疗法，如当疼痛发作时，采取深呼吸、转移注意力等以缓解疼痛。通过护士的观察，能够及时发现、及时为患者止痛，使疼痛在尚未开始或刚刚开始时就得到很好的控制，以利于患者及时改变体位，有效的配合压疮的治疗和护理。

3. 局部创面处理

（1）局部处理原则　对于感染伤口，按外科换药无菌操作的原则，应先用碘酒和乙醇棉球消毒压疮周围皮肤，然后用无菌生理盐水冲洗创面；表面坏死组织应分次剪除。根据患者的病情和创面情况，合理进行清创换药，且每次换药前都要进行创面消毒处理，以预防感染，促进伤口愈合。

（2）药物治疗　目前局部药物治疗压疮的报道较多。西药的主要治疗原则是抗菌消炎。在使用抗生素前，有条件的应做分泌物的细菌培养及药物敏感试验。据报道，碘伏能直接作用于真皮层创面，在杀菌的同时可消除炎性渗出，同时未破的表皮可以保护创面，有加快愈合的作用。Ⅱ、Ⅲ期压疮清创后，局部湿敷的常用药物有呋喃西林、庆大霉素、甲硝唑等。中药治疗压疮的主要原则是清热解毒、活血祛瘀、去腐生肌。可用红花水湿敷，也可用双料喉风散、中药云南白药喷敷，三七鲜叶外敷，麝香浸泡液湿敷等，均可促进Ⅱ、Ⅲ期压疮的愈合。

（3）物理治疗　物理治疗需要在清除坏死组织、清洁创面、预防感染的基础上应用。红外线照射可使创面干燥，适用于Ⅰ、Ⅱ期压疮；坏死溃疡期压疮可局部用氧治疗，以抑制创面厌氧菌生长，提高组织供氧，有利于愈合；目前有偏振光照射治疗压疮，效果显著，其穿透深，可达组织 5～7cm，可减轻炎性渗出的速度和程度，减轻充血和水肿，同时具有扩张局部血管，加速血液循环，促进炎性渗出物吸收及炎性细胞浸润消散的作用，促进创伤愈合。

（4）密闭性敷料的应用　随着近年来医疗水平的迅速发展，新型敷料的不断出现及进入医疗市场，为临床换药提供了新疗法和新技术，特别是为伤口愈合提出了一个新的理念——湿性愈合。密闭性敷料具有一定通透性，可避免创面干燥，有利于创面的上皮化和肉芽组织形成。还可缓解局部垂直压力，保护皮肤免受细菌干扰，抑制细菌的繁殖和扩散，同时减轻或消除床单、衣服等对组织的摩擦力和剪切力。保持创面湿润生长，在体温条件下保持和创造一个湿润的伤口环境，可缩短伤口愈合时间，从而减轻患者的痛苦。临床观察表明，创面的环境决定伤口愈合的时间，新型敷料即密闭性敷料弥补了传统敷料造成伤口的干燥环境、易增加组织细胞的损伤、延缓创面修复的不足，同时对传统的换药方法提出了新的挑战。

4. 重视家属及患者的宣教

晚期肿瘤患者由于压疮易患因素明显增多，控制压疮和难免压疮发生是护理工作的难点。压疮的预防和治疗需要家属和患者的配合，尤其是家属的健康宣教。在临床中，护理人员不但要实施有效的预防护理措施，还要针对高危因素做好患者及其家属的健康教育，使其掌握预防压疮知识，积极配合，共同参与护理计划的实施，真正提高患者的生活质量，使压疮发生率降到最低。护士要选择合适的时机与患者及其家属交流，向患者及其家属讲解压疮的有关知识及危害性，以及定时翻身的重要性，并鼓励家属参与翻身护理，指导家属正确地翻身方法，使家属积极参与到压疮的护理中来，让患者体验到亲情和温暖，从而增强患者自我存在的价值感，使其能正确对待疾病，树立战胜疾病的信心，积极地配合治疗和护理。预见性地进行有效的健康教育是防治肿瘤晚期发生压疮的有效手段。

第十二节　病理性骨折

病理性骨折常见于肿瘤晚期并发骨转移、原发性骨肿瘤（肿瘤细胞释放破骨细胞激活因子而刺激破骨细胞对骨质的吸收，导致骨溶解破坏）。多发性骨髓瘤骨骼出现穿凿样溶骨性病变和弥漫性骨质疏松，多见于颅骨、盆骨、肋骨、脊椎等。同时，肿瘤细胞也能分泌一些致痛介质，如前列腺素、乳酸，患者可出现顽固、剧烈、持续性骨痛。进行性的骨质破坏导致疼痛加重、活动受限及生活质量下降，患者往往因剧痛而失去治疗信心，如果并发病理性骨折，则增加其躯体痛苦和心理压力。应正确评估病理性骨折的高危肿瘤患者，及时采取有效的防治措施，随时进行有关预防知识的宣教。

【护理措施】

1. 病理性骨折的预防

（1）评估高危患者，加强宣教　指导患者走路应谨慎，防止摔倒或被撞，改睡硬板床，活动时应注意力量适度，防止提重物或高举物品。并发胸椎、腰椎转移者，更应注意活动、翻身的力度，防止发生病理性骨折而导致截瘫。

（2）骨质破坏严重的肿瘤患者的护理　可用小夹板或石膏托固定患肢。对卧床患者，翻动体位时，一定要小心，动作要轻柔，防止骨折发生。

（3）按医嘱使用药物治疗　如双膦酸盐主要通过抑制破骨细胞起作用，临床应用的主要是帕米膦酸二钠、伊班膦酸钠和唑来膦酸。前两者只能用于溶骨性骨转移，后者亦可用于成骨性骨转移，对治疗骨痛、预防病理性骨折作用明显。建议尽早使用双膦酸盐，如果局部病情严重有骨折危险，可早期放疗和手术。

（4）放疗　常规外照射治疗是肿瘤骨转移最主要的放疗方法，其目的在于缓解疼痛和控制局部病变，不论是否已行手术治疗均有重要价值。放射性核素具有特殊的亲骨性，到达体内后可迅速与骨细胞亲和，在骨肿瘤区浓度最高并与其中的钙盐结合，既能减少体内钙盐的流失，还能降低碱性磷酸酶和前列腺素，有利于减轻骨质溶解，促进骨质修复；同时，放射性核素释放的 β 射线和 γ 射线可将肿瘤细胞杀灭，骨膜神经机械性刺激和化学性刺激得以解除，疼痛也就随之减轻或消失。目前应用于临床的放射性核素有 ^{89}Sr（锶）和 ^{153}Sm-EDTMP（钐-乙二胺四甲叉膦酸）两种。

（5）手术治疗　骨骼的强度依赖于骨质的强度和结构的稳定，溶骨性骨转移破坏两者，而成骨性骨转移只影响结构的稳定。化疗和放疗会减低骨质的修复能力，而手术可以直接清除部分病灶，应用骨水泥和人工假体改善骨质和骨结构，达到控制肿瘤和消除并发症的目的。对于预期生存较长的患者，合理的手术可以达到以下目的：治疗和预防病理性骨折；解除脊髓压迫；缓解骨转移引起的压迫性疼痛；清除部分病灶；整形和康复。

2. 病理性骨折的护理

（1）一旦发生病理性骨折，要及时使用小夹板或石膏托妥善固定。

（2）患肢固定后，应注意患者全身情况，如是否有呼吸困难、局部肿胀或固定过紧的情况，并及时纠正。

（3）密切注意患肢末端血液循环情况，如观察局部皮肤颜色、温度和知觉，以及手指和足趾的运动变化。

（4）固定后，要抬高患肢。搬动患肢时，要多加小心，妥善扶托，避免脱位和骨折端移位。

（5）维护患肢皮肤的卫生。定时翻身，防止压疮的发生。

（6）及时进行适当的功能锻炼。因骨组织被癌细胞侵蚀，骨质脱钙疏松，容易再次发生病理性骨折，应协助患者做一些轻微的功能锻炼。

（7）患肢疼痛时，可采用针灸止痛。上肢痛，针刺合谷、外关穴；下肢痛，针刺足三里、阳陵泉、解溪、内庭等穴。必要时服止痛剂。

（8）加强饮食指导，忌过量补充钙质和甜食，多饮水，进食易消化、营养丰富的食物。

（9）加强对患者的心理疏导，鼓励其正确面对疾病和治疗。

3. 功能锻炼

（1）做自由活动，适度用力，使肌肉紧张以产生拮抗作用，促进骨质稳定，但绝不可使用暴力及进行不正确的活动。

（2）锻炼时，活动要均匀，动作要协调，不要急于求成，应当循序渐进、坚持不懈。

（3）指导患者正确使用各种助行器，如拐杖、轮椅等，锻炼使用助行器的协调性、灵活性，尽快适应新的行走方式。

第十三节　气　　胸

胸膜腔内积气称为气胸。气胸的形成多由于肺组织、气管、支气管、食管破裂，空气逸入胸膜腔；或因胸壁伤口穿破胸膜，胸膜腔与外界相通，外界空气进入所致。气胸分为闭合性气胸、开放性气胸和张力性气胸三类。

【护理措施】

1. 迅速进行胸腔减压排气

胸壁破损较重的开放性气胸，迅速用大而厚的敷料在患者呼气末填堵伤口，使伤口封闭，并牢固包扎，使开放性气胸转变为闭合性气胸。张力性气胸紧急时，用一粗针头在患侧锁骨中线第二肋间穿刺排气；张力性气胸如反复胸腔穿刺抽气，仍不能减低胸内张力，应行胸膜腔闭式引流术；如较长时间漏气，无好转迹象，应行开胸探查术。

2. 心理护理

① 针对患者心理障碍，做好解释安慰工作，告诉患者气胸的一般常识，消除其紧张心理，必要时给镇静药。

② 提供舒适、安静的环境。

③ 减少不必要的搬动。

3. 病情观察

严密观察患者的生命体征，加强对肺部听诊和胸廓活动的观察，发现问题及时报告医师。抽气时密切观察病情变化，并做好救护准备。

4. 氧气吸入

发现患者呼吸困难，及时给予氧气吸入。

5. 胸腔闭式引流护理

向患者讲解闭式引流的目的、意义、过程及注意事项，以取得患者的理解与配合。

6. 健康教育

① 指导患者遵医嘱积极治疗原发病，帮助其认识到控制原发病对预防气胸发生的重要性及其意义。

② 保持心情愉快、情绪稳定，注意劳逸结合、适当休息。

在气胸痊愈后的 1 个月内，不要进行剧烈运动，如打球、跑步等。

③ 避免诱发气胸的因素，如抬担重物、剧烈咳嗽、屏气等，防止便秘，指导戒烟。

④ 一旦感到胸闷、突发性胸痛或气急，可能为气胸复发，应及时就诊。

第十四节　感　染

感染是肿瘤晚期的严重并发症，也常是患者的致死原因。晚期肿瘤，由于免疫功能低下，或肿瘤直接侵犯对机体起防御作用的淋巴造血系统，增加了患者的易感性。因此，预防和控制感染的发生尤其重要。

【护理措施】

1. 保持病房环境清洁、空气新鲜；保持床铺平整、无碎屑，防止擦伤皮肤；认真执行清洁、消毒和无菌技术，预防发生感染。

2. 加强营养，提高患者自身免疫力。

3. 对卧床的患者，鼓励行深呼吸，并按时协助患者翻身、拍背，预防肺部并发症的发生。

4. 注意口腔卫生，饭后睡前刷牙漱口。生活不能自理者，进行口腔护理。

5. 严格掌握抗生素使用原则，必要时应用抗生素治疗。

第十三章　肿瘤科患者的康复护理

第一节　康复目标和原则

1. 康复目标

肿瘤患者康复治疗的总目标应是全面康复。但在肿瘤发展的不同阶段，因肿瘤治疗达到的效果以及残疾程度不同，康复的目标也有所不同。

（1）预防性康复　即肿瘤治疗前和治疗过程中，应尽可能避免或减轻患者在精神上的打击，使其积极配合临床治疗，减轻功能障碍。

（2）恢复性康复　治疗后，肿瘤达到近期痊愈，但患者的身体耐受力已受到影响，应使其尽早恢复，将功能障碍减少到最低限度，提高患者生活质量，为帮助患者重返社会创造条件。

（3）支持性康复　经过治疗，肿瘤和功能障碍依然存在，应尽可能改善患者的心理状态和身体状态，控制或减缓肿瘤的发展，减轻功能障碍的程度，提高生活质量，预防并发症，延长生存期。

（4）姑息性康复　肿瘤继续发展恶化时，仍应进行康复治疗，给予患者精神心理上的支持，减轻其疼痛，预防和减轻并发症。

2. 康复原则

（1）全面康复　肿瘤的康复治疗包括肿瘤本身的治疗、精神心理的康复、机体健康的康复、功能障碍的康复、形体外貌的康复。

（2）综合措施　肿瘤的康复应包括心理辅导，物理疗法，运动疗法，作业疗法，文体治疗，手术疗法，康复工程，言语矫治、营养、康复护理，社会服务等综合措施。

（3）早期开始，长期坚持　肿瘤确诊后，治疗前即应开始康复治疗，并在治疗过程中和治疗结束的各个阶段长期坚持，不应等到肿瘤治愈或形成残疾以后才开始。

（4）多个专业和部门的密切配合　肿瘤康复治疗的任务应由有关临床科室、康复科、矫形科、康复工程部门的人员以及患者家属、亲友、工作单位、社会福利部门等共同密切配合进行，其中以临床科室和康复科为主。民政部门、残疾人联合会、肿瘤基金会等可以进行社会的组织动员，并提供有力的支持。康复志愿者及其组织也是一支可发挥特殊作用的力量。

第二节　康复评定

康复评定是对康复对象的功能状况进行全面、系统地综合评定。通过综合评定，明确患者的残损程度，制订相应的康复计划，采取相应的康复措施，使患者最大限度地恢复器官功能，并在康复过程中和最后阶段评定康复效果。

（一）康复评定的原则与方式

1. 全面性与针对性相结合，选择适当的评定方案。

（1）全面性　应当全面评定患者的康复情况，这种康复情况既有运动的也有静止的，既有躯体的也有心理的，既有医学的又有社会经济的，这样才能全面有效地帮助患者。

（2）针对性　一位患者可能有多项功能障碍，对其一一加以评定可能人力、物力难以承受，患者也不堪其扰。因此，应根据患者病情、治疗目的和要求，以及治疗机构的情况加以选择。

2. 进行长期评定，即随访，大致有以下几种方式。

（1）信访　即填表或答问卷。此法简单省时，但与填表者的文化程度、记忆与分析能力和情绪有关。信访最好用表格式，而不用描述式。

（2）电话访问　此法也较省时，而且回收率高，还可以根据对方语言分析更多的信息。

（3）复诊　能有多方面的专家直接观察患者的表现，信息全面、真实。

（4）建立档案　康复是一个长期过程，要从长远评定康复效果。一般早期每 3 个月至半年评定 1 次，以后每年评定 1 次。也可能是"定期评定—治疗—评定—治疗"，如此循环往复的过程，持续多年以至终生。

（二）康复评定的内容和方法

1. 心理功能评定

肿瘤患者都有不同程度的心理问题。通过心理评定了解患者在肿瘤诊断、治疗、致残、恢复、终末期各阶段的心理变化和损害的程度，为制订心理康复计划提供依据，从而判断康复效果。心理评定可以通过直接观察的形式或心理学测验，获取患者的心理状况；还可根据患者及其家庭的生活经历来进行推断。心理学测验目前有许多心理卫生评定量表可供选择，可根据患者的具体情况选择恰当的评定工具，如九十项症状量表、抑郁自评量表、焦虑自评量表等。

2. 躯体功能评定

评定各器官系统功能障碍程度，为制订康复计划和评价康复效果提供依据。肿瘤所引起的功能障碍可分为两大类：

（1）肿瘤本身所致的功能障碍。

① 原发性损伤：如骨关节肿瘤破坏骨关节致肢体活动功能障碍。

② 继发性损伤：如恶性肿瘤对体质的消耗引起营养不良、贫血；长期卧床缺乏活动引起肌力减退、肌肉萎缩、下肢深静脉血栓形成等。

（2）肿瘤治疗所致的功能障碍。

① 手术损伤：如喉癌全喉切除术后丧失发声、言语交流能力；肺癌肺叶切除术后，肺呼吸功能降低。

② 放疗损伤：如鼻咽癌放疗后，腮腺唾液分泌减少、颞颌关节活动功能障碍。

③ 化疗损伤：如骨髓造血功能障碍，肝功能和肾功能损害等。

肿瘤患者躯体功能评定的原则和方法与各器官一般功能评定相同。

3. 疼痛评定

肿瘤压迫邻近神经、血管、脏器及局部浸润，或远处转移至骨时，会导致疼痛；手术、放疗、化疗损伤神经等组织也会引起疼痛，尤其是晚期发生骨转移时最严重。在疼痛治疗前，必须对疼痛做出全面评估，制订治疗计划，以减轻疼痛。评定多采用数字评分法、目测类比测量法等。

4. 活动功能评定

活动能力的评定就是用科学的方法，对患者的日常活动能力进行观察和测定，以明确他们尚存的和失去的活动能力及障碍程度，确定康复目标，制订康复计划，同时也是评定康复效果的依据。

5. 生活质量评定

世界卫生组织（WHO）对生活质量（QOL）定义为：不同文化和价值体系中的个体与他们的目标、期望、标准以及所关心的事情有关的生活状况的体验。重视患者治疗后的生活质量是近年来一个十分重要的发展趋势，人们不再满足于将肿瘤治好，而是变成关注患者术后是否出现残疾或严重的功能障碍。肿瘤治疗的目标不仅要提高生存率，而且要提高生活质量。目前在国际上广泛使用的癌症患者 QOL 量表是欧洲癌症研究与治疗组织（EORTC）编制的核心量表 QLQ-C30 和癌症治疗功能评价（一般）量表（FACT-G）。

第三节　康复护理方法

1. 心理康复护理

在疾病的不同阶段，患者的心理状态不同，需进行不同内容的康复治疗。

2. 肿瘤治疗后功能障碍的康复护理

肿瘤本身及肿瘤治疗后可能对局部组织和全身造成损伤，甚至导致功能障碍与残疾，需要及时进行康复活动，使患者最大限度地恢复生活和活动能力。

（1）乳腺癌术后康复　患者可进行乳腺癌术后有氧运动康复操。

（2）头颈部肿瘤术后康复　患者可做头颈部手术后康复操。

（3）头颈部放疗术后康复　患者可做简易康复操。

（4）肺癌根治术后康复　肺癌术后应抬高床头 $30°\sim45°$，以免腹腔脏器上顶妨碍膈肌活动、压迫下肺。全肺切除术后取术侧卧位，以免限制健侧肺呼吸。予翻身拍背，协助患者有效咳嗽，必要时行雾化吸入，促进分泌物排出，保持呼吸道通畅。进行呼吸方法和肺功能康复教育，如术后早期胸部伤口疼痛时，先进行腹式呼吸，疼痛减轻后改为自然的胸式呼吸，伤口拆线后改为胸式深呼吸，以后过渡到吹瓶子、吹气球等有阻力的呼吸运动，以使肺叶充分扩张。尽早下床活动，做呼吸操与全身体操，并进行步行、登梯等活动，以加大肺通气量。术后早期还应开始术侧手臂及肩关节的运动。

（5）肠或膀胱肿瘤造口术后康复　引导患者正视现实，保持良好的心态。肠造口患者术后开始进食后即参照其过去的排便习惯，每日定时灌肠，促进定时排便规律的建立；根据粪便性状，随时调整饮食种类，不食产气多和刺激性大及粗糙食物，保持足够的饮水量。膀胱造口术后患者亦应多饮水以增加尿量，起到生理性冲洗的作用。教会患者正确使用造口袋。及时用清水或肥皂水清洗造口，保持清洁。造口周围皮肤发生糜烂、湿疹、感染、过敏时，及时对症处理，加强造口护理。定期进行造口扩张，可用示指戴上涂有液状石蜡的指套伸入腹壁扩张造口。

（6）骨肿瘤手术治疗后的康复　及时鼓励患者活动，防止卧床休息引起的并发症，注意生活护理与心理护理并重，结合进行功能训练及心理引导，为功能恢复创造良好条件。手术结束、麻醉苏醒后即可开始进行主动肌肉收缩和被动运动。肢体在牵引和外固定时，固定范围的肌肉要做静态收缩，要在保护下及治疗允许范围内活动；未被固定的关节要尽量活动，并逐渐达到正常的活动度。除患肢局部活动外还要注意全身性的锻炼，如深呼吸、肛门括约肌收缩、健康肢体的活动等，预防肺部感染、深静脉血栓和压疮等并发症。

① 人工关节置换术后的康复：适当抬高患肢，保持功能位。髋关节置换术后保持患肢外展 30°中立位，避免下肢内收和外旋；膝关节置换术后保持膝屈曲 10°，两侧可放置沙袋保持中立位；肩关节置换术后用三角巾固定，保持上臂与身体侧边平行，肘关节屈曲 90°，下臂置于胸前；肘关节置换术后屈肘 90°。术后第 1 日使用冰袋置于手术关节的周围，减轻关节周围软组织肿胀，减轻疼痛，并遵医嘱使用镇痛药物控制疼痛。尽早开始深呼吸及有效咳嗽、踝关节屈伸运动、健侧肢体运动和肌肉静态收缩运动。进行关节被动运动，逐步过渡到主动运动、负重练习和步态训练。加强功能性独立能力的训练，提高生活质量，早日回归社会。

② 截肢后的康复：加强心理康复，帮助患者认识自我价值，重新树立信心，面对现实；保持正确姿势，避免残肢关节挛缩。积极处理残肢痛、幻肢觉和幻肢痛；对残端给予经常和均匀的压迫，促进残端软组织收缩；术后第 3 周可局部按摩，促进水肿消退，并练习残肢屈伸活动，达到术前的范围；积极锻炼，主动活动，增强肌力，早期扶拐行走，为安装义肢做准备；安装临时义肢和正式义肢后，在康复医师和假肢技师的指

导下进行站立位平衡、迈步和步行训练；通过义肢安装和使用，重建丧失肢体的功能，防止或减轻截肢对患者身心造成的不良影响，使其早日回归社会。

（7）颅内肿瘤治疗后的康复　颅内肿瘤在术后或放疗后可能出现认知、运动、感觉、语言及吞咽等功能障碍及排泄失控。有些功能障碍在一定时间内是可逆转的，应尽早进行康复治疗，以减少残障。

① 运动功能的康复：保持功能位，定时翻身、变换体位，预防压疮、肿胀和挛缩。一旦生命体征平稳、神志清醒，应尽早帮助患者进行肢体运动、床上活动和坐位、站位及步行训练，循序渐进。对于主动运动困难的患者予以被动运动，一旦出现主动运动，应鼓励患者尽早开始自主运动，并逐渐过渡到主动运动。还应及早开始日常生活活动训练，最大限度地恢复患者日常生活的活动能力。

② 认知功能障碍的康复：认知障碍主要分为感知觉、注意力、定向力、记忆力和解决问题能力障碍。感觉障碍的康复常包含在运动训练中，如拍打、擦刷、针灸、按摩以及冷热刺激都可促进感觉的恢复。让患者注视患肢并认真体会其位置、方向及运动感觉，闭目寻找停留在不同位置的患肢的不同部位，都可促进患者本体感觉的恢复。知觉障碍的康复训练方法有功能训练法、转换训练法和感觉运动法。对于注意力集中障碍的患者，可安排在安静的环境中进行功能训练，有进步后逐渐转入正常环境。对定向力障碍的患者，可设计制作一些包含时间与地点的图片、表格作为提示。对记忆力障碍的患者，可同时使用功能再训练和功能代偿的方法帮助记忆。对缺乏解决问题能力的患者，可由简单到复杂、由易到难提出一些问题帮助其分析，指导患者解决。

③ 吞咽障碍的康复：用手指、棉签、压舌板等刺激面颊部内外、唇周、整个舌部，增加这些器官的敏感度；用棉棒蘸少许冰水轻轻刺激腭、舌根及咽后壁，然后做空吞咽动作；用棉棒蘸不同味道的果汁或菜汁刺激舌面部味觉，增加味觉敏感

度及食欲。进行唇、舌、颌渐进式肌肉训练、呼吸训练和咳嗽训练,然后进入摄食训练。选择半卧位配合头颈部运动的方式进食;食物的性状应根据吞咽障碍的程度及阶段,按先易后难的原则来选择;密度均一,有适当的黏性,不易松散且爽滑,通过咽及食管时容易变形、不易在黏膜上残留的食物容易吞咽;进食要定时、定量,不要在水平仰卧位及侧卧位下进食;注意保持口腔卫生。

④ 语言障碍的康复:颅内肿瘤患者可出现言语错乱、构音障碍、命名障碍、失语等语言障碍。这里简单介绍失语与构音障碍的康复。失语的康复是言语再训练或言语再学习的过程。首先,应改善对语言的听觉输入和视觉输入;其次,是语言表达训练,方法有语音训练、听理解训练、口语表达训练、阅读理解训练、朗读训练、书写训练、计算机训练,遵循循序渐进原则,由简单到复杂,逐步增加刺激。构音障碍的康复以发音器官训练为主,遵循由易到难的原则,方法有松弛训练、呼吸训练、发音训练、发音器官运动训练、语音训练及音律训练等。

⑤ 二便障碍的康复:

a. 尿潴留及尿失禁的康复:对于尿潴留的患者,应尽量设法使其自行排尿,如热敷、针灸、刺激膀胱、温水冲洗会阴部、手法压迫等;若无效,可间歇或留置导尿管。留置导尿管者,应夹管定时放尿,训练排尿反射。对于尿失禁的患者,要注意训练定时排尿的习惯,要保持会阴部清洁、干燥,做好皮肤护理。男性患者可使用一次性尿套接尿袋,或用一次性软尿壶接尿;女性患者可使用大口尿壶接尿,或使用尿布。

b. 大便失禁和便秘的康复:对于大便失禁的患者,要做好肛门周围皮肤护理,每次便后用温热软毛巾抹洗后涂鞣酸软膏。颅内肿瘤患者,由于使用脱水剂、呕吐、手术限制饮食、吞咽障碍、活动障碍等原因可导致便秘,应及时使用开塞露或润肠剂、缓泻剂解除便秘。根据吞咽情况及时调整饮食结构,病情许可及早活动,促进肠蠕动,并养成定时排便的习惯。

第十四章　肿瘤科的心理干预

一、心理因素与恶性肿瘤发生发展的关系

心理因素可以致病，而疾病又反作用于人的心理状态。不少恶性肿瘤患者有过长期不正常的情绪状态，尤其是过度紧张和过度忧郁的历史。近年来提出的"C型个性"，被认为是癌症易患性人格，其表现为合作的，惯于自我克制，情绪压抑和内向，防御和退缩等，这些负性情绪对机体免疫系统有抑制作用，影响对肿瘤细胞的免疫监视，导致肿瘤细胞活跃，加速肿瘤发生和发展；恶性肿瘤本身，又可作为一种恶性刺激，对患者产生严重的心理影响。面对癌症的威胁，患者要经过一个对疾病理解并接受治疗的复杂心理适应过程。护士通过为患者提供关于恶性肿瘤及其治疗的信息，并且运用交流技巧，给患者以心理支持，可以促进患者对这一紧张状态的调整适应。

二、肿瘤患者对疾病诊断早期的心理变化和护理

1. 恐惧

是恶性肿瘤患者普遍存在的心理反应。根据相关文献报道，癌症患者常见的恐惧反应有：对病情未知积压的恐惧、对孤独的恐惧、对疼痛的恐惧、对与亲人分离的恐惧等。恐惧常唤起对过去和未来对比的联想和回忆，因而产生消极的情绪反应。

要使患者摆脱对疾病未知的恐惧。长期以来对是否如实地告诉患者其癌症的诊断，存在着不同的看法。有研究表明，80%以上的患者愿意知道自己的诊断。因此，癌症一经确诊，应由医师将病情和治疗方案一并告诉患者。有人调查过，癌症患者在疾病的各个阶段中，以门诊确诊时的焦虑最大，门诊护士应该主动发挥对患者的咨询和支持作用。

2. 诊断休克

多数患者得知患癌时会有一个震惊时期，称为"诊断休克"。处于震惊状态的患者极力否认癌症的诊断，如怀疑诊断报告有错误，这是一种保护性反应，为使自己经得住癌症的打击。为此，不可过早地勉强患者放弃他的否定去面对现实。对于失去理智的患者，要予以理解和照顾，并注意保护。当患者渐渐意识到自己患癌症时，便会陷入极度的痛苦之中，这时更需要护士的体贴和关怀。

三、疾病治疗阶段的心理变化和护理

恶性肿瘤患者在治疗阶段，遭受着癌症的诊断和治疗的双重精神压力。外科手术切除范围广，常影响机体或肿瘤所在器官的正常功能，如失语、截肢、人工肛门，甚至损容等。护士应深切理解患者的心理变化，术前协助医师耐心解释手术对挽救生命、防止肿瘤复发的必要性；术后帮助患者重建机体功能，如语言训练、造瘘咨询和身体缺失部分的代偿等，请已治愈的患者现身说法，常收到独特的效果。放疗和化疗的不良反应，如恶心呕吐、头晕、乏力等，常使患者的焦虑加重。有些患者面对死亡很坦然，却耐受不住治疗的不良反应。有的患者对治疗存在一种不切实际的期望，也是增加焦虑的原因之一。因此，在进行各项治疗前，认真做好解释工作，使患者理解治疗的作用、简要步骤、可能出现的不良反应和需要配合的事项，是恶性肿瘤心理护理不可忽视的环节。在治疗结束后，适时使患者恢复部分工作，可使其体会到自身的价值及在社会中的作用，从而重新振奋起来。

四、肿瘤患者化疗前的心理变化和护理

1. 暴躁情绪

患者一旦被确诊为癌症，对其是很大的精神打击，加上医院陌生的环境和疾病的折磨，目睹别的患者治疗期间的各种化疗药物的不良反应，都会令他们情绪低落、自我控制能力下

降、容易激怒。这时，患者十分需要家属的支持、安慰和陪伴，更希望得到医护人员的精心治疗和护理，以消除暴躁的情绪，减轻肉体上、精神上的痛苦。这时，医护人员应向其解释化疗药的不良反应是一种暂时性的反应，不会造成永久性伤害，叮嘱其家属多关心体贴患者，并陪伴其左右和细心照顾，同患者一道与疾病作斗争，使患者接受并最终完成化疗。

2. 忧虑心理

当患者到医院就诊时，由于对新环境陌生，对医护人员的工作和治疗计划不了解，会担心化疗后引起白细胞减少和恶心、呕吐等反应。要接受并顺利完成化疗全过程，除要得到患者家属的关心配合外，更需要医护人员的同情与安慰。因此，医护人员应以热情、亲切的态度与患者接触，取得患者的理解和信任，消除患者的忧虑心理。

3. 恐惧心理

恶性肿瘤患者，特别是晚期患者每日必然会重复同一过程——服药、注射、输液，而即将化疗的患者对静脉注射化疗药物都存在不同程度的恐惧心理。首先，他们害怕疼痛，担心护士注射技术欠佳；其次，多次化疗的患者由于静脉炎、静脉硬化造成穿刺困难，当呼唤其名字进行注射时，即可见其表情紧张。医护人员应重视第一次化疗前患者的心理反应。许多研究表明，患者在接受化疗并且等待第一次化疗期间，最容易出现焦虑、恐惧情绪，其程度往往比实际化疗还要严重得多。Meyerowit 等进行的一项调查发现，在乳腺癌术后接受辅助化疗的女性患者中，有 41% 认为实际化疗比他们所想象的要好得多。患者在等待化疗期间，由于对癌症或化疗不正确的认知常常会引起许多的身心问题，严重者需心理医师的治疗。医护人员不但要关心、体贴患者，而且应对患者和其家属进行耐心细致的解释，同时尽可能保证静脉穿刺"一针见血"，解除患者的思想顾虑，减轻患者心理的恐惧，使其主动配合治疗及护理，促进患者早日康复。

4. 对化疗药物的依赖心理

患者经过第一阶段的适应过程后，承认了自己的"患者角色",心情较平静,于是把希望寄托在各种治疗上。患者对化疗产生盲目的依赖性,单纯追求用量,较少考虑综合疗法(营养与精神疗法)和身体的整体免疫状况。如有的患者在口补营养困难、身体虚弱、周围血象很低的情况下,还一味要求加大化疗药物的剂量,结果产生严重的并发症。

5. 抗药心理

患者害怕化疗药物对身体影响大,自己难以适应化疗药物引起的痛苦,以及对化疗药物的疗效缺乏信心等。由于上述心理反应,导致患者情绪低落、意志消沉、丧失与疾病作斗争的信心,这种心理状态对药物的疗效是极为不利的。因为越来越多的资料表明,讲究心理卫生不仅能有效地预防癌症,还有利于肿瘤的消退,所以,我们在实施治疗时和治疗过程中,应重视对患者的心理护理。要使患者能顺利化疗,医患之间必须创造机会进行多次交谈及讨论。

五、肿瘤患者晚期阶段的心理变化和护理

晚期恶性肿瘤患者的恐惧,可表现为衰弱、疼痛、厌食等,给患者造成很大的痛苦。随着机体功能逐渐衰退,患者可能放弃本来的活动,而形成恶性循环。如病情许可,应鼓励患者尽可能起床活动,不要过早地卧床不起,这样,既可延缓机体功能的衰退,并可使患者在自理中增强信心。

晚期癌症患者会产生一种脱离社会的孤独感,表现为害怕被忽视和被抛弃,这种孤独感在白天尚能忍受,到了夜间却寻求护士的注意。此时,不应认为患者在找麻烦而表现出厌烦和冷淡情绪,应多巡视,主动解决患者的需求,或允许其家属陪住,使患者感到慰藉。终末期患者常出现倒退和依赖心理,即倒退到心理发展的早期,像孩子一样寻求保护,依赖更多的照顾,这是一种防御机制,应允许患者较平时有较多的依赖,护士给予其更多的关怀。

尽管不应使终末期患者知道其确切的病情发展,但患者亦

会感到生命快要终结，因此，更需要采取各种支持措施，解除患者的痛苦，以缓解其对死亡的恐惧，并保持患者的尊严。对终末期患者，不应过多考虑价值观，而应重视患者的微小愿望，尽可能满足患者的生理、心理、社会需要，这是对患者最好的心理支持。当病情迅速恶化，各种治疗失效时，患者会出现愤怒和绝望的情绪反应，甚至有轻生意图，护士应多予关心，并多加注意，防止发生意外。也有一些患者喜欢安静，愿意从医院回到家中，与家人团聚，然后离开人世。医护人员此时应尊重对方的意愿。

六、对医护人员的要求

首先，在疾病初起时，要给患者以较多的心理支持，正确引导其对疾病的认识。患者多不愿承认自己患的是恶性肿瘤，甚至希望是误诊；确诊后，则又想知道自己所患的疾病是属早期还是晚期，有无扩散转移；对治疗效果持怀疑态度，诸如手术能否彻底解决，化疗、放疗是否有效，自己能否经受得起一切治疗的考验等；随之担心个人的前途和命运，给家庭造成的影响，评议自己的人生价值，尤其一些意志薄弱、情绪低沉的癌症晚期患者，如果缺乏家庭和社会的关怀，就很容易产生绝望心理。这时其家属和医护人员要富有同情心，从患者的语言、行为特点去发现其内心的活动，并给予必要的关怀和疏导，鼓起患者战胜疾病的信心，使患者从消极低沉的心态转化为积极向上的心态。

求生是人的天性，生存的需要是每个肿瘤患者最强烈的需要，他们渴望了解自己的病情，要求明确自己在人生的旅途还有多少时间，只要其生命价值仍将存在，就足以使他们承受一切治疗中的不适和疾病的折磨。此时患者需要理解与支持，护理人员对待患者要热情、要有耐心，应主动解决和尽量满足他们的合理要求。

其次，肿瘤患者还需要得到安全保护，希望有一个舒适、清静、空气流畅、阳光充足的有利环境，更需要有医术精湛、态度和蔼、尽心尽责的医护人员为其治疗。所以，医护人员应做到业务熟练精通、态度和蔼可亲、行动干净利落、待人热情沉稳、工作严肃认真、责任心强，这样可减少患者的焦虑和恐惧心理，使患者获得安全感和信任感，从而达到心理上的稳定，对治疗可起到积极作用。反之，若安全的需要未能得到满足，患者会忧心忡忡，觉得生命缺乏保障，造成心理危机，对治疗和康复极为不利。

再次，患者对人际关系的需要也应给予以重视。医患关系也是一种人际关系，患者入院后，医患之间就开始建立这种新的人际关系，他们需要得到医护人员的热情接待、重视和理解，希望能相互沟通思想；还希望得到病友的关爱，以及亲朋的安慰和亲近，从而不感到孤独、寂寞。人际关系的亲密感增加，可使患者减少或忘记疾病所带来的痛苦，并可从中获得与疾病抗争的力量。

人与人之间应当是相互尊重的，每个人都希望他人能尊重自己的人格，癌症患者也不例外。他们不仅需要同情、关怀和照顾，更需要理解和尊重，这一点在肿瘤患者的心理康复中，也是至关重要的。

第十五章　临终关怀护理

一、临终和临终关怀

1. 临终的概念及时限

对临终的定义，世界上许多研究者所提出的概念各不相同。第一位成功地进行心脏移植的南非医师巴纳德对临终的定义为："一个人在死亡前，其生存质量无法复原地退化，即为临终"。目前，临终关怀学者普遍认为，临终是临近死亡的阶段，无论何种原因造成的人体重要器官的生理功能趋于衰竭，生命活动将要走向终点的状态，即为临终。

对临终的时限，目前世界上仍没有统一的标准，不同的国家有不同的标准。世界上许多国家倾向于以患者的生命垂危、需要住院直到死亡、平均天数为 17.5 天为标准。中国目前对临终的时限定义为：当病人处于疾病末期，死亡在 2～3 个月内不可避免时，为临终阶段。

2. 临终关怀的概念

临终关怀的概念含义有两方面：其一，临终关怀是一种特殊服务，是对临终患者及其家属所提供的一种全面的照顾，包括生理、心理、社会等各个方面，其目标在于使临终患者的生命质量得到提高，家属的身心健康得到维护和增强，使患者在临终时能够无痛苦、安宁、舒适地走完人生的最后旅程；其二，临终关怀是一门以临终患者的生理、心理发展，以及为临终患者及其家属提供全面照顾的实践规律为研究对象的新兴学科。

3. 临终关怀护理的发展

早期的临终关怀始于中世纪。现代的临终关怀是由英国的桑德斯博士（Dr. Damt Cieely Saunders）在1967年开展的，她在伦敦开办了世界上第一所为临终患者提供服务的"圣克里斯多福临终关怀院"（St. Christopher Hospice），被誉为"点燃了世界临终关怀运动的灯塔"。1978年，国际安息护理协会在加拿大举行了第一次世界性学术会议，会议要求世界各国护理协会行动起来，对现代医学治愈无望的患者，缓解其极端痛苦，维护其辞世前的尊严，增强患者对临终生理状态的积极适应能力，帮助临终患者平静、幸福地走完生命历程；为临终者家属提供包括居丧期在内的生理、心理关怀的立体化社会卫生服务；积极组织临终服务中心。此后，相继出现了研究"死亡学""临终关怀学"的服务性机构和专业性期刊。

二、临终关怀护理原则

1. 照护为主

临终照护以全面护理为主，目的是减轻和避免患有威胁生命的疾病的患者遭受痛苦，以提高患者临终阶段的生命质量，维护患者死的尊严。

2. 适当治疗

晚期患者的基本需求有三条：一是保持生命；二是解除痛苦；三是有尊严地死去。对于患者，既然保持生命无望，就要求能够解除痛苦，并且无痛苦地死去。我们在尊重生命和死亡的自然过程方面，针对医学治疗和伦理原则，提出了临终患者适度治疗的原则，即不以延长生命的治疗为主，而以解除患者痛苦和进行姑息治疗为主。

3. 重视心理护理

临终患者的心理是极其复杂的，即将走向生命终点，这类患者的身心往往非常疲惫和痛苦，且因人的性别、年龄、社会背景、性格特征、文化修养、疾病认知、家庭社会等的不同而有差异。晚期患者的心理活动分为5个阶段，即否认期、愤怒期、协议期、绝望期、接受期，从而逐步走向死亡。对晚期患者应加强心理护理，增加患者的舒适，减轻其压力反应，提高其生命质量，维护其人格尊严，帮助患者正视现实、面对死亡，使其平静安详地离去。

4. 实行人道主义和整体服务

对临终患者充满爱心、关心、同情，理解临终患者，尊重他们生的权力和尊严，并进行全方位服务，包括：对临终患者的生理、心理、社会等方面给予关心和照护；既关心患者自身，又关心其家属；既为患者生前提供高质量的服务，又为其死后提供居丧服务等。

三、临终患者的护理

1. 一般护理

护理诊断与相关应对措施如下。

（1）清理呼吸道无效　嘱患者取半卧位或侧卧位，予以吸氧、雾化吸入，使用祛痰剂和支气管扩张剂，必要时予以吸痰。

（2）自理缺陷　用温水擦浴，保持皮肤清洁、干燥；更换干净衣服、床单；做好眼睛护理；口腔护理每日2次，口腔清洁无异味；除定时翻身，增强营养和皮肤护理，预防压疮外，据病情予以垫气圈和睡气垫床等。

（3）躯体移动障碍　协助患者起床；经常帮助患者更换卧位；可用软枕支持患者身体，使其保持舒适卧位。

（4）营养失调——低于机体需要量　按患者习惯，提供高蛋白、高维生素的饮食；少食多餐；食品多样化，为患者提供安静整洁的就餐环境，增进其食欲。

（5）悲哀　与实际或自感失落有关。应用倾听技巧，耐心倾听患者的倾诉，认识和接受患者对失落的情感反应，不要评价；不要回避"死亡、临终"等字眼；鼓励患者的家庭成员参与照顾患者的活动，并多与患者相处；尽量满足患者的各种需要。

（6）体液不足　鼓励患者多饮水；进食软食、半流质或流质饮食；当摄入量明显不足时，及时采取支持对症疗法，以延长生命。

(7) 排尿异常 对于排尿困难的患者，采用多种方法诱导其排尿；对于尿潴留患者，及时解除其疼痛，予以留置导尿管；对于失禁者，做好清洁护理，并保持病室整洁舒适。

(8) 睡眠紊乱 计划安排好医疗护理措施；根据患者的习惯和愿望，做好休息时间的安排；控制患者的不适症状，提供舒适安静的休息环境。

(9) 感觉改变 保持房间光线明亮；患者听力减退时，与患者交谈时语言要清晰，劝告患者的家属避免在患者床旁低语或哭泣；患者触觉消失，但能感受触摸的压力。

(10) 疼痛 正确地评估患者的疼痛程度，积极控制疼痛，采用药物、心理疗法等。学习并遵循 WHO 推荐的三阶梯止痛治疗原则，提供定时、定量、个体化治疗，并依据疼痛情况不断予以调整；积极采取非药物止痛方法，如放松、分散注意力、冷热敷、按摩、针灸等；对患者及其家属进行有关疼痛治疗的教育。

2. 心理护理

美国心理学家 Kubler-Ross 在 1969 年的《死亡与濒死》一书中将临终患者的心理反应阶段分为五期，根据临终患者心理反应分期特点采取相应的护理措施。常见的心理反应及护理措施如下。

(1) 震惊与否认 否认是一种心理防御机制，在语言上不要急于揭穿患者的否认。

(2) 愤怒 愤怒多是由失落引起的，满足患者的需要，给予患者心理支持，允许患者尽可能控制自己的情绪。

(3) 协议乞求 用真挚的情感尊重患者，为其提供耐心的护理；对于患者提出的请求，要采取积极的态度满足其心理需要。

(4) 抑郁 鼓励患者表达悲伤；应用各种交流方式；鼓励患者的家属多陪伴患者，并与患者多交流沟通；对患者表示同情、关注和安慰，支持患者；用音乐或其他娱乐分散患者的注意力；密切观察患者的心理变化，预防患者的自杀倾向；予以对症心理支持。

(5) 接受　帮助患者的家人和朋友理解患者对社会交往的需要下降；体谅患者的苦衷，给予情感上的关怀和实际的支持，创造安静、舒适、祥和的环境；帮助患者完成未了的心愿。

3. 优死教育

优死是指提升死亡品质，运用科学知识和艺术手段使被护理对象得到躯体 (body)、心理 (mind) 与精神 (spirit) 的照护。临终关怀所追求的美学境界是"优死"。优死就是安宁、无痛苦、无遗憾地走向生命终点。优死是一种新的死亡观，是一种坦然迎接死亡的方式，是人类认识到"死亡是不可避免的自然法则，死亡既是对生命的否定，又是对生命的肯定"这一死亡价值被认可后的理智选择，是人类智慧的体现。人的一生是全优质量的系统工程，不仅要优生、优育、优活，更要优死。通过死亡教育，使人们对死亡由无知进入有知的境界，消除对死亡的恐惧，正确对待自我和他人之死，理解生与死是人类自然生命历程的必然组成部分，是不可抗拒的自然规律，从而树立科学、合理、健康的死亡观。

进行优死教育的原则是使患者对死亡由恐惧到坦然面对，进而接受死亡，必须坚持以下三条原则：第一，在具体的死亡教育中，考虑到中国人受传统文化影响形成的讳死心理，要善于把死亡问题转化为人生问题来处理。实际上，死亡教育所言之死，并非指人的生理之死，而是对活着的人谈观念上的死，其目的仅在于提升人们的生活品质；而且死亡教育最终是让人面对死不恐惧、不焦虑、心理坦然，这本身就是一种较佳的人生状态，而非人死的状态。第二，要用生动感人的形式开展优死教育。死亡本身的恐怖性使运用生动活泼的教学形式成为必需，比如让受教育者从感人的文学作品、影视作品的故事中来领会复杂的生死问题等。第三，要坚持完全开放式教学原则，把全人类有关生死的观念、思想、传统和智慧广泛地介绍给大家。

4. 临终护理要做到"四美"

护士在临终关怀中，必须做到"四美"，即心灵美、仪表美、语言美、操作美，给临终患者更多的爱。"心灵美"，就是护士要有一颗爱人之心，爱在临终关怀中是不可缺少的，可以给人以温暖，给那些痛苦、破碎的心灵去安慰；"仪表美"，即护士穿着整洁、衣帽整齐、表情自然大方，同时面带微笑，步伐轻盈优美，充满活力；"语言美"，是作为心灵沟通的桥梁，护士讲话时要富有同情心，语气温和亲切，使患者处于被关怀、体贴、慰藉之中，感受到人性化的关爱；"操作美"，护士进入病房，仪表给人以第一印象，护理操作动作娴熟、准确、轻柔、优美，熟练的操作技能更能获得临终患者的信任，护士的一言一行都应给人以美感。

临终患者的心理极为敏感、复杂，对人格、亲情、尊严倍加珍视，对护士的一言一行更为注目。因此，护士要有高尚的道德品质、精湛娴熟的技术、和蔼可亲的笑容，才能赢得患者的信赖。护士要自觉地做好本职工作，哪怕能给患者带来片刻的欢愉，也要满足患者在人世间的最后要求和心愿，让他们带着人类最崇高、圣洁的爱，平静、安详地离去。

四、哀伤护理

1. 家属的心理反应。临终关怀服务除了帮助临终患者最终能安详、平静地死去，还必须对其家属进行照顾和支持，应用以人为中心的人文关怀体系，及时缓解患者家属的焦虑、恐惧、不安等负性情绪，协助他们在合理时间内引发正常的悲伤并健康地完成悲伤过程，以增进重新开始正常生活的能力。Engel 于 1964 年提出的悲哀的六个阶段可用于评价患者家属的心理反应。

2. 护理措施。

（1）制订相应的护理措施并正确理解患者家属的悲痛心理，

同情、安慰、疏导患者家属，耐心倾听他们对患者的治疗、护理生活等方面的意见和要求，告诉他们患者病情的进展情况，并积极参与对患者的护理。尽量为患者和其家属提供相处的机会和环境，减轻患者的孤独情绪，其家属也可得到安慰。

（2）指导并帮助患者家属在患者面前保持良好的心态，让患者家属明白良好的情绪能给患者安慰和支持；同时对患者家属进行适当的死亡教育，为他们提供发泄内心痛苦的机会并给予安抚。

3. 尽量满足患者家属提出的有关对患者治疗、护理和生活上的要求。做好患者的基础护理、生活护理，对患者家属悲伤过激的言行给予容忍和谅解，避免发生纠纷。

4. 同情患者家属。居丧期鼓励其表达内心的情感，以减轻悲痛；指导其进行调适，帮助他们重新生活和工作；通过访视、电话、信件等形式与其保持联系，为其继续提供心理支持和健康指导。

五、善后服务

尊重死者生前的遗愿和风俗习惯、宗教信仰进行尸体料理，不仅是对死者人格的尊重，也是对其家属的心理安慰，以帮助其家属接受患者死亡的事实。

1. 尸体的变化

尸体的变化是指尸体受内外因素的影响而发生的一系列变化。死亡后主要的尸体现象有：

（1）尸冷　死亡后因机体内产热停止、散热继续，尸体温度逐渐降低，称尸冷。一般死亡后尸体温度的下降有一定的规律，死后 10 小时内尸温下降速度约为每小时 1℃；10 小时后为每小时下降 0.5℃；24 小时左右尸冷与环境温度相同。测量尸温常以直肠温度为标准。

（2）尸斑　指死亡后皮肤颜色呈暗红色斑块或条纹。血液循环停止后，由于地心引力的作用，血液向身体的支持部位积聚，坠积性充血而成。一般出现在尸体的最低部位，出现的时间是死亡后 2~4 小时。若患者死亡时为侧卧，则应将其转为仰卧，以防脸部颜色改变。

（3）尸僵　尸体肌肉僵硬，并使关节固定，称为尸僵。形成机制主要是三磷酸腺苷（ATP）学说，即死后肌肉中 ATP 继续分解并耗竭，致使肌肉收缩，尸体变硬。尸僵多从小块肌肉首先开始，表现为先由咬肌、颈肌开始，向下至躯干、上肢和下肢。尸僵一般在死后 1~3 小时开始出现，4~6 小时扩展到全身，12 小时发展至高峰，24 小时后尸僵开始减弱，肌肉逐渐变软，称为尸僵缓解。

（4）尸体腐败　死亡后机体组织的蛋白质、脂肪和碳水化合物因腐败细菌的作用而分解的过程称为尸体腐败。生前存在于口腔、呼吸道、消化道的各种细菌，可在死亡后侵入血管和淋巴管，并在尸体内大量生长繁殖，体外细菌也可侵入尸体繁殖，尸体成为腐败细菌生长繁殖的场所。常见的表现有尸臭、尸绿等。尸臭是肠道内有机物分解后从口、鼻、肛门逸出的气体；尸绿是尸体腐败时出现的色斑，一般在死后 24 小时先在右下腹出现，逐渐扩展至全腹，最后波及全身。

2. 尸体料理

（1）目的

① 保持尸体的清洁、适宜的姿势，以维持良好的尸体外观。

② 使尸体易于辨认，并做好移尸太平间的准备。

（2）用物准备　擦洗用具 1 套；治疗盘内备衣裤、尸单、尸体识别卡 3 张。血管钳、棉花适量、剪刀、绷带、松节油等；有伤口者需备换药敷料，必要时备隔离衣和手套。

（3）实施步骤

① 填写尸体识别卡、死亡通知单，便于尸体的识别，为户口注销提供法律依据。

② 备齐用物携至床旁，用屏风遮挡。物品准备齐全，可减少多次进出房间而引起家属的不安；用屏风遮挡，可维护死

者的隐私和避免影响同病室其他患者的情绪。

③ 撤去一切治疗用物，如输液管、氧气管、导尿管等，便于尸体料理，防止尸体受压而引起皮肤损害。

④ 将床放平，使尸体仰卧，头下置一枕头，两手臂放于身体两侧，呈自然姿势，可促进血液排除，以免脸部变色。

⑤ 洗脸，闭合眼睑；有义齿者，协助其装上；必要时可用四头带托起下颌。装上义齿可避免脸型改变，使脸部稍显丰满。口、眼闭合维持尸体的外观，符合习俗。

⑥ 必要时用将棉花填塞口、鼻、耳、肛门、阴道等孔道，棉花不可外露，防止括约肌松弛使污物流出。

⑦ 擦净全身，更衣梳发。擦净胶布痕迹，有伤口者更换敷料。保持尸体的清洁、无渗液，维持良好的外观。

⑧ 将一张尸体识别卡系在尸体右手腕部。用尸单包裹尸体，尸单两角（上、下角）分别遮盖头部和脚，再用两角（左、右角）将尸体包严，用绷带在胸部、腰部、踝部固定牢固，将第二张尸体识别卡缚在胸前的尸单上。

⑨ 盖上大单，送往太平间，置于停尸屉内，将第三张尸体识别卡放在尸屉外面。

⑩ 整理病历，完成各项记录。按出院手续办理结账。

⑪ 整理患者遗物交给家属。如家属不在，应由两人清点后，列出清单并交护士长保管。

⑫ 床单元处理：非传染病者按一般出院患者方法处理；传染患者尸体护理时，应按隔离技术方法进行，床单元处理同传染患者终末消毒方法。

（4）评价　维持良好的尸体外观并易于辨别是尸体护理的目标，为了防止组织损坏和变形，尸体护理应在患者死亡后尽快进行。护理人员在护理过程中应保持严肃的态度，对其家属予以安慰指导。

第三篇
肿瘤科疾病护理

第十六章　头颈部肿瘤

第一节　鼻　咽　癌

一、定义

鼻咽癌是指发生于鼻咽腔顶部和侧壁的恶性肿瘤。是我国高发恶性肿瘤之一，发病率为耳鼻咽喉恶性肿瘤之首。

二、病因与发病机制

鼻咽癌具有人群易感性，明显高发于操广州方言的人群。广东人移居国外或国内其他省市，仍有较高的发病率，并有明显的家族聚集现象。近些年来的研究表明：

① 遗传易感性——人类白细胞抗体及染色体异常；

② EB 病毒的感染；

③ 环境因素中亚硝胺类化合物（咸鱼、腊味食品中富含这类化合物）及饮水食物中微量元素的异常均与鼻咽癌的发病因素有关。

三、临床表现

1. 症状

① 血涕：确诊时超过 70％有此症状。尤以回吸血涕更有诊断意义。

② 头痛：常见初发症状，确诊时有 50％的患者有头痛，表现为单侧持续性疼痛，多在颞顶部。

③ 脑神经症状：如面部麻木，常为三叉神经受侵表现。

④ 眼部症状：如视力障碍、眼球突出、复视、眼球活动受限等。

⑤ 耳鸣，听力下降。

⑥ 鼻塞：常发生在顶壁的肿瘤。

⑦ 张口困难：为晚期症状。

⑧ 颈部肿块：多位于上颈部，初诊以颈部肿块为主诉者达 40%～50%，检查发现颈淋巴结转移者达 70%以上。

2. 体征

① 鼻咽部肿物：分为结节型、菜花型、黏膜下浸润型和溃疡型。

② 颈淋巴结肿大：多位于颈深上，为单侧或双侧。

③ 颅神经损害：常见为三叉、外展、舌下、舌咽、动眼神经受损。

④ 软腭麻痹：软腭上提不能，为肿瘤浸润所致。

四、辅助检查

(1) X 线检查　包括鼻咽侧位、颅底片及鼻咽腔钡胶浆造影是过去常规影像检查，目前已被 CT 和 MRI 取代。

(2) CT 检查　可了解鼻咽腔内肿瘤部位、管腔是否变形或不对称、咽隐窝是否变浅或闭塞。此外，还可显示鼻咽腔外侵犯、颅底骨破坏情况和颈淋巴结是否转移。增强扫描显示相关病变效果更佳。

(3) MRI 检查　因是三维图像，可比 CT 更清楚地显示咽旁侵犯的病灶、淋巴结肿大、颅底各通道肿瘤侵犯情况。此外，脑实质病变和放射后咽旁间隙改变的定性更优于 CT。

(4) B 超检查　检查颈淋巴结情况比较经济，无损伤性，可重复检查，便于随诊动态观察。还可用于肝、肾、腹膜后淋巴结的复查。

(5) 放射性核素骨扫描　用于较晚期或复发的患者，以了解有无骨转移。

(6) 内镜检查　间接喉镜是必不可少的最基本的检查，简单易行。鼻咽光导纤维镜检查可发现鼻咽肿物、溃疡、坏死和出血等异常病变。

（7）细胞学检查　鼻咽部脱落细胞学检查可找到肿瘤细胞。针吸细胞学检查，可做鼻咽部原发灶或颈部肿瘤穿刺找到癌细胞。

（8）组织病理学检查　是鼻咽癌确诊的唯一定性手段，包括鼻咽部活检和颈部淋巴结活检。

（9）实验室检查　EB病毒血清学检查，如血清抗EB病毒抗体VCA—IgA和EA—IgA抗体滴度在鼻咽癌患者多有增高，对确诊有重要参考价值。

五、治疗

目前鼻咽癌公认和有效的根治性手段为放射治疗，或以放疗为主的综合治疗。早期采用单纯性放疗，晚期采用同步放化疗。残存或复发患者符合手术条件时，行手术挽救可取得较好临床结果。

六、护理要点

1. 心理护理

（1）放疗前　多数患者对"放疗"了解甚少，在治疗前向患者及其家属介绍有关放疗的知识、治疗中可能出现的不良反应及需要配合的注意事项，提供健康宣教手册和图片。放疗前陪同患者到放疗区熟悉放疗环境，使患者消除恐惧心理，积极配合治疗。

（2）放疗期间　鼻咽癌患者的心理状态随着放疗反应的轻重及症状体征的消除情况而变化。由于放疗局部反应较严重及治疗中肿瘤不一定完全消除，导致患者产生焦虑、恐惧心理，丧失治疗信心，应多与患者沟通交流，如说明局部反应是暂时现象，因放射生物效应关系，停止照射后1~2个月或更久时间内，肿瘤可继续缩小甚至消失，使患者能正确理解，以积极乐观的心态配合治疗。并且注重家属的心理疏导，讲解家庭支持系统的重要性，帮助患者树立治疗的信心。

2. 饮食护理

（1）放疗前　放疗前要了解患者的身体情况，增加营养。

一般情况较差者，应设法调整，如纠正贫血、脱水，以及水、电解质紊乱等，白细胞、血小板低于正常者，应给予治疗，待正常后再进行放疗。

（2）放疗期间

① 放疗在杀伤肿瘤细胞的同时，对正常组织也有不同程度的损害，加强营养对组织的修复、提高治疗效果、减轻不良反应有主要作用。因此，在食品的调配上，注意色、香、味，少量多餐，饭前适当控制疼痛，并为患者创造一个清洁舒适的进餐环境，鼓励患者家属准备一些营养可口的饭菜，为患者提供丰富的营养。近年来，国外有"超食疗法"的报道，即在放疗间歇期间，给予浓缩优质蛋白质及其他必需的营养素，例如牛奶中可加些奶粉、鲜橘汁和糖，以迅速补充患者的营养消耗。严重放疗反应的患者，可给予鼻饲营养或静脉高营养，坚持完成治疗。

② 放疗期间鼓励患者多饮水，每日 3000mL，以增加尿量，使因放疗所致肿瘤细胞大量破裂、死亡而释放出的毒素排出体外，以减轻全身放疗反应。避免吃过热、过硬、过酸或过甜的食物。禁止吸烟，以免刺激口腔黏膜。放疗中因味觉的改变，口腔无味或有异味者，须食软食或流食。

3. 治疗配合

（1）放疗前　头颈部护理特别是照射野通过口腔时，应做好口腔卫生，如洁齿、用漱口液漱口等，并应先拔除龋齿；对牙周炎或牙龈炎者也应采取相应治疗，避免放疗引起放射性骨髓炎。放射治疗后 3 年内禁止拔牙。

（2）放疗期间

① 注意口腔卫生，每次饭后用软毛牙刷刷牙，用漱口液或生理盐水漱口。

② 保持鼻腔清洁，每日用生理盐水冲洗鼻腔 1～2 次。

③ 注意眼、耳、鼻的清洁与保护。必要时按医嘱给药预防感染。眼睑不能闭合时，夜间用纱布遮盖以免尘土灌入。

④ 保护好照射野皮肤，每日可用温水和柔软毛巾轻轻沾洗，局部禁用肥皂或热水浸洗。不能用碘酒、乙醇等刺激性消毒剂。禁止剃毛发，宜用电动剃须刀，防止损伤皮肤造成感染。外出时防止日光直接照射。皮肤脱屑时，切忌用手撕剥。

第二节 喉 癌

一、定义

喉癌分原发性和继发性两种。原发性喉癌指原发部位在喉部的肿瘤，以鳞状细胞癌最为常见；继发性喉癌指来自其他部位的恶性肿瘤转移至喉部，较为少见。

二、病因

喉癌的发生与吸烟、饮酒有密切关系，与职业环境中存在致癌物质、离子辐射、性激素，以及饮食中缺乏维生素 A、微量元素等有关。喉癌发病与遗传因素有关。一些癌前病变如慢性增生性喉炎及息肉样声带炎、喉角化症、喉乳头状瘤等喉上皮增生症易致癌变。

三、临床表现

1. 症状

① 声音嘶哑：最常见症状，为声门癌的首发症状。声嘶呈持续性进行性加重，重者可达失声。

② 咽喉不适、咽部阻挡感、异物感：是声门上喉癌的常见症状。

③ 咽喉疼痛：多半是声门上喉癌的症状，声门型喉癌和声门下喉癌少有此症状。

④ 痰中带血、呼吸困难：为晚期症状，呈进行性加重。

⑤ 颈部肿块。

2. 体征

① 喉镜检查见喉新生物，可呈菜花状、溃疡状、结节状

和包块状。

② 喉摩擦音，声带运动受限或固定。

③ 颈部淋巴结肿大：多见于颈深上组和气管前处淋巴结。

四、辅助检查

（1）X线检查　喉侧位平片及喉造影摄片，主要用于观察喉内外各部位病变侵及情况。目前已少用。

（2）喉CT检查　主要用于判定肿瘤深层浸润情况、位置、大小和边界，显示病变呈软组织密度肿块、周围软骨结构，了解病变范围，确定分期，评估愈后。

（3）喉MRI检查　性能比CT更优越，不仅可做水平扫描，还可根据需要做各种平面成像，且对软组织和软骨的分辨率比CT更高。

（4）喉镜检查　包括直接喉镜、间接喉镜及纤维喉镜检查，前者已很少用于诊断目的。

（5）组织病理学检查　对疑有喉癌的病例，应做间接喉镜及纤维喉镜活检确诊；但对于肿瘤较大时，要有气管切开的准备。另外，CT检查前一般要避免活检，因可致组织水肿、出血。

五、治疗

喉癌的治疗目前主要采用外科手术和放射治疗。原则上，T_1、T_2早期癌放射治疗可取得与手术治疗同样的疗效，且能保留吞咽和发音功能的完整性，宜首先考虑放疗。晚期喉癌的治疗原则是：气道梗阻明显者，行全喉切除＋术后放疗；气道梗阻不明显者，行术前放疗＋手术治疗。中国医学科学院肿瘤医院主张对晚期喉癌患者行同步放化疗。

六、护理要点

（一）放疗患者的护理

1. 放疗前护理

（1）心理护理　多数喉癌患者对"放疗"缺乏正确的认

识、顾虑重重，应耐心细致地介绍放疗的目的、方法及注意事项，并以治疗效果好的病例教育和鼓励患者树立战胜疾病的信心，使患者有充分的思想准备；对实施全喉切除术已失语的患者，需要耐心帮助，接受新的交流方式，组织患者与家属进行哑语训练，准备笔和写字板，便于交流，尊重患者，消除其恐惧、自卑的心理。

（2）饮食护理　宜进软食，并增加汤类，尽量吃蒸、炖的食物，忌油腻、硬性、煎炒及刺激性食物。喉造口的患者进食困难时，遵医嘱静脉营养治疗或鼻饲营养液。

（3）病情观察　观察患者的生命体征变化，有无声嘶、吞咽疼痛、喘鸣、呼吸困难，症状是否逐渐加重。喉造口的患者观察排痰是否通畅、痰的性质及量、套管是否合适、有无异物感等。

（4）口腔、呼吸道准备　喉癌患者多有吸烟、饮酒的习惯，帮助患者戒烟、酒，禁食刺激性食物；检查口腔，治疗牙疾，加强口腔卫生，用淡盐水含漱；协助排痰，保持气管套管的通畅，必要时按医嘱给予祛痰剂和抗生素治疗。喉癌术后戴管者，在放疗前更换硅胶或塑料套管，准备小镜子备用。

2. 放疗期间护理

（1）心理护理　在放疗的不同阶段患者会出现一系列的放疗反应，如呛咳、咽痛、皮肤反应等，再加上交流的困难，会加重患者的焦虑、烦躁情绪，严重者可能放弃治疗。此时，应鼓励患者正确面对现实，采取积极有效的预防措施，减少并发症。

（2）饮食护理　同"放疗前护理"。

（3）口腔护理　注意口腔黏膜反应，指导患者保持口腔黏膜清洁，用淡盐水或复方硼酸液含漱；当出现咽喉黏膜充血疼痛时，遵医嘱使用康复新液含服等。

（4）呼吸道的护理　喉癌患者放疗后咽喉部分泌物增多，

咽喉反射功能降低，易造成吸入性肺炎。应保持呼吸道通畅，密切观察患者呼吸、面色等病情变化，咳嗽、排痰是否有效，指导其正确有效地咳嗽、排痰，备好急救用物及药物。对于气管切开患者，应注意定期消毒气管套管并更换切口下敷料；保持室内空气新鲜，湿度60%～70%，温度18～20℃；气管套管口置无菌湿纱布，定时进行气道湿化；痰液黏稠时，可给予糜蛋白酶滴入，每次2～3滴，顺内套管壁滴入，以防呛咳。

(5) **病情观察** 由于放疗易引起咽喉局部黏膜充血水肿而引起呼吸不畅，甚至窒息，严重者须行气管切开。指导患者放疗期间注意"休声"，避免声带受到过多刺激而加重水肿。在放疗结束后半年仍有水肿或加重者，应注意观察患者咳嗽、咳痰、呼吸的形态，频率，节律，深度情况，必要时遵医嘱监测血气分析，了解周围血象的变化，出现异常及时告知医师配合处理，防止意外发生。

(6) 症状护理

① 呼吸困难或窒息：嘱患者保持心理平衡，给予心理疏导，取半坐卧位，减轻喉部张力，有利于呼吸。保持呼吸道通畅，吸氧2～4L/min，每日行雾化吸入，利于痰液咳出；戴气管套管者，定期消毒气管套管，避免异物误入套管内，保持外套管系带松紧适度，避免套管滑出。床旁备急救物品如气管切开包、吸引器、各种急救药物等，以备急需。定期监测血气分析，及时发现缺氧症状，遵医嘱应用抗生素等治疗，减轻水肿。

② 发音困难或不能发音：耐心倾听，避免患者因交流障碍造成心理压力；与患者及其家属共同制订出表达交流的具体方式，指导患者使用非语言沟通方法，以表达个人的意愿和情感，如眼神、表情、手势等，或借助纸笔以及患者家属的帮助来相互沟通；对于不能发音且说话能力不能恢复的患者，指导其用其他合适的发音方式，如电子喉等；对说话能力可恢复的患者给予鼓励，训练其重建发音，向其说明这是一个逐渐恢复

的过程，增强患者的信心。

（二）手术患者的护理

1. 心理护理

喉癌患者多为老年人，对诊断充满恐惧，对手术缺乏信心，有诸多疑虑，担心手术能否治愈，担心术后不能讲话等，有的患者干脆拒绝手术。手术前这种焦虑与恐惧心理如得不到缓解，将会影响手术效果及术后恢复。此时，护士应做好患者与其家属的思想工作，解释手术治疗的必要性，告诉他们喉癌并不可怕，是头颈肿瘤中治愈率最高的疾病，如早期发现、早期治疗，五年生存率在 90% 以上。说明手术后可以教患者练习发音或利用人工喉，通过语言交流，清除对失音的顾虑，使患者保持最佳心理状态，愉快地接受手术。

2. 生活护理

（1）饮食　术前加强营养，补充高蛋白、高热量饮食，进食困难者可静脉高营养，有利于术后伤口的愈合。术后严禁由口进食、进水，应鼻饲混合奶 7～10 日，每日 4～5 次，一次500mL，灌注后注入温开水 100～200mL，以维持充足的水分。严防胃管堵塞或脱出，因再次插管会损伤吻合口，导致吻合口瘘。两次灌注之间，也可注入菜汁、果汁、汤类。开始进食时，嘱患者细嚼慢咽；部分喉切除者进黏稠食物，防止误咽。应鼓励大胆进食，有利于重新建立喉括约肌的功能。

（2）体位和活动

① 术后 6 小时给予去枕平卧位。

② 全身麻醉清醒后给予半卧位，保留发音功能须平卧，头部前倾位，以减少吻合口张力，预防枕部发生压疮。

③ 如果一般情况好，术后第 1 日可以下床活动，活动量因人而异。制订个体化的护理措施。早期活动有利于痰液的排出，防止术后肺部感染，减少并发症的发生。

3. 术前护理

（1）观察有无呼吸困难　晚期喉癌存在着不同程度的呼吸

困难，特别是喉镜检查或取活检后，如加重呼吸困难，可让患者保持半卧位，减少活动，给予吸氧。备好气管切开包，待急诊手术。

（2）保持口腔清洁　嘱患者戒烟、酒。检查口腔，须治疗牙齿疾病，如龋齿和活动牙齿。术前 3 日开始用漱口液漱口，每日 4 次，并指导患者早、晚餐后刷牙，保持口腔清洁。

（3）呼吸道准备　训练患者深呼吸及有效咳嗽，按医嘱给予祛痰剂和抗生素治疗，预防术后肺部并发症的发生。

（4）对术后暂时或永久失去发音能力的患者，术前备好纸笔、写字板，也可训练患者用手势来表达需要。

（5）术前 1 日做好术前准备，备皮、洗澡、更换衣服；术前 8 小时禁食水；睡前必要时给予安眠药，保证充分的睡眠。

4. 术后护理

（1）按全身麻醉术后护理　密切观察患者的面色、体温、脉搏、呼吸的变化，给予吸氧、心电监护。

（2）呼吸道管理　保持呼吸道通畅，随时吸出气管内分泌物；雾化吸入，每日 3 次；严格掌握无菌技术，防止气管切开吻合口感染。

（3）口腔护理　保持口腔清洁，严禁经口进食水，唾液切勿咽下。术后 1 周内特殊口腔护理，术后第 2 日起用氯己定漱口液含漱，以促进切口愈合。注意切口有无渗液或渗血，并观察体温的变化，预防吻合口瘘。

（4）引流管的护理　颈部淋巴结清扫术后，引流接负压吸引，应保持引流通畅，妥善固定，定时挤压，按时更换引流装置，注意观察引流液的量和颜色，并详细记录，发现异常及时通知医师。

（5）术后并发症的护理

① 出血：手术后 12 小时内伤口出血是由于手术中处理血管不当，常须回手术室打开伤口重新止血；手术后晚期出血

（1周以后）多为伤口感染或咽瘘造成动脉破裂，情况严重，应急诊止血。止血时要保持呼吸道通畅，随时吸出呼吸道分泌物及血液。

② 感染：颈部伤口感染多源于小的血肿、积液或线头异物，因此，预防的重点除了加强抗生素应用外，还应保持充分的负压引流。有条件时尽量减少丝线的使用，改用各种人造可吸收线。气管切开护理、吸痰要严格无菌操作，加强口腔卫生。

③ 误吸：部分喉切除术后可发生不同程度的误吸。杓状软骨和会厌软骨切除后、喉上神经切除或损伤、声门关闭不良等，均可导致食物误入气管引起呛咳，严重者可导致吸入性肺炎。早期误吸可保守治疗，去除气管套管和鼻胃管，锻炼进软食，有助于尽快恢复吞咽和发音功能。教会患者"三咽法"，即深吸气，进食小团软食，分两次吞咽，然后咳嗽后再吞咽。头偏向非手术侧有助于吞咽。软食较液体更容易吞咽，85％～90％的患者经过进食训练能恢复正常进食。

第三节　甲状腺癌

一、定义

甲状腺癌是最常见的甲状腺恶性肿瘤，是来源于甲状腺上皮细胞的恶性肿瘤。早期临床表现不明显，多无自觉症状，颈部肿块往往为非对称性硬块。

二、病因

甲状腺恶性肿瘤的发病机制尚不明确，但是其相关因素包括许多方面，主要有以下几类：

（1）癌基因及生长因子　近代研究表明，许多动物及人类肿瘤的发生与原癌基因序列的过度表达、突变或缺失有关。

（2）电离辐射　目前已查明，头颈部的外放射是甲状腺的重要致癌因素。

（3）遗传因素　部分甲状腺髓样癌是常染色体显性遗传病，在一些甲状腺癌患者中，常可询及家族史。

（4）缺碘　早在20世纪初，已有人提出有关缺碘可导致甲状腺肿瘤的观点。

（5）雌激素　近些年的研究提示，雌激素可影响甲状腺的生长主要是通过促使垂体释放 TSH（促甲状腺激素）而作用于甲状腺，因为当血浆中雌激素水平升高时，TSH 水平也升高。至于雌激素是否直接作用甲状腺，尚不明确。

三、临床表现

1. 症状

甲状腺癌患者的主诉常为颈部肿块或颈部结节。在病史询问中，要特别注意肿块或结节发生的部位、时间、生长速度，是否短期内迅速增大，是否伴有吞咽困难、声音嘶哑或呼吸困难，是否伴有面色潮红、心动过速及顽固性腹泻等表现，是否因患其他疾病进行过头颈部、上纵隔放射治疗，以及有无[131]I治疗史等，是否有暴露于核辐射污染的环境史，从事的职业是否有重要放射源以及个人的防护情况等。髓样癌有家族遗传倾向性，家族中有类似患者，可提供诊断线索。

2. 体征

甲状腺癌多为单个结节，结节可为圆形或椭圆形，有些结节形态不规则，质硬而无明显压痛，常与周围组织粘连而致活动受限或固定。若发生淋巴结转移，常伴有颈中下部、胸锁乳突肌旁肿大的淋巴结。一般来说，甲状腺单个结节比多个结节、小的实质性结节比囊性结节、男性比女性的甲状腺癌可能性大，但多发性结节、囊性结节均不能排除甲状腺癌的可能。家族型甲状腺髓样癌常为双侧肿块，并可有压痛。

甲状腺癌较大时可压迫和侵袭周围组织与器官，常有呼吸困难、吞咽困难及声音嘶哑。远处转移时，可出现相应的临床表现。甲状腺髓样癌可有肠鸣音亢进、气促、面颈部阵发性皮肤潮红、血压下降及心力衰竭等类癌综合征体征。

四、辅助检查

(1) 颈部超声检查　可以区分肿物与甲状腺的关系，并鉴别肿物为实性或囊性。放射性核素扫描显示的直径<4cm的冷结节，如果超声检测为囊性，则恶性的可能性不足0.5%；如果超声检测为实性结节，则恶性的可能性为30%。

(2) 甲状腺放射性核素扫描　^{131}I或^{99m}Tc是甲状腺扫描最常用的放射性核素。其作用包括：对临床可触及的甲状腺结节提供精确的解剖位置定位并了解结节的功能状态；发现高危患者潜在或微小的病灶；检出已发生区域性或远处转移的甲状腺癌的原发灶；发现出现于甲状腺的转移性病灶；评价治疗效果等。18.4%～54.5%的甲状腺单发冷结节为甲状腺癌。但应注意热结节中有4%～7%为癌。

(3) 细针穿刺细胞学检查　对于直径为1cm以上的结节往往可获得80%满意的检查结果。这种技术可区分良、恶性结节，其准确率可达95%。但对于滤泡状腺癌不易诊断。

(4) 实验室检查　血清降钙素的检测用于诊断甲状腺髓样癌具有特异性，其他病理类型的甲状腺癌尚缺乏可靠的实验室指标。甲状腺球蛋白测定对诊断或判断术后复发有一定意义，但主要针对甲状腺全切术后患者。

(5) X线检查　颈部正侧位片，可了解气管有无移位、狭窄、肿块钙化及上纵隔增宽。甲状腺部位出现细小的絮状钙化影，可能为癌。胸部及骨骼摄片可了解有无骨转移。

五、护理措施

1. 心理护理

甲状腺肿瘤女性患者较多，较易产生焦虑情绪。护理人员应告知患者甲状腺肿瘤的有关知识，说明手术的必要性、手术的方法、术后的恢复过程及预后情况。

2．完善术前各项检查

对甲状腺巨大肿块者，除全面的体格检查和必要的实验室检查外，还包括颈部透视或 X 线摄片，了解气管有无受压或移位；喉镜检查，确定声带功能；了解甲状腺摄 ^{131}I 率，血清 T_3、T_4 含量。

3．饮食护理

宜食高蛋白、高热量、富含维生素的食物。

4．病情观察

监测患者的生命体征变化，尤其注意患者的呼吸变化。床旁备无菌手套和气管切开包，一旦发现窒息的危险，立即配合行气管切开及床旁抢救。

5．体位

血压平稳后取半坐卧位，利于呼吸及引流。保持头颈部于舒适位置，在床上变换体位、起身、咳嗽时可用手固定颈部以减少震动。

6．饮食护理

病情平稳或术后苏醒患者，可给予少量温水或凉水；若无呛咳、误咽等不适，可逐步给予便于吞咽的微温流质饮食（食物过热可使手术部位血管扩张，加重创口渗血）；以后逐步过渡为半流质饮食及软食。甲状腺手术对胃肠功能影响很小，只是在吞咽时感觉疼痛不适，应鼓励患者少量多餐，加强营养，以促进创口愈合。

7．引流管的观察及护理

引流管要妥善固定，防止扭曲、打折和过度牵拉。注意保持有效的负压吸引，观察引流液的性质、颜色和量，引流液多于 150mL 或每小时超过 50mL 视为有活动性出血，及时报告医师进行止血处理。引流瓶每 24 小时更换 1 次，并记录引流量。一般引流管保留 48～72 小时，引流液＜15mL 为拔管指征。

8. 并发症的观察及护理

（1）出血　主要由于术中止血不完全，或结扎血管脱开发生出血，一般术后 12～48 小时之内发生。

① 内出血：表现为引流管内液量较少或无，颈部肿胀，呼吸困难进行性加重，患者脉数，血压正常或偏低。发现该情况要及时通知医师，打开伤口清理淤血，重新止血。

② 外出血：主要表现在引流液鲜红，引流液超过 150mL 以上。此时需要重新加压包扎或打开伤口进行止血。

（2）呼吸困难和窒息　是最危急的并发症，多发生于术后 48 小时内。表现为进行性呼吸困难、烦躁、发绀，甚至窒息；可有颈部肿胀，伤口渗出鲜血等。常见原因：

① 伤口内出血压迫气管。

② 喉头水肿，可因手术创伤或气管插管引起。

③ 气管塌陷，是由于气管壁长期受肿大的甲状腺压迫发生软化，切除甲状腺体的大部分后，软化的气管壁失去支撑所引起。一旦出现血肿压迫或气管塌陷，须立即进行床边抢救，剪开缝线、敞开伤口，迅速除去血肿，结扎出血的血管；若呼吸仍无改善，则行气管切开。对喉头水肿者，立即应用大剂量激素，如地塞米松 30mg 静脉滴注，呼吸困难无好转时行气管切开。

（3）喉返神经损伤　主要是手术操作时损伤所致。切断、缝扎引起的属永久性损伤；钳夹、牵拉或血肿压迫所致者多为暂时性，经理疗、口服营养神经药物，少讲话多休息等处理后，一般在 3～6 个月可逐渐恢复。一侧喉返神经损伤，大都引起声音嘶哑，可经健侧声带向患侧过度内收而代偿；两侧喉返神经损伤可导致两侧声带麻痹，引起失声、呼吸困难，甚至窒息，多须做气管切开。

（4）喉上神经损伤　多在结扎、切断甲状腺动、静脉时受到损伤。若损伤外支，可使环甲肌瘫痪，引起声带松弛、声调降低；若损伤内支，患者失去喉部的反射性咳嗽，特别是在饮水时，容易发生误咽、呛咳。一般术后数日即可恢复正常。

（5）手足抽搐　多因术中切除甲状旁腺，或结扎供应甲状旁腺血管所致，一般术后1～4日出现。轻者手足麻木或僵硬，重者手足抽搐。饮食上应适当限制肉类、乳品和蛋类等食品，因其含磷较高，影响钙的吸收。多进食含钙食品，重者遵医嘱进行药物补钙，同时加服维生素 D_3。

（6）甲状腺功能减退　手术致甲状腺腺体保留过少，引起甲状腺功能减退，宜长期服用甲状腺片。

第四节　颅内肿瘤

一、定义

颅内肿瘤又称脑肿瘤、颅脑肿瘤，是指发生于颅腔内的神经系统的肿瘤，包括起源于神经上皮、外周神经、脑膜和生殖细胞的肿瘤，淋巴和造血组织肿瘤，蝶鞍区的颅咽管瘤与颗粒细胞瘤，以及转移性肿瘤。

二、病因

1. 环境因素

包括物理、化学和生物因素，如离子射线（如X线）与非离子射线（如射频波和低频电磁场）、杀虫剂、苯及其他有机溶剂、亚硝胺化合物、致肿瘤病毒和其他感染因素等，其中部分因素尚无定论。已基本明确的致瘤病毒主要有人类乳头多瘤空泡病毒 JC 型（高级别星形细胞瘤、小脑髓母细胞瘤）、EB 病毒（中枢神经系统淋巴瘤）、人类腺病毒（胚胎性肿瘤，如神经母细胞瘤、髓母细胞瘤、髓上皮瘤或视神经母细胞瘤）、SV40 病毒（颅内肉瘤性肿瘤）。

2. 宿主因素

包括宿主的患病史、个人史、家族史等。如头外伤者脑膜瘤危险性增加，结核病可与胶质瘤共患病，鼠弓形虫感染同星形细胞瘤和脑膜瘤的发病有关，中枢神经系统恶性淋巴瘤患者中有 60%～85% 是艾滋病或器官移植的患者，女性激素可能与某些肿瘤（如脑膜瘤）的发生和发展有关，某些脑肿瘤的发生具有家族背景或遗传因素［如神经纤维瘤病 I 和 II 型、结节性硬化、利弗劳梅尼（Li-Fraumeni）综合征、多发性错构瘤（Cowden）综合征、脑视网膜血管瘤病（Von Hippel-Lindau）、特科特（Turcot）综合征和痣样基底细胞癌综合征（Gorlin 综合征）］。

三、临床表现

（1）起病方式　常较缓慢，病程可自 1～2 个月至数年不等。有些病例可呈急性或亚急性发病，甚至可能出现卒中。后者多数是因肿瘤的恶性程度较高，进展迅速，或因肿瘤发生出血、坏死、囊变等继发性变化的结果。

（2）颅内压增高　症状包括"三主征"，即头痛、呕吐及视盘水肿。

（3）局灶性症状　取决于颅内肿瘤的部位。常见的局灶性症状有运动及感觉功能障碍，表现为肢体的乏力、瘫痪及麻木，抽搐或癫痫发作，视力障碍、视野缺损，嗅觉障碍，神经性耳聋，语言障碍，平衡失调，智能衰退，精神症状及内分泌失调，发育异常等。常组成不同的综合征。

四、辅助检查

中枢神经系统影像学领域的进展十分迅速，其中 CT 和 MRI 在脑肿瘤的诊断中应用广泛并具有十分重要的诊断价值。脑肿瘤影像学的三大特征为肿瘤增强效应、肿瘤组织的水肿及坏死现象。另外脑脊液细胞学检查有助于确定脊髓内有无肿瘤播散。

五、治疗

应在保护脑功能的前提下尽可能彻底切除肿瘤，术后外照射已作为常规治疗。

（1）**手术治疗** 手术切除肿瘤彻底的患者，可获得较好的疗效；部分切除术后易复发，再次手术可延长生命。手术后给予放射治疗，对延长患者生命有一定疗效。

（2）**放射治疗** 应手术后尽早进行。由于各种类型胶质瘤的发病规律及放射敏感性不相同，因此放射治疗的方法、剂量也不一样。其适应证包括：高级别胶质瘤无论手术有无残留，均应术后放疗；若不能手术或拒绝手术，可做单纯放疗；放疗可作为复发的挽救性治疗措施。

（3）**三维适形放射治疗或调强放疗** 此法用于治疗脑瘤比传统放疗可减少 30%～50% 正常脑组织受到高剂量照射，因而可安全适当地提高肿瘤靶区剂量，从而提高治疗增益，如对脑转移瘤、脊索瘤、软骨肉瘤采用此法可提高放疗剂量。采用此法使受照射的正常组织体积大为减少，因而使放疗所致的不良反应降低。总剂量 6000cGy/6 周，脑干和视交叉低于 5400cGy。

（4）**化学治疗** 须用高脂溶性，能通过血脑屏障的药物。对于少突神经胶质瘤、胶质母细胞瘤及髓母细胞瘤，化疗有一定疗效。

六、护理要点

1. 放疗前

（1）**心理护理** 治疗前护士要向患者及其家属介绍有关放疗的知识和护理计划，治疗中可能出现的不良反应及需要配合的注意事项；放疗前陪同患者到放疗区参观，并说明在放疗时工作人员可在操作台监测患者情况，使患者消除恐惧心理，积极配合治疗。合理安排休息和适当的娱乐，分散患者的注意力，使患者保持心情愉快。

（2）**饮食护理** 给予患者高蛋白、高热量、高维生素饮食，增强体质，调节全身状况，如纠正贫血、脱水及电解质紊乱。

（3）生活护理 对于生活自理能力低的患者，需要家属陪伴，尤其是偏瘫、失语、视力障碍者更需要照顾。护理人员要耐心细致地做好护理，解决患者生活所需。

（4）病情观察 有无头痛、呕吐、视力障碍等颅内压增高的症状；有无意识障碍、行为改变、肢体运动障碍，以及癫痫发作、视力减退、复视等神经系统定位症状和体征，早期发现脑疝先兆。

（5）症状护理

① 头痛：遵医嘱予20％甘露醇、呋塞米、地塞米松等脱水剂；酌情予止痛剂；禁用吗啡、哌替啶止痛、镇静，因此类药物有抑制呼吸的作用。详细交代患者用药的目的，观察用药后的疗效，注意区分止痛剂引起的恶心、呕吐、便秘等不良反应与疾病本身引起的症状的不同，及时告知医师对症处理。

② 视力障碍或复视：生活上给予帮助；传递物件时，注意应准确地放置于患者手中，避免动作过快、粗鲁；嘱咐患者单独行动时，须有人陪伴，注意安全，防止跌倒及撞伤；复视者可戴单侧眼罩，两眼交替使用，以免失用性萎缩。

2. 放疗期间

（1）心理护理 颅内肿瘤对生命威胁大，而放疗中可出现不同程度的不良反应加重症状，使患者生活自理、社会适应能力下降，甚至造成功能障碍，增加家庭经济、生活的负担，患者易产生焦虑、烦躁、内疚、自卑的心理，其家属也因长期照顾患者及沉重的经济负担容易导致身心疲惫。护士应用科学、熟练、安全的护理技术护理患者，以取得患者的信任，关心尊重患者，避免任何刺激和伤害患者自尊的言行；给予患者家属情感上的支持与鼓励，使其参与制订康复计划。护士乐观、积极的心态，且富有同情心及爱心，能帮助患者及其家属克服困难，增强自我照顾能力与自信心，促进康复。

（2）饮食护理 加强营养，进食高热量、高蛋白、营养丰富且易消化的清淡饮食，少食多餐，禁烟、酒及刺激性食物。宜多补充富含 B 族维生素及维生素 C 的食物，如绿叶蔬菜、水果，避免粗糙食物。注意饮食卫生，保持大便通畅。

（3）皮肤护理　脑部放疗前放疗区域一般应剃除头发，放疗区皮肤避免用肥皂、洗发水擦洗，避免阳光直接照射，外出时可戴遮阳帽或打伞；避免粘贴胶布或涂刺激性重金属药物。

（4）休息与体位　为患者提供安静、舒适、整洁、无不良刺激的环境，卧床时可抬高床头 $15°\sim30°$，利于颅内静脉回流。肿瘤脑转移后，$15\%\sim30\%$ 的患者可发生癫痫，床边必须加护栏，外出须有人陪伴，防止跌倒和其他意外发生。放疗期间注意避免诱发颅内压增高的因素，如用力排便、咳嗽、情绪激动等。当出现颅内压增高症状时，及时告知医师协助处理。

（5）病情观察　中枢神经系统对放疗的最初反应是放射性水肿引起的颅内压增高。观察有无恶心、呕吐、头痛，以及视力、意识的改变，四肢运动是否灵活协调，步态是否平稳等颅内压增高的放疗反应。如有上述症状出现，及时通知医师处理，动态监测颅内压，观察神经系统定位症状和体征的变化，早期发现脑疝先兆，及时评价治疗后的效果。

（6）用药护理　颅内肿瘤是成年期开始发作的癫痫常见原因，须长期使用抗癫痫药物如苯巴比妥，指导患者按医嘱坚持长期有规律地服药，避免突然停药、减药、漏服药及自行换药。观察药物的不良反应，如粒细胞减少、复视、毛发增多等，轻者一般不须停药处理；严重反应者须遵医嘱及时对症处理。放疗期间为预防颅内压增高配合使用脱水剂，须严格按医嘱执行。应用脱水剂易发生水、电解质紊乱，应注意观察尿量，保持水、电解质平衡。

（7）症状护理

① 颅内高压：取抬高床头 $15°\sim30°$ 的半坐卧位，利于颅

内静脉回流；严格卧床休息，减少外出，外出时须轮椅接送；遵医嘱予间断低流量吸氧，改善脑缺氧，同时遵医嘱予 20% 甘露醇 125～250mL 快速静脉滴注（15～20 分钟内滴完）、呋塞米 20mg 肌内注射或静脉注射、地塞米松静脉滴注，以降低颅内压，并配合使用促进能量代谢药物；如有高热者，应立即用温水擦浴、冰敷等物理降温，体温过高可遵医嘱药物降温，注意监测患者的生命体征、意识、瞳孔和颅高压症状改善的情况，防止降颅压、降温过快过低而发生的虚脱；同时积极做好防止颅内压骤然增高的措施，如保持呼吸道通畅，避免受凉感冒，积极治疗上呼吸道感染，防止剧烈咳嗽。

② 便秘：为预防颅内肿瘤患者颅内压增高，一般放疗期间配合使用脱水剂。长期应用脱水剂容易引起便秘，加重颅高压，因此预防及治疗便秘相当重要。须指导患者多进食粗纤维食物及蜂蜜、香蕉等润肠食品；在减少头部活动的前提下，增加身体活动，如腿部活动、腹部按摩等，以利于肠蠕动，必要时给予缓泻剂，以防止便秘；已出现便秘的患者，嘱其勿用力排便，禁止采用高压大量灌肠，一般通便无效时，须用手掏出直肠下端的粪块，再给予缓泻剂或低压小量灌肠；护士应协助患者床上排便，并教会其家属有效协助的方法。

（8）康复护理 对有功能障碍的患者，要防止其跌倒，确保安全。地面保持平整干燥，防湿防滑，穿防滑平底鞋，呼叫器应置于床头随手可及处，外出须陪伴，防跌伤。同时告知患者及家属康复锻炼的重要性，共同制订康复训练计划，并及时评价和修改，包括床上 Bobath 握手（十字交叉握手）、床边坐起及下床活动，进行力所能及的日常活动的主动训练；鼓励患者使用健侧肢体从事自我照顾，并协助患肢体位摆放、翻身、床上的上下移动的被动活动，必要时选择理疗、针灸、按摩等辅助措施，预防肌肉失用性萎缩、压疮的发生。教会家属协助患者锻炼的方法与注意事项，教会患者正确的运动模式及使用自助工具。

第五节　眼部肿瘤

一、定义

眼部肿瘤包括眼睑肿瘤、泪器肿瘤、眼眶肿瘤及眼内肿瘤。

在眼睑组织中，纤维组织和肌肉极少发生肿瘤，而皮肤和附属腺体较易发生肿瘤。眼睑最常见的恶性肿瘤是基底细胞癌，占50%～80%；其次为睑板腺的恶性肿瘤，占17.5%～33.3%；而鳞状细胞癌发病率只占8%。

泪器肿瘤中以泪腺肿瘤多见。泪腺肿瘤中，50%为炎性假瘤，50%为上皮来源的肿瘤，而且多起源于泪腺眶叶。

眼眶肿瘤有原发与继发、良性与恶性之分。眼眶原发性肿瘤有眼眶囊肿、眼眶血管源性肿瘤（以海绵状血管瘤最多见）、肌源性肿瘤（横纹肌肉瘤是最常见的眼眶原发性恶性肿瘤）、软组织肿瘤、脂肪源肿瘤、骨源性肿瘤、神经源肿瘤等；眼眶继发性肿瘤有蝶骨脑膜瘤、鼻旁窦肿瘤。

眼内肿瘤的好发部位是葡萄膜和视网膜，眼球内肿瘤多为恶性。脉络膜恶性黑色素瘤为成年人最多见的眼内恶性肿瘤，视网膜母细胞瘤（Rb）是婴幼儿最常见的眼内恶性肿瘤。视网膜母细胞瘤约89%的病例发生在3岁以前，双眼发病占30%～35%。

二、临床表现

典型明显的症状往往是疾病晚期的症状，所以应注意发现早期症状，如一过性疼痛、方向性复视、视力减退的情况，视物变形以及视野情况等。

（1）视力　眼球内肿瘤累及视网膜和脉络膜均可引起视力改变，累及黄斑者尤为显著；如视网膜母细胞瘤、脉络膜黑色素瘤、眼内转移性肿瘤、视神经胶质瘤较早引起视力变化；眶内肿瘤引起视力变化出现较晚,一般在肿瘤较大,压迫眼球后才出现视力障碍。

(2)疼痛 眼内肿瘤常因肿瘤侵及睫状神经或引起眼内压增高而导致疼痛;眶内肿瘤早期多无疼痛或偶感疼痛,晚期累及眶内神经或引起眶压增高,可引起疼痛;有时眶内压增高,角膜水肿亦可引起疼痛流泪。

(3)眼位与眼球运动异常 眼部肿瘤常引起眼位的变化,特别是眶内肿瘤常引起眼球突出;如肿瘤很大,累及全部眼外肌,可使眼球固定。视网膜母细胞瘤及脉络膜黑色素瘤如累及黄斑,除引起视力下降外,有时伴有眼球外斜,至肿瘤穿破巩膜,在眶内浸润生长时可使眼球突出固定。角膜、结膜肿瘤侵入眼球后,亦可引起眼球移位及运动障碍。

(4)肿物 各种肿瘤在眼球内、眶内及眼球表面均可形成肿块,应了解肿块的大小、部位、活动度、颜色、硬度、表面是否光滑、周围组织有无红肿等。

三、辅助检查

(1)放射影像检查 X线检查、超声检查、CT扫描、MRI成像等。主要了解肿瘤的病变累及范围、大小及性质。

(2)病理学诊断 以确定肿瘤的性质、类型及良恶性程度。

四、治疗

(1)手术治疗 包括肿瘤切除术、眼球摘除术、眶内容物剜出术。标本送病理检查。

(2)放射治疗 邀请放射科会诊,用深部 X 线、Co(钴)等深部照射,或 P(磷)、Sr(锶)等浅层照射,按放射治疗常规处理。

(3)综合疗法 综合应用中药、西药、放疗及手术等疗法。

(4)免疫疗法 认为本病与免疫改变有关,故设想采用免疫抑制剂治疗，以控制肿瘤的增殖。也可用特异性 Rb 转移因子、基因工程 Rb 单克隆抗体及其生物导弹、细胞因子（rIL-2、rIFN、rTNF）、TIL、LAK 细胞等联合治疗可获较好效果。

五、护理要点

1. 心理护理

眼部肿瘤部分影响视力，眼球外突引起的形象改变，担心术后丧失视力或失去眼球，患者多有焦虑、悲观的心理。护士应主动与患者交谈，有针对性地对患者介绍手术的必要性，使其在最佳状态接受手术治疗。术后护理人员应重视心理行为的干预，并要充分利用专科护理技术帮助患者恢复功能，给患者带来新的希望。

2. 饮食护理

术前进食高蛋白、高热量、富含维生素、易消化的清淡饮食，以提高机体的抵抗力和术后组织的修复能力。术后麻醉苏醒后 6 小时，无明显恶心、呕吐等不适可开始进食，给予易消化饮食，多进食蔬菜和水果，注意保持大便通畅，避免大便用力时眼压升高而引起眶内出血。

3. 术前准备

① 术前 12 小时起禁食，4 小时起禁水。

② 按手术部位做好手术区皮肤准备，备皮范围大于手术区 5～10cm，以预防术后伤口感染。须植皮区皮肤用 70%乙醇消毒后，用无菌巾包扎。

③ 做好交叉配血、皮肤过敏试验。

④ 预防感染：术眼滴抗生素眼药水，每日 4～6 次。用生理盐水冲洗泪道及结膜囊。

⑤ 指导患者有关手术后必须施行的活动如深呼吸、咳嗽、翻身及肢体的活动方法，以减少术后并发症的发生；指导患者及其家属如何配合术前准备。

4. 体位

全身麻醉苏醒后抬高床头 15°～30°或半卧位，以利头部静脉回流，减轻眼部肿胀和眶内渗血。

5. 症状护理

（1）暴露性结膜炎　对存在暴露性结膜炎的患者，应讲解眼睑闭合不全对角膜的危害，遵医嘱定时使用抗生素眼药水，必要时戴眼罩，睡前涂抗生素眼膏或用湿盐水纱布遮盖双眼保护角膜。

（2）疼痛　了解疼痛的性质、部位、持续时间，辅导患者适当采用分散注意力的方法，如数数、听音乐等；必要时遵医嘱给予止痛剂。

6. 伤口护理

观察伤口有无出血、渗血、渗液及局部红、肿、热、痛等征象。若伤口有渗液、渗血或敷料被污染，应及时更换，以防感染。

7. 并发症护理

（1）伤口出血　眶内血管丰富，易致术中、术后出血。术后伤口须用绷带加压包扎 3～5 日，以减少出血，减轻伤口水肿，防止感染。包扎压力要适中，太松起不到止血作用；太紧会造成眶内压过高，使视神经及视网膜缺血。绷带松紧以能容纳一指为宜。

（2）视力丧失　是眼眶手术最严重的并发症。原因如下：术中过度牵拉视神经，导致视神经直接损伤；术中损伤视网膜中央动脉，引起视神经及视网膜供血障碍；术中长期压迫眼球及视神经，造成眼内及视神经贫血。术终在敷料内放置视力检测灯，患者苏醒后接通电源，了解视力情况。手术当日密切注意有无光感，每小时检测 1 次，48 小时后可改为每日 3～4 次，直至拆线。一旦发现视力下降，要尽快采取措施，如立即解除对眼球及视神经的压迫，球后注射扩血管药，全身给予脱水剂、糖皮质激素、能量合剂等。

(3) 神经损伤　若损伤睫状神经节感觉根，可引起眼部感觉障碍；若损伤眶上神经，可引起额部皮肤感觉障碍；若损伤滑车神经，可引起眼肌麻痹。一般轻度神经损伤，可于 3～6 个月内恢复。

第六节　口腔肿瘤

一、定义

口腔肿瘤是指发生于固有口腔的癌瘤，分良性肿瘤和恶性肿瘤。口腔癌在我国以舌癌最多，牙龈癌及颊癌次之，口底癌则列为口腔癌之末。

二、临床表现

口腔癌肿块主要表现为 3 种类型：溃疡型、外生型及浸润型。除浸润型须用手触诊方能察觉外，一般靠视诊即可发现病损。应评估肿块的部位、性质、浸润程度、生长时间，疼痛减轻或加重的因素和其他伴随症状，如有无淋巴结转移、邻近组织的侵犯。肿块向周围组织浸润可引起疼痛、张口受限、吞咽困难。

三、辅助检查

(1) 放射影像学检查　包括 X 线检查、超声检查、MRI 等。主要了解肿瘤病变累及范围、大小及性质。

(2) 病理检查　是肿瘤最后诊断的主要依据。对口腔癌的病理检查主要是切取活检；对于诊断尚不清楚而又能手术切除的小肿块也可进行切除活检；只有极少数情况才应用快速冷冻切片活检。

四、治疗

(1) 舌癌　以手术为主的综合治疗，一般应行原发病灶切除及颈部淋巴结清扫术，手术前或手术后配合放疗或化疗。

（2）颊癌

① 小的颊黏膜鳞癌可采用放射治疗。

② 如对放射治疗不敏感以及较大的肿瘤，应行外科手术；术前可先用化学药物治疗。切除后如创面过大，不能直接将组织拉拢缝合时，可用颊脂垫、带蒂皮瓣或游离皮瓣转移整复，以免瘢痕挛缩影响张口。

③ 对晚期的颊癌已侵及颌骨，并有颈淋巴结转移时，可行颊、颌、颈联合根治术。术后洞穿性缺损可待肿瘤控制后施行整复手术，也可以用皮瓣转移立即整复。

（3）口底癌 早期浅表的口底鳞癌可用放射治疗；较晚期的病例，如肿瘤侵及下颌骨，或有颈部淋巴转移时，应施行口底部、下颌骨、颈淋巴联合根治术。

五、护理要点

1. 心理护理

针对患者对疾病和手术的恐惧心理，耐心做好患者的心理护理，并介绍同种病例术后恢复期的患者与其交谈，使其减轻恐惧感，以最佳的心理状态接受治疗。对术后出现张口、语言及进食困难等问题，均应事先告诉患者，使其有充分的心理准备。

2. 饮食护理

① 术前应进食高蛋白、高热量、富含维生素、易消化的清淡饮食，以提高机体抵抗力和术后组织修复能力。

② 一旦诊断为营养不良，应积极给予营养支持。营养支持的时间以术前 7～14 日为宜。

③ 术后进食时间及方式视手术部位而定。无口腔进食禁忌者，术后麻醉苏醒后 6 小时，无明显恶心、呕吐等不适可开始进食，并根据病情、转归及时调整饮食种类；不能由口腔进食者，采用鼻饲流质。

3. 口腔护理

① 预防术后伤口感染。术前 3 日用 1%～3% 过氧化氢溶

液、口泰漱口液交替漱口，每日 4 次。术前张口和漱口有困难者须做口腔护理，每日 2 次。口腔及鼻腔炎症须在术前治愈。根据患者口腔情况做牙周清洁。

② 术后因张口受限、咀嚼困难，并伴有伤口渗血者，必须定时进行口腔护理，预防伤口感染。先用 3% 的过氧化氢溶液清洗口腔伤口，使局部泌物及血痂软化而脱落，再用生理盐水冲洗，每日 2 次；也可根据病情用氯己定液或复方硼酸液漱口，每日 3～4 次，以减轻口臭、预防感染。

4. 术前准备

① 修复体准备：一侧下颌骨截除者须做好健侧的斜面导板，并试戴合适，便于术后佩戴，防止下颌移位；上颌骨截除者必要时备腭护板。

② 行组织瓣整复术患者准备：注意植皮区和供皮区局部有无破损、感染、炎症；若有应及时处理，待其恢复正常后才可手术。避免在供皮组织区血管注射、穿刺。显微外科手术的患者在术前 1 周停止吸烟；停止应用促进血管痉挛的药物。

5. 体位

全身麻醉未完全苏醒时，去枕平卧头偏侧位；麻醉完全苏醒后，取半卧位。

6. 呼吸功能监护

口腔癌手术因手术创伤所致的水肿、血肿、舌后坠等导致呼吸道梗阻的发生率较高。

① 术后须严密观察患者呼吸及水肿程度，保证有效的氧气吸入，随时抽吸呼吸道、口、鼻腔内的分泌物。

② 若术后保留有气管插管或通气道，应待病情许可后方可拔除。

③ 注意下列呼吸功能不良征象：躁动不安、呼吸加快、脉搏快而弱；舌后坠者出现鼾声；喉痉挛者呼吸有喘鸣声；支气管痉挛者有喘息现象。当患者出现上述上呼吸道梗阻症状时，应迅速插入口（鼻）咽通气道或行气管内插管，必要时行

气管切开。

④ 鼓励患者深呼吸、咳嗽。深呼吸有利于排除体内吸入性麻醉剂及促进肺扩张，并能预防分泌物聚积、减少换气不足。使用麻醉止痛剂时，须密切观察患者呼吸变化。

7. 伤口护理

① 术后应严密观察颈部敷料及口内创口有无渗血或出血。

② 观察伤口肿胀情况及敷料包扎松紧度。若有压迫影响呼吸时，须立即报告医师进行处理。

③ 保持引流管通畅，观察各种引流液的量、色和性质，并做好记录。

④ 上颌骨截除口内植皮者，应注意包扎的敷料或填塞的碘仿纱条的固定情况，防止松动脱离。

⑤ 当患者苏醒后，帮助患者尽量由气管切开处排痰，从而使口腔清洁度提高，有利于口腔伤口的愈合。

8. 颈淋巴清扫术的护理

临床上扪及区域淋巴结肿大、怀疑有转移时，须行颈淋巴结清扫术。

① 患者清醒后抬高床头 $15°\sim30°$，以利于负压引流和头部静脉回流。

② 密切观察生命体征，保持呼吸道通畅。

③ 颈部负压引流的护理：颈部淋巴结清扫术于创腔内安置持续负压引流，要注意保持管道通畅，观察引流液的颜色和量。正常情况下，引流物的颜色由暗色至深红至淡红色逐渐变淡；若引流液为乳白色，考虑为乳糜漏，应立即报告医师。一般术后 12 小时内引流液的量不超过 250mL，且由多到少；若术后引流速度较快，呈红色，12 小时内的量超过 250mL，应考虑出血的可能。引流管放置时间根据引流量而定，通常为 $2\sim3$ 日。24 小时内引流液的量少于 15mL，即可拔除引流管。

④ 乳糜漏：大多发生在左颈部淋巴结清扫术后，为术中损伤胸导管，或结扎不全所致。一般在术后 $48\sim72$ 小时出现，

表现为引流液为乳白色，引流液量逐渐增加。伤口应持续加压包扎，严重者打开伤口加压填塞。轻者进清淡饮食；重者应禁食，给予肠外营养。

⑤ 行颈部淋巴清扫术切断患侧的颈内静脉，而影响患侧头部静脉回流的患者，可出现球结膜水肿等征象，应做好眼部护理。

⑥ 由于副神经和一些重要颈部解剖结构的损伤，患者术后可出现垂肩、耸肩不能或耸肩无力、手臂外展受限、上举困难。术后指导患者进行功能锻炼来改善肩部症状。

9. 疼痛的护理

手术对组织、器官的切割与牵拉，伤口周围肌肉痉挛、水肿，敷料包扎过紧，都可引起疼痛。手术后疼痛持续时间的长短与手术范围、患者对疼痛的忍耐程度及反应有关，通常持续24~48 小时。应评估疼痛的原因，针对性地给予处理，如敷料包扎过紧而情况允许，可松开过紧的绷带；必要时遵医嘱给予止痛剂。

第十七章 胸部肿瘤

第一节 肺 癌

一、定义

肺癌是最常见的恶性肿瘤，因大多数发源于支气管，故又称为原发性支气管肺癌（简称肺癌）。

肺癌依其病理组织学类型主要分为：小细胞未分化癌（20%）、表皮样鳞状细胞癌（30%）、腺癌（包括支气管肺泡约占35%）、大细胞未分化癌（10%）4类。

二、病因

吸烟是最主要的危险因素，约80%的男性、75%的女性患者为吸烟者，另外17%的患者为被动吸烟者。开始吸烟的年龄、烟龄、每日吸烟量、吸烟的烟草种类，以及含焦油、尼古丁的量，是否使用过滤嘴，均与肺癌的发病相关。吸烟者每日吸烟20支的肺癌发病率为不吸烟者的15倍；20支以上者为48倍。戒烟5~10年后肺癌发病率开始下降。其他危险因素还包括职业暴露、放射性物质的接触、环境污染、肺部慢性疾病等。吸烟和这些致病因子起协同作用。

三、临床表现

（1）早期肺癌 早期肺癌并不产生症状，所以又叫无症状期，短则数月，长则几年，因人而异。此时患者很少就医，所以临床上很难发现；部分肺癌的早期症状只是干咳、胸痛、低热、咯血等一般呼吸道症状，这些症状与感冒、支气管炎、肺炎等病相混淆，很难引起患者的注意。

（2）晚期肺癌 晚期肺癌患者常见消瘦、乏力、贫血、发热等表现；肿瘤侵犯邻近器官组织或发生远处转移时，可有气促、声带麻痹、声音嘶哑、颈静脉怒张、胸腔积液或吞咽困难等症状。

（3）全身情况　凡年龄在 40 岁以上，特别是男性有长期吸烟史者，出现刺激性咳嗽 3 周以上，经治疗无效，或痰中带血，或同一部位的肺炎反复发作，原因不明的四肢疼痛和杵状指、肺气肿、肺不张、肺部隐痛及胸腔积液者均应考虑为此病。

四、辅助检查

（1）胸部 X 线检查　胸部 X 线检查是肺癌最基本的影像学诊断方法，对诊断、鉴别诊断、分期及随访都是必要的。胸部正侧位片是最常用的 X 线检查，可以获得很多有价值的信息，得到初步诊断。

（2）CT 检查　胸部 CT 检查是肺癌最主要的影像学诊断手段。特别是螺旋 CT 扫描，是公认的肺癌定性和定位的最好方法之一。其诊断效果明显优于常规 X 线检查，据统计，在胸正位片上约有 26% 的肺容量和 43% 的肺部面积，与心脏、纵隔和横膈相重叠，因此，仅用正位胸片常易遗漏病灶。CT 有高度的密度分辨率，且显示为横断面的解剖图像，无病灶前后、左右的组织结构相重叠，故病灶显示确切，并可发现更多的小病灶；CT 检查还被用于引导胸壁的肿瘤穿刺活检，主要用于帮助确定穿刺部位、方向和深度，有利于病变的活检定性；CT 还可筛选肺癌患者是否须作纵隔镜检查，使大约 70% 的患者避免接受纵隔镜检查。

（3）磁共振成像　在肺癌中 MRI 的应用指征主要为：

① 对碘过敏患者，或者 CT 检查后仍难以诊断的特殊病例；

② 肺上沟瘤，需要显示胸壁侵犯及臂丛神经受累情况；

③ 需要判断纵隔中的心包及大血管有无受侵，或者上腔

静脉综合征的病例；

④ 需要鉴别手术或放疗后肿瘤复发或纤维化的病例。胸部 MRI 检查在胸部疾病的诊断中具有重要的临床意义。特别是门控技术和快速成像技术的应用，克服了心跳及呼吸运动造成的移动伪影，大大提高了图像质量。由于流空效应，纵隔大血管中流动的血液在 MRI 图像的 T_1 加权图像上呈现无信号（黑色），纵隔内脂肪组织在 T_1 加权图像上呈现高信号（白色），因此纵隔内病变极易与大血管、脂肪影鉴别。

胸部 MRI 检查一般采用 SE（自旋回波）序列扫描成像，在同一层面进行 T_1 加权和 T_2 加权成像，以观察病变的 T_1 和 T_2 值的变化，以及病灶与周围组织的解剖关系。T_1 加权图像上，肺野、纵隔内脂肪组织及大血管、胸壁肌肉等解剖结构具有不同的信号强度，层次丰富，图像清晰；T_2 加权图像上，则对病灶与胸壁组织间的关系，对发现肺内较小的病灶，显示病灶的组织结构变化等效果良好。MRI 可直接进行冠状面和矢状面及不同角度的斜切面扫描。横断面一般作为常规成像，而其他平面可作为选择和补充；冠状面和矢状面对观察肺尖及肺底病变，主动脉窗病变，纵隔内大血管与病变的关系非常有用。

（4）纤维支气管镜检查　纤维支气管镜（纤支镜）检查是诊断肺癌的一个重要方法，有如下用途：

① 常规检查。在检查中可观察声带、气管、隆突和支气管的位置，形态，活动，管腔的通畅情况，对肿瘤能进行正确的分期；同时也能明确肿瘤的位置及肿瘤浸润的范围，从而判断手术切除的可能性及手术术式。

② 对影像学检查阴性的肺癌做定位。少数患者影像学检查未见肿块，但痰脱落细胞学检查找到肿瘤细胞，即 Tx 期患者，在排除口腔、舌根、鼻咽、口咽和食管部位肿瘤后，做纤支镜检查。在气管、主支气管、支气管的各叶、段、亚段反复观察，或做荧光染色，在可疑部位活检或刷检，以确定肿瘤的

确切部位。

③ 经纤支镜取得标本做组织学或细胞学检查。对中央型肺癌，经纤支镜检查发现病灶，可进行咬取活检或毛刷取得组织或细胞；对部分周围型肺癌，纤支镜不能进入，可在肿块所在肺段，通过支气管进行灌洗，取得灌洗液做细胞学检查。

④ 经支气管穿刺活检。部分周围型病灶，因支气管太细而纤支镜不能到达，无法直接咬取活检，但其附近有较大支气管通过，可通过这些支气管，透过支气管壁在纤支镜下做穿刺活检。穿刺前应根据影像学诊断将病变准确定位，在镜检和电视 X 线透视引导下进行。

（5）纵隔镜检查　纵隔镜检查是在胸骨切迹处做 3～4cm 的横切口，由此插入纵隔镜，进入纵隔检查，对可疑淋巴结进行活检。主要用于已确诊为肺癌的患者，通过纵隔镜检查以判断纵隔淋巴结转移的情况。虽然影像学检查亦能显示肺癌纵隔淋巴结转移的情况，但是淋巴结要大于 0.5cm 时才能显现，而且不能获得组织学或细胞学证实。通过纵隔镜检查能明确病灶的性质，有利于制订正确的治疗方案。由于纵隔镜检查是一种有创检查，对它在肺癌诊断中的地位仍有争议。

（6）电视胸腔镜检查　电视辅助的胸腔镜是近年发展起来的一种新的检查方法。经胸壁合适的部位插入胸腔镜，在电视的引导下，可对肺的周围病灶、胸膜上的病灶进行活检，也可对纵隔肿大的淋巴结进行活检，因而对肺癌的确诊和正确分期有重要的作用。特别是胸腔积液而胸腔穿刺抽取胸腔积液的细胞学检查显示阴性结果时，对进一步确定诊断有帮助。

（7）核医学检查　核医学检查主要用于对肺癌的分期。肺癌常发生骨骼转移，因而在确定治疗方案前，全身骨骼的放射性核素扫描是分期必不可少的检查。正电子体层扫描（PET）是核医学检查的最新发展。PET 在肺癌诊断中有以下几个用途：

① 鉴别肺内病灶是良性还是恶性，特别是肺内孤立的周

围型结节，纤支镜无法到达，而经胸壁穿刺技术也无法取得病理学诊断者。PET 诊断的正确率优于 CT 或 MRI。然而 PET 会出现假阳性，因为一小部分结节病或炎性肿块的代谢率也可能提高。PET 也有一定的假阴性率，因为小部分肿瘤的代谢可能不高，如肺泡细胞癌，或肺内的结节太小。

② 用于远处转移的评价，与 CT 和骨放射性核素扫描相比，PET 检出的敏感性和正确性都比前两者要好。

③ 评价预后和治疗的疗效。标准摄取值（SUV）是一个主要的指标。治疗前肿瘤高 SUV 提示预后差，这是一个独立的预后因子；SUV 还被用于评价肺癌对化疗或放疗的疗效，有效者的 SUV 降低。

（8）超声检查　超声检查可用于肺癌的分期。常用于腹腔器官的检查，以判断有无远处转移，主要检查的是肝、肾、肾上腺、腹膜后淋巴结。当有胸腔积液发生时，常用于胸腔积液穿刺引流前的胸腔积液定位，也可用于对心包积液进行诊断和定位。

（9）实验室检查　肺癌至今还未发现特异性的肿瘤标记物，但是一些肿瘤标记物可作为肺癌的辅助诊断手段，在部分患者治疗后可作为监视肿瘤状况的指标，用于随访以早期发现肿瘤的复发和转移。常用的肿瘤标记物有：神经特异性烯醇化酶（NSE）、癌胚抗原（CEA）、糖类抗原 50（CA-50）、糖类抗原 12-5（CA12-5）等。

（10）痰脱落细胞检查　原发性肺癌源于气管、支气管上皮，因而肿瘤细胞会脱落于管腔，随痰液排除。痰液的脱落细胞检查（痰检）已被广泛应用于肺癌的诊断。痰检简便易行、无痛苦、适用范围广，但是，细胞学诊断仅根据获得的细胞诊断，无法观察到肿瘤的结构，包括癌巢，肿瘤的基质、间质，因而诊断的正确性不高。

（11）细针穿刺细胞学检查　穿刺细胞学检查使用细针穿刺，因而取得不等量的细胞，不可能获得肿瘤的组织结构信息，只能作细胞学诊断。适用于以下两种情况：

① 周围性肺癌，在常规 X 线透视或 CT 引导下经皮肤通过肋间隙，对肿瘤做穿刺活检。这种穿刺常通过一部分正常肺，因而较常见的并发症是气胸，其他少见的并发症有血胸。

② 浅表淋巴结的穿刺活检。肺癌常见周围淋巴结转移，特别是前斜角肌和锁骨上的淋巴结转移，较易进行细针穿刺活检。

五、治疗

（1）非小细胞肺癌的治疗　非小细胞肺癌（NSCLC）易在发病的早期发生淋巴系统和远处转移，临床治疗的经验已经显示，仅靠单一的治疗方法，疗效很差；必须使用多种方法综合治疗，才能取得较好疗效。综合治疗的模式是有机地把手术、放疗、化疗和生物治疗联合起来，达到既能控制胸腔内的肿瘤和远处转移，又不产生明显的治疗毒性和不良反应。决定治疗方法的主要因素是病期，其他因素包括患者一般情况、心肺功能、骨髓生长状态、伴发的非肿瘤疾病。

（2）小细胞肺癌的治疗　小细胞肺癌（SCLC）临床表现的特点是早期就发生远处广泛转移。根据文献报道，当 SCLC被确诊时，70%～90%患者已有临床或亚临床的淋巴结转移和（或）远处转移，以致有的患者认为 SCLC 一开始就发生远处转移，应把此病作为一种全身性的肿瘤对待。因此 SCLC 治疗的原则是以全身化疗为主，辅助胸腔肿瘤的局部治疗。局部治疗的手段可以是放疗，也可以是手术。

六、护理要点

（一）化疗患者的护理

1. 一般护理

（1）病房每日开窗通风，保持空气清新，注意保暖，防止感冒；嘱患者戒烟。

（2）注意观察患者病情变化，对咯血量较多的患者应备好抢救物品，防止窒息。

（3）对晚期肺癌患者可适度使用止痛剂，提高患者的生存质量。

（4）指导有效的呼吸运动，促进肺功能的恢复。

2. 饮食护理

向患者及其家属宣传增加营养与促进健康的关系，安排品种多样化饮食。根据患者的饮食习惯，给予高蛋白、高热量、高维生素、易消化饮食。动植物蛋白应合理搭配，如蛋、鸡肉、大豆等；氨基酸的平衡有助于抑制癌肿的发展；锌和镁对癌细胞有直接抑制作用；高纤维膳食可刺激肠蠕动，有助消化、吸收和排泄。

3. 症状护理

（1）咳嗽　是肺癌常见的首发症状，多为较长时期久治不愈的阵发性咳嗽，不易用药物控制。早期为干咳，随病情发展可有咳痰。

（2）血痰或咯血　间断性反复少量血痰，色泽较鲜，偶见大咯血。指导患者勿用力咳嗽，发生大咯血时按大咯血的抢救处理。

（3）胸痛　常表现为间歇性隐痛或闷痛。晚期癌侵及胸膜时，疼痛加剧。

（4）发热　早期即可出现持续不退的低热；后期"癌性热"时，抗感染治疗无效。

（5）气急　癌肿阻塞或压迫较大支气管，可出现胸闷、气急，甚至窒息。

（6）肺外症状　小细胞癌分泌一种激素样物质，可引起一系列肺外症状，如杵状指、肢端肥大、多发性神经炎、关节痛、神经精神改变、库欣综合征、男性乳腺发育等。

（7）晚期症状　随着病程发展，肿瘤直接浸润至胸膜、纵隔、心包、血管、气管、食管，以及转移至骨、脑、肝等，出现一系列症状和体征，如胸膜腔积液、声带麻痹、心包积液、肝大、黄疸、情绪改变、呕吐，甚至昏迷。右上纵隔淋巴结转移可引起头、面、颈、上胸部水肿，颈静脉怒张。到了晚期呈恶病质，极度消瘦、衰弱、精神不振等。

4. **心理护理**

了解患者的饮食、睡眠及心理状态，做好心理护理，使患者处于良好的心理状态和机体状态，以利于提高治疗效果。

（二）放疗患者的护理

1. **放疗前护理**

（1）**心理护理**　确诊后根据患者的心理承受能力和家属的意见决定是否告知。一旦患者得知后，必定会有巨大的身心应激反应。护士应通过多种途径给予患者及其家属提供心理与社会支持，宣教不良情绪对疾病的影响，帮助患者正确对待所面临的情况，鼓励患者及其家属积极参与治疗和护理计划的决策过程，帮助患者建立良好、有效的社会支持，充分调动机体的潜在力量，以积极乐观的情绪应对癌症的挑战。

（2）**饮食护理**　为患者提供充足的营养，以优质蛋白、高热量、高维生素食物为主，如牛奶、瘦肉、豆制品、水果等；宜选用滋阴润肺的食品如梨、鸭、西瓜、花生、红枣、百合，采用煮、炖、蒸的方式；避免辛辣、油炸等刺激性食物；禁烟、酒。

（3）**病情观察**　监测患者的生命体征，意识状态，呼吸频率和深度是否改变；观察患者咳嗽、咳痰的性质，痰液的颜色、量、气味，疼痛的程度等。

（4）**呼吸道准备**　放疗前协助医师进行 X 线胸片、CT、肺功能检查，以了解肺部情况；指导患者进行有效的深呼吸和排痰，必要时予抗生素及超声雾化吸入抗感染治疗，预防放射性肺炎的发生。

2. **放疗期间护理**

（1）**心理护理**　随着放疗反应的出现及病情的变化，患者及其家属的心理会随之变化，而出现失望、烦躁不安等。护理人员应及时给予心理疏导，做好解释和安慰工作，引导患者及其家属正确认识和对待疾病的变化，树立治疗信心，配合医务人员坚持治疗。

（2）饮食护理　同"放疗前护理"。

（3）皮肤护理　保持放射野皮肤清洁；指导患者穿开衫、宽松、柔软的全棉内衣；放射野皮肤勿用肥皂擦洗，勿自行涂药及搔抓。

（4）呼吸道的护理　保持室内空气新鲜。注意休息，病情允许可进行适宜的体育锻炼如散步、太极拳、气功等，进行肺功能锻炼如深呼吸、有效地咳嗽、排痰。注意保暖，防止受凉感冒而诱发放射性肺炎。如有气促、呼吸困难时应取半坐卧位，吸氧。

（5）病情观察　放疗开始后 3～4 周至放疗结束后 1 个月内，特别是年幼、年迈、动脉硬化及肺功能差、化疗后的患者，以及治疗过程中吸烟、感冒或肺炎等患者，应严密观察咳嗽、咳痰的性质与程度有无改变，是否有发热、胸痛、胸闷、气促症状，警惕放射性肺炎的发生。定期行 X 线检查监测肺部的变化，复查血常规，注意外周血象变化。

（6）症状护理

① 咳嗽、咳痰：患者取舒适卧位，可半坐卧位或端坐位或睡向患侧，有助于肺部膨胀和最大限度的舒适感。指导患者深呼吸及有效咳嗽，协助拍背咳痰，必要时遵医嘱给予雾化吸入。鼓励患者多饮水，约每日 2000mL，并增加室内湿度，稀释分泌物以利排出。观察痰液的性质、颜色及量，如有可疑，应送标本做细菌培养和药敏试验。

② 高热：一般行物理降温，体温过高遵医嘱药物降温，及时更换汗湿的衣服、被服，保持皮肤清洁干燥，注意保暖，预防感冒；遵医嘱给予抗生素，监测体温，保持水、电解质平衡。

③ 疼痛：评估疼痛的程度、性质、部位，减少可诱发和

加重疼痛的因素，指导、协助胸痛患者用手或枕头护住胸部，减轻咳嗽、深呼吸等引起的疼痛，遵医嘱按时用药控制疼痛。

（三）手术患者的护理

1. 术前护理

（1）**心理护理**　与患者交流时，护士应关心、安慰、同情患者，耐心做好解释工作，讲解手术方式及各种检查及治疗的目的、方法、配合和注意事项，讲述术后可能发生的不适、并发症及应对措施，消除患者焦虑、恐惧的心理。

（2）**饮食护理**　指导患者进食高热量、高蛋白、富含维生素饮食，增强体力和机体抵抗力。

（3）**辅助检查**　协助完成心电图、肺功能检查，了解肝、肾功能，做出、凝血时间测定。

（4）**戒烟与抗感染**　吸烟使气管、支气管分泌物增加，必须戒烟 2 周后方可手术。指导患者有效咳嗽、排痰的方法；咳嗽频繁、痰多者，遵医嘱应用抗生素消炎治疗；排痰困难者，行超声雾化吸入。指导患者早、晚刷牙，预防细菌经口腔进入呼吸道引起感染。

（5）**指导患者行呼吸功能训练**　平卧时练习腹式呼吸，坐位或站立位时练习胸式呼吸，每日 2～4 次，每次 15～20 分钟，也可做缩唇呼吸和慢吸快呼呼吸法。建议患者散步，适量运动。

（6）术前 1 日备皮、交叉配血、搞好个人卫生、练习床上排便，进行相关健康知识宣教；术前晚 21 时后禁食；术前 4～6 小时禁饮。

（7）遵医嘱执行术前用药。

2. 术后护理

（1）**体位**

① 麻醉未苏醒者取平卧位，头偏向一侧。麻醉苏醒、生命体征平稳后取半卧位，以利膈肌下降，使胸腔容量扩大，利于肺通气，同时便于咳嗽和胸液引流。

② 麻醉苏醒后可取侧卧位；但病情较重、呼吸功能较差者，应避免完全健侧卧位，以免压迫健侧肺，限制肺通气，从而影响有效气体交换。

③ 一侧肺切除术后第 3 日，患者取平卧或 1/4 侧卧位，如完全侧于患侧或搬运患者时剧烈震动，均可使纵隔过度移位，大血管扭曲而引起休克；完全卧于健侧，同样可压迫唯一的健侧肺，造成严重缺氧。

④ 每 1～2 小时更换体位 1 次，并加强骶尾部皮肤护理，预防压疮发生。

(2) **饮食护理** 麻醉苏醒后无恶心、呕吐等情况，可给予半流质食物，术后第 1 日开始进食高蛋白、高维生素、高热量、易消化的食物，以增强机体抵抗力、促进伤口愈合。

(3) **生命体征监测** 密切观察患者脉搏、呼吸、血压、血氧饱和度的变化，每 15～30 分钟 1 次，生命体征平稳后改为 1～2 小时监测 1 次，应及时发现心律失常、胸腔内出血、气胸等情况。由于伤口疼痛，胸带压迫，限制胸廓扩张，引起呼吸浅快，因此要观察呼吸方式、频率、深度，以及意识，面色等变化。

(4) **充分给氧** 肺叶切除者，持续吸氧 48～72 小时，流量为 2～4L/min；一侧全肺切除术后，持续给氧 72 小时后，间断给氧至术后 1 周。

(5) **呼吸道护理**

① 肺叶切除术后，由于肺通气量和弥散面积减少，肺膨胀不全，会造成不同程度的缺氧。术后常规给予鼻导管吸氧，流量为 2～4L/min；第 2 日起予间断给氧，或根据动脉血 SaO_2（氧饱和度）按需给氧。

② 鼓励并协助患者有效咳嗽排痰，常采用的方法有：

a. 拍击与震颤法。患者取坐位，护士单手拍击患者背部，以不引起疼痛为宜，并嘱患者咳嗽，术后每日 2～4 次。

b. 一手按压住患者伤口，另一手置于腹部，令其深吸气后再用力咳嗽。

c. 用指压胸骨切迹上方气管的方法，刺激咳嗽反射，促进咳嗽排痰。

③ 协助排痰无效，且呼吸费力，听诊呼吸音粗、有痰鸣音，必要时行鼻导管气管深部吸痰或支气管纤维镜吸痰，或行气管切开吸痰；气管切开后按气管切开常规护理。

④ 体力许可时鼓励患者吹气球，练习深呼吸，做主动运动，以促使肺膨胀，加速呼吸功能恢复。

（6）疼痛的护理　开胸手术对机体创伤大，术后伤口疼痛，对患者的深呼吸及咳嗽排痰均有影响。伤口疼痛时，按三阶梯止痛法适时给予止痛药；术后48小时内应用自控镇痛泵（PCA）止痛，同时协助患者采取舒适体位；妥善固定引流管，避免牵拉引起疼痛；创造安静、舒适的环境，指导其看报、听音乐分散对疼痛的注意力。

（7）输液护理　肺叶切除术后，肺泡-毛细血管床明显减少，应严格掌握输液的量和速度，防止心脏前负荷过重，导致肺水肿、心力衰竭的发生；一侧全肺切除术患者，还应控制钠盐摄入，24小时补液量控制在2000mL以内，速度为每分钟30～40滴。

（8）并发症的观察　肺癌术后的常见并发症有阻塞性肺不张、肺炎、张力性气胸、支气管胸膜瘘、肺水肿等。大片肺不张时，患者出现呼吸困难、发热、气管向患侧移位；张力性气胸时气管向健侧移位；支气管胸膜瘘常发生于术后第1周，患者出现发热、刺激性咳嗽、咳脓痰等感染症状。如出现以上情况，应立即报告医师进行处理。

第二节　纵隔肿瘤

一、定义

纵隔肿瘤是胸部常见疾病，包括原发性纵隔肿瘤和转移性纵隔肿瘤。原发性纵隔肿瘤包括位于纵隔内各种组织结构所产生的肿瘤和囊肿，但不包括从食管、气管、支气管和心脏所产生的良、恶性肿瘤；转移性纵隔肿瘤较常见，多数为淋巴结的转移，纵隔淋巴结转移病变多见于原发性肺部恶性肿瘤，如支气管癌。

二、病因

部分病例可无明显临床症状，体积较大的肿瘤因其压迫或侵犯纵隔内的重要脏器而产生相应的临床症状：如压迫气管，则有气促、干咳；压迫食管，可引起吞咽困难；压迫上腔静脉，导致面部、颈部和上胸部水肿，以及静脉怒张；压迫神经，可有膈肌麻痹、声音嘶哑、肋间神经痛及交感神经受压征象。

三、辅助检查

大多数纵隔肿瘤的诊断主要靠 X 线检查。CT 检查可以对肿瘤的浸润情况进行评价，有助于肿瘤的定性和估计手术切除的可能性。纵隔镜检查，经皮针吸活检是一种简单而有效、可获得组织细胞学或病理学诊断的方法。

四、治疗

纵隔肿瘤的治疗，一般需要手术治疗。恶性肿瘤在手术后，还要进行必要的放疗和化疗。

五、护理要点

(一) 放疗前护理

1. 心理护理

护士应通过交流，深入了解患者的心理和情绪的变化，解释疾病的治疗及放疗相关知识与配合事项，提高患者应对放疗反应的能力，并提供科学、安全的护理，增加患者的信任感、安全感，使其树立治疗的信心。

2. 饮食护理

以高蛋白、高热量、高维生素和膳食纤维等易消化清淡的食物为宜，少食多餐，保证营养；注意食物的温度不可过热、过冷；避免粗糙、硬性、辛辣等刺激性食物；禁烟、酒。

3. 病情观察

胸腺瘤伴有重症肌无力者，应严密观察有无呼吸和吞咽功能衰竭等危象症状；观察有无胆碱能药物过量症状，如腹痛、腹泻、多汗及瞳孔缩小等；畸胎瘤如压迫呼吸道，可出现呼吸困难及发绀，应协助患者取半卧位，给予吸氧，必要时行气管切开，确保呼吸道通畅。

（二）放疗期间护理

1. 心理护理

加强与患者的沟通交流，了解放疗不良反应的发生对患者情绪变化的影响，及时给予心理指导，并鼓励患者家属、亲友、同事等社会支持系统予以支持与鼓励，帮助患者完成治疗。

2. 饮食护理

加强营养，根据放疗期间的反应指导患者合理饮食，以高蛋白、高热量、富含维生素等营养丰富易消化的食物为宜。

3. 症状护理

（1）胸闷　取半坐卧位；保持室内空气新鲜；及时清除呼吸道分泌物，保持呼吸道通畅；密切观察呼吸频率、节律及深度的变化并记录，必要时遵医嘱给予吸氧；备好急救器械及急救药物，防止意外发生。

（2）上腔静脉压迫征　严密观察患者的病情变化，监测生命体征；嘱患者卧床休息，给予周密照顾；维持舒适体位，半卧位时横膈下降可保持充足的肺通气；低流量吸氧；适当抬高双上肢；不宜在上腔静脉部位输液输血（如双上肢、颈静脉处）；提供清淡、易消化低盐饮食；准确记录出入量。对意识障碍的患者，应加强护理，防止各种损伤发生。

（3）重症肌无力　对于胸腺瘤患者，首先评估其是否有肌肉无力及异常疲劳，晨轻暮重，活动后加重，休息或用药后减轻的病史，必要时行肌电图检查以利于诊断。严格遵医嘱予抗胆碱酯酶药及肾上腺皮质激素按时按量按疗程治疗，观察用药后的疗效及不良反应；指导患者充分休息，避免疲劳，宜选择清晨、休息后或肌无力症状较轻时进行活动，以不感疲劳为原则；做好基础护理和生活护理，保持口腔清洁、防止外伤和感染等并发症；必要时床旁备吸痰器、气管切开包、氧气，防止误吸和窒息。

第三节 食 管 癌

一、定义

食管癌是发生在食管上皮组织的恶性肿瘤，全世界每年约30万人死于食管癌。食管癌多见于 $50\sim59$ 岁和 $60\sim69$ 岁两个年龄段，70岁以后逐渐降低，男女之比为 $2:1$。食管癌高发区的一般经济落后，居民的饮食条件和营养状况普遍比较差。

二、病因

食管癌的人群分布与年龄、性别、职业、种族、地域、生活环境、饮食生活习惯、遗传易感性等有一定关系。已有调查资料显示，食管癌可能是多种因素所致的疾病，已提出的病因如下：

（1）化学病因　亚硝胺，这类化合物及其前体分布很广，可在体内、外形成，致癌性强。在高发区的膳食、饮水、酸菜甚至病人的唾液中，测亚硝酸盐的含量均远高于低发区。

（2）生物性病因　真菌，在某些高发区的粮食中、食管癌病人的上消化道中或切除的食管癌标本上，均能分离出多种真菌，其中某些真菌有致癌作用；有些真菌能促使亚硝胺及其前体的形成，更促进癌肿的发生。

（3）缺乏某些微量元素　钼、铁、锌、氟、硒等在粮食、蔬菜、饮水中含量偏低。

（4）缺乏维生素　缺乏维生素 A、维生素 B_2、维生素 C，以及动物蛋白、新鲜蔬菜、水果摄入不足，是食管癌高发区的一个共同特点。

（5）烟、酒、热食、热饮、口腔不洁等因素　长期饮烈性酒，嗜好吸烟，食物过硬、过热，进食过快，引起慢性刺激、炎症、创伤或口腔不洁、龋齿等均可能与食管癌的发生有关。

（6）遗传因素。

三、临床表现

1. 食管癌的早期症状

（1）咽下哽噎感　最多见。可自选消失和复发，不影响进食。常在患者情绪波动时发生，故易被误认为是功能性症状。

（2）胸骨后和剑突下疼痛　较多见。咽下食物时有胸骨后或剑突下痛，其性质可呈烧灼样、针刺样或牵拉样，以咽下粗糙、灼热或有刺激性食物为著。初时呈间歇性，当癌肿侵及附近组织或有穿透时，就可有剧烈而持续的疼痛。疼痛部位常不完全与食管内病变部位一致。疼痛多可被解痉剂暂时缓解。

（3）食物滞留感染和异物感　咽下食物或饮水时，有食物下行缓慢并滞留的感觉，以及胸骨后紧缩感或食物黏附于食管壁等感觉，食毕消失。症状发生的部位多与食管内病变部位一致。

（4）咽喉部干燥和紧缩感　咽下干燥粗糙食物时尤为明显。此症状的发生也常与患者的情绪波动有关。

（5）其他症状　少数患者可有胸骨后闷胀不适、疼痛和嗳气等症状。

2. 食管癌的后期症状

（1）咽下困难　进行性咽下困难是绝大多数患者就诊时的主要症状，但却是本病的较晚期表现。因为食管壁富有弹性和扩张能力，只有当约 2/3 的食管周径被癌肿浸润时，才出现咽下困难。因此，在上述早期症状出现后，在数月内病情逐渐加重，由不能咽下固体食物发展至液体食物亦不能咽下。如癌肿伴有食管壁炎症、水肿、痉挛等，可加重咽下困难。阻塞感的位置往往符合癌肿部位。

（2）食物反应　常在咽下困难加重时出现，反流量不大，内含食物与黏液，也可含血液与脓液。

（3）其他症状　当癌肿压迫喉返神经时，可致声音嘶哑；侵犯膈神经，可引起呃逆或膈神经麻痹；压迫气管或支气管，可出现气急和干咳；侵蚀主动脉，则可产生致命性出血。并发食管-气管或食管-支气管瘘，或癌肿位于食管上段时，吞咽液体时常可产生颈交感神经麻痹症候群。

（4）体征　晚期则可出现消瘦、贫血、营养不良、失水或恶病质等体征。当癌肿转移时，可触及肿大而坚硬的浅表淋巴结或肿大而有结节的肝脏。

四、辅助检查

（1）食管 X 线钡餐检查　食管癌必须做食管 X 线钡餐检查，包括黏膜相、充盈相、收缩相和扩张相。着重观察病灶部位、长度、充盈缺损、狭窄、溃疡、穿孔、轴向改变、外侵征象，食管动力学改变。早期分为扁平型、隆起型和凹陷型，中晚期分为蕈伞型、髓质型、缩窄型和混合型，但更主要的是判断外生性或浸润性生长。食管 X 线钡餐检查对早期食管癌尤其是局限于黏膜层病变者优于 CT 及 MRI，对溃疡和穿孔的显示亦优于 CT 及 MRI，尤其是对于食管癌的随访和治疗中的观察较 CT 及 MRI 方便、简单。其缺点是无法直接观察肿瘤外侵范围和淋巴结转移，但可通过间接 X 线征象，如食管扭曲、尖角溃疡、食管与邻近器官的间距增大、气管受压移位等来判断外侵的程度。

（2）CT 及 MRI 检查　CT 或 MRI 应作为食管癌确诊后的

常规检查手段，两者对食管癌的早期诊断和溃疡、食管穿孔的显示虽不如食管 X 线钡餐，但 CT 及 MRI 能显示肿瘤侵犯范围及其与周边器官的关系，对淋巴结转移的诊断亦优于食管 X 线钡餐。CT 及 MRI 对照射野设置和术前评估至关重要，并能提高 TNM 分期的准确性。即使受经济条件限制，CT 平扫亦不失其价值，应作为常规的治疗前检查。

（3）腔内超声显像　食管腔内超声对于局限于黏膜层的食管癌的诊断优于食管 X 线钡餐检查。对于 T 分期的准确率为85%，对于区域淋巴结转移诊断的准确率为 79%，所以对于肿瘤侵犯深度和胸腔内淋巴结转移的诊断亦优于 CT 及 MRI，其 TNM 分期的准确性亦优于 CT 及 MRI，并能进行活检，应加以推广。其主要缺点是对肿瘤侵犯范围的整体显像不如 CT 及 MRI 直观，大探头腔内超声对食管Ⅲ度和Ⅳ度狭窄者难以通过，小探头直径只有 2.6mm，更为可取。

（4）放射性核素检查　正电子发射计算机断层显像（PET）的出现是放射性核素检查使肿瘤在治疗和诊断方面有了根本性的变化，因为 CT 扫描和 MRI 检查对疾病的诊断是以组织结构和器官的解剖学图像的异常变化作为诊断基础的，然而PET 扫描是根据病变组织的代谢特点，即通过观察组织的葡萄糖代谢率的变化诊断疾病。

（5）食管镜检查　纤维食管镜已经广泛用于食管癌的诊断，是发现与诊断食管癌的首选方法。20 世纪 70 年代后，食管内镜均用导光纤维镜，近年来又发展了电视内镜系统，由于其可弯曲，照明好，视角广，并可摄像，故极大地提高了检查的安全性和精确度。食管镜检查可以直接观察肿瘤大小、形态和部位，为临床医师提供治疗的依据，同时也可在直视下于病变部位做活检或镜刷检查，以确定诊断。对早期食管癌其检出率可达 85.2%。内镜下食管黏膜染色法有助于提高早期食管癌的检出率。用甲苯胺蓝染色，食管黏膜不着色，但癌组织可染成蓝色；用 Lugol（鲁哥）碘液，正常鳞状细胞因含糖原而着棕褐色，病变黏膜则不着色。食管镜检查与脱落细胞学检查相结合，是食管癌理想的诊断方法。

(6) 食管拉网细胞学检查　食管拉网细胞学检查主要用于对食管高发区无症状的人群进行普查。如为食管癌患者进行内镜活检时，再结合细胞涂片检查，可使诊断的阳性率增加10%。食管拉网细胞学检查诊断为上皮细胞重度增生的患者，在1～12年内用同法随诊观察，其中将近15%的病例发展为食管癌；轻度增生的患者有1%发展为食管癌。因此，要重视食管上皮细胞重度增生的病例。

五、治疗

(1) 手术治疗　手术是治疗食管癌首选方法。若全身情况良好、有较好的心肺功能储备、无明显远处转移征象者，可考虑手术治疗。一般以颈段癌长度<3cm、胸上段癌长度<4cm、胸下段癌长度<5cm 切除的机会较大。然而，也有瘤体不太大但已与主要器官，如主动脉、气管等紧密粘连而不能切除者。对较大的鳞癌估计切除可能性不大而患者全身情况良好者，可先采用术前放疗，待瘤体缩小后再做手术。

手术禁忌证：

① 全身情况差，已呈恶病质；或有严重心、肺，或肝、肾功能不全者。

② 病变侵犯范围大，已有明显外侵及穿孔征象，例如已出现声音嘶哑或已有食管、气管瘘者。

③ 已有远处转移者。

(2) 放射疗法

① 放射和手术综合治疗，可增加手术切除率，也能提高远期生存率。术前放疗后，休息 3～4 周再做手术较为合适。对术中切除不完全的残留癌组织做金属标记，一般在术后 3～6 周开始术后放疗。

② 单纯放射疗法，多用于颈段、胸上段食管癌，这类患

者的手术常常难度大、并发症多、疗效不满意；也可用于有手术禁忌证而病变时间不长，患者尚可耐受放疗者。

（3）化学治疗 采用化疗与手术治疗相结合，或与放疗、中医中药相结合的综合治疗，有时可提高疗效，或使食管癌患者症状缓解，存活期延长。但要定期检查血象和肝肾功能，并注意药物反应。

六、护理要点

（一）放疗患者的护理

1. 心理护理

（1）放疗前 护士应加强与患者和其家属的沟通，介绍有关放疗的知识、放疗可能出现的不良反应及需要配合的事项。做好安抚工作和营养知识方面的指导，为患者营造安静舒适的休息环境，争取社会支持系统在心理和经济方面的积极支持与配合，解除患者的后顾之忧。

（2）放疗期间 放疗1～2周后，由于放射性食管炎的产生，可导致吞咽困难加重，使患者心理负担加重。应耐心向患者做好解释工作，鼓励患者坚持治疗，同时遵医嘱给予对症支持治疗减轻症状，帮助患者渡过反应期。

2. 饮食护理

提供高蛋白、高热量、富含维生素的流质或半流质饮食，少食多餐，保证营养。注意食物的温度不可过热，避免粗糙、硬性、过酸或过甜的食物，禁烟、酒及辛辣等刺激性食物；口服药磨成粉状再服用；指导患者细嚼慢咽，以利于吞咽；进食时保持坐立姿势，防止食物反流；每次进食后饮半杯温开水冲洗食管；睡前2小时避免进食，预防食管炎的发生；放疗3～4周后，可采用半卧位，防止胃液反流；对严重吞咽困难、食后呕吐者，遵医嘱静脉补充足够的水分和营养。

3. 病情观察

观察患者有无呛咳，以及体温、脉搏、血压的变化，吞咽困难的程度，疼痛的性质，是否有脱水及电解质紊乱现象。放疗期间应注意观察患者生命体征的变化，倾听患者的主诉。食管照射后可出现黏膜炎症反应，表现为吞咽困难伴吞咽疼痛。密切观察患者有无呕血及柏油样大便，发现异常及时报告医师协助处理。

4. 症状护理

吞咽疼痛：安慰患者，减轻患者的焦虑与恐惧；注意口腔卫生，保持口腔清洁；遵医嘱予以口服黏膜表面麻醉剂和黏膜保护药物，减轻咽喉水肿及食管黏膜炎症，必要时予抗感染及激素治疗（以减轻食管的炎性反应和水肿）、静脉营养支持治疗。

(二) 手术患者的护理

1. 术前护理

(1) 心理护理　护士应加强与患者和其家属的沟通，仔细了解其对疾病和手术的认知程度与心理状况，实施心理疏导。讲解手术和各种治疗护理的必要性，指导患者如何配合治疗及注意事项。争取其家属在心理、精神和经济方面的积极支持和配合。

(2) 营养支持　大多数食管癌患者因存在不同程度的吞咽困难而出现营养不良，水、电解质失衡，使机体对手术的耐受力下降，故术前应保证患者的营养摄入。

① 肠内营养：能口服者，指导患者合理进食高热量、高蛋白、含丰富维生素的软食或半流质饮食。观察进食反应，若患者感到吞咽有刺痛感时，可给予清淡无刺激的流质食物。

② 静脉营养：若患者仅能进食少量流质食物，或长期不能进食且营养状况较差时，可静脉补充液体、电解质、氨基酸、脂肪乳剂等提供静脉营养。

(3) 保持口腔卫生　口腔是食管的门户，口腔内细菌可随食物或唾液进入食管，在梗阻或狭窄部位停留、繁殖，易造成局部感染，影响术后伤口愈合。故应保持口腔清洁，进食后漱口，并积极治疗口腔疾病。

（4）呼吸道准备　对吸烟者，术前应劝其严格戒烟。指导并训练患者有效咳痰和腹式深呼吸，以利减轻伤口疼痛，主动排痰，增加肺部通气量，改善缺氧，预防术后肺炎和肺不张等并发症。

（5）胃肠道准备

① 术前 3 日改流质饮食，术前 1 日禁食。

② 对进食后有食物滞留或反流者，术前 1 日遵医嘱予以生理盐水 500mL 加庆大霉素 $8 \times 10^4 \sim 16 \times 10^4$ U，分次经鼻胃管冲洗食管，每次 $50 \sim 100$mL，直至抽吸液清亮无渣屑。可减轻局部充血水肿，减少术中污染，预防吻合口瘘。

③ 结肠代食管手术患者，术前 $3 \sim 5$ 日口服抗生素，如甲硝唑、庆大霉素或新霉素等；术前 2 日进食流质食物；术前晚及术日晨行清洁灌肠。

④ 手术日晨常规置胃管及十二指肠营养管，胃管通过梗阻部位时不能强行进入，以免穿破病变部位引起出血。

（6）其他　术前 1 日备皮、交叉配血、沐浴及其他个人卫生的处理，进行相关健康知识指导；术前 30 分钟遵医嘱使用手术前用药。

2. 术后护理

（1）监测并记录患者的生命体征，测血压、脉搏、呼吸、动脉血氧饱和度，每 30 分钟 1 次，平稳后可每 $1 \sim 2$ 小时 1 次，并做好记录。

（2）呼吸道护理　食管癌术后，应密切观察呼吸深度、频率和节律变化，听诊双肺呼吸音是否清晰，有无缺氧征兆。气管插管拔除前，随时吸痰，保持呼吸道通畅。术后第 1 日每 $1 \sim 2$ 小时鼓励患者深呼吸，协助患者咳嗽排痰，促使肺膨胀。痰多、咳痰无力的患者若出现呼吸浅快、发绀、呼吸音减弱等痰阻塞现象时，应立即行气管深部吸痰，必要时行纤维支气管镜吸痰或气管切开吸痰。

（3）保持胸腔闭式引流通畅　应高度警惕乳糜胸（胸液量多、浑浊、颜色黄白或乳白）和吻合口瘘（胸液量不太多，但浑浊，呈棕褐色或黄白色脓性液，有臭味）的发生。

（4）饮食护理

① 术后禁食期间不可下咽唾液，以免造成食管吻合口感染。

② 术后 3～4 日，吻合口处于充血水肿期，须禁饮禁食。

③ 禁食期间持续胃肠减压，经静脉补充水、电解质和抗生素，遵医嘱经十二指肠营养管缓慢滴注营养液。

④ 术后 4～5 日，待肛门排气、胃肠减压引流量减少后，拔除胃管。

⑤ 停止胃肠减压 24 小时后，若无呼吸困难、胸内剧痛、患侧呼吸音减弱及高热等胸内吻合口瘘的症状时，可开始进食。先试饮链霉素液（链霉素 1.0g 加入生理盐水 1500mL 中），每 2 小时 1 次，每次 50mL；术后 7～8 日可给予半量流质饮食，每 2 小时给 100mL，每日 6 次；术后 2 周进半流质饮食；术后 3 周，患者若无特殊不适，可进软食；术后第 4 周进普食，但仍应注意少食多餐，细嚼慢咽，防止进食量过多、速度过快。

⑥ 避免进食生、冷、硬食物，以免导致术后远期吻合口瘘发生。

⑦ 食管-胃吻合术后患者，进食后可能有胸闷、呼吸困难，应告知患者是由于手术中将胃上提入胸腔，肺受压暂不能适应所致。建议患者少食多餐，进食后散步 20～30 分钟，经 1～2 个月后，此症状多可缓解。

⑧ 食管癌、贲门癌切除术后，可发生胃液反流至食管，患者可有泛酸、进食后呕吐等症状，平卧时加重。应嘱患者饭后 2 小时内勿平卧，睡眠时将枕头适当垫高。

（5）胃肠减压的护理　术后 3～4 日内持续胃肠减压，保持胃管通畅，妥善固定胃管，防止脱出。严密观察引流液的量、颜色、性状、气味，并准确记录。若引流出大量鲜血或血性液，患者出现烦躁、血压下降、脉搏增快、尿量减少等，应考虑吻合口出血，须立即通知医师并配合处理。经常挤压胃管，勿使管腔堵塞。胃管不通畅时，可用少量生理盐水冲洗并及时回抽，避免胃扩张增加吻合口张力而并发吻合口瘘。胃管不慎脱出后，应立即报告医师，并严密观察病情，严禁盲目插入，以免戳穿吻合口，造成吻合口瘘。

(6) 胃肠造瘘术后的护理 观察造瘘口周围有无渗出液或胃液漏出。暂时性或用于管饲的永久性胃造瘘管均应妥善固定，防止脱出、阻塞。

(7) 术侧手臂功能锻炼 术后第 1 日开始，协助患者行术侧手臂功能锻炼，即肩关节旋前、旋后活动，肘关节活动及举臂运动。

(8) 放疗、化疗期间的护理 向患者解释治疗目的。放疗和化疗后的患者会出现倦怠感、食欲不振、恶心呕吐等症状，应充分休息，避免体力消耗，注意合理调配饮食，以增进食欲；放疗、化疗可致造血系统受抑制，血白细胞计数减少，患者易发生感染，应限制探视，注意口腔卫生，预防上呼吸道感染；放疗患者应注意保持放射野局部皮肤清洁，穿棉质内衣，避免皮肤刺激，防止放射性皮炎的发生。

(9) 并发症的护理

① 吻合口瘘。是食管癌手术后极为严重的并发症，死亡率高达 50%。胸内吻合口瘘的临床表现为呼吸困难、胸腔积液、全身中毒症状，包括高热、白细胞计数升高、休克，甚至发生脓毒血症。吻合口瘘多发生在术后 5~10 日。护理措施包括：

a. 嘱患者立即禁食。

b. 胸内吻合口瘘行胸腔闭式引流术。

c. 加强抗感染治疗及静脉营养支持。

d. 严密观察患者生命体征，若出现休克症状，应积极抗休克治疗。

e. 须再次手术者，应积极配合医师完善术前准备。

② 乳糜胸。食管、贲门癌术后并发乳糜胸是比较严重的并发症，多因伤及胸导管所致。乳糜胸多发生在术后第 2～10 日。患者表现为胸闷、气急、心悸，甚至血压下降。由于乳糜液中含有相当量的脂肪、蛋白质、胆固醇、酶、抗体和电解质，若未及时治疗，可在短时期内造成全身器官功能衰竭而死亡。护理措施包括：置胸腔闭式引流管，及时引流胸腔内乳糜液，使肺膨胀；可用 2.5kPa 负压持续吸引，有利于胸膜形成粘连；病情允许时，可行胸导管结扎术，同时给予静脉营养支持治疗。

第十八章 腹部肿瘤

第一节 胃　癌

一、定义

胃癌是最常见的胃肿瘤，系源于上皮的恶性肿瘤，即胃腺癌。在胃的恶性肿瘤中，腺癌占95%。

二、病因

（1）地域环境及饮食生活因素　胃癌发病有明显的地域性差别，在我国的西北与东部沿海地区，胃癌的发病率比南方地区明显高。长期食用熏烤、盐腌食品的人群中的胃远端癌发病率高，与食品中亚硝酸盐、真菌毒素、多环芳烃化合物等致癌物或前致癌物含量高有关；吸烟者的胃癌发病危险较不吸烟者高50%。

（2）幽门螺杆菌（Hp）感染　在我国胃癌高发区，成人Hp的感染率在60%以上。幽门螺杆菌能促使硝酸盐转化成亚硝酸盐及亚硝胺而致癌；Hp感染引起胃黏膜慢性炎症加上环境致病因素，可加速黏膜上皮细胞的过度增殖，导致畸变致癌；幽门螺杆菌的毒性产物CagA（细胞毒素相关基因A）、VacA（空泡细胞毒素A）可能具有促癌作用，胃癌患者中抗CagA抗体检出率较一般人群明显高。

（3）癌前病变　胃疾病包括胃息肉、慢性萎缩性胃炎及胃部分切除后的残胃，这些病变都可能伴有不同程度的慢性炎症过程、胃黏膜肠上皮化生或非典型增生，有可能转变为癌。癌前病变系指容易发生癌变的胃黏膜病理组织学改变，是从良性上皮组织转变成癌过程中的交界性病理变化。胃黏膜上皮细胞的异型增生属于癌前病变，根据细胞的异型程度，可分为轻、中、重三度，重度异型增生与分化较好的早期胃癌有时很难区分。

（4）遗传和基因 遗传与分子生物学研究表明，与胃癌患者有血缘关系的亲属的胃癌发病率较对照组高4倍。胃癌的癌变是一个多因素、多步骤、多阶段的发展过程，涉及癌基因、抑癌基因、凋亡相关基因与转移相关基因等的改变，而基因改变的形式也是多种多样的。

三、临床表现

1. 症状

胃癌的发生和发展是一个缓慢长期的过程，因此，症状的出现也是一个从隐匿间断逐渐到持续加重的过程。胃癌的常见症状如下：

（1）腹部胀痛 是最常见的症状。初始疼痛比较隐匿、间断，逐渐发展为持续。约80%的患者有疼痛的表现。

（2）食欲减退和消瘦 是常见症状。肿瘤引起胃蠕动减退致食欲减退，以至消瘦，个别患者消瘦非常明显。

（3）进食梗阻和呕吐 进食梗阻主要为贲门癌的表现。呕吐是幽门或胃窦肿瘤造成梗阻，这种呕吐往往量大，有大量宿食。

（4）呕血、黑便、贫血 约30%的胃癌患者有上消化道出血的表现。一般出血量小，多数可以自行停止，但多表现为反复出血。长期出血可以造成贫血。大量出血表现为呕血，有时须急诊手术止血。黑便是胃出血的特殊表现，呈柏油样。

2. 体征

早期胃癌多无明显的体征，大多数体征是晚期胃癌的表现。

（1）上腹部压痛 压痛往往较弥散，定位不明确；少数患者压痛明显，并伴有肌紧张、反跳痛。

（2）淋巴结肿大　　主要是转移性淋巴结肿大。常见的是锁骨上淋巴结转移，少数有左腋下淋巴结转移。

（3）腹腔积液、盆底种植结节　　由于肿瘤在腹腔内播散，造成腹腔积液以及盆底种植结节。通过腹腔积液检查可以查出癌细胞；通过肛指检查可以查出盆底的种植转移结节。

（4）梗阻、黄疸　　由于胃窦或幽门部肿瘤可使胃腔变小致幽门梗阻；胃癌腹腔播散可以造成肠道粘连，形成消化道梗阻。肝门的淋巴结肿大和广泛的肝转移可以造成黄疸。

（5）贫血貌、消瘦、恶病质　　均是晚期肿瘤的表现，在胃癌中非常常见。

3. 胃癌的肿瘤伴发性综合征

胃癌在临床上经常有肿瘤伴发性综合征的表现，常见的有：黑棘皮病、掌棘皮病、圆形糠疹、鲜红皮肤乳头状瘤、皮肌炎、多发性肌炎、低血糖和高血糖等。

四、辅助检查

（1）常规检查　　大便潜血试验。如患者大便潜血试验持续阳性，对胃癌的诊断有参考意义。

（2）胃液检查　　胃癌患者的胃酸多较低或无胃酸。当胃癌引起幽门梗阻时，可发现大量食物残渣，如伴有出血，则可出现咖啡样液体，对胃癌的诊断具有一定意义。

（3）胃脱落细胞学检查　　由于方法的改进，诊断技术的提高，诊断胃癌的阳性率已达 $80\% \sim 96\%$。胃脱落细胞学检查是诊断胃癌的一种较好的方法，操作简单，阳性率高，痛苦小，患者易于接受。但它不能确定病变的部位，所以应与 X 线、胃镜等检查相结合应用。

（4）胃黏膜活组织检查　　胃黏膜的活检主要通过胃镜检查进行。由于活检的组织小，组织挤压变形明显，诊断较大病理困难。胃组织活检的诊断正确率很高，误诊主要由于没有活检到肿瘤组织；有时由于胃活检取组织小，无法鉴别诊断。

（5）X 线检查　X 线检查是胃癌主要的检查方法。X 线钡剂检查在胃癌的定性检查中具有重要意义，其定位诊断价值超过纤维胃镜，是临床上常用的诊断方法。它的主要缺点是对小于 1cm 的病灶容易漏诊，对早期浅表性肿瘤诊断困难。

（6）胃镜检查　胃镜经历多年的发展，从硬管、半可屈式、纤维胃镜，直到现今广泛使用的电子胃镜、超声胃镜。胃镜的发明和发展对胃黏膜病变和胃癌的诊断，特别是早期诊断，具有极大的意义。胃镜的定性价值极大，但定位价值欠佳，而 X 线钡剂检查定位诊断非常可靠，两者结合方可获得准确的定性和定位诊断。

五、治疗

（1）手术治疗

① 根治性手术：原则为整块切除包括癌灶和可能受浸润胃壁在内的胃的部分或全部，按临床分期标准整块清除胃周围的淋巴结，重建消化道。

② 姑息性手术：原发灶无法切除，为了减轻由于梗阻、穿孔、出血等并发症引起的症状而做的手术，如胃空肠吻合术、空肠造口、穿孔修补术等。

（2）化疗

① 用于根治性手术的术前、术中和术后，以延长生存期。晚期胃癌患者采用适量化疗，能减缓肿瘤的发展速度，改善症状，有一定的近期效果。早期胃癌根治术后原则上不必辅助化疗，有下列情况者应行辅助化疗：病理类型恶性程度高；癌灶面积大于 5cm；多发癌灶；年龄低于 40 岁；进展期胃癌根治术后、姑息手术后、根治术后复发者，需要化疗。

② 常用的胃癌化疗给药途径有口服给药、静脉、腹膜腔给药、动脉插管区域灌注给药等。常用的口服化疗药有替加氟、尿嘧啶替加氟（优福定）、去氧氟尿苷（氟铁龙）等；常用的静脉化疗药有氟尿嘧啶、丝裂霉素、顺铂、阿霉、依托泊

苷、亚叶酸钙等。近年来紫杉醇、草酸铂、拓扑酶抑制剂、希罗达等新的化疗药物用于胃癌。

（3）其他治疗　包括放疗、热疗、免疫治疗、中医中药治疗等。胃癌的免疫治疗包括非特异生物反应调节剂，如卡介苗、香菇多糖等；细胞因子，如白介素、干扰素、肿瘤坏死因子等；过继性免疫治疗，如淋巴细胞激活后杀伤细胞（LAK）、肿瘤浸润淋巴细胞（TIL）等的临床应用。抗血管形成基因是研究较多的基因治疗方法，可能在胃癌的治疗中发挥作用。

六、护理要点

1. 生活护理

（1）饮食护理

① 术前如未出现出血和梗阻症状，应给予高热量、高蛋白、丰富维生素的易消化饮食，注意少食多餐。

② 术前 1 日禁食、洗胃，以保持胃内空虚，便于手术。

③ 术后排气、肠道功能恢复后，可给予少量饮水，每次 4～5 汤匙，每 2 小时 1 次。如无不适，可按"半量流食—全量流食—半流食—软食—普食"的规律进食，注意少食多餐。

④ 因为进食因年龄、性别、术前的饮食习惯、术前的病情等状况而不同，不可一概而论，护士可协助并指导患者及家属摸索进食的规律，制订个体化的饮食计划。如患者进食后出现腹痛、恶心、呕吐等症状，应禁食观察，待症状好转后重新从流食逐渐过渡。

（2）体位和活动

① 术后 6 小时给予去枕平卧位，头偏向一侧。

② 全身麻醉清醒后给予半卧位，保持腹肌松弛，有利于伤口愈合，利于呼吸和引流。

③ 如果一般状况好，术后第 1 日可以站立于床边活动，每日 2～3 次，每次 5～10 分钟；其他时间在床上主动或被动

活动，防止产生深静脉血栓。之后下床活动的时间和强度渐增。

④ 活动量应是因人而异的，要根据个体情况，如年龄、术前身体状况、活动量等制订个体化的措施。早期活动可增强肠蠕动、预防术后肠粘连、减少并发症的发生。

（3）用药护理　术前 3 日予肠道不吸收抗生素，如甲硝唑 0.2g、庆大霉素 8 万 U、维生素 K_4 8mg 口服，每日 3 次。因甲硝唑有胃肠道反应，应嘱咐患者饭后服用。

2. 心理护理

（1）从精神方面给患者进行安慰、支持和鼓励，同时给患者提供抗肿瘤方面的知识宣教，用科学的知识消除患者的焦虑、恐惧、不安等情绪，使患者以正常的心理配合诊疗。

（2）手术前，讲解手术的目的、方式、意义，各种术前操作，例如，胃管可能带来的不适及应对方法，手术后可能的不适及如何应对，给患者足够的心理准备，帮助患者从容地渡过手术阶段。

（3）术后患者面对饮食的改变，虽然术前已有相应的心理准备，但仍可能出现适应不良的状况。这时要给予患者相应的自我照顾的指导，并且鼓励患者将不适等心理感觉表达出来以减轻心理负担，耐心倾听患者的倾诉；帮助患者获得家庭其他成员的理解和帮助。比较有效的方法是，可以组织患者座谈，请其他同病种并且已经渡过适应不良阶段的患者现身说法，帮助患者进行心理调适。

3. 治疗配合

（1）术前护理

① 胃癌患者如有贫血、低蛋白血症等，术前应予以矫正，补充血浆或全血，以提高手术耐受力，促进术后康复。

② 有幽门梗阻，术前 3 日每晚用温 3% 浓盐水洗胃，清除胃内容物，减轻胃黏膜水肿；严重幽门梗阻者，术前 1～3 日进行持续胃肠减压及用浓盐水洗胃，使胃水肿减轻，便于手

术吻合口愈合。

③ 溃疡合并出血者，术前应给予输血输液；穿孔者，应禁食补液，胃肠减压，严密观察病情变化，包括意识、生命体征、末梢循环、尿量。若发生休克，应在积极抗休克的同时，做好术前准备。

④ 手术日晨放置胃管，保持胃的空虚，防止麻醉及手术过程中呕吐、误吸，便于术中操作和术后防止腹胀。

（2）术后护理

① 生命体征的观察：监测血压、脉搏和呼吸，术后 3 小时每半小时监测 1 次，以后改为每小时 1 次，至术后 1~3 日生命体征平稳可遵医嘱停止监测。

② 禁食期间应静脉补充液体：正确记录 24 小时出入量，为合理输液提供依据，避免水电失衡；必要时遵医嘱给全血、血浆等改善营养状况，有利于伤口的愈合。胃肠道功能恢复后，按饮食护理常规进行饮食指导。

③ 肺部护理：腹部手术后，常见的肺部并发症为肺不张和肺炎，尤其老年患者，长期吸烟的患者，患有急、慢性支气管炎的患者更易发生。鼓励患者深呼吸，有效咳嗽排痰，预防肺部并发症的发生；同时给予雾化吸入，稀释痰液，有利于痰液的咳出。

④ 引流管的护理：妥善固定，定时挤压，保持通畅；搬运患者时，夹闭管道防止发生反流和逆行感染；定时换引流瓶或袋；观察并记录引流液的色、质、量。

（3）术后并发症的护理　胃癌术后，常见的并发症包括术后胃出血、胃吻合口破裂或瘘、术后梗阻、倾倒综合征与低血糖综合征。

① 术后胃出血：由于术中残余或缝合创面少量渗血，术后 24 小时内可从胃管内流出少量暗红色血液，一般 24 小时内可自行终止；如果从胃肠减压中吸出大量鲜红色血液，甚至呕血或黑便，出现脉快、血压下降等休克症状，应立即给予止血

药物、输新鲜血等保守治疗手段，严密监测患者生命体征，必要时行再次手术。

② 胃吻合口破裂或瘘：较少见，多发生在术后 5～7 日。发生较早的吻合口破裂有明显的腹膜炎征象，一旦确诊，应立即手术修补；如发生较晚，多易形成局部脓肿或外瘘，应给予引流、胃肠减压和积极支持疗法，若经久不愈，须行再次手术。

③ 术后梗阻：分输入段梗阻、吻合口梗阻和输出段梗阻。其共同症状是大量呕吐及不能进食。X 线钡餐检查可确认梗阻部位，须立即禁食、胃肠减压，观察病情，如不能好转，须手术治疗。需要注意的是，胃吻合口的排空障碍不属于机械性梗阻，X 线钡餐检查无梗阻表现，但临床上较为常见，在术后 7～10 日发生，表现为已服流质饮食良好的患者进食突然发生呕吐，经禁食后一般 3～4 日可自愈；严重者呕吐频繁，可持续 20～30 日，处理包括禁食、胃肠减压、输液等，切忌再次手术。一般由于心理因素引起，需要给予心理支持，讲清并发症的处理，增强患者的信心，减轻心理压力。

④ 倾倒综合征：表现为进食后 10～20 分钟，出现剑突下不适、心悸、乏力、出汗、头晕、恶心、呕吐，甚至虚脱，常伴肠鸣和腹泻。指导患者少食多餐，避免进过甜的热流食，餐后平卧 10～20 分钟多可缓解，多数患者会在术后半年到一年自愈。

⑤ 低血糖综合征：多发于进食后 2～4 小时，表现为心慌、无力、眩晕、出汗、手颤、嗜睡，也可致虚脱。出现症状时进少量甜食，尤其是糖类，即可缓解。少食多餐可预防其发生。

第二节　原发性肝癌

一、定义

原发性肝癌是指肝细胞或肝内胆管细胞发生的癌肿。主要症状特征为肝区疼痛、乏力消瘦、食欲减退、肝大；后期可出现黄疸、腹水、恶病质、出血、昏迷、全身衰竭等。

二、病因

原发性肝癌的病因和发病机制尚未确定。目前认为与肝硬化、病毒性肝炎，以及黄曲霉素等化学致癌物质和环境因素有关。

三、临床表现

1. 症状

原发性肝癌早期缺乏典型症状，常见的临床表现有肝区疼痛、腹胀、纳差、乏力、消瘦、进行性肝大和腹部肿块等。由于肝脏的解剖位置比较隐蔽，因此其早期症状不明显，但其发展速度较一般恶性肿瘤要快得多。原发型肝癌常见的症状主要有以下几种。

（1）肝区疼痛　肝区疼痛是最常见和最主要的症状。绝大多数中晚期肝癌患者以肝区疼痛为首发症状，发生率超过50％。肝区疼痛一般位于右肋部或剑突下，疼痛性质为间歇性或持续性隐痛、钝痛、胀痛或刺痛，夜间或劳累后加重。疼痛前一段时间内，患者可感到右上腹不适。疼痛时轻时重或短期自行缓解。疼痛产生的原因主要是肿瘤迅速增大，压迫肝包膜，产生牵拉痛，也可因肿瘤的坏死物刺激肝包膜所致。如果曾患有肝病的患者的肝区疼痛转变为持续性，且逐渐加重，虽经休息和治疗仍不能好转时，应提高警惕。肝区疼痛的部位和肿瘤所在的部位有密切的关系：如病变位于肝右叶，可表现为右上腹或右季肋部的疼痛；位于肝左叶，则常表现为胃部疼痛；肿瘤累及横膈时，疼痛放射至右肩或右背部，易被误认为肩关节炎；肿瘤位于右叶后段时，有时可引起腰痛；肿瘤位于肝实质深部者，一般很少感到疼痛。如果突然发生剧烈腹痛并伴腹膜刺激症状，多有肝癌破裂出血的可能。

（2）消化道症状　消化道症状早期常不易引起注意，主要表现为食欲减退、饭后上腹饱胀、嗳气、消化不良、恶心、呕吐、腹泻等，其中以食欲减退和腹胀最为常见。由于这些症状缺乏特征性，易被忽视而按照其他疾病进行治疗。当出现顽固性消化道症状，同时发现肝脏进行性肿大，不能以其他肝病解释时，应警惕是否有肝癌的可能。尤其是腹泻，虽不常见，但常常被误认为胃肠炎而误诊。这种腹泻可不伴有腹痛，一般在进食后即腹泻，排出不消化的食物残渣，常无脓血，抗炎药治疗难以控制；病情加重时，每日大便 10 次以上，使患者疲劳不堪，病情迅速恶化。病因不明，可能与门静脉或肝静脉癌栓所致的门静脉高压及胃肠功能紊乱、腹水有关。

（3）全身症状　全身症状主要有乏力、消瘦、发热等。早期常不明显，随着病情发展而加重，体重也日渐下降；晚期多有贫血、黄疸、腹水、下肢水肿、皮下出血和恶病质等。

（4）肿瘤伴发性综合征　肝癌常见的肿瘤伴发性综合征有低血糖、红细胞增多症和高钙血症等。

2. 体征

（1）肝大　原发性肝癌多是在慢性肝炎、肝硬化的基础上发展而来的，因此，不少患者常有慢性肝病及肝硬化的体征。进行性肝大是中、晚期肝癌最常见的主要体征，约占 90%。部分弥漫性肝癌患者的肝脏可不肿大。肝呈不对称性肿大，表面有明显的结节，质硬有压痛，可随呼吸而上下移动。如肿块位于肝右叶近膈面时，可使膈肌上抬，活动受限，肝上界上移，但肿块不易被扪及，叩诊时肝浊音界升高，有时可使膈肌固定或运动受限，甚至出现胸腔积液；癌肿位于右叶下段时，常可直接扪及肿块；肿块位于左叶时，可在剑突下扪及肿块。少数较大的肿块发生液化坏死时质地变软。早期小肝癌病例，肝大不明显。

（2）脾大　肝癌患者多在肝硬化的基础上发生，所以部分患者出现脾大。单纯因肝癌所致的脾大少见，主要是肿瘤转移至脾脏所致，亦可因癌栓进入脾静脉使之栓塞而导致脾淤血、肿大。

（3）黄疸　一般已属晚期。多见于弥漫性肝癌或胆管细胞癌。是由于肿瘤侵犯肝内主要胆管、肝门外转移淋巴结压迫胆管或胆管癌栓引起。当肿瘤阻塞一侧肝管出现黄疸时，可伴有皮肤瘙痒、大便间歇呈陶土色、食欲下降；肝癌破入肝内胆管可引起胆管出血、胆绞痛、发热、黄疸等，极个别患者出现重症胆管炎的症状。肝细胞癌侵犯胆管的途径有：

① 肿瘤直接浸润进入肝内胆管；

② 癌细胞侵入静脉或淋巴管，逆行侵入肝管；

③ 肿瘤细胞沿神经末梢的间隙侵入肝管。如果肿瘤广泛破坏肝脏可引起肝细胞性黄疸。

（4）腹水　腹水是中晚期肝癌的常见体征，产生的原因是腹膜受到浸润、门静脉受压、门静脉或肝静脉内癌栓形成以及并发肝硬化等。腹水一般为淡黄色，不易查到癌细胞；少数为血性腹水，多因癌结节破裂出血所致，是诊断肝破裂的主要证据。若患者同时伴有急性剧烈腹痛、血压下降，则肝破裂可立即诊断。部分血性腹水亦可因肿瘤细胞脱落引起腹腔种植转移所致，此时腹水中易查到癌细胞。若患者腹水同时伴有下肢水肿，则要考虑下腔静脉阻塞的可能性。

（5）体温　正常人的体温一般在 $36.5 \sim 37.3℃$，肝癌患者的体温常在 $37.5 \sim 38℃$，个别可高达 $39℃$ 以上，发热多呈弛张热型，应用抗生素效果不佳，但使用吲哚美辛有效是肝癌患者的特点。

（6）肝区血管杂音　对于巨大的肝癌可压迫或扭曲肝总动脉或腹腔动脉，导致肝区出现吹风样血管杂音，是肝癌的特殊体征。

（7）Budd-Chiari（巴德-基亚里）综合征　由于肝静脉流出道被阻塞后引起的肝窦扩张、淤血伴有肝大及大量腹水的综合征。

（8）其他　肝癌并发肝硬化的体征常有肝掌、蜘蛛痣、男性乳房增大、腹壁静脉曲张以及食管胃底静脉曲张、下肢水肿等。发生肝外转移时可出现各转移部位的相应体征。

四、辅助检查

（1）实验室检查

① 肿瘤标志物 AFP（甲胎蛋白）检查。AFP 是当前诊断肝细胞肝癌最特异的标志物。AFP 是胎儿时期肝脏合成的一种胚胎蛋白，当成人肝细胞恶变后又可重新获得这一功能。由于孕妇、新生儿及睾丸或卵巢的生殖腺胚胎癌亦可出现，故 AFP 对肝细胞肝癌仅有相对特异的诊断价值。有时良性肝病 AFP 亦可呈反复波动、持续低浓度等动态变化，但必须警惕肝病活动的同时有早期癌存在的可能。

② 血清酶学检测。γ-GT 同工酶（GGTⅡ）可明显升高。

③ 肝功能检查。对肝癌患者进行肝功能检查可提示有原发性肝癌的肝病基础。如有助于了解肝脏损伤的严重程度，选择合理的治疗方案；协助肝癌的诊断和鉴别诊断；用于预测手术切除后是否复发，以及预后的判断。

（2）超声显像　超声显像是目前最常用、最有效的肝癌影像诊断方法。超声显像的价值为：

① 可确定肝内占位性病变的存在，目前一般已可检出直径为 1cm 的小肝癌结节；

② 提示肝占位病变的性质，特别是液性或实质性占位，及实质性占位中良性血管瘤与肝癌的鉴别；

③ 明确肝癌在肝内的确切部位及与重要结构（门静脉、肝静脉、下腔静脉、胆管、肝门区等）的关系，用以指导手术及选择其他治疗方法；

④ 了解肝癌的播散和转移，包括卫星结节和门静脉内癌栓；

⑤ 用于超声引导下行肝穿刺或局部瘤内注射治疗；

⑥ 在肝癌普查和随访中与 AFP 联用，提高小肝癌的检出率。

（3）CT 检查　CT 是目前极有价值的影像检查技术，能全面反映肝癌的病理形态表现（部位、大小、形态、数目、出血坏死、钙化等），也可了解其浸润性及门静脉癌栓的侵犯情况。

（4）MRI 检查　国内多数医院将 MRI 平扫作为肝脏 MRI 常规检查，MRI 增强仅用于那些临床或其他影像学技术怀疑而 MRI 平扫未能检出或须进一步定性的患者。MRI 动态增强可通过分析肿瘤的动脉和门静脉的供血情况，了解肝癌的分化程度，对肝硬化再生结节、间变结节、肝癌这一发展过程进行监测；对局灶性结节增生（FNH）、假瘤、肝细胞腺瘤、炎性肉芽肿等鉴别均有较大价值。因此，MRI 动态增强应作为肝癌定性诊断的标准检查。

（5）放射性核素显像　放射性核素显像是一种安全、准确的诊断方法。肝脏的放射性核素显像可以显示肝脏的大小、位置、形状和功能，发现占位性病变。

（6）肝动脉造影　肝动脉造影是一种创伤性检测手段。随着超声、CT、MRI 等非侵入性诊断方法的分辨率的提高和广泛应用，肝动脉造影已不作为肝癌临床常规检测手段。目前主要适用于以下情况：

① 确定占位性病变的存在；

② 确定病变的性质；

③ 确定肿瘤的部位和数目，用以术前估计肿瘤切除率；

④ 经导管行肝动脉化学栓塞疗法。

五、治疗

（1）外科手术　外科手术治疗仍是目前治疗肝癌的首选方法。近年来，由于肝癌的早期诊断、定位诊断、肿瘤生物学及肝癌外科若干概念的更新进步，使肝癌外科治疗效果有了明显的提高。

（2）放射治疗　近年来随着放射物理学和放射生理学的研究进展，改进了放疗设备，采用^{60}Coγ射线，或电子直线加速器的X射线、高能射线等；对肝癌的照射方法和范围也有了改进，由原来的全肝照射－局部照射－全肝移动照射－手术定位局部照射和超分割照射等，使肝癌放疗效果有明显的提高，副作用则降低到最低水平。主要包括体外放射治疗和体内放射治疗。

（3）化学药物治疗　95％的肝癌患者在诊断时已失去手术机会，多数的肝癌患者还有赖于化学药物的治疗。以往对肝癌的化疗评价不高，尤其是全身给药疗效甚微，近年来改变了化疗的给药途径，行肝动脉化疗并栓塞，使肝癌的化疗效果有明显的提高。目前认为插管化疗优于全身联合化疗，联合化疗优于单药化疗。肝动脉插管化疗被认为是不宜手术治疗的肝癌患者的最好疗法。

（4）介入放射学治疗　80年代兴起并得到迅速发展的经皮腔超选择性肝动脉灌注化疗和栓塞的介入放射学治疗技术，发挥着至关重要的作用。无论是早期局限性肝癌或是中晚期肝癌治疗，此介入放射学治疗技术都是决定性的治疗方法，必不可少。

（5）免疫治疗　中国曾先后试用过卡介苗、小棒状杆菌、左旋咪唑、瘤苗、胚胎细胞、胸腺素、转移因子、免疫核糖核酸等，但均未获得明显疗效。近年来应用较多的有干扰素、白细胞介素、淋巴因子激活的杀伤细胞等，单用或联合其他疗法可不同程度地提高肝癌的治疗效果。

六、护理要点

1. 休息

创造舒适、安静的环境。对病情稳定的患者，可指导其适当活动，以增强机体抵抗力；对疼痛患者，应向其指导控制疼痛分散注意力的方法，必要时遵医嘱给予止痛药物；对晚期伴有腹腔积液、黄疸者，应卧床休息，以减少机体消耗。

2. 营养

鼓励患者进食高蛋白、高维生素、易消化食物。安排洁净清新的进餐环境，以促进食欲。如患者有食欲减退、恶心、呕吐，应给予止吐药，及时清理呕吐物及口腔护理后，鼓励其少量多餐，进餐后应保持坐位或半坐位15～30分钟。进食少者，可给予支持疗法，如静脉补液，适量补充维生素B、维生素C、维生素K，以及葡萄糖、胰岛素、氯化钾、白蛋白、改善凝血药物等。如患者伴有肝功能衰竭，或有肝性脑病倾向时，应减少蛋白摄入量，甚至暂禁蛋白质饮食。

3. 基础护理

认真做好晨晚间护理及皮肤护理。嘱腹腔积液、黄疸患者穿柔软舒适的衣服。保持床单元整洁、干燥、无皱褶。对有皮肤瘙痒者，可每日用温水擦浴，必要时睡前口服氯苯那敏或地西泮等药物，以保证睡眠、减轻瘙痒。

4. 手术前护理

(1) 做好心、肺、肾功能，以及电解质检查。

(2) 给予高蛋白、高糖类和高维生素饮食，每日热量达10.46～12.55kJ。进食少者，可给予静脉输液。

(3) 静脉给予保肝药物治疗。有黄疸者，及时补充维生素K；血浆蛋白过低者，给予输血或白蛋白治疗。

(4) 做好一般术前准备及术前宣教。劝导患者戒烟、酒；指导患者练习床上大、小便，学会床上翻身；指导患者掌握深呼吸及有效咳痰的技巧，以利于术后排痰，预防术后肺部感染；告知患者术后可能要留置的引流管的类型、重要性及注意事项。

(5) 充分做好患者的心理准备。向患者详细说明手术的意义、过程，术前、术后注意事项等。可用术后患者的现身说法消除患者对手术的恐惧心理。术前保证患者的休息。

（6）术前晚给予洗肠。

（7）遵医嘱留置胃管、尿管。

5. 术后护理

（1）密切观察患者的生命体征、血氧饱和度、尿量、引流量，以防术后出血和休克。必要时 15～30 分钟监测生命体征 1 次，并做好记录。

（2）术后 48～72 小时内鼓励患者持续吸氧，以增加肝细胞的供氧量，促进创面愈合。向患者解释吸氧的重要性。

（3）术后早活动可避免血栓形成，增加肠蠕动，预防肠粘连和肠胀气；但过早活动可能导致肝断面出血，应根据具体病情按计划进行功能锻炼。

① 患者意识清楚且血压、脉搏稳定后，给予半卧位；

② 在患者病情稳定的情况下，术后第 1 日协助患者床边活动，每日 1 次；床上坐位，每日 2 次；

③ 第 2 日，床边活动及床上坐位不少于每日 2 次；

④ 第 3～5 日，可在室内活动；

⑤ 第 6～7 日，可在病室走廊内活动。

（4）做好引流管的护理。保持各引流管通畅，固定防脱出，观察并详细记录引流液的量、颜色、性质等。

（5）观察伤口有无渗血，渗血量多时应及时处理。

（6）术后遵医嘱适时给予止痛药物；必要时使用止痛泵（如 PCA 泵），告诉患者其使用方法，减少患者痛苦。

（7）做好术后营养支持。未排气前，给予静脉营养支持；排气后，给予少量清流食，逐渐改为流食、少渣半流食、半流食及普食。

（8）预防术后并发症，如出血、腹水、肝昏迷、肝肾综合征等。出血表现为脉搏细弱、血压下降、伤口引流管短时间内有大量鲜红色血液流出等。肝昏迷表现为意识障碍和昏迷。肝肾综合征可有如下表现：肝昏迷、突然少尿或无尿；肾功能受损，血尿素氮升高；低血钠、低尿钠；腹腔积液。

（9）维持水和电解质平衡。肝癌患者通常有腹腔积液和水肿，应注意监测电解质和血清蛋白水平；定时观察和记录患者的体重、出入量、腹围及水肿程度。

6. 动脉化疗的护理

由于肝癌起病隐匿，患者就诊时，大多已属于中晚期。初诊患者仅 15%～25% 适宜手术；对于不能切除的肝癌患者，可采取化疗药物治疗的方法。但肝癌对全身化疗不敏感，所以多数患者不适于全身化疗，应尽可能通过动脉给药，其特点是：肿瘤局部接受高浓度的化疗药物，量大且集中，杀伤力高，疗效高。

（1）植入式导管药盒系统（PCS、肝动脉泵）的护理　经右侧股动脉将导管直接插入肿瘤的供血动脉内，药盒放置于同侧腹股沟区域，通过此种皮下埋植式给药装置进行肿瘤导向性化疗。

① 保持药盒处皮肤的清洁干燥以预防感染。密切观察穿刺点及药盒放置处有无渗血、红肿；如有出血及血肿，立即用无菌纱布压迫穿刺点上方 2cm 处，并及时报告医师给予相应处理。

② 注药前应用肝素盐水检查导管是否通畅。

③ 防止导管阻塞。注药后应用肝素盐水正压冲管，以防止血液回流阻塞导管。药盒停用期间，每周 2 次用肝素盐水冲管。

④ 注意用药后的毒性反应。注药期间，患者可出现食欲减退、恶心、呕吐及血象的变化等，应及时给予对症处理。

⑤ 定期介入门诊复查。如无治疗，每月摄片或造影检查 1 次；化疗当日，推注化疗药物前应拍片或造影检查 1 次。

⑥ 拔管后局部加压 15 分钟，嘱患者卧床 24 小时。

（2）经肝动脉导管化疗栓塞治疗（TACE）的护理　由于肝肿瘤的血流 90%～95% 来自肝动脉，而正常肝组织的血流则 75%～80% 来自门静脉，栓塞后将肿瘤主要血供阻断，使肿瘤坏死。

① 术前护理：

a. 心理护理：了解患者的心理状态，关心、安慰、鼓励患者，并向患者详细介绍 TACE 的相关知识。

b. 术前准备：做好各项检查，如肝功能、肾功能、电解质、心电图、血常规、尿常规、腹部 B 超、出凝血时间、甲胎蛋白等。术前 2 日练习卧床排便技巧；术前 1 日备皮，行碘过敏试验；术前 6 小时禁食水。备齐各种药物，常用的介入治疗药物有碘化油、多柔比星、顺铂、丝裂霉素、氟尿嘧啶、格雷司琼、地塞米松、吗啡、利多卡因等。

② 术后护理：

a. 出血的预防和观察：患者术后平卧，穿刺侧肢体制动 24 小时，穿刺点用无菌纱布及沙袋加压包扎 10～12 小时，并观察同侧足背动脉搏动，密切观察体温、脉搏、呼吸和血压的变化情况。

b. 疼痛的护理：术后 2～7 日，患者常有肝区持续性胀痛或烧灼样疼痛，系由于碘油刺激，栓塞部位缺血、坏死，肝脏肿胀所致。应向患者说明疼痛的原因及缓解的时间，必要时应用镇痛剂。

c. 胃肠道反应的护理：化疗药物的反应或栓塞综合征可引起患者较为明显的胃肠道反应，如恶心、呕吐等。术后应常规应用胃黏膜保护剂和止吐药物，鼓励患者多饮水，少食多餐，进食清淡、易消化的食物。

d. 发热的护理：TACE 术后因大量肿瘤组织坏死吸收及正常细胞受损，患者可出现高热，体温通常不超过 38.5℃，无须特殊处理，3～5 日自然缓解。

e. 肝功能损害的护理：TACE 治疗引起癌及周围组织坏死吸收，加重肝脏负担，引起肝功能的损害。术后应及时监测肝功能，必要时给予静脉保肝、营养支持、利尿等治疗。

7. 射频消融术（RFA）的护理

射频消融术是一种微创性肿瘤原位治疗技术，即借助于超声或 CT 等影像技术引导，将电极针直接插入肿瘤内，通过射频能量凝固和灭活软组织及肿瘤。对于肿瘤较小而数目不太多，或者较大实性肿瘤仍局限于肝脏内的患者，是最适宜的射频治疗对象。

（1）术前护理

① 心理护理：向患者详细介绍 RFA 的相关知识，减轻其紧张、恐惧的心理，使患者以最佳的精神、心理状态积极接受治疗与护理。

② 肝功能及全身的准备：监测患者的肝、肾功能及电解质水平，必要时给予保肝治疗。对凝血功能差、低蛋白血症的患者，术前应补充新鲜冰冻血浆及白蛋白。

③ 胃肠道准备：给予清淡、易消化饮食。术前 6 小时禁食、水。

（2）术后护理

① 一般护理：去枕平卧 6 小时，保持呼吸道通畅，常规低流量吸氧，密切观察患者的意识、体温、呼吸、脉搏、血压、血氧饱和度的变化情况。

② 局部皮肤的观察：观察穿刺部位局部皮肤有无红肿、淤血，覆盖穿刺部位的敷料有无渗血、渗液，如有渗出，及时通知医师给予更换敷料。

③ 并发症的护理：随时观察病情的变化，如穿刺部位出血、感染、腹痛、发热等，及时给予相应处理。

8. 心理护理

肝癌患者通常情绪低落，恐惧焦虑，悲观失望，对治疗失去信心。针对患者的心理特点、文化素质，用患者易于接受的言语对其进行耐心细致的心理疏导和精神安慰，使患者以最佳的心理状态接受治疗，以调动其内在的康复潜力，增强机体的免疫力，对完成疗程和提高疗效极为重要。做好心理护理必须掌握患者的基本情况，如其对饮食、生活、治疗及护理的需求，有关家庭、工作、经济等方面的困难，并尽可能协助解决。护士应熟悉肝癌的治疗进展，针对不同患者的不同需求解决其相应的心理问题，增加患者的安全感和应付症状的能力，使其配合治疗。对晚期患者给予精神上的支持，鼓励患者及其家属共同面对疾病，互相扶持，尽可能平静舒适地渡过生命的最后历程。

第三节　大　肠　癌

一、定义

大肠癌包括结肠癌和直肠癌，是临床上常见的胃肠道恶性肿瘤。大肠癌的好发部位依次为直肠、乙状结肠、盲肠、升结肠、降结肠及横结肠，近年有向近端（右半结肠）发展的趋势。

二、病因

大肠癌的病因尚不清楚，一般认为与遗传和环境因素密切相关。环境因素包括高脂肪和高蛋白的摄入，饮酒等饮食因素。根据调查资料显示，大肠癌高发病率国家的饮食具有高脂肪、高动物蛋白（尤其是牛肉）、少纤维及精致碳水化合物，即所谓"西方文化饮食"的特点，其中以高脂肪饮食的影响最为明显。遗传因素已被多种途径证实，有 $6\% \sim 10\%$ 的大肠癌与遗传有关。

三、临床表现

大肠癌早期无明显症状。大便规律及性状改变为晚期大肠癌的典型表现，如大便变细，排黏液血便、柏油样便或便血，腹痛、便秘与腹泻交替出现，可伴贫血、消瘦、乏力、发热等全身症状。右结肠癌以包块、贫血及全身中毒症状为主，左结肠癌以肠梗阻为主；直肠癌以大便变形、黏液血便为主，肛门指检常可及肿块；肛门癌以便血、排便疼痛加剧为主，见于女性。

四、辅助检查

（1）直肠指检　简单易行但非常重要，是一种早期发现直肠癌的关键性检查方法，但常被忽视。因为人的手指可触及直肠内 7～8cm 处的直肠肿物，半数以上直肠癌位于这一范围内，因此应将此简易方法作为临床医师常规初筛方法和程序。指诊时可扪及突入肠腔的菜花状坚硬肿块，或边缘隆起中心凹陷的溃疡或肠腔环状狭窄，检查时应注意肿块基底部是否固定、前列腺与膀胱有无受累。当癌表面已发生溃烂时，指套上常染有血液及黏液。

（2）肿瘤标志物　目前有多种肿瘤标志物应用于大肠癌的诊断。癌胚抗原（CEA）是国内应用较早、较多的一项，但其敏感性、特异性均不高，诊断价值有限，目前多用于估计大肠癌预后和病情随访。

（3）内镜检查　包括直肠镜、乙状结肠镜及纤维结肠镜检查。内镜检查可直接观察到病变，同时采取活体组织进行病理诊断。

（4）X线检查　也是诊断大肠癌最常用而有效的方法。钡剂灌肠，特别是双重气钡对比造影，可以清晰地显示肠黏膜的溃疡性、隆起性病灶和狭窄等病变，能提供大肠癌的病变部位、大小、形态及类型，是 X 线诊断大肠癌中的首选方法。大肠癌在 X 线下的表现常常是钡剂的充盈缺损、边缘不整齐、肠壁僵直，黏膜破坏，肠腔狭窄及不同程度的梗阻等；但发生于盲肠、脾区、乙状结肠的悬垂部，以及直径 0.5cm 以下的肿物常常被漏诊，漏诊情况与肠道准备是否满意及检查者的技术水平有很大关系。在不具备纤维结肠镜检查条件、患者不能耐受、肿瘤或其他原因造成肠腔狭窄时，不能继续进镜；而有可能遗漏狭窄部位以上的多发肿物时，单纯的结肠镜检查有时对肿瘤定位不准确等。下消化道造影检查仍是诊断大肠癌的重要手段和补充。

（5）影像学检查　B超、CT和MRI等影像学检查对大肠癌本身确诊意义不大，但有助于确定邻近侵犯、远隔脏器转移和淋巴转移，对于术前了解肝内有无转移、腹主动脉旁淋巴结是否肿大，以指导术前选择合理的治疗方案，可以提供较可行的依据，在术后复查等方面有其优越性，因此是钡肠造影、纤维结肠镜诊断大肠癌的重要补充手段。

（6）光谱诊断　目前激光诱发荧光（LIF）技术已逐渐用于肿瘤的诊断，国内一些学者对应用LIF光谱鉴别大肠癌也进行了相应的研究。大肠癌组织和正常组织结构上的差异导致两者荧光光谱的不同是这一技术的理论基础。虽然这一新技术仍在临床研究阶段，但有望成为诊断大肠癌的重要方法。

五、治疗

1. 手术治疗

（1）治疗结肠癌的方案是以手术切除为主的综合治疗方案。对于Ⅰ期、Ⅱ期和Ⅲ期患者常采用根治性的切除＋区域淋巴结清扫，根据癌肿所在部位确定根治切除范围及其手术方式。对于Ⅳ期患者，若出现肠梗阻、严重肠出血时，暂不做根治手术，可行姑息性切除，以缓解症状，改善患者的生活质量。

（2）直肠癌根治性治疗的基础是手术。直肠手术较结肠困难。常见的手术方式有：经肛门切除术（极早期近肛缘）、直肠全系膜切除手术、低位前切术、经腹肛门括约肌腹会阴联合切除。对于Ⅱ期、Ⅲ期直肠癌，建议术前行放射、化学治疗，缩小肿瘤，降低局部肿瘤期别，再行根治性手术治疗。

2. 综合治疗

（1）辅助化学治疗　奥沙利铂联合氟尿嘧啶类药物（5-氟尿嘧啶）的方案是目前Ⅲ期结直肠癌和部分具有高危因素结直

肠癌患者的标准治疗方案，治疗时间为 6 个月。适用于术前未接受新辅助放射治疗的结直肠癌患者，术后需要进行辅助放射治疗者。

（2）Ⅳ期结直肠癌的治疗　主要是以化学治疗为主的综合治疗方案。化疗药物包括 5-氟尿嘧啶、卡培他滨、奥沙利铂、伊立替康、贝伐单抗、西妥希单抗、帕尼单抗等多种药物，常用化疗方案有 FOLFOX（5-氟尿嘧啶、亚叶酸钙、奥沙利铂）、XELOX（卡培他滨、奥沙利铂）、FOLFIRI（伊立替康、氟尿嘧啶、亚叶酸钙）等，在化疗基础上酌情联合靶向药物治疗（贝伐单抗、西妥希单抗、帕尼单抗）。

3. 放射治疗

目前效果较好、研究较多的是外科和放疗的综合治疗，包括术前放疗、术中放疗、术后放疗、"三明治"式放疗等，各有其特点。对晚期直肠癌患者、局部肿瘤浸润者、有外科禁忌证者，应用姑息性放疗，以缓解症状，减轻痛苦。

六、护理要点

（一）药物治疗患者的护理

1. 一般护理

（1）大肠癌患者术后大便次数增多，要注意护理好肛周/造瘘口周围皮肤。

（2）有造口者，注意造瘘口周围皮肤的清洁，勿用肥皂或刺激性液体，局部涂皮肤保护剂；注意观察造口的颜色、排泄物的颜色、气味、量有无异常，如出现造口颜色苍白、水肿、暗紫色、过度突出、内陷、排便不畅等，应及时处理。

（3）指导患者养成定时排便的习惯，促进大便规律；粪便勿积累太多，以防造瘘袋过重，造成渗漏。

2. 饮食护理

（1）低脂肪饮食加小麦纤维素已被证明能降低结肠腺瘤复发的危险。肠癌患者宜多食白肉（鸡肉、鱼等），少食红肉

（猪肉、牛肉等），同时要多吃蔬菜、水果。

（2）宜进食软食，禁食粗纤维及油炸食物。

（3）禁烟、酒、槟榔；注意饮食卫生，不吃霉变食物。

3. 症状护理

腹腔灌注化疗的护理：协助医师做好腹腔穿刺，固定好针头，先用生理盐水冲管，确定针头在腹腔内，然后接化疗药物灌注，注意观察药物滴注的速度，防止药液漏于皮下；化疗药物灌注完毕后，嘱患者每15分钟更换体位1次，持续2小时，以利药物与腹腔的充分接触。腹腔灌注化疗后，患者可能有腹痛，可能与牵扯包膜有关，可遵医嘱使用止痛药。注意观察化疗后的不良反应，并及时处理。

4. 用药护理

氟尿嘧啶持续滴注化疗时，最好建立PICC（外围中心静脉导管）置管，以保护血管，避免静脉炎的发生；同时注意调节好滴数，有条件者，用持续化疗泵输入。注意观察药物的不良反应，并做好相应的处理。

5. 心理护理

指导患者正确认识所患疾病，适应生理上的变化，避免情绪激动，积极配合治疗。

（二）手术患者的护理

1. 术前护理

（1）**心理护理**　向患者讲解手术的必要性。如需做人工肛门的患者，可通过图片、模型、实物向患者介绍结肠造瘘的部位、功能、伤口情况等有关知识，增强患者对治疗的信心，顺利完成手术。

（2）**营养支持**　术前给予高蛋白、高热量、高维生素、易消化、少渣饮食。如因疾病使饮食受限，可给予静脉营养输液进行补充。如有贫血，可酌情给予输血。

（3）**肠道准备**　无肠梗阻者，术前3日进低渣半流食，术前 1 日洗肠，如晚间大便为淡黄色无渣水样便，则证明肠道已清洁，否则继续为患者行清洁洗肠，直至肠道清洁；如有梗阻者，术前 3 日每日给予肥皂水洗肠。

（4）术前指导

① 指导患者术前做深呼吸运动及咳嗽、咳痰的训练；

② 指导患者翻身及肢体运动的方法；

③ 指导患者术前禁食、水，取下活动义齿及金属饰品；

④ 讲解留置胃管及尿管的目的。

2. 术后护理

（1）按全身麻醉术后护理常规。

（2）体位　术后去枕平卧 6 小时，病情平稳后可改半卧位。

（3）引流管的护理

① 详细记录引流液的量、色、性质。

② 保持引流管的通畅和无菌，防止受压、堵塞。

③ 定时更换引流袋。

（4）留置导尿管的护理

① 保持导尿管通畅。

② 每日进行会阴冲洗和膀胱冲洗。

③ 定时更换尿袋。

④ 拔管前，定时夹闭和开放导尿管，锻炼膀胱功能。

（5）胃肠减压的护理

① 保持胃肠减压通畅，每 4 小时冲洗胃管 1 次。

② 记录出入量及引流量。

③ 做好口腔护理和雾化吸入，鼓励患者深呼吸、咳嗽，协助患者翻身拍背。

（6）术后并发症的观察和护理

① 骶前出血：会阴部敷料及引流液的性质和量。

② 术后感染：观察体温，保持伤口敷料无菌。

③ 肠梗阻：注意排气是否通畅，有无腹胀、恶心、呕吐。

④ 尿潴留：拔尿管后观察排尿情况。

⑤ 吻合口瘘：术后 10 日内禁止灌肠，1 周内必要时口服液体石蜡油 20~50mL 帮助排便。

（7）营养

① 禁食，静脉营养输液。

② 有空肠造瘘者，可同时给予肠内营养灌注，注意观察有无腹胀、腹泻现象。

③ 肠功能恢复后按医嘱进食，注意观察排便次数。

（三）放疗患者的护理

（1）嘱患者选择高蛋白、高热量、易消化、无刺激性含纤维素少的食物，多饮水。

（2）注意观察患者有无乏力、恶心、呕吐、白细胞下降等情况，根据具体情况予以补液支持和"升白"治疗。

（3）注意观察患者有无大便次数增多、水泻、便血，肛门坠胀感有无加重等情况，及时补液。

（4）每日观察放射野皮肤黏膜情况，有无红、肿、疼痛、破溃，并每日记录，给予对症处理。

（四）结肠造瘘患者的护理

（1）观察造口血运情况　如造口外观黏膜苍白，提示患者血红蛋白过低；颜色青紫、暗红、发灰，甚至发黑，提示造口缺血，应及时通知医师。

（2）观察造口水肿情况　术后 2~4 日可见造口水肿，一般不须处理，一周后慢慢消失。

（3）观察造口排气排便情况　通常术后 4~5 日恢复排气。

（4）造口周围皮肤的护理　选择袋口合适的造口袋，观察造口周围皮肤有无红、肿、破溃等现象。

第四节　胰　腺　癌

一、定义

胰腺癌是一种恶性程度很高，诊断和治疗都很困难的消化道恶性肿瘤，约 90% 为起源于腺管上皮的导管腺癌。胰腺癌可发生于胰腺任何部位，甚至累及整个胰腺。按部位可分为胰头癌和胰体尾癌；在组织学上分为导管细胞癌、腺泡细胞癌、胰岛细胞癌、未分化癌、癌肉瘤等。其中以胰头癌和导管细胞癌最为常见，分别占 65%～75% 和 90%。

二、病因

胰腺癌的病因尚不十分清楚。其发生与吸烟、饮酒、高脂肪和高蛋白饮食、过量饮用咖啡、环境污染及遗传因素有关；近年来的调查报告发现，糖尿病人群中胰腺癌的发病率明显高于普通人群；也有人注意到慢性胰腺炎与胰腺癌的发病存在一定关系，发现慢性胰腺炎患者发生胰腺癌的比例明显增高；另外还有许多因素与此病的发生有一定关系，如职业、环境、地理等。

三、临床表现

（1）上腹痛，上腹饱胀、不适　是最常见的首发症状，易与胃肠、肝胆疾病相混淆。腹痛为隐痛、胀痛或钝痛，后期可呈持续性疼痛并且加重，向腰背部放射，夜间疼痛明显。

（2）黄疸　梗阻性黄疸是胰腺癌最突出、最主要的症状。大部分患者出现黄疸时已属中晚期，黄疸呈进行性加重，伴皮肤瘙痒、小便呈陶土色。

（3）消瘦、乏力　是胰腺癌的常见症状。

（4）消化道症状　食欲下降、腹胀、消化不良、腹泻或便秘，部分患者可有恶心、呕吐；晚期癌肿侵及十二指肠，可出现上消化道梗阻或消化道出血。

（5）其他　部分患者早期表现为轻度糖尿病，故对中老年人突发糖尿病应提高警惕，有患胰腺癌的可能。少数为胆管感染表现。

四、辅助检查

（1）实验室检查　半乳糖转移同工酶-Ⅱ（GT-Ⅱ）是恶性

肿瘤的酶标记物，对胰腺癌的敏感性为 67.2%，特异性为 98.2%。黄疸患者的血清胆红素常超过 $256.5\mu mol/L$（15mg/dL）。用于诊断胰腺癌的肿瘤标记物有 CA_{19-9}、POA、PCAA、CEA、CA_{50}、Span-1、DU-PAN-2 等，其中 CA_{19-9} 是特异性和敏感性较高的一种。

（2）B超检查　可提示肝内、外胆管有无扩张，肝外胆管梗阻的部位，胰头或胆总管下端有无肿块。能发现直径＜2cm 的小胰癌，超声内镜可发现直径更小的肿瘤。

（3）CT检查　能清晰地显示胰腺的形态，肿瘤的位置，以及肿瘤与邻近血管、器官的关系，是胰腺疾病具有高度可靠性的检查方法，可发现直径为 1cm 的肿瘤。

（4）经内镜逆行胰胆管造影（ERCP）　可观察十二指肠乳头改变，造影显示胆管狭窄和扩张，胰管扩张、中断，管壁僵硬改变，造影剂排空延迟。可收集胰液进行细胞学、生化、酶学和分子生物学检查。

（5）经皮肝穿刺胆管造影（PTC）　可显示肝内、外胆管扩张，狭窄，充盈缺损，中断，移位，管壁僵硬改变。

（6）磁共振胰胆管成像（MRCP）　是一种新发展的无创性胰胆管检查方法，与 PTC 和 ERCP 相比，更能反映胰胆管系统的全貌，对胆管梗阻的存在及其水平、范围和病因的诊断准确率达 90%～100%，在胰管扩张、狭窄、充盈缺损方面与 ERCP 的一致率达 80%～100%。

五、治疗

目前根本的治疗原则仍然是以外科手术治疗为主，结合放、化疗等综合治疗。

1. 外科治疗

手术是唯一可能根治的方法。手术方式包括胰头十二指肠切除术、扩大胰头十二指肠切除术、保留幽门的胰十二指肠切除术、全胰腺切除术等。但因胰腺癌的早期诊断困难，手术切除率低，术后 5 年生存率也低。

对梗阻性黄疸又不能切除的胰腺癌，可选择胆囊或胆管空肠吻合术，以减轻黄疸，提高患者的生存质量；也可在内镜下放置支架，缓解梗阻。

2. 姑息治疗

对于不适合做根治性手术的病例，常需要解除梗阻性黄疸，一般采用胆囊空肠吻合术；无条件者，可做外瘘（胆囊造瘘或胆管外引流）减黄手术。多数患者能够短期内减轻症状，改善全身状态，一般生存时间在 6 个月左右。

3. 综合治疗

由于胰腺癌恶性程度高，因此其手术切除率低，预后不良。尽管手术仍然是首要的治疗方法，但由于胰腺癌常常发现较晚，而丧失根治的机会，因此需要对胰腺癌进行综合治疗。迄今，同大多数肿瘤一样，还没有一种高效和可完全应用的综合治疗方案。现在的综合治疗仍然是以外科治疗为主，放疗、化疗为辅，并在探讨结合免疫和分子等生物治疗的新方法。

（1）放射治疗　胰腺癌是对放疗敏感性较低的肿瘤。

（2）化学治疗　对不能手术切除的胰腺癌，或者为预防术后复发，均可进行化学治疗。对胰腺癌的化学治疗，是期望能够降低术后癌的复发与转移的发生率。

（3）生物治疗　生物治疗包括免疫与分子治疗。随着免疫与分子生物学研究的飞速发展，这将是最具有挑战性的研究，因为像胰腺癌这样的难治肿瘤，必须发展一些全新的方法来治疗。

① 基因治疗：多数仍然停留在临床前期，少有进入临床 Ⅰ 期或 Ⅱ 期试验。

② 免疫治疗：应用免疫制剂，增强机体的免疫功能，是综合治疗的一部分。

（4）其他疗法　胰腺癌属于对放化疗敏感性低的低氧性肿瘤，但对热敏感性增高。近年来由于技术上的改进，使得温热疗法得到了应用。常用的温度是 44℃。但还须对加温和测温方法加以改进。

4. 对症支持治疗

胰腺癌晚期，因胰腺外分泌功能不全，出现脂肪泻者，可于餐中服用胰酶制剂以帮助消化。对顽固性腹痛，给予镇痛药，包括阿片类镇痛剂；必要时用 50%～75% 乙醇行腹腔神经丛注射或交感神经切除术。放疗可使部分患者的疼痛缓解。还应加强营养支持，改善营养状况。

六、护理要点

1. 术前护理

（1）心理护理　胰腺癌患者一旦确诊，几乎都是晚期，预后差。患者年龄多处于 40～60 岁，家庭、事业的多种角色导致其很难接受诊断，精神压力特别大，常出现否认、悲哀、愤怒等对立情绪，容易对治疗失去信心。医务人员和其家属应积极配合，帮助患者正确面对疾病和治疗，树立战胜疾病的信心。

（2）完善各种检查　协助患者完善各种检查，如 ERCP、PTC，并进行有关知识教育，使患者理解检查的必要性，正确配合检查；监测肝肾功能、电解质、凝血功能，肿瘤标记物检测如 CEA、胰腺癌相关抗原、胰腺胚胎抗原、CA$_{19-9}$ 等，均对胰腺癌的诊断有相对特异性。

（3）疼痛护理　疼痛容易导致一系列负性情绪反应，应积极采取有效的措施控制患者的疼痛，同时教会患者一些非药物性的止痛方法。

（4）改善营养状态　维持正常的营养状况有利于提高患者对手术的耐受力，促进伤口的愈合，防止术后并发症的发生。

① 提供高蛋白、丰富维生素、低脂肪的饮食，鼓励患者少量多餐。

② 对于有摄入障碍的患者，按医嘱合理输液治疗，补充

营养物质，纠正水、电解质紊乱，纠正酸碱失衡等，维持足够的营养和水分。

③ 纠正低蛋白血症、贫血、凝血机制障碍等。

（5）**控制血糖** 密切监测患者的血糖情况，根据血糖结果给予相应的处理。如并发高血糖时，应及时调节胰岛素的用量和用法；有低血糖表现时，适当补充葡萄糖。

（6）**控制感染** 由于癌肿压迫导致胆道梗阻继发感染者，按医嘱使用抗生素治疗，并观察药物疗效；及时监测患者体温变化，如出现高热，应积极降温处理。

（7）**皮肤护理** 每日用温水擦浴1～2次，擦浴后涂止痒剂；出现瘙痒时，可用手拍打，切忌用手抓；瘙痒部位尽量不用肥皂等清洁剂清洁；瘙痒难忍影响睡眠者，按医嘱予以镇静催眠药物。

（8）**做好肠道准备** 术前1日改流质饮食，按医嘱服用肠道抗生素（如甲硝唑、庆大霉素等）；术前晚进行清洁灌肠，有利于减轻术后腹胀、促进肠道功能的恢复。

2. **术后护理**

（1）**监测生命体征** 快速评估麻醉苏醒程度、手术方式、生命体征情况，持续心电监测，根据病情安置合理的体位。保持呼吸道通畅，防止舌根后坠而导致窒息；准确记录出入水量；补充足够的液体和电解质、维生素等营养物质；应用止血药物，防止出血倾向等，必要时输血治疗；注意血压、脉搏的变化，及时发现休克征象并积极处理。

（2）**引流管护理** 掌握引流管放置的位置、数量，妥善固定各种引流管，防止受压、扭曲、脱出，保持管道引流通畅；观察引流液的颜色、性质、量，及时发现和处理并发症（如出血、胰漏、胆漏）。

（3）**防治感染** 合理使用抗生素，严格遵守无菌技术操作原则，及时更换被渗湿的伤口敷料。

（4）**血糖监测** 及时监测血糖，防止出现低血糖。

（5）并发症的观察与护理

① 出血：术后1～2日出血，可因患者凝血机制障碍、伤口创面渗血、缝线脱落等引起；术后1～2周出血，可因胰液、胆汁的腐蚀以及感染而导致。表现为腹痛、呕血、便血、出冷汗、脉搏细数、血压下降等。出血量少时，可经止血、输血治疗而控制；出血量大者，须再次开腹手术止血。

② 胰漏：患者可表现为腹痛、腹胀、发热，腹腔引流液淀粉酶增高。典型者可自伤口流出清亮液体，导致伤口周围皮肤疼痛、糜烂。应早期给予持续负压吸引，局部皮肤涂氧化锌软膏保护。多数胰漏能够自愈。

③ 胆漏：多发生于术后5～10日，表现为发热、腹痛、胆汁性腹膜炎的症状（腹部压痛、反跳痛、剧烈腹痛），T形管中引流量突然减少，但可见腹部伤口溢出、腹腔引流管内流出胆汁样液体。胆漏时，腹壁伤口周围的皮肤应涂抹氧化锌软膏予以保护，防止局部皮肤因胆汁的腐蚀而糜烂；保持T形管、腹腔引流管引流通畅，维持有效引流。密切观察并做好有关记录。

④ 胆道感染：多为逆行感染。若胃肠吻合口离胆道吻合口较近，在患者进食后平卧时容易发生。表现为腹痛、发热，严重时可能导致败血症。进食后宜维持坐位15～20分钟，有利于胃内容物引流。主要治疗方法是合理使用抗生素和利胆药物，预防便秘。

第五节 胆 管 癌

一、定义

胆管癌系指发生在左、右肝管至胆总管下端的肝外胆管癌。根据肿瘤发生部位分为上段胆管癌、中段胆管癌和下段胆管癌。上段者占50%～75%，中段者占10%～25%，下段占10%～20%。

二、病因

病因不明，但胆管癌的发病率可能与下列因素有关：

① 约30%胆管癌合并有胆管结石；

② 原发性硬化性胆管炎；

③ 先天性胆管扩张症，特别是行囊肿肠管吻合术后易发生；

④ 其他如华支睾吸虫感染、慢性炎性肠病等。

三、临床表现

（1）早期表现　胆管癌早期缺乏特异性临床表现，仅出现中上腹胀痛、隐痛、不适、乏力、食欲不振、消瘦等全身症状。

（2）黄疸

① 黄疸通常为肝门部胆管癌的最早的症状，出现黄疸时，肿瘤往往已有肝门部广泛侵犯；起源肝总管上段及胆管分叉部的癌，黄疸出现较早；

② 中下段胆管癌的主要症状也是黄疸，一般黄疸深且进展很快。有时黄疸也有起伏，主要原因是堵塞胆管的肿瘤坏死脱落使黄疸暂时减退，此时常可伴大便隐血阳性或黑便。

（3）皮肤瘙痒　梗阻性黄疸的患者一般都会伴有皮肤瘙痒。

（4）大小便颜色的改变　患者尿色加深，大便颜色变为陶土色。

（5）疼痛　中下段胆管癌的患者40%～60%主诉右季肋部钝痛，与胆管周围神经侵犯有关。

（6）发热　胆管癌常伴有胆管感染引起的寒战、发热，甚至发生感染性休克。

四、辅助检查

（1）实验室检查　梗阻性黄疸导致肝脏损害，因而患者常有明显的低蛋白血症，甚至可以出现水肿、转氨酶升高、凝血酶原时间延长；AKP（碱性磷酸酶）、γ-GT（γ-谷氨酰转肽酶）均呈明显升高；长期的营养不良可致低血钾、低血钠。血清学检查：AFP正常，肿瘤标记物CEA、CA$_{19-9}$等可升高。临床免疫学检查指标多表现为细胞免疫和体液免疫降低。

（2）B超检查　是梗阻性黄疸患者的首选的检查方法。肝门部胆管癌的B超典型表现是：

① 肝内胆管扩张；可见左右肝管在肝门部汇合处截断；

② 肝门的软组织肿块影；

③ 胆囊空虚；

④ 肝总管不扩张，胰头不大；B超检查有可能发现一侧的肝内胆管扩张而患者没有黄疸，无其他能导致一侧肝内胆管扩张的理由，应高度怀疑胆管癌的可能，须做进一步的胆管影像学检查，以免漏诊。

（3）CT检查　可见肝内胆管扩张。一般与B超检查联用，可以准确了解肝门部胆管癌是否侵犯肝实质，能为肝内胆管癌术前判断提供依据。

（4）经皮肝穿刺胆管造影、经皮肝胆管穿刺引流术和经内镜逆行胰胆管造影　三种方法都属于有创的诊断方法，且有增加胆管上行性感染和胰腺炎的危险，但在判断肿瘤切除的可能性方面有重要的价值。

（5）彩色多普勒、血管造影　可以通过检查明确肿瘤和肝门血管的关系。

五、治疗

（1）手术治疗　胆管癌的治疗原则是：早期病例以手术切除为主，术后配合放疗及化疗，以巩固和提高手术治疗效果；对于不能切除的晚期病例，应施行胆道引流手术，控制胆道感染，改善肝脏功能，减少并发症，延长生命，改善生活质量。

（2）放射治疗　外科手术切除是胆管癌唯一的根治性治疗方法，辅助性放射治疗只能提高患者的生存率。对于不可切除和局部转移的胆管癌，经有效的胆道引流后，放疗可以改善患者的症状与延长寿命。但是，胆管癌一直被认为属于放射线不敏感的肿瘤。一般报道放射治疗的中位生存期为 9～12 个月。

（3）化学治疗　胆管癌对化学治疗并不敏感。胆管癌较其他胃肠道肿瘤例（如结肠癌）化疗敏感性差。但化疗可能缓解胆管癌所引起的症状，改善患者的生活质量，还可能延长存活期。

六、护理要点

1. 术前护理

（1）病情观察　密切观察患者病情变化，如出现高热、寒战、腹痛加重或范围扩大等，应及时报告医师，积极进行处理。

（2）完善各种检查　协助患者完善各种检查，生化检查如肝肾功能、电解质、凝血功能、癌胚抗原（CEA）等，腹部 B 超、ERCP，PTC 等，配合治疗方法加强有关知识宣教。

（3）疼痛的护理

① 密切观察疼痛的部位、性质、程度、缓解或加重的因素，在非药物性措施不能够缓解时，应按医嘱给予有效的镇痛药物，并观察其效果。

② 指导患者采取舒适的卧位，降低腹部肌肉的张力，有利于缓解疼痛。

（4）改善和维持营养状况　评估患者的营养状况，注意加强饮食护理，改善患者营养状况，有利于促进术后伤口的愈合。

① 根据患者的饮食习惯，与营养师一起制订患者的食谱。

② 记录进食量，并观察进食后消化情况，必要时根据医嘱给予助消化药物。

③ 维持足够的营养和水分。对于有摄入障碍的患者，按医嘱合理安排补液、补充营养物质、维生素，纠正水、电解质

紊乱，纠正酸碱失衡等。

④ 按医嘱输注白蛋白、氨基酸、新鲜血、血小板等，纠正低蛋白血症、贫血、凝血机制障碍等。

（5）心理护理

① 评估患者的焦虑程度，以及造成其焦虑、恐惧的原因；鼓励患者说出不安的想法和感受。

② 及时向患者列举同类手术后的康复病例，鼓励同类手术患者间互相访视；同时加强患者与其家属及其社会支持系统的沟通和联系，尽量帮助患者解决后顾之忧。

③ 教会患者减轻焦虑的方法。

（6）皮肤护理　每日用温水擦浴 1～2 次，擦浴后涂止痒剂；出现瘙痒时，可用手轻轻拍打，切忌用手搔抓；瘙痒部位尽量不用肥皂等清洁剂清洁；瘙痒难忍影响睡眠者，按医嘱予以镇静催眠药物。

2. 术后护理

（1）维持适当的呼吸功能

① 密切观察术后患者的呼吸情况，手术当日每 15～30 分钟监测 1 次，并注意切口的包扎是否限制了呼吸功能。

② 对麻醉未苏醒者，应保持去枕侧卧位，有利于防止舌后坠堵塞呼吸道；苏醒后如血压平稳者，应尽早给予抬高床头 30°的半卧位，使膈肌下降，有利于呼吸。

③ 患者苏醒后，应鼓励其做深呼吸运动，以促进肺扩张和换气功能。

（2）维持稳定的循环功能

① 密切监测和记录患者的生命体征，持续心电监护，及时发现生命体征异常情况。

② 补充足够液体，注意血压、脉搏变化。

③ 及时观察患者手术区伤口敷料情况，注意有无被血性液体、胆汁渗湿，及时发现有无腹腔活动性出血、胆漏等并发症。

④ 准确记录出入水量，尤其是尿量、颜色及相对密度。如每小时尿量少于 50mL，应及时通知医师。

⑤ 鼓励患者深呼吸，既有利于肺扩张，又有利于促进静脉血回流和心排血量增加。

（3）**管道护理** 由于术后留置多种导管，如 T 形管、腹腔引流管、胃管、尿管等，应妥善固定，防止管道扭曲、受压、阻塞或脱出等。特别是 T 形管，有支撑胆道，引流胆汁和残余结石的作用，如果发生脱出，会严重影响患者的病情和治疗，导致严重并发症（如胆汁性腹膜炎、胆漏、吻合口漏等）的发生。

① 妥善固定各种管道。各种管道不可固定在床上，以免因患者翻身、活动、搬动时牵拉而导致脱出；躁动不安的患者，应适度给予保护性约束和专人守护。

② 密切观察各种管道引流液的颜色、性质、量等，并做好记录。正常成人每日胆汁的分泌量为 800～1200mL，呈黄或黄绿色，清亮无沉渣。术后 24 小时内引流量为 300～500mL，恢复饮食后，每日可增至 600～700mL，以后逐渐减少至每日 200mL 左右。若胆汁突然减少，甚至无胆汁流出，则可能是管道受压、扭曲、阻塞或脱出，应立即检查并通知医师及时处理；若引流量多，则提示胆道下端有梗阻的可能。

③ 维持管道的有效引流。注意管道放置的位置（平卧时引流管的高度应低于腋中线，站立或活动时应低于腹部切口），防止引流液倒流引起胆道逆行感染；T 形管应经常给予挤捏，保持引流通畅。

④ 预防感染。及时更换引流袋，严格无菌操作，防止感染。长期留置 T 形管者，应定期进行冲洗；行 T 形管造影后，应持续引流 2～3 日，以促进造影剂完全排出体外。

⑤ T 形管拔管指征：一般在术后 2 周，患者无腹痛、发热，黄疸消退，血常规、血清黄疸指数正常，胆汁引流量减少至每日 200mL，清亮，胆道造影证实无残余结石、异物、胆

道通畅，可考虑拔管。拔管后应用凡士林纱布填塞残余窦道，1～2 日内窦道会自行闭合。

（4）并发症的观察和预防

① 出血：术后早期出血一般是由于术中止血不彻底或结扎线脱落而导致。应观察患者切口敷料渗湿情况，腹腔引流管引流液的颜色、量。如每小时出血量大于 100mL，持续 3 小时以上，并发胆道出血时 T 形管内胆汁呈血性，或患者有血压下降、脉搏细数、面色苍白等休克征象，应立即报告医师，积极抢救。

② 胆漏：由于胆管损伤、胆总管下端梗阻、T 形管脱出所致。对术后患者应注意观察腹腔引流、腹痛情况，如患者切口处有黄绿色胆汁样液体流出，腹腔引流管内引流液含有胆汁，患者出现逐渐加重的疼痛，并伴有压痛、反跳痛等腹膜炎征象，应高度怀疑胆漏，立即协助医师及时处理。长期胆漏引起胆汁丢失，影响患者对脂肪的消化、吸收，引起营养障碍和脂溶性维生素缺乏。应鼓励其补充足够的水分和营养；能进食者，应鼓励进食低脂、高蛋白、高维生素饮食。

（5）心理护理　鼓励患者正确面对疾病和预后。尤其是对晚期胆管癌患者，心理上要给予积极的引导，生活上给予悉心的照顾。

第十九章 乳腺癌

一、定义

女性乳腺是由皮肤、纤维组织、乳腺腺体和脂肪组成的。乳腺癌是发生在乳腺腺上皮组织的恶性肿瘤。按肿瘤的病理类型分为乳头腺癌、滤泡状腺癌、未分化癌和髓样癌。除髓样癌外，绝大部分乳腺癌起源于滤泡上皮细胞。

二、病因

乳腺癌的病因尚不清楚。目前认为与下列因素有关：

① 激素作用：乳腺是多种内分泌激素的靶器官，其中雌酮及雌二醇对乳腺癌的发病有直接关系。20 岁前本病少见，20 岁以后发病率迅速上升，45～50 岁较高，绝经后发病率继续上升，可能与年老者雌酮含量升高有关；

② 家族史：一级亲属中有乳腺癌病史者的发病危险性是普通人群的 2～3 倍；

③ 月经婚育史：月经初潮年龄早、绝经年龄晚、不孕及初次足月产年龄较大者发病机会增加；

④ 乳腺良性疾病：与乳腺癌的关系尚有争论，多数认为乳腺小叶有上皮高度增生或不典型增生可能与本病有关；

⑤ 饮食与营养：营养过剩、肥胖和高脂肪饮食可加强或延长雌激素对乳腺上皮细胞的刺激，从而增加发病机会；

⑥ 环境和生活方式：如北美、北欧地区的乳腺癌发病率约为亚、非、拉美地区的 4 倍，而低发地区居民移居到高发地区后，第二、三代移民的发病率逐渐升高。

三、临床表现

1. 无痛性肿块为常见症状，少数可有疼痛，肿块质地较硬、边界不清、活动度差、表面不光滑。

2. 局部皮肤凹陷、水肿，呈"橘皮样"改变；晚期可破溃、感染、坏死，呈"火山口"样改变并伴有恶臭；肿瘤细胞向皮肤扩散而形成"卫星"结节。

3. 乳头凹陷、抬高，可有乳头溢液（血性或浆液性），乳头乳晕可有糜烂、渗出、皲裂、增厚等湿疹样变。

4. 早期同侧腋窝淋巴结肿大、质硬、无压痛，分散分布或融合成团，以及锁骨上淋巴结肿大。

5. 可有上肢水肿及血行转移到肺、肝、脑、骨骼而出现相应症状。

四、辅助检查

（1）X线检查　常用方法是钼靶X线摄片和干板照相。钼靶X线摄片可作为普查方法，是早期发现乳腺癌的最有效的方法。乳腺癌X线表现为密度增高的肿块影，边界不规则，或呈毛刺状，或见细小钙化灶。干板照相对钙化点的分辨率较高，但X线剂量较大。

（2）B超检查　能清晰显示乳房各层次软组织结构及肿块的形态和质地，主要用来鉴别囊性或实性病灶。结合彩色多普勒检查观察血液供应情况，可提高判断的敏感性，为肿瘤的定性诊断提供依据。

（3）磁共振成像　软组织分辨率高，敏感性高于X线检查。能三维立体观察病变，不仅能够提供病灶形态学特征，而且运用动态增强还能提供病灶的血流动力学情况。在国外及国内一些大城市已经广泛应用于乳腺癌的早期诊断。

（4）活组织病理检查　目前常用细针穿刺细胞学检查，多数病例可获得较肯定的细胞学诊断，但有一定局限性。疑为乳腺癌者，可将肿块连同周围乳腺组织一并切除，做快速病理检查；乳头溢液、未触及肿块者，可行乳腺导管内镜检查或乳管造影，亦可行乳头溢液涂片细胞学检查；乳头糜烂疑为湿疹样乳腺癌时，可做乳头糜烂部刮片或印片细胞学检查。

近年来，结合超声、钼靶 X 线摄片、磁共振成像等进行立体定位。空心针穿刺活组织检查在临床上应用逐渐增多，此法具有定位准确、取材量多、阳性率高等特点。

五、治疗

手术治疗为主，辅以化学药物、内分泌、放射、生物等治疗措施。

（1）手术治疗　对病灶仍局限于局部及区域淋巴结的患者，手术治疗是首选。手术适应证为 TNM 分期的 0、Ⅰ、Ⅱ和部分Ⅲ期的患者。已有远处转移、全身情况差、主要脏器有严重疾病、年老体弱不能耐受手术者为手术禁忌。目前应用的5 种手术方式均属治疗性手术，而非姑息性手术。

① 乳腺癌根治术：切除整个乳房、胸大肌、胸小肌、腋窝及锁骨下淋巴结。

② 乳腺癌扩大根治术：在乳腺癌根治术的基础上行胸廓内动、静脉，以及其周围淋巴结（即胸骨旁淋巴结）清除术。

③ 乳腺癌改良根治术：有 2 种术式。一是保留胸大肌，切除胸小肌；二是保留胸大、小肌。该术式保留了胸肌，术后外观效果较好，适用于Ⅰ、Ⅱ期乳腺癌患者，与乳腺癌根治术的术后生存率无明显差异，目前已成为常用的手术方式。

④ 全乳房切除术：切除整个乳腺，包括腋尾部及胸大肌筋膜。适用于原位癌、微小癌及年迈体弱不宜做根治术者。

⑤ 保留乳房的乳腺癌切除术：完整切除肿块及其周围1cm 的组织，并行腋窝淋巴结清扫。适用于Ⅰ期、Ⅱ期患者，且乳房有适当体积，术后能保持外观效果者。术后必须辅以放疗、化疗等。

（2）化学治疗　乳腺癌是实体瘤中应用化疗最有效的肿瘤之一。常用的药物有环磷酰胺（C）、甲氨蝶呤（M）、氟尿嘧啶（F）、多柔比星（A）、表柔比星（E）、紫杉醇（T）。传统联合化疗方案有 CMF 和 CAF。术前化疗多用于Ⅲ期病例，可探测肿瘤对药物的敏感性，并使肿瘤缩小，减轻与周围组织的粘连。可采用 CMF 或 CEF 方案，一般用 2～3 疗程。一般认为辅助化疗于术后早期应用，联合化疗的效果优于单药化疗。辅助化疗应达到一定剂量，治疗期以 6 个月左右为宜，能达到杀灭亚临床型转移灶的目的。浸润性乳腺癌伴腋淋巴结转移是应用辅助化疗的指征，可以提高生存率。对腋窝淋巴结阴性者是否应用辅助化疗尚有不同意见。

（3）内分泌治疗　肿瘤细胞中雌激素受体（ER）含量高者，称激素依赖性肿瘤，此类病例对内分泌治疗有效；ER 含量低者，称激素非依赖性肿瘤，对内分泌治疗效果差。因此，对手术切除标本除做病理检查外，还应测定 ER 和孕激素受体（PgR）。ER 阳性者优先应用内分泌治疗，阴性者优先应用化疗。

① 他莫昔芬：是近年来内分泌治疗的一个重要进展。该药可降低乳腺癌术后复发及转移，对 ER 和 PgR 阳性的绝经后妇女效果尤为明显；同时可减少对侧乳腺癌的发生率。他莫昔芬的用量为每日 20mg，至少服用 3 年，一般服用 5 年。该药安全有效，不良反应有潮热、恶心、呕吐、静脉血栓形成、眼部不良反应、阴道干燥或分泌物多。长期应用后少数病例可发生子宫内膜癌，但发病率低，预后良好。

② 芳香化酶抑制剂（如来曲唑等）：能抑制肾上腺分泌的雄激素转变为雌激素过程中的芳香化环节，从而降低雌二醇，达到治疗乳腺癌的目的。适用于 ER 受体阳性的绝经后妇女。

（4）放射治疗　在保留乳房的乳腺癌手术后，放射治疗是一重要组成部分，应在肿块局部广泛切除后给予较高剂量放射治疗。单纯乳房切除术后，可根据患者年龄、疾病分期分类等情况决定是否放疗。在乳腺癌根治术后的放射治疗，多数人认为对 I 期病例无益，对 II 期以后者可降低局部复发率。

（5）生物治疗　近年来，临床上已推广使用的曲妥珠单抗注射液，是通过转基因技术制备，对人类表皮生长因子受体 2（HER2）过度表达的乳腺癌患者有一定效果。

乳腺癌的治疗原则为尽早施行手术，并辅以化疗、放疗、激素治疗、免疫治疗等。

六、观察要点

1. 严密观察患者的生命体征变化，观察切口敷料渗血、渗液情况，并予以记录。乳腺癌扩大根治术有损伤胸膜的可能，患者若感到胸闷、呼吸困难，应及时报告医师，以便早期发现和协助处理肺部并发症，如气胸等。

2. 观察皮瓣颜色及创面愈合情况。正常皮瓣的温度较健侧略低，颜色红润，并与胸壁紧贴；若皮瓣颜色暗红，提示血液循环欠佳，有可能坏死，应报告医师及时处理。

3. 观察患侧上肢远端血液循环。若手指发麻、皮肤发绀、皮温下降、动脉搏动不能扪及，提示腋窝部血管受压，应及时调整绷带的松紧度。

七、护理要点

1. 术前护理

(1) 心理护理　乳腺是女性重要的性器官，手术切除不仅对形体有影响，而且心理受到打击。应帮助患者做好充分的心理准备，接受现实，树立战胜疾病的信心。

(2) 有乳头溢液或局部破溃者，应及时给予换药，保持局部清洁。

2. 术后护理

(1) 伤口护理　将切口加压包扎，观察有无渗血及加压包扎后患肢远端血运情况。如肢端肤色发绀、温度低，应及时放松绷带。

(2) 引流管护理　指导患者床上活动时保护引流管，妥善固定、防扭曲、防滑脱。观察引流是否通畅。

(3) 患肢护理　术后 3 日内患肢制动，患侧上肢垫软枕，取抬高外展位。观察肢端血运、温度及有无肿胀。不在患侧量血压、静脉补液，避免影响淋巴和血液回流。

第二十章 泌尿生殖系统肿瘤

第一节 肾 癌

一、定义

肾癌是起源于肾实质泌尿小管上皮系统的恶性肿瘤，学术名词全称为肾细胞癌，又称肾腺癌，简称为肾癌。包括起源于泌尿小管不同部位的各种肾细胞癌亚型，但不包括来源于肾间质的肿瘤和肾盂肿瘤。

二、病因

肾癌的病因迄今不明，认为与某些因素有关，如芳香族碳氢化合物、芳香胺、黄曲霉素、激素、放射线、病毒、烟草中的二甲基亚硝基胺等可导致肾癌，虽尚未得到临床证实，但动物实验中已使家兔诱发了肾癌。

三、临床表现

肾癌的三大症状是血尿、腰痛、肿块。有些患者可出现泌尿系以外的症状，如乏力、精神不振、消化不良、发热、贫血、高血压、低血糖等。约 20% 的患者可无症状，往往在普查做体格检查或 B 超时才摸到腹部肿块，或被发现肾脏占位性病变。有的患者无泌尿系统或肾内症状表现，首先表现为转移瘤引起的症状。肾癌远处转移的常见部位是肺、肝、骨和胸、腹、盆腔、会阴、四肢的软组织。

四、辅助检查

腹部 X 线平片、肾盂造影、腹主-肾动脉造影、下腔静脉造影、B 超、CT 及 MRI 等检查，对诊断及了解周围有无浸润，淋巴及远处有无转移有很大帮助。

五、治疗

（1）根治性肾切除术 是肾癌最主要的治疗方法。手术切除范围包括患肾、肾周围脂肪及筋膜、近端1/2输尿管、区域淋巴结。肾肿瘤已累及肾上腺时，须切除同侧肾上腺、肾门旁淋巴结。近年来开展的腹腔镜肾癌根治术具有创伤小、术后恢复快等优点。

（2）其他 肾癌具有多药物耐药基因，对放疗及化疗不敏感。免疫治疗如干扰素-α（INF-α）、白细胞介素-2（IL-2）对预防和治疗转移癌有一定疗效。

六、护理要点

1. 生活护理

（1）劝解吸烟者术前几日禁烟，减少术后咳嗽、咳痰，训练有效的咳嗽、排痰方法，预防术后肺部感染。

（2）为患者创造舒适的休养环境，每日开窗通风2次，每次半小时，保持合适的室温与室内湿度。为高热患者更换被服，保持皮肤清洁干燥。

（3）嘱肾癌合并肾静脉和下腔静脉瘤栓患者勿用力咳嗽，必要时给予止咳药。指导患者进食含纤维素高的食物，如蔬菜、水果、粗粮，防止便秘，必要时给予缓泻剂或润肠剂灌肠，保持大便通畅，勿用力排便。

（4）协助与督促高热患者早、晚刷牙，可用温盐水漱口，减少口腔细菌感染。

（5）手术后患者多不能自主排尿，须留置导尿管，所以术前要告知患者留置导尿管后会有尿路刺激症状；训练患者床上排尿，以便拔除导尿管后自主排尿。

2. 饮食护理

（1）术前

① 鼓励患者进食优质蛋白、高热量、高维生素的食物，

多饮水，增强机体抵抗力；

② 指导肾功能异常患者进食低盐与优质蛋白食物，限制饮水量；

③ 与营养师一起为糖尿病患者制订合理的糖尿病食谱；

④ 术前 10～12 小时禁食、6 小时禁水。

（2）术后 禁食。肠功能恢复后按饮水—全流质—半流质—软食—普食的顺序进食，注意添加含纤维素丰富的水果、蔬菜，预防便秘。

3. 体位和活动

（1）术前 肾癌合并肾静脉、下腔静脉瘤栓者，嘱其勿剧烈活动，小心摔倒。

（2）术后

① 术后回病房去枕平卧 6 小时，头偏向一侧，防止麻醉后因胃肠反应呕吐引起误吸。

② 6 小时后可给予半卧位，有利于伤口的引流和呼吸、排痰。可向健侧翻身活动，避免挤压伤口。

③ 鼓励根治性肾切除术患者早期下地活动，注意劳逸结合。卧床时协助患者经常翻身，或由护理者按摩双下肢，以促进血液循环，防止深静脉血栓的形成。鼓励患者做深呼吸，预防肺栓塞。

④ 因肾组织血流丰富，肾脏的切口或破损出血速度快、出血量大，所以在保留肾单位手术中，常采取暂时阻断肾蒂的方法以减少出血，但时间不宜过长；又因肾脏组织质地脆，所以切缘不宜缝合过紧或过松。对于保留肾单位的手术患者，以往的护理常规要求卧床 14 日，随着缝合技术和缝合材料的改善，现在术后 2～3 日可以下床活动。

4. 心理护理

护理人员要以诚心与患者建立良好的护患关系，耐心倾听理解患者表达的种种顾虑，向其讲解相关知识，介绍手术及用药可能出现的不适和防范措施，以及预后的有关知识，并介绍同种疾病治疗成功的实例，树立患者战胜疾病的信心。

5. 治疗护理

（1）术前

① 定时测量患者的血压，合并糖尿病者监测血糖、尿糖并记录，异常时通知医师，指导患者按时口服降压、降糖药物。

② 根据术式做好皮肤准备，给予口服泻药或灌肠进行肠道准备。

（2）术后

① 术后给予心电监护，持续低流量吸氧，密切观察生命体征变化，准确记录 24 小时出入量。

② 引流管的护理：使用抗反流装置的引流袋，做好各引流管的标记，妥善固定，定时挤压，勿打折扭曲，保持通畅，每 2 周更换引流袋 1 次。严密观察引流液的颜色和性质，并准确记录。

③ 留置尿管期间，以 0.02% 的碘伏擦洗尿道外口、会阴，每日 2 次，预防逆行尿路感染。

④ 为年老体弱者、合并肺转移患者定时翻身拍背，协助其排痰，雾化吸入，每日 2 次，稀释痰液，预防肺部感染。

⑤ 搬运骨转移患者时，动作要轻柔，搬运者动作应协调一致；协助患者翻身时应同时托住其肩部与腰部、臀部；以手臂托住患者双肩帮助坐起。

⑥ 术后并发症的护理

a. 出血：观察引流液的颜色与性质。引流量 > 150mL，呈鲜红色，提示腹膜外出血。遵医嘱给予止血药，令患者卧床休息，密切观察出血有无持续发展；使患者保持排便通畅，必要时给予开塞露，嘱患者勿过度用力排便。

b. 肺栓塞：卧床期间协助患者增加活动量，适度按摩双下肢，每 2 小时翻身 1 次，促进血液循环，预防下肢静脉血栓导致肺栓塞。局部肢体肿胀、腿下垂时表浅静脉充盈、超声确定深静脉血栓形成时，使患者卧床休息，严禁下肢静脉输液，抬高下肢，给予抗凝药物。患者一旦出现呼吸困难、面色苍白、血压下降，立即采取平卧位，给予高浓度氧气吸入，建立静脉通路，配合医师抢救。

c. 胸膜损伤：术后须留置胸腔闭式引流管，其观察护理非常重要，是胸膜愈合的关键。

d. 肾功能衰竭：严格记录 24 小时尿量，每日尿量少于400mL 为少尿，少于 100mL 为无尿。严格按照医嘱合理用药，给予低盐优质蛋白饮食，限水。根据肾功能检测结果指导患者水的摄入量。

第二节　膀　胱　癌

一、定义

膀胱癌是指发生在膀胱黏膜上的恶性肿瘤，是泌尿系统最常见的恶性肿瘤，也是全身十大常见肿瘤之一。

二、病因

膀胱癌的病因复杂，既有内在的遗传因素，又有外在的环境因素。较为明确的两大致病危险因素是吸烟和职业接触芳香胺类化学物质。吸烟是目前最为肯定的膀胱癌致病危险因素，30％～50％的膀胱癌由吸烟引起，吸烟可使膀胱癌危险率增加2～6 倍，随着吸烟时间的延长，膀胱癌的发病率也明显增高。另一重要的致病危险因素是与一系列职业或职业接触有关。现已证实苯胺、二氨基联苯、2-萘胺、1-萘胺都是膀胱癌的致癌物，长期接触这类化学物质者患膀胱癌的概率增加，职业因素所致的膀胱癌患者约占膀胱癌患者总数的 25％。与膀胱癌相关的职业有铝制品、煤焦油、沥青、染料、橡胶、煤炭气化等产业。

三、临床表现

（1）症状

① 血尿：间歇性、无痛性、全程肉眼血尿，是膀胱癌最重要的临床表现。出血量和肿瘤的大小、数目、恶性程度并不一致。

② 尿路刺激症状：尿频、尿急、尿痛常提示浸润癌、弥散性原位癌，或并发感染。

③ 排尿困难、尿潴留：肿瘤位于膀胱颈部时可出现。

（2）体征　一般无阳性体征，下腹肿块、腰骶部疼痛、下肢水肿、消瘦为晚期症状。

四、辅助检查

（1）膀胱镜检查　是确诊膀胱癌的主要方法。可观察到肿瘤的部位、大小、数目、形态和生长方式。通过对膀胱病变活体组织病理检查可以明确病理类型及癌细胞的分化程度。

（2）尿脱落细胞学检查　是诊断膀胱肿瘤最简便的方法。诊断膀胱尿路上皮癌的特异性可达 90%，但敏感性较低。

（3）静脉尿路造影　可了解肾、输尿管有无肿瘤，了解双肾功能，能够显示上尿路有无积水、占位性病变、多发性肿瘤。肾、输尿管积水常提示膀胱肌层有浸润，是预后不良的征兆。

（4）B超检查、CT 扫描、磁共振成像　可诊断膀胱癌并进行分期。

五、治疗

（1）手术治疗　原则上，Ta、T_1 及局限的 T_2 期肿瘤，可采用保留膀胱的手术；较大、多发、反复发作的 T_2 期，T_3 期，T_4 期肿瘤，应行膀胱全切手术。

（2）化学治疗　有全身化疗及膀胱灌注化疗等方式。全身化疗多用于有转移的晚期患者，药物可选用甲氨蝶呤、长春新碱、多柔比星、顺铂及氟尿嘧啶等。

（3）放射治疗　作为辅助治疗，但其治疗效果尚未确定。

六、护理要点

1. 术前护理

（1）协助患者完善术前各项检查。

（2）帮助患者提高对膀胱癌疾病及手术治疗的认识。告知患者该疾病的相关知识、手术必要性、麻醉方式、术后恢复过程及预后情况。

（3）观察患者血尿程度，有无尿频、尿急、尿痛、膀胱刺激症状及排尿困难。为防止泌尿道感染及尿潴留，视膀胱出血情况留置导尿管，用外用生理盐水持续膀胱冲洗。

（4）了解患者营养状况，嘱其多食高蛋白、易消化、营养丰富的食品，必要时给予输血、补液，纠正贫血。

（5）行膀胱部分切除膀胱造瘘者，手术当天清晨嘱患者不排尿，以使膀胱充盈利于术中识别膀胱，防止误伤。

（6）行膀胱全切回肠代膀胱术者，肠道准备同大肠癌手术，术前帮助患者选择合适的造口位置，便于日后护理。

（7）心理社会支持

① 心理状态：膀胱癌有易复发的倾向，反复住院治疗造成沉重的心理压力和经济负担，常使患者陷于焦虑不安、内疚、恐惧、绝望之中，应注意其情绪和心态的变化，及时给予有效的心理疏导。

② 社会支持状况：了解患者及其家庭对疾病的认知程度，对手术、化疗、放疗的经济承受能力，争取其家属、亲人的支持。

2. 术后护理

（1）一般护理　观察患者的生命体征、伤口敷料情况。连接胃管、腹腔引流管、膀胱造瘘管、输尿管导管支架管、回肠代膀胱引流管于床旁，做好标记，妥善固定。严密观察引流液的颜色、性质及量的变化，必要时分别做好记录，以了解双侧肾功能及回肠代膀胱功能。

(2) 管道护理　各种管道护理严格执行无菌技术操作规程。引流袋不能高于患者插管口的水平位置，必要时先夹紧引流管，防止逆行感染。胃肠减压管一般放置 48～72 小时至肛门排气。注意患者发音情况，以便及早纠正环杓关节脱位。

(3) 体位　生命体征平稳后取半卧位，利于呼吸、循环与引流。

(4) 饮食　禁食 48～72 小时，肠蠕动恢复后给予流质饮食，逐步过渡到半流质饮食、普食。

(5) 膀胱冲洗　膀胱部分切除或经尿道膀胱肿瘤电切术后，用外用生理盐水持续冲洗，可清除膀胱内血液和电切后癌细胞碎屑，起到止血和预防堵管作用。根据冲洗流出液的颜色调节速度，直至清亮为止。

(6) 停止冲洗后应多饮水、果汁，每日饮水 2000～3000mL，起到自然冲洗的作用，预防逆行感染；多食新鲜蔬菜水果，保持大便通畅，防止因用力大便引起膀胱伤口出血，必要时可口服肠道润滑剂。

(7) 耻骨上膀胱造瘘患者，伤口愈合后拔除造瘘管（先夹闭导管，训练膀胱自动排尿功能 1～2 日），拔管后观察排尿情况，如排尿困难或伤口漏尿严重时，通知医师重新置管。

(8) 全膀胱切除、尿路改道或重建的患者，做好膀胱造瘘口的护理。

① 术后 1～2 日，选择佩戴透明、防逆流的二件式泌尿造口袋，便于清洗、观察和护理。床边接抗逆流引流袋，向患者和其家属反复解释，示范操作步骤，直至他们能自行操作。

② 术后 10～14 日，拔除输尿管导管和回肠代膀胱引流管支架管，向患者家属指导造口的护理知识及技巧，据造口周围皮肤情况予以造口护理辅助用品如防漏膏、腰带等，预防造口周围刺激性皮炎等并发症发生。

③ 术后早期尿液内有黏液属正常现象，指导患者多喝水、

果汁，流质饮食，每日清洗造口 2 次，防止黏液堵塞造口及逆行感染。

第三节　前列腺癌

一、定义

前列腺癌是发生于男性前列腺组织中的恶性肿瘤，是前列腺腺泡细胞异常无序生长的结果。前列腺癌中 95％ 以上为腺癌，其次为移动细胞癌、鳞癌和肉瘤。前列腺癌可发生于前列腺任何部位，但绝大多数病变起源于外周带。前列腺癌常为多个病灶，单个结节较少见。

二、病因

病因尚不明确，可能与种族、遗传、食物、环境、性激素等有关。有家族史的发病率高，有家族发病倾向者的发病年龄也较轻。发病的危险因素有：生活习惯改变，日光照射，长期接触镉等化学物质，进食高热量动物脂肪和维生素 A、维生素 D，酗酒等。近年来的研究认为，癌的发生是基因（癌基因和抑癌基因）调控失衡的结果。

三、临床表现

（1）膀胱出口梗阻　表现为尿痛、尿急、排尿困难。

（2）血尿　不常见，一旦出现应考虑前列腺导管腺癌或移行细胞癌。

（3）直肠阻塞症状　肿块向直肠内突出或侵犯直肠，可引起排便困难。

（4）转移症状　肿瘤转移可引起会阴部疼痛；骨转移后也会出现相应的症状，如腰骶部及骨盆疼痛，腰椎骨折。

四、辅助检查

（1）直肠指诊　因前列腺癌大多始发于后叶被膜下，直肠指诊可触及肿瘤结节，故直肠指诊是诊断前列腺癌的主要方法，对前列腺癌的早期诊断和分期具有重要价值。直肠指诊宜在抽血检查前列腺特异性抗原（PSA）后进行。

（2）PSA 检查　相比直肠指诊对前列腺癌具有更高的阳性诊断率，可提高局限性前列腺癌的诊断率。

（3）经直肠超声检查　可发现前列腺及周围组织结构的可疑病灶，并初步判断肿瘤体积。

（4）前列腺穿刺活检　是诊断前列腺癌最可靠的检查。

（5）CT 扫描、磁共振成像（MRI）　可进行肿瘤的临床分期，了解盆腔转移和邻近组织器官的侵犯情况。

（6）前列腺癌的放射性核素检查（ECT）　可比常规 X 线片提前 3～6 个月发现骨转移灶，有助于前列腺癌的临床分期。

五、治疗

（1）根治性前列腺切除术　是局限在包膜以内（T_{1b}、T_2 期）的前列腺癌的最佳治疗方法，但仅适于年龄较轻、能耐受手术的患者。

（2）去势治疗　T_3、T_4 期的前列腺癌，可行手术去势，抗雄激素内分泌治疗。

六、护理要点

1. 生活护理

（1）饮食护理　指导糖尿病患者进行低糖饮食，如粗杂粮（荞麦、燕麦片、玉米面）、豆类食品、蔬菜，减少盐的摄入，从饮食上帮助患者控制血糖在正常范围。手术后指导患者在肠蠕动恢复时进食含高纤维素的蔬菜、水果、粗粮，预防便秘，同时补充一些优质蛋白食物，提高机体免疫力，提高组织修复能力。

（2）体位和活动

① 双侧睾丸切除术后：手术日卧床休息，体位不限；手

术次日即可下床活动，同时嘱患者穿紧身内裤，托起阴囊，防止阴囊水肿或血肿的形成。

② 根治性前列腺切除术后：全身麻醉后回病房平卧 6 小时，头偏向一侧，防止全身麻醉后因胃肠反应引起呕吐而导致误吸，此时可帮助患者做双足背曲、掌曲动作，促进血液循环。6 小时后可采取半卧位，以降低腹部张力，减轻疼痛，有利于引流和排痰。鼓励患者早期下床活动，根据患者耐受能力逐渐加大活动量；不下床时采取床上主动翻身，由护理者被动按摩双下肢的方式，促进血液循环，防止下肢静脉血栓的形成及进一步引起的肺栓塞。

③ 心理护理：因患者就诊时已有不同程度的尿频、尿急、尿痛、排尿困难，甚至尿潴留、骨痛等症状，严重者影响正常生活，身心健康受到损害，心情焦虑；同时前列腺癌患者年龄偏高，全身并发症多，心理承受力差，担心手术的安全性。护理人员要耐心解答患者的疑问，讲解手术的目的、方法、预后、可能出现的并发症以及防范措施，使患者思想准备充分、配合治疗、树立信心，利于早日康复。

2. 手术护理

(1) 根治性前列腺切除术前

① 了解患者全身各系统的情况，对心、肺、肾疾病患者积极治疗。建议吸烟者术前几日禁烟，以减少术后咳嗽、咳痰和肺部感染的发生。

② 因排尿困难术前留置尿管者，要保持尿管通畅，排出膀胱内的残余尿，同时遵医嘱适量应用抗生素，并以 0.02%的碘伏溶液消毒尿道口，每日 2 次，预防逆行感染。

③ 肠道准备：术前 3 日给予半流质饮食，口服肠道抗生素，术前 1 日改为流质饮食。手术前 1 日晚及术晨清洁灌肠，预防术中肠道损伤引起的盆腔感染。

④ 完善术前各项检查。值得注意的是盲肠指诊对前列腺特异性抗原（PSA）的影响观点不一，建议采血检查 PSA 后

做直肠指诊。护士注意如患者已做直肠指诊，宜1周后采血检查 PSA。

（2）根治性前列腺切除术后

① 严密观察患者的生命体征变化，给予心电监护，持续低流量吸氧，准确记录24小时出入量。

② 预防肺部感染：帮助患者翻身、拍背，协助咳痰，陪伴人员以双手挤压切口两侧，降低切口张力，减轻疼痛。给予雾化吸入，稀释呼吸道痰液，保持呼吸道通畅。嘱患者做深呼吸，预防肺部并发症。

③ 指导患者做腿部屈伸运动，给予双下肢适度按摩，协助翻身活动；对于便秘者，遵医嘱给予缓泻剂或肛门灌注润肠剂，嘱患者大便时切忌过度用力，防止因静脉血栓脱落导致肺栓塞，以及站起时突然造成直立性低血压、脑供血不足，引发心脏疾病。

④ 引流管护理：使用抗反流引流袋，接通各引流管，分别做好标记，妥善固定，防止脱落，勿打折、扭曲，定时挤压引流管，保持引流通畅。严密观察各种引流液的性质和引流量，并准确记录。

⑤ 术后常见并发症的护理

a. 出血：观察伤口敷料有无渗出，引流液量多且呈鲜红色时，提示有活动性出血。嘱患者卧床休息，报告医师处理。给予持续膀胱冲洗，保持通畅，随时观察冲洗出的液体颜色，正确记录冲洗出入量，准确计算尿量。冲洗入量小于冲洗出量，提示管道堵塞，可用开放式膀胱冲洗法冲洗管路，直至通畅；冲洗入量小于冲洗出量，冲洗出的液体呈鲜红色或有大量血凝块，提示有活动性出血，可加快冲洗速度。必要时遵医嘱给予止血药。

b. 尿道膀胱吻合口瘘：观察盆腔引流液的颜色和引流量，一旦引流量增多超过正常术后引流量且呈清淡颜色，同时膀胱造瘘管和导尿管的尿量减少，提示发生尿道膀胱吻合口瘘。检查引流液常规明确吻合口瘘后，应确保盆腔引流管和导尿管的通畅，并延长留置导尿管和引流管的时间，随时更换伤口敷料以保持干燥。

c. 尿失禁：由于术中尿道括约肌的损伤和牵拉，可出现暂时性尿失禁。拔除导尿管后指导患者进行收腹提肛训练，以增强尿道外括约肌张力，经训练后大多可以恢复正常排尿功能。

d. 性功能障碍：术前与患者家属充分交流沟通意见，取得家属的理解；安慰患者，使之配合治疗。

第四节　嗜铬细胞瘤

一、定义

嗜铬细胞瘤是起源于肾上腺髓质、交感神经节或其他部位的嗜铬组织的肿瘤。肿瘤细胞持续或阵发性分泌大量的儿茶酚胺（肾上腺素、去甲肾上腺素），临床上以发作性高血压为主要表现，伴有剧烈头痛、面色苍白、大汗淋漓、心悸、腹痛等，也可伴糖耐量减退。85%～90%的肿瘤位于肾上腺，亦可异位，是继发性高血压的一个重要原因，其中恶性肿瘤占10%左右。

二、病因

嗜铬细胞瘤在高血压患者中患病率为0.05%～0.2%，发病高峰期为20～50岁。嗜铬细胞瘤位于肾上腺者占80%～90%，且多为一侧性；肾上腺外的瘤主要位于腹膜外、腹主动脉旁。多为良性，恶性者占10%。与大部分肿瘤一样，散发型嗜铬细胞瘤的病因仍不清楚；家族型嗜铬细胞瘤则与遗传有关。

三、临床表现

（1）发作性高血压，发作时血压上升达200/130mmHg

（27/17kPa）左右；伴有大汗淋漓、濒死感、恐惧、心悸、面色苍白等交感神经兴奋的表现。

（2）持续性高血压者，血压波动＞50/30mmHg（6.67/3.9kPa）。

（3）有高血压，伴有血糖升高或糖耐量异常等代谢亢进、糖代谢紊乱的表现。

四、辅助检查

（1）生化检查　24小时尿中儿茶酚胺及其代谢产物香草扁桃酸（VMA）、间羟去甲肾上腺素（NMN）、间羟肾上腺素（MN）的测定对诊断很有帮助，嗜铬细胞瘤时可明显高于正常值。VMA阳性率较低，而NMN和MN的阳性率较高可达98％。阵发性高血压不发作或发作轻时，则尿中此类物质增加不明显，故应在高血压发作时做此项检测。血浆儿茶酚胺水平不稳定，不如尿中儿茶酚胺具有诊断价值。

（2）可乐定抑制试验　先采血测儿茶酚胺，后口服可乐定0.3mg，采血测儿茶酚胺，隔30分钟再测1次儿茶酚胺。神经源性高血压应用可乐定，血压下降至正常，血浆儿茶酚胺减少；而嗜铬细胞瘤患者血压下降，血浆儿茶酚胺水平并不下降。

（3）B超检查、CT扫描、磁共振成像（MRI）　可诊断嗜铬细胞瘤，并为肿瘤的定位提供了可靠的方法。MRI无放射性损伤，可用于孕妇检查。

五、治疗

嗜铬细胞瘤一旦确诊并定位，应及时切除肿瘤，否则有肿瘤突然分泌大量儿茶酚胺，引起高血压危象的潜在危险。近年来，随着生化实验及显像技术的发展，嗜铬细胞瘤的定性和定位诊断技术大为提高，因此手术成功率得以提高。术前应采用α受体阻滞药使血压下降，减轻心脏负荷，并使原来缩减的血管容量扩大，以保证手术的成功。

六、护理要点

1. 生活护理

(1) 心理护理 因肾上腺素分泌过多,患者处于高度紧张、恐惧状态,所以心理护理非常重要。

① 护理人员应态度和蔼,主动与患者交谈,耐心解答患者提出的问题,不要对其产生不良刺激,使其情绪激动、血压升高。

② 对患者进行有关知识的宣教,讲解术前各种充分的准备工作,可提供手术安全的保障,告知预后良好,使患者树立信心、主动配合治疗。

③ 为患者创造安静舒适的休养环境,对家属宣教不良刺激对疾病的影响,不要和患者谈论有关家庭的意外事件,鼓励家属陪伴,使患者感到亲切,减少紧张情绪。

(2) 饮食护理

① 术前:

a. 指导患者多饮水,保持排便通畅,排便时勿过度用力。

b. 为高血糖患者制订合理的糖尿病饮食方案,可进食含糖量低的食物,如荞麦、芋头、藕、土豆等。

c. 术前 10~12 小时禁食、6 小时禁水,使胃排空,避免因手术中呕吐引起误吸。

② 术后:禁食,肠功能恢复后按流食—半流食—普食的顺序逐渐进食。

(3) 体位与活动

① 术前:告知患者突然改变体位是高血压阵发性发作的危险因素;同时由于术前服用酚苄明可引起直立性低血压,嘱其起床、蹲起、转身等动作要缓慢,不要外出活动,若感觉不适立即取半卧位。

② 术后:回病房平卧 6 小时,头偏向一侧,避免因全身麻醉后胃肠反应引起呕吐而导致误吸和呼吸道堵塞。卧床休息

时取半卧位，有利于引流、排痰，并协助患者床上翻身活动。鼓励患者早期下床活动，有利于肠道功能的恢复。

2. 治疗护理

（1）术前

① 监测血压、心率、体重的变化，按时口服肾上腺素能受体阻滞剂，如酚苄明（使周围血管舒张，血压下降，血容量增加）。观察患者的临床症状，出现头痛、头晕、面色潮红或苍白、心悸气急、视物模糊时，配合医师紧急处理。术前使血压控制在正常范围。

② 扩容：因外周血管长期处于收缩状态，患者外周血容量低，肿瘤切除后体内儿茶酚胺浓度降低，可引起血压的急剧下降，应遵医嘱给予静脉输液，补充血容量，必要时输血。

③ 监测血糖变化，必要时口服降血糖药物，或皮下注射胰岛素。

（2）术后

① 严密监测患者的生命体征，给予心电监护，持续低流量吸氧，准确记录24小时出入量。提供补液。

② 妥善固定引流管，防止脱落，勿打折、扭曲，做好标记。经常挤压保持通畅，观察引流液的颜色和引流量并记录。

③ 观察患者的意识、精神状况。对全身麻醉后长时间未清醒的患者，如血压持续偏低，补充血容量和药物均不敏感时，应注意低血糖的发生，因为肿瘤切除后，原来受抑制的胰岛素大量释放，可引起低血糖症，要及时通知医师处理。

④ 因肾上腺嗜铬细胞瘤切除一侧肾上腺后，对侧肾上腺功能不足而发生肾上腺危象。观察到患者出现嗜睡、血压下降、主诉四肢酸痛、腹痛时，提示发生肾上腺危象，应及时通知医师补充肾上腺皮质激素。

第二十一章　女性生殖系统肿瘤

第一节　宫　颈　癌

一、定义

宫颈癌又称子宫颈癌，系指发生在宫颈阴道部或移行带的鳞状上皮细胞及宫颈管内膜的柱状上皮细胞交界处的恶性肿瘤。

二、病因

病因至今尚未完全明了。有许多资料表明与早婚、早育、孕产频繁、性生活紊乱、慢性子宫颈炎、病毒感染、包皮垢感染、种族、社会、经济、精神创伤、地理环境等因素有关。

三、临床表现

（1）症状　原位癌及早期浸润癌常无任何症状，多在普查中发现。主要症状的表现形式和程度多与子宫颈癌病变的早晚及病理类型有一定的关系。

① 阴道出血：早期表现为性交后或双合诊后有少量出血（称为接触性出血）；以后则可能有经间期或绝经后少量、持续不规则出血；晚期流血增多；当癌肿侵蚀大血管后，可引起致命的大量阴道出血。一般外生型癌出血较早、血量多，内生型癌出血较晚。

② 阴道排液：大多数宫颈癌患者有不同程度的阴道分泌物增多。初期为黏液性或水样，后混有血；晚期癌组织坏死脱落及继发感染，白带变浑浊，如米汤样或大量脓性恶臭白带。

③ 疼痛：为晚期宫颈癌症状，可出现严重持续的腰骶部或坐骨神经疼痛，下肢肿胀和疼痛。

④ 泌尿系及直肠症状：癌肿压迫侵犯膀胱，可引起尿频、血尿、排尿困难、膀胱阴道瘘；压迫输尿管，致肾盂积水、肾盂肾炎、尿毒症等；累及直肠，引起腹泻、便血、里急后重或粪瘘。

⑤ 恶病质：消瘦、贫血、发热等。

⑥ 远处转移：如肝、肺、骨等局部症状。

（2）体征　原位癌和早期浸润癌，宫颈可光滑或糜烂，或为极小的结节样隆起，做双合诊后有少量阴道出血（或见指套上带血）。癌肿明显时呈溃疡型、菜花型和浸润型等。视诊注意阴道壁浸润范围；三合诊注意直肠阴道隔、宫颈旁及宫骶韧带等浸润程度；触诊注意锁骨上及腹股沟淋巴结。

四、辅助检查

（1）宫颈细胞学检查　在门诊中，对于年龄大于 30 岁的已婚妇女，需要常规进行巴氏涂片检查，作为宫颈癌筛查的主要手段之一。宫颈细胞学检查从细胞学上分为五级：1 级，正常；2 级，炎症；3 级，可疑；4 级，可疑阳性；5 级，阳性。这种方法是目前使用时间最长、范围最广，也是最简便的一种筛查方法，据统计其灵敏度约 87%，特异度约为 93%。3、4、5 级涂片者，应当行阴道镜下活检；2 级者，先按炎症处理后重复涂片检查。

（2）阴道镜检查　临床上对于宫颈细胞学检查为 3 级或 3 级以上，宫颈中度到重度糜烂的患者，需要进行阴道镜检查。阴道镜不能直接诊断癌瘤，但可协助选择活检的部位进行宫颈活检。据统计，如能在阴道镜检查的协助下取活检，对早期宫颈癌的诊断准确率可达到 98% 左右。但阴道镜检查不能代替刮片细胞学检查及活体组织检查，也不能发现宫颈管内病变。据统计，其灵敏度约 81%，特异度约为 77%。

（3）HPV 的检测　鉴于 HPV 感染的特殊性和重要性，在传统的宫颈疾病筛查的方法上又引进了 HPV 的检测，它大致包括 HPV 的染色镜检、血清学检测和 HPV-DNA 的检测。目前第二代杂交捕获试验法已在我国大医院中应用，该技术灵敏度高、特异性好，对高危型 HPV 感染检测有助于宫颈病变的诊治和随访。

（4）子宫内膜分段诊刮　对于反复阴道少量流血、阴道接触性出血的患者，需要进行子宫内膜的分段诊断性刮宫并送病理检查。特别要强调的是"分段"，即宫颈管内膜和宫腔内膜必须进行区分，以明确癌组织的原发部位，这是因为子宫颈癌可以是子宫内膜癌延伸所造成的。

（5）碘试验　是将碘溶液涂在宫颈和阴道壁上，观察其着色情况。正常宫颈阴道部和阴道鳞状上皮含有丰富的糖原，可被碘溶液染为棕色或深赤褐色；若不染，为阳性，说明鳞状上皮不含糖原。瘢痕、囊肿、宫颈炎或宫颈癌等鳞状上皮不含或缺乏糖原，故本实验对癌无特异性。然而碘试验的主要目的是识别宫颈病变的危险区，以便确定活检部位，提高诊断率。

（6）氮激光肿瘤固有荧光诊断法　根据荧光素和肿瘤的亲和作用，利用人体内原有荧光，通过光导纤维传送激光激发病变部位，目测病灶组织与正常组织所发出的不同颜色加以诊断。见宫颈表面呈紫红色或紫色为阳性，提示有病变；出现蓝白色为阴性，提示无恶变。

（7）宫颈和宫颈管活体组织检查　在宫颈刮片细胞学检查为 3～4 级以上涂片，但宫颈活检为阴性时，应在宫颈鳞、柱状上皮交界部的 6、9、12 和 3 点处取四点活检；或在碘试验不着色区及可疑病变部位取多处组织，并进行切片检查；或应用小刮匙搔刮宫颈管，将刮出物送病理检查。子宫颈癌以鳞状上皮细胞癌为主，占 90%～95%，腺癌仅占 5%～10%。通过组织病理检查，可以将宫颈癌的类型和程度区分开。

（8）宫颈锥切术　当宫颈刮片多次检查为阳性，而宫颈活检为阴性；或活检为原位癌，但不能排除浸润癌时，均应做宫颈锥切术。但现在有多种检查方法，尤其是阴道镜下宫颈活检的普遍使用，已经使宫颈锥切术较少进行了。

（9）其他检查 在确诊宫颈癌后，根据具体情况进行胸部X线摄片、膀胱镜、直肠镜等检查以确定临床分期。

五、治疗

根据临床分期、患者年龄、生育要求、全身情况、医疗技术水平及设备条件等综合考虑制订适当的个体化治疗方案。采用以手术和放疗为主、化疗为辅的综合治疗方案。

（1）手术治疗 手术主要用于早期宫颈癌患者。常用手术方式有：全子宫切除术；次广泛全子宫切除术及盆腔淋巴结清扫术；广泛全子宫切除术及盆腔淋巴结清扫术；腹主动脉旁淋巴切除或取样。年轻患者卵巢正常可保留。对要求保留生育功能的年轻患者，属于特别早期的可行宫颈锥形切除术或根治性宫颈切除术。根据患者不同分期选用不同的手术方式。

（2）放射治疗 适用于：

① 中、晚期患者；

② 全身情况不适宜手术的早期患者；

③ 宫颈大块病灶的术前放疗；

④ 手术治疗后病理检查发现有高危因素的辅助治疗。

（3）化疗 主要用于晚期或复发转移的患者，近年来也采用手术联合术前新辅助化疗（静脉或动脉灌注化疗）来缩小肿瘤病灶及控制亚临床转移，也用于放疗增敏。常用的化疗药物有顺铂、卡铂、紫杉醇、博来霉素、异环磷酰胺、氟尿嘧啶等。

六、护理要点

（一）手术患者的护理

1. 术前护理

（1）心理护理 由于患者及其家属均担心手术效果，加之经济负担过重，表现出焦虑、沮丧情绪。护士要关心体贴患者，了解患者的心理状态，耐心倾听患者的诉说，并给予帮助。

(2) 术前准备

① 阴道准备：术前 3 日，每日用 3% 过氧化氢溶液冲洗阴道 1 次，每晚用甲硝唑 0.4g 塞阴道，连续 3 日。阴道出血的患者禁做此项操作。

② 肠道准备：术前晚、术晨清洁灌肠，并遵医嘱使用肠道消炎药与泻药。术前 3 日，改半流质饮食；术前 1 日，改全流质饮食；术前晚、术晨，禁食。

③ 术前 1 日，备皮，清洁肚脐，做好全身卫生处理，预防感冒。

(3) 术前功能锻炼指导

① 指导患者术前练习深呼吸及有效咳嗽，学会床上翻身方法，预防肺部感染等并发症。

② 练习床上小便，锻炼膀胱功能，以防尿管拔除后不能自解小便，而导致膀胱麻痹或急性膀胱炎的发生。

③ 训练床上肢体活动，预防术后血栓的形成。讲解术后早期下床活动的意义，以利于康复。

2. 术后护理

(1) 体位　术毕回病房后，应给予去枕平卧位；6 小时后，予半卧位（改体位时间根据麻醉要求而定）。

(2) 饮食　禁食 6 小时后，予全流质饮食；术后第 1 日开始口服四磨汤；肛门排气后，予半流质饮食；排大便后，予普食。

(3) 功能锻炼　术后翻身，每 2 小时 1 次，被动活动下肢；术后 3 日下床活动。

(4) 病情观察　术后密切观察患者的血压、脉搏、呼吸，每 30～60 分钟测量 1 次，至平稳；注意伤口敷料有无渗血，并及时更换敷料；观察引流管是否通畅，引流液的颜色及量，做好记录。术后 12 小时，引流液为血性，但引流量不超过 300mL；如 12 小时后，引流液色鲜红且量增加，则有内出血的可能，应及时通知医师做出相应处理。

（5）导尿管护理　妥善固定，防止脱落；留置导尿管期间，每日抹洗外阴 2 次；鼓励患者多饮水，每日饮水量达 2000mL 以上，以稀释尿液，达到冲洗膀胱的作用；术后第 7 日开始夹闭尿管，每 2～3 小时开放 1 次，晚间一直开放，以锻炼膀胱收缩功能；尿管拔除后，嘱患者每 1～2 小时排尿 1 次；拔管后仍不能自行排尿者，或拔管后测残余尿量＞100mL 时，应重新留置导尿管，继续锻炼膀胱功能。

（二）放疗患者的护理

1. 放疗前护理

（1）心理护理　多数患者对放疗知识了解甚少，在治疗前应向患者及家属介绍有关放疗的知识、治疗中可能出现的不良反应及需要配合的注意事项，提供健康宣教的手册和图片。放疗前陪同患者到放疗区熟悉放疗环境，使其消除恐惧心理，积极配合治疗。

（2）饮食护理　给予患者高蛋白、高热量、高维生素饮食，增强体质；嘱患者戒烟、酒；调节患者的全身状况，如纠正贫血、脱水及电解质紊乱。

（3）阴道准备　放疗前应予以阴道冲洗，以清除阴道坏死组织，防止感染和粘连，增强放疗的效果。

（4）病情观察　观察患者有无腹痛、阴道流血。

2. 放疗期间护理

（1）心理护理　患者的心理状态随着放疗反应的轻重，以及症状、体征的消除情况而变化。由于放疗局部反应较严重及治疗中肿瘤不一定完全消除，导致患者产生焦虑、恐惧心理，丧失治疗信心。应多与患者沟通交流，说明局部反应是暂时现象，因放射生物效应关系，停照后 1～2 个月或更久时间内，肿瘤可继续缩小甚至消失，使患者能正确理解，以积极乐观的心态配合治疗；并且注重患者家属的心理疏导，讲解家庭支持系统的重要性，帮助患者树立治疗的信心。

（2）**饮食护理** 进食高蛋白质、高维生素、高热量的食品，如鱼、肉、鸡、蛋、奶、豆制品、新鲜蔬菜、水果等；并增加汤类，尽量多食蒸、炖的食物，不吃油炸、腌制、过酸或过甜的食物，禁烟、酒，以及辛辣、刺激性食物。出现胃肠道反应时，饮食宜清淡，以易消化、营养价值高的食物为主。

（3）**皮肤护理** 因放射线损伤上皮细胞质，使成熟的上皮细胞持续丢失、剥脱，导致放射性皮炎。放疗期间，对放射野皮肤的保护非常重要。须选用全棉柔软内衣，修剪指甲；保持放射野皮肤清洁干燥，勿用肥皂擦洗，勿自行涂药或搔抓摩擦刺激；皮肤脱屑，忌用手剥撕；禁贴胶布；避免冷热刺激；照射区皮肤禁止注射；不宜作为供皮区；清洁时使用柔软毛巾温水轻轻沾洗。保持放射野体表画线标记清晰，如果术野画线标记不明显或不小心洗掉，必须由主管医师补画后才能进行放疗，因为体表画线标记是行放疗的定位标志。

（4）**病情观察**

① 观察患者全身及局部反应情况，注意血细胞的变化，发现异常及时报告医师积极处理。全身反应主要有头晕、乏力、纳差、恶心、呕吐、心慌、白细胞下降等；局部反应主要有外阴烧灼感。

② 观察有无放射性直肠炎和放射性膀胱炎等放疗的并发症和后遗症。观察有无腹痛及阴道流血的情况。

（5）**症状护理**

① 阴道流血：一般要求卧床休息，减少活动，遵医嘱给予止血对症支持治疗。若出血量多，则予以阴道填塞纱条，24小时后取出，并观察生命体征变化。

② 腹痛：放疗后回病房卧床休息1~2小时。如突然出现腹痛或腹痛加剧、面色苍白、血压下降，立即报告医师，警惕子宫穿孔。

③ 腹泻：首先要评估反应的严重程度，观察有无黏液和脓血便，并常规检查，向患者做好解释工作，消除其恐惧心

理。鼓励进低渣、易消化的半流质食物。必要时遵医嘱给予止泻、抗炎及补液治疗。

④ 尿频、尿急：遵医嘱予以口服消炎药，并鼓励患者多饮水。出现血尿者，应予以止血药；对出血或贫血严重者，必要时输新鲜血。

第二节　子宫内膜癌

一、定义

子宫内膜上皮发生的癌称为子宫内膜癌，是妇女常见的恶性肿瘤。

二、病因

子宫内膜癌的原因迄今尚不明确，一般认为，子宫内膜癌根据发病机制和生物学行为特点可分为雌激素依赖型（Ⅰ型）和非雌激素依赖型（Ⅱ型）。雌激素依赖型子宫内膜癌绝大部分为子宫内膜样癌，少部分为黏液腺癌；非雌激素依赖型子宫内膜癌包括浆液性癌、透明细胞癌等。

三、临床表现

（1）症状　子宫内膜癌发展缓慢，有时1～2年内病变仍可局限于子宫腔内，其转移途径可通过直接蔓延、淋巴转移、血行转移（较少见）。极早期患者可无明显症状，仅在普查或其他原因做检查时偶然发现，一旦出现症状则多表现为：

① 阴道流血：常为不规则阴道流血，量一般不多，大量出血者少见。绝经后的患者可表现为持续或间歇性出血；尚未绝经的患者可表现为月经量增多，经期延长或经间期出血。

② 阴道排液：少数患者表现为白带增多。早期往往为浆液性或浆液血性白带；晚期合并感染时可出现脓性或脓血性排液，并有恶臭。

③ 疼痛：到了晚期，当癌瘤浸润周围组织或压迫神经时

可出现下腹及腰骶部疼痛,并向上肢及足部放射。当癌瘤侵犯宫颈、堵塞宫颈管,导致宫腔积脓时,可表现为下腹胀痛及痉挛样疼痛。

④ 全身症状:晚期患者常伴有全身症状,表现为贫血、消瘦、恶病质、发热及全身衰竭等。

(2) 体征 早期患者做妇科检查时无明显异常;当疾病逐渐发展,可发现子宫增大,质稍软;偶尔晚期患者可见癌组织自子宫颈口内脱出,质脆,触之易出血;如合并宫腔积脓时,子宫明显增大,极软;晚期时癌灶向周围浸润,子宫固定,在子宫旁或盆腔内扪及不规则结节或块状物。

四、辅助检查

(1) 细胞学检查 子宫内膜癌的阴道细胞学检查诊断率比宫颈癌低,其原因为:

① 柱状上皮细胞不经常脱落;

② 脱落细胞通过宫颈管到达阴道时往往已溶解、变性,不易辨认;

③ 有时宫颈管狭窄闭锁,脱落细胞难于达到阴道。

为了提高阳性诊断率,不少学者对采取标本的部位、方法进行了改进,加上诊断技术水平的提高,子宫内膜癌的阳性诊断率也大大提高。对子宫内膜癌的细胞学检查,取自宫腔标本可大大提高阳性率。

(2) B超检查 子宫超声检查对子宫内膜癌在宫腔大小、位置、肌层浸润程度,肿瘤是否穿破子宫浆膜或是否累及宫颈管等有一定意义,其诊断符合率达 $79.3\% \sim 81.8\%$。B超检查对患者无创伤性及放射性损害,故是子宫内膜癌的常规检查之一。尤其在了解肌层浸润及临床分期方面,有重要的参考价值。

(3) 诊断性刮宫 刮宫检查为确诊不可缺少的方法。不仅要明确是否为癌,还应明确癌的生长部位。如果将宫颈腺癌误诊为子宫内膜癌，而按一般子宫切除处理；为子宫内膜癌，而误做子宫颈腺癌处理，显然不妥，但镜检并不能区别子宫颈腺癌或子宫内膜癌。因此需要做分段诊刮：先用小刮匙刮取宫颈管内组织，再进入宫腔刮取子宫两侧角及宫体前后壁组织，分别装瓶标明，进行病理检查。子宫内膜活检的准确率为87%～100%，优点在于组织学检查可以明确诊断，缺点是盲目取材或取材不足，特别对绝经后患者往往取材不足。因此，目前逐渐倾向于宫腔镜观察下直接取活检。

（4）宫腔镜检查　宫腔镜下既可观察癌肿部位、大小、界限，是局限性或弥散性，是外生型或内生型，以及宫颈管有无受累等；又可对可疑病变行活检，有助于发现较小的或早期病变。宫腔镜检查诊断子宫内膜癌的准确率为94%，子宫内膜上皮瘤的准确率为92%；如果采用直接活检，则准确率高达100%。宫腔镜检查时注意防止出血、感染、穿孔等并发症。

（5）腹膜后淋巴造影　可明确盆腔及主动脉旁淋巴结是否转移，以利于制订治疗方案。对Ⅰ、Ⅱ期子宫内膜癌，盆腔淋巴结阳性率分别为10.6%和36.5%。

（6）CT与MRI检查　CT检查对子宫内膜癌的诊断有一定价值。CT扫描图像清晰，组织细微结构可准确扫描出，对肿瘤大小、范围可准确测出；对子宫壁肿瘤局限者，83%能确定病变阶段；CT还可确定子宫肿瘤向周围结缔组织、盆腔与腹主动脉旁淋巴结及盆壁、腹膜的转移；尤其对肥胖妇女的检查优于超声检查。MRI是三维扫描，优于CT的二维扫描，对Ⅰa期子宫内膜癌可扫描出；MRI诊断总的准确率为88%，它能准确判断肌层受侵犯程度（放疗后不准确），从而较准确地估计肿瘤分期；对盆腔较小转移灶及淋巴结转移，MRI诊断尚不理想。

CT与MRI在内膜癌诊断方面独具一定特点，但诊断准确率并不比B超高，而且费用均较昂贵，增加患者的经济负担。一般而言，通过细胞学、B超检查，而后行诊断性刮宫病理检查，绝大多数患者可得到明确诊断。

五、治疗

应根据患者的年龄、身体状况、病变范围和组织学类型，选择适当的治疗方式。因子宫内膜癌绝大多数为腺癌，对放射治疗不甚敏感，故治疗以手术为主，其他尚有放疗、化疗及药物（化疗、激素等）等综合治疗。早期患者以手术为主，按照手术-病理分期的结果及复发高危因素选择辅助治疗；晚期患者采用手术、放疗与药物在内的综合治疗。

六、护理要点

1. 术前护理

（1）心理护理

① 应建立良好的护患关系，鼓励患者说出心理感受，给予心理支持。

② 向患者介绍治疗概况和手术成功的病例，帮助患者增强信心和安全感，保持心情舒畅。

③ 告知术前术后注意事项，帮助患者以良好的心态接受手术。

（2）术前健康指导　指导患者戒烟、酒，练习深呼吸，有效咳嗽，床上排便等。

（3）饮食指导　术前3日，给予无渣饮食，并遵医嘱给予肠道抗生素；术前晚与术日晨，用肥皂水清洁灌肠。

（4）常规检查　协助医师完善患者必要的化验和检查，并知晓阳性检查结果。

（5）常规准备

① 手术前1日，完成皮试、备皮、备血、术前访视、沐浴等。

② 手术当日晨，排空大小便，更换衣服，去除身上的饰物及义齿等。

③ 医护人员根据患者需要留置尿管，并告知留置尿管的

目的等。

④ 测生命体征、核查手术部位、做好身份识别。生命体征如有异常，及时告知医生并记录。

⑤ 注射术前针剂，待入手术室。

(6) 肠道准备　手术前晚，应吃易消化软食，并减少食量。上午手术者，晨间禁食、水；下午手术者，术前 4 小时禁食、水，以免麻醉手术时呕吐和腹泻。

(7) 阴道准备　术前 3 日，用 0.2％碘伏冲洗阴道、宫颈，以防术中阴道分泌物污染盆腔。

(8) 用药情况　药物名称、药物作用及不良反应等。

(9) 安全管理　根据风险评估结果，采取相应的安全措施。

2. 术后护理

(1) 体位　根据麻醉和手术部位安置合适体位。

(2) 病情观察

① 术后密切观察患者的生命体征，记录按麻醉护理及病情变化要求。

② 密切观察切口情况，保持敷料清洁、干燥等。

③ 做好各种管道的护理，及时标识、妥善固定、保持通畅。每日观察与记录引流液的颜色、性质和量，必要时根据医嘱冲洗。

④ 严密观察和预防各种术后并发症，出现异常及时汇报医生并积极处理、及时记录。

⑤ 使用镇痛泵者，应严密观察其效果，认真听取患者主诉。

第三节　卵巢肿瘤

一、定义

卵巢肿瘤是指发生于卵巢上的肿瘤。它是女性生殖器常见的肿瘤之一，也是妇科恶性肿瘤中死亡率最高的肿瘤。

二、病因

病因不明确，可能与以下几个方面有关：癌症发病外部因素（包括化学、物理、生物等致癌因子）；癌症发病内部因素（包括免疫功能、内分泌、遗传、精神因素等），以及饮食营养失调和不良生活习惯等。多发生于围绝经期的妇女。35岁以上者多发卵巢上皮性癌，而青年及幼年女性多发生殖细胞类恶性肿瘤。

三、临床表现

1. 症状

卵巢良性肿瘤早期并无症状，往往在妇科检查时被偶然发现，或待肿瘤达到一定大小，或发生意外（并发症）时，才被患者觉察；卵巢恶性肿瘤早期亦可无症状，但因其生长迅速，易早期扩散，短期内便可出现症状。卵巢肿瘤的临床表现，可因肿瘤的性质、大小、发生时期、有无继发变性或并发症而不同，其一般性的临床表现如下：

（1）下腹不适感　常为卵巢良、恶性肿瘤的最初症状，有时为下腹或盆腔下坠感，可能为肿瘤转移时牵扯其蒂及骨盆漏斗韧带所致。消化不良、恶心及上腹隐约不适等亦可为卵巢恶性肿瘤的常见症状，但常被忽视。

（2）腹部肿物　卵巢良性肿瘤多从下腹一侧向上生长，呈球形，多可移动；卵巢恶性肿瘤即使是早期，也能出现腹水。因此，腹部可出现肿块或无肿块，但均可有腹部膨胀的现象。

（3）压迫症状　巨大的卵巢良性肿瘤以及恶性肿瘤时，大量腹水均可引起压迫症状。如压迫横膈，可引起呼吸困难、心慌；如腹腔内压增加，影响下肢静脉回流，可引起腹壁及两下肢水肿；如固定于盆腔的恶性肿瘤压迫髂静脉，往往引起一侧下肢水肿；膀胱受压时，可引起尿频、排尿困难、尿潴留；若肿瘤向腹膜后生长，可压迫输尿管，引起输尿管狭窄、肾盂积水；压迫直肠，可引起下坠感及大便不畅等。

（4）疼痛　良性卵巢肿瘤如无并发症，极少疼痛。出现腹痛，尤其是突然发生者，多系卵巢肿瘤蒂扭转所致，偶为肿瘤破裂、出血及（或）感染。恶性肿瘤由于浸润，压迫邻近脏器，可引起腹痛、腰痛、腿痛等。

（5）月经紊乱及内分泌症状　如性早熟、月经紊乱、不孕、绝经后出血，甚或男性化的表现。

2. 体征

（1）全身检查　应注意幼女有无性早熟，第二性征是否明显，有无多毛、喉结突出、乳房发育情况或乳腺萎缩现象。检查锁骨上淋巴结以及是否有腹水和胸腔积液。

（2）妇科检查　如摸到肿块位于子宫一侧或双侧、光滑、可活动、囊性、边界清楚、无压痛，多属良性；恶性者肿块质硬、固定、表面结节感，子宫直肠窝易触及转移性不规则结节，常双侧发生。

（3）并发症　卵巢良、恶性肿瘤均可发生并发症。

① 蒂扭转：急性蒂扭转的典型症状是突然发生一侧下腹剧痛，常伴恶心、呕吐甚至休克。妇科检查可触及张力较大的肿块，压痛以蒂处最剧，并有肌紧张。

② 破裂：症状可轻可重。轻者仅感轻度腹痛；重者引起剧烈腹痛、恶心、呕吐，甚至内出血、腹膜炎及休克。妇科检查发现腹部压痛、腹肌紧张，或有腹水征，原有肿块摸不到或仅能摸到缩小瘪塌的肿块。

③ 感染：表现为腹膜炎征象，如高热、腹痛、肿块压痛、腹肌紧张及白细胞计数升高。

④ 恶变：如出现腹水、消瘦，则病情已届晚期。

四、辅助检查

（1）实验室检查　目前尚无一种肿瘤标志物为某一肿瘤特有，各种类型卵巢肿瘤可具有相对较特殊的标志物。

① CA12-5：一般认为，血清 CA12-5 的正常值为 35U/mL。

80%的非黏液性卵巢上皮癌患者 CA12-5 的水平高于正常值，且在临床诊断出卵巢癌前 10 个月血清 CA12-5 已上升。90%以上患者血清 CA12-5 水平的高低与病情缓解或恶化相一致，可用于疾病监测，敏感性高。但是血清 CA12-5 不是卵巢癌的特异性标志物，其他来源于体腔上皮的妇科恶性肿瘤 CA12-5 也可以升高，在月经期、正常妊娠早期，以及妇科某些良性疾病（如子宫内膜异位症、子宫肌瘤）时，血清 CA12-5 也升高。

② 甲胎蛋白（AFP）：血清正常值为 20～25ng/mL。AFP 对卵巢内胚窦瘤有特异性价值，敏感性为 57%，特异性为 78%，持续监测可估计预后和早期发现复发。对未成熟畸胎瘤、混合性无性细胞瘤中含卵黄囊成分者，有协助诊断的意义。

③ 人绒毛膜促性腺激素（HCG）：对于原发性卵巢绒癌有特异性；恶性生殖细胞肿瘤常为混合型，HCG 亦升高。连续监测 HCG/AFP，对卵黄囊瘤和绒毛膜癌肿瘤患者是有效的监测指标。若治疗有效，HCG/AFP 可平行下降，一般 AFP 下降较缓慢。

④ 癌胚抗原（CEA）：原发性黏液性卵巢癌及胃肠道卵巢转移癌时，CEA 均可升高，对卵巢癌的敏感性为 25%～50%，但特异性不强。

⑤ 性激素：颗粒细胞瘤、卵泡膜细胞瘤产生较高水平的雌激素，浆液性、黏液性或勃勒纳瘤有时也分泌一定量的雌激素。

⑥ 胎盘碱性磷酸酶：45%～58%卵巢癌的细胞含胎盘碱性磷酸酶，其中囊液的含量高于腹水，腹水的含量又高于血清。胎盘碱性磷酸酶不如 CA12-5 敏感，但特异性较高，如在非孕期的妇女的血清中发现此酶，即可高度怀疑肿瘤的存在。在卵巢癌发生转移时，此酶的阳性率很高。

⑦ 乳酸脱氢酶（LDH）：是无性细胞瘤的较有特征性的标志物。

（2）B超检查 可了解肿物的大小、位置、囊性或实性，有无腹水。明确肿物与子宫的关系。

（3）X线检查 腹部X线平片，如畸胎瘤常可见到牙齿或骨骼的影像；有的浆液性腺瘤可显示砂粒体影像。盆腔充气造影可了解肿瘤的大小与位置。

（4）细胞学检查 卵巢肿瘤合并腹水，取腹水的沉积物，如检出瘤细胞则可做出诊断。

（5）腹腔镜检查 通过腹腔镜在直视下了解肿物的形态、性质，并可取活检确定诊断。

五、治疗

卵巢癌因病理类型不同而治疗方案不同，多用手术治疗联合化疗等综合治疗。

（1）手术治疗 手术时首先应详细探查，包括腹腔冲洗液或腹腔积液的细胞学检查，横膈、盆腹腔脏器、盆腔淋巴结、腹膜后淋巴结的触诊，以进行准确的肿瘤分期。早期患者的手术方式分为全面分期手术和保留生育功能的分期手术。全面分期手术的范围包括双侧附件、子宫、大网膜切除，盆腔及腹膜后淋巴结清扫术。对于肿瘤在盆腔有广泛种植转移的晚期患者，主张尽可能做肿瘤细胞减灭术。

（2）化学治疗 由于卵巢恶性肿瘤尤其是上皮癌很早扩散，手术时多数病例已不能清除病灶，而且放疗的效果及应用也很有限，因此，全身性化疗是一项重要的辅助治疗方法。尤其是恶性生殖细胞肿瘤，规范化疗可明显提高患者生存率。一些晚期患者，经化疗后肿块可以缩小，为手术时满意减瘤创造有利条件。

（3）放射治疗 卵巢恶性肿瘤的放射敏感性差别很大，卵巢内胚窦瘤、未成熟畸胎瘤、胚胎癌最不敏感，卵巢上皮癌及颗粒细胞癌中度敏感，无性细胞瘤最敏感，手术后再用放疗多能控制。但由于无性细胞瘤等恶性生殖细胞肿瘤多为青少年，且化疗效果好，腹盆腔放疗的副作用较大，放疗已很少用于卵巢恶性肿瘤。

六、护理要点

(一) 手术患者的护理

1. 术前护理

（1）心理护理

① 和患者交流沟通，了解其心理活动，耐心做好心理护理，使患者有心理准备。

② 用图形或模型的方式向患者及其家属讲解手术切除范围及保留的器官，使患者做到心中有数，缓解其紧张和恐惧心理。

③ 鼓励患者增强战胜疾病的信心，消除顾虑，用平静的心态配合手术治疗。

（2）阴道和肠道的准备　手术前 3 日开始每日行阴道冲洗 1 次，如发现阴道分泌物多或有异味，马上报告医师，可予宫腔引流或全身抗感染治疗。宫颈局部有感染时，冲洗后外敷消炎药物，根除一切感染隐患。手术前 1 日清洁肠道，口服庆大霉素、番泻叶等。手术前晚、术日晨清洁洗肠。术日晨行外阴和阴道冲洗，用 0.5% 聚维酮碘消毒宫颈和阴道，留置导尿管。如月经来潮，通知医师，延期手术。

（3）术前功能指导

① 指导患者术前练习深呼吸及有效咳嗽，学会床上翻身方法，预防肺部感染等并发症。

② 练习床上小便，锻炼膀胱功能，以防尿管拔除后不能自解小便而导致膀胱麻痹，或急性膀胱炎的发生。

③ 训练床上肢体活动，预防术后血栓的形成，并讲解术后早期下床活动的意义，以利于康复。

（4）营养补充　根据病情给予高蛋白、高热量、易消化、含有多种维生素的食物，必要时输注白蛋白，贫血者可输新鲜血液。

2. 术后护理

（1）按全身麻醉术后或腰硬膜外联合麻醉术后护理常规。密切观察患者面色、呼吸、脉搏、血压及体温。去枕平卧，24小时后可协助摇高床头 $25°\sim30°$，利于引流，减轻炎症和腹胀。

（2）**消化道护理**　术后禁食6小时后遵医嘱进食。进食后观察有无腹胀、腹痛、呕吐等症状。鼓励并协助患者早期下床活动。如术后第3日肛门未排气，可予开塞露塞肛。

（3）观察腹部伤口有无渗血、渗液，腹腔引流管是否通畅，注意引流液的颜色、性质和量。如引流液颜色鲜红，应考虑是否有活动性出血；引流管中有粪便、尿液流出，应考虑膀胱及肠道损伤，立即报告医师。

（4）保留尿管长期开放，观察记录尿液的颜色和量。每日抹洗外阴2次，保持会阴部及尿管周围干净清洁，预防感染。7～10日后拔除尿管。拔管前3日夹闭尿管定时开放，拔尿管后注意排尿情况。

（二）化疗患者的护理

1. 一般护理

保持环境整洁、舒适，阳光充足，空气流通。嘱患者增加卧床休息时间，避免劳累和情绪激动，防止身体受外伤如跌倒、碰伤。

2. 饮食指导

化疗后对机体的损害较大，患者在接受化疗前可适当地补充营养，鼓励多进高蛋白、高热量、高维生素、易消化的食物，选择适合的口味，避免油腻、辛辣的食物，注意色香味的搭配。

3. 症状护理

（1）对于疼痛患者，应及时予以疼痛的评分，给予心理疏导，并嘱患者卧床休息，采取舒适的体位。疼痛出现时，应及时报告医师，切勿滥用镇痛药。

（2）观察患者有无呼吸困难等压迫症状。出现上述症状时，可给予患者半坐卧位及氧气吸入。

（3）观察患者肝、脾、淋巴结肿大程度及出现的相应症状。如腹痛、腹泻、腹部包块、腹水者，应观察有无排气，大便次数及性质，疼痛持续时间及性质等，防止出现肠梗阻。

（4）肢体水肿时，抬高患肢，减少活动，注意局部皮肤的清洁，防止皮肤擦伤。

（5）严密观察化疗期间的不良反应，并注意肿块的大小、症状的程度、血常规等情况变化。化疗后，会出现白细胞、红细胞下降，血小板减少等骨髓抑制现象，应每周查血常规 2～3 次，并给予升血细胞的药物。

4. 腹腔化疗的护理

药物临时配制；化疗前后一定使用生理盐水冲管；灌注时观察有无渗、漏；注药后夹管 48 小时以上；患者用药后，协助其更换体位；严密观察尿量。

5. 心理护理

关心体贴患者，向患者及其家属讲述有关疾病的知识和治疗原则，化疗的不良反应及注意事项，介绍成功病例，增强患者信心，使患者配合治疗及护理；同时争取其家属、亲友的支持，给予患者物质上、精神上的帮助。

第二十二章 血液、淋巴系统肿瘤

第一节 白 血 病

一、定义

白血病是起源于造血干细胞的克隆性恶性疾病。发病时，骨髓中异常的原始细胞（白血病细胞）在骨髓或其他造血组织中进行性、失控制地弥漫性增生，浸润各组织脏器，使正常血细胞生成减少，产生不同程度的贫血，发热，出血，肝、脾、淋巴结肿大，周围血细胞有质和量的变化。

二、病因

（1）病毒因素 RNA病毒在鼠、猫、鸡和牛等动物的致白血病作用已经肯定，这类病毒所致的白血病多属于T细胞型。

（2）化学因素 一些化学物质有致白血病的作用。接触苯及其衍生物的人群，白血病的发生率高于一般人群；亦有亚硝胺类物质，保泰松及其衍生物，氯霉素等诱发白血病的报道；某些抗肿瘤细胞毒药物，如氮芥、环磷酰胺、丙卡巴肼、VP-16（依托泊苷）、VM-26（替尼泊苷）等均有致白血病作用。

（3）放射因素 有证据显示，各种电离辐射可以引起人类白血病。白血病的发生取决于人体吸收辐射的剂量，整个身体或部分躯体受到中等剂量或大剂量辐射后都可诱发白血病。小剂量辐射能否引起白血病仍不确定。经常接触放射线物质（如钴-60）者，其白血病的发生率明显增加。大剂量放射线诊断和治疗可使白血病的发生率增高。

（4）遗传因素　有染色体畸变的人群，其白血病的发生率高于正常人。

三、临床表现

（1）贫血　常常为白血病的首发症状。主要表现为脸色苍白、自觉虚弱乏力、多汗，不论在活动或是在休息时，都觉得气促、心跳加快；随着时间的推移逐渐加重。贫血越重往往提示白血病越严重。

（2）发热　半数以上的患者以发热为早期表现，可为38℃以下的低热，或39℃甚至40℃以上的高热。

（3）原因不明的无痛性肿大　大部分白血病患者有浅表淋巴结的肿大，以颌下、颈部、锁骨上、腋下及腹股沟处多见，往往没有明显疼痛。体检可发现肝脾肿大，胸骨下有明显的压痛，这是大量白血病细胞浸润骨髓的表现。

（4）出血　白血病以出血为早期表现者近40％。白血病患者出血可为全身性的，也可为局部出血，若不及时治疗，严重时可危及生命。白血病的出血尤以鼻腔、口腔、牙龈、皮下、眼底常见，也可有颅内、内耳及内脏出血等。

（5）头痛、恶心、呕吐、偏瘫、意识丧失等神经系统症状是白血病对脑细胞和脑膜浸润的缘故。

（6）骨骼病变　白血病患者常会有骨骼疼痛，表现为胸骨，肱骨，以及肩、肘、髋、膝关节等处出现隐痛、酸痛，偶有剧痛。儿童急性白血病的早期症状多出现骨及关节压痛。

（7）淋巴结肿大　白血病患者的全身广泛的淋巴结肿大，以急性淋巴细胞白血病的症状为多见，但急性淋巴细胞白血病不如慢性淋巴细胞白血病显著。

四、辅助检查

主要依据血常规和骨髓象来诊断，如白细胞计数明显增高，骨髓增生活跃，一般可做出诊断。进一步可做细胞化学染色，免疫学检查，染色体和基因检查。

五、治疗

由于白血病分型和预后分层复杂，因此没有千篇一律的治疗方法，需要结合细致的分型和预后分层制订治疗方案。目前主要有下列几类治疗方法：化学治疗、放射治疗、靶向治疗、免疫治疗、干细胞移植等。通过合理的综合性治疗，白血病预后得到极大的改观，相当多的患者可以获得治愈或者长期稳定，白血病是"不治之症"的时代过去了。

六、护理要点

1. 心理护理

针对患者的性格、社会文化背景及心理需要，有针对性地进行心理疏导。对患者有同情心，使患者从沉重的精神压力下解脱。患者须经常抽血及做骨髓穿刺检查，护士应热情、耐心地进行解释，事先说明操作的目的、必要性，以及操作过程，操作时体贴、关怀患者，尽量减轻患者的不适。向患者介绍经过化疗和缓解的典型病例，鼓励患者正视疾病，以积极态度坚持完成化疗；并介绍药物可能出现的不良反应。鼓励患者的家属参与护理过程，使患者感到自己处于关心、同情、舒适、安全的环境中，从而增强战胜疾病的信心。

2. 充分休息

协助患者洗漱、进餐、大小便、翻身等，减轻患者体力消耗，是支持疗法的重要内容。有颅内出血倾向者绝对卧床休息。

3. 饮食护理

因患者的消耗增加，故应给高热量、高蛋白、高维生素、易消化的食物。患者常有食欲不振，以及因感染和化疗发生口腔溃疡，应给少量软质清淡食物，避免刺激口腔黏膜。烹调以适合患者的口味及爱好为宜。避免在化疗前后 1 小时进食，以免呕吐，并加强口腔护理。

4. 出血的护理

严密观察出血的先兆。口腔黏膜血疱常意味着血小板明显减少，是严重出血的先兆；如有头晕、头痛、呕吐、黑便，提示消化道出血；如有突然视物模糊、头晕、呼吸急促、喷射性呕吐，甚至昏迷，提示颅内出血。应宽慰患者，消除其紧张情绪。护理操作时，动作应轻柔，尽量减少或避免肌内注射。有牙龈、鼻腔出血时，给予肾上腺素棉片或棉球局部压迫，局部冷敷，减少刺激；颅内出血的患者，应予头部置冰袋或冰帽，高流量吸氧，保持呼吸道通畅，按医嘱及时给药；消化道出血的患者，按上消化道出血进行护理。

5. 感染的护理

急性白血病患者，应安排在特殊病房内，如洁净的单人房间，带塑料罩的密闭式隔离床或层流室内。限制探视防止交叉感染，对患者实行保护性隔离措施。严密观察患者有无感染征象，并警惕败血症的发生。除让患者注意卫生外，应按医嘱让患者服用抗生素，如环丙沙星常规口服，一般用量每12小时500mg。如急性白血病患者体温升高达38.5℃以上时，排除输血、输液反应，则应考虑已有感染，立即给予广谱抗生素，如头孢他啶等高效抗生素静脉滴注，观察48～72小时，如患者体温已降，仍应用药数日。

6. 缓解疼痛不适

疼痛是白血病患者最惧怕的，可调整体位使其较为舒适，可通过与患者聊天等使患者不专注于疼痛的体会，或鼓励患者做气功等缓解疼痛。必要时按医嘱给予止痛剂。

7. 化疗的护理

常用的化疗药物有甲氨蝶呤、6-巯基嘌呤、阿糖胞苷、环磷酰胺、长春新碱、三尖杉酯碱、柔红霉素、多柔比星、泼尼松、依托泊苷等。患者须反复静脉给药，而且药物刺激性强，必须保护静脉，有计划地选择应用血管，从四肢远端，左右交替使用，不宜用最细静脉以防静脉外漏、外渗。如有药物外渗、外漏时，应立即小心地回抽血液 2～3mL 或外漏的药液，拔出针头更换部位，局部冷敷，或以 0.5％普鲁卡因局部封闭；如局部苍白或紫红，应立即用 0.25％酚妥拉明皮下浸润封闭，并抬高患肢。多数药物可产生骨髓抑制和胃肠道反应，使用过程中观察恶心呕吐、口腔黏膜感染出血等表现；柔红霉素和三尖杉酯碱尚可引起心肌损害，应注意心率、心律变化。为减轻化疗药物的不良反应应注意以下几点：

① 控制静脉滴速，不可过快，每分钟 20～40 滴为宜；

② 有胃肠道反应时，饮食易清淡，必要时给多潘立酮口服；

③ 用长春新碱可出现末梢神经炎，可补充维生素 B；

④ 白血病细胞破坏很多，应多饮水，使每日尿量在 1500mL，并服碳酸氢钠以碱化尿液，防止尿酸性肾病；

⑤ 用环磷酰胺时，为防止出血性膀胱炎，应补充足够的水分，每日摄入量在 4000mL 以上；

⑥ 鞘内注射药物后应去枕平卧 6 小时，以免头痛。

8. 骨髓移植的护理

(1) 移植前准备

① 心理护理。向患者解释说明操作的目的、方法，应配合事项，消除其顾虑及心理排斥情绪；

② 患者做组织配型、细胞遗传及基因型检查，并做血液学、细菌学、免疫学、肝肾功能及心电图检查；

③ 用免疫抑制剂及钴-60 全身照射做预处理 2～4 日，以抑制患者的免疫系统和消灭体内白血病细胞。注意全身毒性反应，消毒隔离，防治出血和感染；

④ 严密消毒隔离。患者进层流室前做好清洁工作，包括理发（要求剃光头）、洗浴、修剪指甲等；进层流室前 3 日开始，口腔用消毒液漱口，服肠道抗生素，饮食用蒸汽消毒后食用，水果清洗后浸泡 1：5000 高锰酸钾溶液 30 分钟，用无菌刀削皮后食用；进层流室当日用 1：2000 氯己定溶液进行药浴

20 分钟后换消毒衣服；患者用物均须消毒后使用（用紫外线照射 30 分钟）。

（2）移植时观察　移植前准备就绪，休息 1 日后，用输液器经静脉快速滴注做骨髓移植。滴注过程中注意有无输血反应和栓塞现象。

（3）移植后的护理

① 输髓后患者精神负担较重，必须关心体谅患者痛苦，尽力帮助患者渡过移植关；

② 注意有无皮疹、黄疸、腹泻等抗宿主反应现象，并及时与医师联系做必要处理。

第二节　淋　巴　瘤

一、定义

淋巴瘤是由淋巴器官或组织中的淋巴细胞发生恶性克隆性增生所形成的恶性肿瘤，分为霍奇金淋巴瘤（HL）和非霍奇金淋巴瘤（NHL）两大类。组织学可见到淋巴细胞和（或）组织细胞的肿瘤性增生。临床上以无痛性、进行性淋巴结肿大为特征，肝脾常肿大，可伴发热，晚期有贫血、恶病质。预后取决于病理类型、年龄、就诊时的临床分期。

二、病因

病因不清。一般认为，可能和基因突变，以及病毒及其他病原体感染，放射线，化学药物，合并自身免疫病等有关。

三、临床表现

（1）症状　多以无痛性的颈部或锁骨上淋巴结肿大为首见症状，其次是腋下腹股沟等处的淋巴结肿大，可有发热、盗汗、消瘦、纳差、体重减轻等症状。

（2）体征　1/3 的患者有脾大，1/10 的患者有肝大及肝区疼痛，淋巴结结外浸润，NHL 较 HL 结外浸润多见，尤以弥漫性组织型淋巴瘤易见。浸润部位有咽淋巴环、胸部、胃肠道、肾脏、骨骼、中枢神经系统、损伤皮肤等。

四、辅助检查

（1）影像学检查　对淋巴瘤的诊断有重要意义。首先能够发现深部肿大的淋巴结或受累器官，确定获取病理组织的部位；再借助影像学资料明确病变范围，确定临床分期。超声波检查和 CT 扫描是常用的方法，有条件的医院可做淋巴造影或放射性核素淋巴显像。伴有神经症状者或有骨髓侵犯，应做脑脊液检查和头颅 MRI 检查。正电子发射扫描（PET），可协助判断肿物的病变性质并追踪肿瘤变化。

（2）内镜检查或钡餐造影　当出现消化道症状，如腹痛、便血、腹部包块等，或有韦氏环病变者，应做内镜检查或钡餐造影，尤其是内镜检查，不仅能发现病灶，而且可取得病理标本。

（3）血细胞计数和骨髓检查　有助于淋巴瘤的诊断、分期和治疗。骨髓检查最好包括活检。发现贫血时，应注意有无溶血存在，须做网织红细胞计数和 Coombs（库姆斯）试验。

（4）生化检查　其中最重要的是乳酸脱氢酶（LDH）。LDH 升高意味着 HL 或 NHL 的预后较差，其他如 β_2 微球蛋白、红细胞沉降率和 C 反应蛋白，也可能与疾病复发或预后相关。肝功能异常提示肝脏受累，胆红素升高是胆管受压发生梗阻的结果。淋巴瘤很少侵犯肾脏。

（5）病理组织学检查　是淋巴瘤最可靠的诊断手段。经活检取得完整的肿大淋巴结，有利于做出正确判断。针吸活检尽量减少使用。某些患者出现纵隔或腹腔肿物，而没有浅表淋巴结肿大时，可通过外科手术进行活检，或在 CT 及超声引导下采用 Tru-Cut 针取得病变组织。

（6）其他检查手段　目前病理检查仍然依靠光学显微镜下的观察，但免疫组织化学染色或流式细胞术检查已日显重要，不仅可以对淋巴瘤细胞来源做出准确分类，也是选择治疗方案的重要依据。

近年来，细胞遗传学和分子生物学技术在淋巴瘤的诊断中崭露头角。原位杂交、PCR（聚合酶链反应）和 Southern blot（DNA 印迹法）等方法，可查知微小肿瘤病变。虽然目前这些方法还不能作为常规的诊断手段，但对疑难病例的诊断和淋巴瘤的分型具有参考价值。

五、治疗

淋巴瘤具有高度异质性，故治疗上也差别很大，不同病理类型和分期的淋巴瘤无论从治疗强度和预后上都存在很大差别。淋巴瘤的治疗方法主要有以下几种，但还应根据患者实际情况具体分析。

（1）放射治疗　某些类型的淋巴瘤早期可以单纯放疗。放疗还可用于化疗后巩固治疗及移植时辅助治疗。

（2）化学药物治疗　淋巴瘤化疗多采用联合化疗，可以结合靶向治疗药物和生物制剂。近年来，淋巴瘤的化疗方案得到了很大改进，很多类型淋巴瘤患者的长期生存都得到了很大提高。

（3）骨髓移植　对 60 岁以下的患者、能耐受大剂量化疗的中高危患者，可考虑进行自体造血干细胞移植；对部分复发或骨髓侵犯的年轻患者，还可考虑异基因造血干细胞移植。

（4）手术治疗　仅限于活组织检查或并发症的处理。合并脾功能亢进而无禁忌证，有切脾指征者，可以切脾，以提高血象，为以后化疗创造有利条件。

六、护理要点

（一）内科药物治疗的护理

1. 一般护理

保持休养环境整洁、舒适，阳光充足，空气流通；嘱患者增加卧床休息的时间，避免劳累和情绪激动；防止身体受外伤，如跌倒、碰伤。

2. 饮食护理

鼓励患者进食高蛋白、高热量、高维生素、易消化的软食或半流质食物，如瘦肉、鱼、鸡、鸭、牛奶、蛋类、新鲜蔬菜、水果；禁烟、酒，禁食腌制食品。患者在化疗期间，由于食少纳差、消耗大，在饮食上要注意营养搭配均衡，给予开胃易消化饮食，少食多餐；鼓励患者多饮水，保证每日尿量为1000～2500mL，以促进毒素排除。当出现消化道反应时，应设法保证营养物质的摄入，给予清淡、易消化、无刺激的食物，如牛奶、蛋类、各种粥类，必要时予以静脉营养；同时要保持大便通畅，大便时不可过于用力，必要时用开塞露等协助排便，避免腹内压力增高引起出血。

3. 症状护理

（1）对高热患者，应及时降温处理，宜用药物，禁止醇浴，并卧床休息，保持床单元及衣裤干燥、清洁。

（2）观察患者有无发绀、呼吸困难等呼吸道受阻或压迫症状。出现上述症状时，可给予患者半坐卧位及氧气吸入。

（3）观察患者肝、脾、淋巴结肿大的程度及出现的相应症状。如腹痛、腹泻、腹部包块、腹腔积液者，提示腹腔淋巴结肿大或肠道受累，应进一步观察有无排气，大便次数及性质、疼痛持续的时间及性质等，防止出现肠梗阻。疼痛出现时，应及时报告医师，切勿滥用镇痛剂。

（4）肢体水肿时，抬高患肢，减少活动，注意局部皮肤的清洁，防止皮肤擦伤。

（5）有脊柱、肋骨、股骨受累的患者，应减少户外活动，必要时睡硬板床，避免负重，以防病理性骨折。

（6）严密观察化疗期间的不良反应，并注意肿块的大小、症状的程度、血常规等情况变化。化疗后，会出现白细胞、红细胞数量下降，血小板减少等骨髓抑制现象，应每周查血常规

2～3次，并给予升血细胞的药物。

4. 心理护理

关心体贴患者，向患者及其家属讲述有关疾病的知识和治疗原则，化疗的不良反应及注意事项，介绍成功病例，增强患者信心，使患者配合治疗及护理；同时争取患者的家属、亲友的支持，给予患者物质和精神上的帮助。

(二) 放疗的护理

1. 放疗前护理

(1) 心理护理 绝大多数恶性淋巴瘤患者为青壮年，病变的影响使其日常工作、学习、生活发生改变，容易产生焦虑、悲观情绪。护士应及时评估者的心理变化，并与其家属沟通，进行心理疏导，讲解治疗的希望，介绍疾病的治疗进展、治疗方案、预后及放疗期间的配合事项，帮助患者摆正治疗与日常生活、工作、学习、家庭之间的关系，使者能安心配合医务人员进行各项治疗护理。

(2) 饮食护理 给予高蛋白、高热量、富含维生素等易消化的软食；强调禁酒，包括甜酒、各种酒类饮料、烹调用的料酒，因为进食任何含乙醇类饮料和食品都可导致淋巴瘤在短期内复发或病情加重。在发热期间，多饮水，增加高热量的流质或半流质食物，如蒸蛋、奶制品、果汁、稀饭等。

(3) 病情观察 由于淋巴瘤的病变部位和范围不同，临床表现很不一致。观察患者淋巴结肿大的情况，协助医师进行全身淋巴结检查，了解其大小、数目、部位、质地、活动度以及有无压痛等。有无诱发因素及伴随症状，如发热、皮肤瘙痒；纵隔淋巴结肿大，可致咳嗽、胸闷、气促、肺不张及上腔静脉压迫综合征等；腹膜后淋巴结，可压迫输尿管引起肾盂积水等。

2. 放疗期间护理

(1) 心理护理 随着治疗的进展，放疗的不良反应可能加重。加强与患者的交流，了解其思想动态，如患者或家属对治疗信心产生了动摇，此时可组织疗效好的患者现身说教，并积极处理放疗的不良反应，告之应对措施，帮助患者渡过反应期，提高治疗的信心。

（2）饮食护理　同"放疗前护理"。由于放疗对消化道黏膜的损伤而影响进食者，给予营养丰富、易消化而无刺激性的饮食，少食多餐，增加豆奶、果汁、鱼汤等的摄入，必要时遵医嘱静脉补充营养。

（3）病情观察　监测患者的生命体征的变化。纵隔下部位放疗时，应注意观察腹部及排便情况，保持会阴部清洁。放疗期间注意周围血象变化。

（4）症状护理

① 高热：选择合适的降温措施，如药物或物理降温，禁用乙醇擦浴，每隔 4 小时测量体温、脉搏、呼吸，做好记录；卧床休息，减少活动量；保持室内空气新鲜，调节适宜的温、湿度；及时更换汗湿的衣、被，注意保暖；做好口腔护理，保持口腔清洁；补充足够的水分，进食高热量、高蛋白、高维生素清淡易消化的食物。遵医嘱予积极治疗，注意观察用药反应。

② 呼吸困难：做好患者的心理护理，避免紧张恐惧；去除或减少不良刺激，如疼痛、不适宜的活动等；取半卧位利于呼吸，给予氧气吸入，一般采用低流量持续吸氧，保持呼吸道通畅；观察呼吸的频率、节律、深度变化，以及缺氧改善情况，随时做好气管切开的准备，防止窒息。

第三节　多发性骨髓瘤

一、定义

多发性骨髓瘤是一种恶性浆细胞病，其肿瘤细胞起源于骨髓中的浆细胞，而浆细胞是 B 淋巴细胞发育到最终功能阶段的细胞。

二、临床表现

（1）骨骼病变　骨骼疼痛常常是早期的主要症状，以腰骶痛最常见，其次是胸痛及肢体和其他部位痛。随着病情的发展，活动或扭伤后骤然剧痛提示可能有自发性骨折；骨髓瘤细胞显著浸润骨骼时，可致局部肿块。

（2）肾脏损害　是本病的重要表现之一。临床表现为蛋白尿、管型尿，甚至肾衰竭。肾衰竭是本病的最终表现，也是本病的主要死因之一。

（3）感染　感染的病原菌有细菌和病毒，易发生呼吸道及尿路感染，且较顽固而不易控制。

（4）贫血及出血　临床上几乎所有患者均有不同程度的贫血和出血倾向。

（5）高黏滞综合征　表现为头昏、头晕、视力障碍、手足麻木、肾功能不全，严重者发生昏迷。

（6）神经损害　表现为截瘫、嗜睡、昏迷、复视、失明、吞咽困难、行走困难等。

（7）髓外浸润　约40%患者有肝大，50%有脾大，少数患者可出现浆细胞白血病。

（8）淀粉样病变及雷诺现象。

（9）心理社会评估　患者对自己所患疾病的了解程度，以及心理承受能力，是否产生恐惧或震惊、否认的情绪；以往的住院经验，所获得的心理支持，家庭成员及亲友对疾病的认识，对患者的态度，家庭应对能力，以及家庭经济情况，有无医疗保障等。

三、辅助检查

（1）血液学检查　所有患者都有不同程度的贫血，随病情加重而贫血严重。外周血象表现为正常色素、正常细胞性贫血。血片中红细胞呈缗钱样；白细胞和血小板正常或减少；红细胞沉降率增快。浆细胞白血病时，浆细胞占血细胞总数

20%以上，或浆细胞绝对数高于 $20×10^9/L$。

（2）单克隆蛋白 80%患者的血清蛋白电泳在 β 和 γ 之间有一狭窄的高峰为 M 蛋白或 M 成分。免疫球蛋白电泳可将多发性骨髓瘤进一步分型。

（3）血清升华 可有不同程度的肾功能异常、低白蛋白血症、血尿酸增高、LDH 升高。病理性骨折愈合时，碱性磷酸酶增高。

（4）$β_2$ 微球蛋白 血、尿 $β_2$ 微球蛋白的量反映肾排泄功能和肿瘤细胞增殖情况。

（5）尿液检查 40%～70%患者的尿本周蛋白（Bence-Jones 蛋白，凝溶蛋白）阳性。这是一种小分子蛋白，经肾小球滤过。pH 为 4.5～5 的尿加热至 50～60℃ 时出现蛋白凝固的浑浊沉淀物；继续加热至 90℃，此种凝固蛋白质会溶解；待尿冷却到 50～60℃ 时又会出现蛋白质凝固。

（6）骨髓检查 正常骨髓中浆细胞数少于 2%，骨髓涂片中浆细胞数＞15%，是确诊多发性骨髓瘤的依据之一。多发性骨髓瘤累及骨髓呈片块状。浆细胞分布不均衡，呈弥漫状、局造性、间质性，或以上几种情况混合表现。浆细胞白血病的骨髓显示，浆细胞弥漫替代正常造血细胞，浆细胞的形态可从幼稚到成熟。骨髓瘤细胞的分化程度和弥漫程度决定预后的好坏，分化差者预后差，生存期短。多部位、多次穿刺，或在影像学检查阳性的部位穿刺，可提高阳性率。

（7）X 线检查 主要表现有 3 种，即弥漫性骨髓疏松，主要发生在脊柱、肋骨、骨盆；典型的虫蚀样、穿凿样改变，颅骨、骨盆、脊柱、肋骨、长骨多见；病理性骨折，长骨、肋骨、脊柱骨容易发生。

（8）MRI 检查 可准确评价肿瘤负荷，特别对检出骨的孤立性病变较敏感，95%多发性骨髓瘤在 MRI 检查中有异常。

（9）放射性核素 由于多发性骨髓瘤大多仅有溶骨改变而无成骨改变，放射性核素骨扫描阴性率较高，在有骨折部位可为阳性，所以在诊断中作用有限。

四、治疗

无症状稳定期的骨髓瘤无须治疗，定期随访；血或尿中M蛋白进行性升高或出现临床症状者，必须治疗。年龄小于70岁的患者，若条件允许，尽量进行造血干细胞移植。

对于大多数治疗有效的骨髓瘤患者，M蛋白等主要指标在一定时间内趋于稳定，进入平台期，可给予免疫治疗、动态观察等。

五、护理要点

1. 一般护理

平时应睡硬板床，保持身体的生理弯曲，减少体重对骨骼的压力；不做剧烈活动和扭腰、转体等动作；翻动患者时，避免推、拖、拉、拽，并注意上、下身保持在同一平面上，防止骨骼横断；适度活动，以促使肢体血液循环，外出活动时，应由家人陪同以防跌伤。

2. 饮食护理

供给患者高热量、高维生素、高钙、高蛋白质、低钠饮食，同时增加摄水量，保证每日尿量在 $1000\sim2500\text{mL}$。另外要戒烟、酒，以消除钙吸收障碍的因素。

3. 症状护理

（1）骨痛 观察疼痛的部位、形式、强度、性质、持续时间，并做好记录。减少疼痛刺激，取舒适卧位；采取减轻疼痛的方法，如按摩、加压冷热敷、针灸、电刺激；分散患者注意力，采取呼吸控制法、音乐疗法、引导想象法；选择合适的止痛剂。

（2）预防感染 指导患者养成良好的卫生习惯，保持环境整洁，空气流通，定时消毒；注意保暖，防止受凉感冒；少去公共场合，避免交叉感染，合理使用抗生素；骨髓受抑制严重时，应考虑保护性隔离。

（3）**贫血** 评估患者贫血的程度。轻度贫血患者可适当活动，但应避免劳累，养成每日午睡的习惯；重度贫血的患者应卧床休息，以减少机体耗氧量。限制探视人员的打扰，护理工作应集中进行，保证患者能得到充分休息。

（4）**出血** 严密观察出血倾向，去除可能引起出血的因素，如勿搔抓皮肤、挖鼻孔、剔牙、勿用力解大便；男性患者尽量减少刮胡须的次数，必要时可使用润滑剂及电动剃须刀。出血时，应让患者立即平卧，在出血点加压止血，局部可行冷敷，并立即建立静脉通道给予止血剂。备齐抢救药物及器材，积极配合医师进行抢救。

（5）**其他** 严密观察有无腰骶、下背部疼痛，或跛行。观察有无贫血及出血的表现，如面色苍白，活动后心悸、气促、牙龈出血、视物模糊等。观察有无反复感染症状，反复感染是骨髓移植的晚期征象，可导致患者免疫力降低。

4. 用药护理

严格遵医嘱给药，并注意观察用药后的不良反应。治疗期间，每2～3日检查血常规，每周检查肾功能、血钙和免疫球蛋白，每次化疗前后检查骨髓，密切观察病情变化。

5. 心理护理

多发性骨髓瘤是一种常见的浆细胞恶性增殖的疾病，对患者的身心健康危害大，病情发展快，组织破坏力强，大多数患者确诊后就会表现出恐惧、烦躁、焦虑、悲观等一系列严重的心理问题，这些不良心理反应对疾病的治疗及转归都极为不利，因此，应鼓励患者以积极的态度对待疾病，保持情绪稳定，树立信心，积极配合治疗。

第二十三章 骨 肿 瘤

一、定义

骨肿瘤是发生于骨骼系统的肿瘤，分原发性骨肿瘤和继发性骨肿瘤两大类。原发性骨肿瘤分 3 大类。

① 良性肿瘤：以骨软骨瘤最多见，其次为骨巨细胞瘤、软骨瘤、骨瘤、骨化性纤维瘤、血管瘤、骨样骨瘤、软骨黏液样纤维瘤、骨母细胞瘤、软骨母细胞瘤和非骨化性纤维瘤。

② 恶性肿瘤：以骨肉瘤最多见，其次为软骨肉瘤、纤维肉瘤、尤因肉瘤、恶性骨巨细胞瘤、脊索瘤、恶性淋巴瘤和恶性纤维组织细胞瘤。

③ 瘤样病变：以纤维异常增殖症占首位，其次为孤立性骨囊肿、嗜酸性肉芽肿、动脉瘤样骨囊肿。

继发性骨肿瘤是身体其他组织或器官的肿瘤转移到骨骼，以肺癌、乳腺癌、甲状腺癌发病率最高。

二、病因

骨肿瘤的病因至今尚不明确，可能受环境和遗传、病毒、射线等多种因素的影响。

三、临床表现

(1) 疼痛 为骨肿瘤早期出现的主要症状，病初较轻，呈间歇性，随病情的进展，疼痛可逐渐加重，发展为持续性。多数患者在夜间疼痛加剧以致影响睡眠。其疼痛可向远处放射。

(2) 肿胀或肿块 位于骨膜下或表浅的肿瘤出现较早，可触及骨膨胀变形；如肿瘤穿破到骨外，可产生固定的软组织肿块，表面光滑或者凹凸不平。

（3）功能障碍　骨肿瘤后期，因疼痛肿胀而患部功能将受到障碍，可伴有相应部位肌肉萎缩。

（4）压迫症状　向颅腔和鼻腔内生长的肿瘤，可压迫脑和鼻的组织，因而出现颅脑受压和呼吸不畅的症状；盆腔肿瘤可压迫直肠与膀胱，产生排便及排尿困难；脊椎肿瘤可压迫脊髓而产生瘫痪。

（5）畸形　因肿瘤影响肢体骨骼的发育及坚固性，而合并畸形，以下肢为明显。

（6）病理性骨折　肿瘤部位只要有轻微外力就易引起骨折。骨折部位肿胀疼痛剧烈。脊椎病理性骨折常合并截瘫。

（7）全身症状　骨肿瘤后期，由于肿瘤的消耗、毒素的刺激和痛苦的折磨，可出现一系列全身症状，如失眠、烦躁、食欲不振、精神萎靡、面色苍白、进行性消瘦、贫血、恶病质等。

四、辅助检查

（1）X线检查　良性骨肿瘤一般表现为肿瘤骨质改变规则，密度均匀，边缘清晰，一般无骨膜反应和软组织阴影；恶性骨肿瘤显示骨质破坏明显，密度不均，边界不清，可见骨膜反应，如 Codman 三角（骨膜三角）或放射状阴影，并可见软组织内不规则阴影或瘤骨阴影。

（2）CT 和 MRI 检查　对了解肿瘤的范围及其与邻近器官、组织解剖关系有重要意义。放射性核素扫描可显示多发病灶、跳跃病灶或转移灶。

（3）活体组织检查　对骨肿瘤诊断极为重要，主要检查方法有穿刺活检和切开活检。

五、治疗

（1）良性肿瘤　多以局部刮除植骨或切除为主，如能彻底去除，一般不复发，愈后良好。

(2) 恶性肿瘤

① 手术切除是治疗的主要手段。截肢、关节离断是最常用的方法。但是，由于化疗方法的进步，近年来一些学者开始做瘤段切除或全股骨切除，用人工假体置换，采取保留肢体的"局部广泛切除加功能重建"辅以化疗等措施。

② 全身化疗常用的药物有多柔比星及大剂量甲氨蝶呤，但药物的作用选择性不强、肿瘤细胞在分裂周期中不同步，都影响化疗的效果。

③ 局部化疗包括动脉内持续化疗及区域灌注，其中以区域灌注效果较好。

④ 免疫疗法，由于干扰素来源有限，还不能广为应用。

⑤ 放疗方法对骨肿瘤只能作为一种辅助治疗。

六、护理要点

1. 术前护理

(1) 心理护理　恶性骨肿瘤病情发展快，组织破坏力强，易转移。转移性骨肿瘤患者，晚期出现恶病质和全身多器官功能衰竭，随时有生命危险。应加强与患者及其家属的沟通，关心体贴患者，给予心理安慰、支持和鼓励，消除患者的不良心理反应。需要截肢者，应向患者及其家属说明截肢的必要性，义肢的安装与功能重建，帮助患者克服预感性悲哀心理，使其配合治疗。对良性骨肿瘤的患者，要讲解肿瘤的特点，告知肿瘤生长缓慢，症状较轻，预后较好，解除其顾虑。

(2) 体位　注意休息，保证充足睡眠。下肢骨肿瘤的患者，应避免下地负重，以预防病理性骨折。

(3) 饮食护理　术前进食高蛋白、高热量、高维生素的食物，加强营养，以提高对手术的耐受性。术前禁食 10～12 小时，禁饮 4～6 小时。

（4）**肿瘤局部护理**　恶性肿瘤不能用力按摩挤压，不能热敷、理疗，不能涂药、油和刺激性药膏，不能随便用中草药外敷。

（5）**疼痛护理**　评估患者疼痛的程度，按三阶梯止痛疗法控制疼痛，制订适宜的止痛计划并实施，以患者感觉舒适为度。

（6）**术前准备**　教会患者有效咳嗽、排痰的方法。吸烟者应在术前2周戒烟。术前使患者掌握床上排便的方法。下肢截肢者应学会拐杖的使用方法，进行手臂力量锻炼。行假体置换术者，指导患者学会有关肌肉的等长收缩，以及足部的跖、背屈运动的方法。严格检查手术区域及附近的皮肤，如有破溃及皮肤病，均要报告医师处理。皮肤准备：皮肤准备范围要超出上下关节范围。无菌手术前3日开始备皮，即第1、第2日用肥皂水清洁局部皮肤；第3日将手术区皮肤剃毛、洗净，用75％乙醇消毒后无菌巾包扎；术日晨重新消毒后包扎。注意剃毛发时不可刮破皮肤，以免增加感染机会。

2. 术后护理

（1）**心理护理**　手术创伤、麻醉反应、疼痛、患肢制动、留置各种管道以及担心疾病预后等，使患者产生焦虑、恐惧心理。要主动与患者多交流，做好解释工作，给予心理安慰和心理支持，使之积极配合治疗，保持情绪稳定。

（2）**体位**　全身麻醉术后，患者平卧至苏醒后6小时，头偏向一侧；腰麻、硬膜外联合麻醉去枕平卧24小时；硬膜外麻醉去枕平卧6小时。四肢术后，用枕头或支架抬高患肢使之高于心脏水平，以减轻患肢肿胀，保持关节功能位，必要时用石膏外固定，固定的肢体摆放应以舒适、有利于静脉回流、不引起石膏断裂或压迫局部软组织为原则。

（3）**饮食护理**　术后饮食宜清淡，进食高蛋白，高热量，富含胶原、微量元素及维生素A、维生素C的食物，以补充足够的营养，促进伤口的愈合及机体康复。全身麻醉及硬膜外麻醉、腰硬膜外联合麻醉术后 6 小时予半流质饮食，术后第 1 日可予普食；臂丛麻醉术 4 小时后可予普食。

（4）病情观察　注意观察体温、脉搏、呼吸、血压的变化，并做好病情记录；观察患肢末梢血运，包括皮肤颜色、温度、感觉、毛细血管充盈反应、动脉搏动情况；观察肢体有无疼痛、肿胀以及有无神经损伤表现；观察伤口有无渗血，如渗血较多，及时报告医师，更换敷料，加压包扎。

（5）引流管护理　定期挤压，保持引流管通畅，及时在无菌操作下更换负压引流盒。注意观察并记录引流液的颜色、量、性质，发现异常及时通知医师。

（6）疼痛护理　术后伤口疼痛，在排除外部压迫或缺血等原因引起的疼痛后，遵医嘱及时给予止痛剂。使用 PCA 泵止痛要妥善固定，保持通畅，定期观察和询问患者有无疼痛及其他不适。对疑有骨筋膜室综合征的患者，切不可抬高及热敷患肢，以免加重缺血，一旦确诊，即切开减压，解除室内高压。

（7）功能锻炼　根据病变部位和手术方式制订相应的锻炼计划，帮助患者改善或恢复肢体功能，促进全身健康，防止并发症。

（8）预防长期卧床并发症　长期卧床者，如病情允许，应加强翻身，指导进行有效咳嗽及多饮水，以预防压疮、肺部感染和泌尿系感染。指导患者进食粗纤维食物和腹部按摩，以防止便秘。

（9）行假体置换术后护理

① 适当抬高患肢，保持功能位：髋关节置换术后，保持患肢外展 30°中立位，可穿防外旋鞋或进行皮牵引，避免下肢内收和外旋；膝关节置换术后，保持膝屈曲 10°，两侧可放置沙袋保持中立位；肩关节置换术后，用三角巾固定，保持上臂与身体侧边平行，肘关节屈曲 90°，前臂置于胸前；肘关节置换术后，屈肘 90°。须经常检查患肢位置。

② 病情观察：注意观察患肢末梢皮肤颜色、温度、肿胀情况，以及有无异常感觉、有无被动牵拉指（趾）痛等。髋关节置换术后，注意观察患者的生命体征、意识状态和皮肤黏膜情况，必要时早期采取抗凝措施，积极预防和及时发现肺栓塞。注意伤口渗血和引流情况，敷料有渗血、渗液时及时更换；保持伤口引流通畅，注意观察引流液的色、量及性质；更换引流装置时严格无菌操作。遵医嘱使用抗生素防治感染，注意观察药物疗效和有无不良反应。

③ 适时指导、协助患者进行正确的功能锻炼：术后第 1 日即可开始患肢肌肉的等长收缩，足部的跖屈和背屈，手指握拳运动及未固定关节的活动。全髋关节置换术一般拆线后即可坐起，在床上练习关节活动，待适应直立姿势后可扶拐下地行走，拐杖使用 1～2 个月，以后即可使用手杖；避免急速行走和赛跑，避免坐凳过矮，防止关节脱位。膝关节置换术返回病房后即可在关节持续被动功能练习器上进行膝关节屈伸活动，逐步增加关节活动度和活动量，一般术后 1 周可进行关节主动运动，2 周后练习扶拐下地行走，拐杖一般使用 2 个月以上；患者扶拐下地行走时须注意保护，以防止跌倒。肘关节置换术后 1～2 周可进行关节主动屈伸运动。肩关节置换术后 2～3 周可主动练习肩关节外展。

（10）截肢术后护理

① 术后测量生命体征，观察全身情况；保持引流管通畅，观察引流液的色、量以及性质；观察伤口渗血情况，必要时床旁备沙袋和止血带。残肢用弹力绷带包扎，松紧适宜。

② 观察残肢有无出血、红肿、水疱、渗液、皮肤坏死、并发感染等。残肢末端平放床面，关节处于功能位。大腿截肢者，要防止髋关节屈曲外展挛缩；小腿截肢者，要避免膝关节屈曲外展挛缩。对残端给予经常和均匀的压迫，促进残端软组织收缩。术后 3 周可局部按摩，促进水肿消退，并练习残肢屈伸运动，达到术前范围。积极锻炼，主动活动，增强肌力，早

期扶拐行走，为安装义肢做准备。

③ 对幻肢痛的患者要关心体贴，进行精神安慰、心理疏导，运用能增加舒适感的措施减轻幻肢痛，如转身运动、放松运动、改变体位等；对疼痛病史较长的患者，可轻轻叩击其残肢残端，也可采用理疗，如热敷、离子透入等；指导患者进行适当的残肢活动和早期扶拐下地行走，有利于缓解症状。以上方法均无效者，可用催眠、精神治疗、针灸等。对顽固性疼痛，可行封闭、交感神经阻滞或交感神经切断术。

④ 训练患者的平衡能力和独立生活能力，从精神上、日常生活上多帮助患者，减轻其痛苦。

第四篇
常用药物

第二十四章 烷 化 剂

烷化剂是包括能与细胞的功能基团起烷化反应的一类化合物，其化学活性较强，通过活泼的烷基，如 β-氯乙胺基、乙撑亚胺基、磺酸酯基等，起烷化反应作用，与 DNA 的两条互补链上各一个核酸碱基产生共价结合，形成交叉联结，导致 DNA 链的断裂，直接抑制 DNA 的复制，阻止细胞分裂繁殖。它是细胞增殖周期非特异性药物（CCNSA），因此，它既是一类广谱的抗肿瘤药物，又是一类选择性不高的，能对人体生长较快的正常组织，如骨髓、淋巴组织、胃肠黏膜、性细胞及毛囊等有抑制作用的抗癌药物。主要有以下几类：

① 氮芥类：均有活跃的双氯乙基集团，比较重要的有氮芥、苯丁酸氮芥、环磷酰胺（CTX）、异环磷酰胺（IFO）等。

② 亚硝脲类：最早的结构是 N-甲基亚硝脲（MNU）。以后，合成了加入氯乙基集团的系列化合物，其中临床有效的有 ACNU（尼莫司汀）、BCNU（卡莫司汀）、CCNU（司莫司汀）、甲基 CCNU 等，链脲霉素均曾进入临床，但目前已不用。其中 ACNU、BCNU、CCNU 能通过血脑屏障，临床用于脑瘤及颅内转移瘤的治疗。主要不良反应是消化道反应及迟发性的骨髓抑制，应注意对血象的观测，及时发现并给予处理。

③ 乙烯亚胺类：在研究氮芥作用的过程中，发现氮芥是以乙烯亚胺形式发挥烷化作用的，因此，合成了 2,4,6-三乙烯亚胺三嗪化合物（TEM），并证明在临床具有抗肿瘤效应，但目前在临床应用的只有塞替派。

④ 甲烷磺酸酯类：为根据交叉键联系复合成的系列化合物，目前临床常用的只有白消安。

⑤ 其他：具有烷化作用的有达卡巴嗪（DTIC）、丙卡巴肼（PCZ）六甲嘧胺（HHN）等。

氮　芥

【药理作用】

氮芥是最早用于临床并取得突出疗效的抗肿瘤药物。为双氯乙胺类烷化剂的代表，它是一高度活泼的化合物。

【适应证】

主要用于恶性淋巴瘤，以及癌性胸膜、心包及腹腔积液。目前已很少用于其他肿瘤，对急性白血病无效。与长春新碱（VCR）、甲基卡肼（PCZ）及泼尼松（PDN）合用治疗霍奇金病有较高的疗效，对卵巢癌、乳腺癌、绒癌、前列腺癌、精原细胞瘤、鼻咽癌（半身化疗法）等也有一定疗效；腔内注射用以控制癌性胸腹水有较好疗效；对由于恶性淋巴瘤等压迫呼吸道和上腔静脉压迫综合征引起的严重症状，可使之迅速缓解。

【用法及用量】

因本品有明显的局部刺激作用，易引起组织坏死，仅供动脉、静脉及腔内给药。

（1）静脉注射　每次 5～10mg，每周 1～2 次，总量 30～60mg，疗程间隔 2～4 周。每次量用生理盐水 10mL 溶解，从正在输注 5% 葡萄糖液的乳胶管中刺入慢速推注，注入后应继续输液一定时间，以减轻对静脉的刺激。

（2）动脉注射　每次 5～10mg，每日或隔日 1 次，用生理盐水溶解。

（3）腔内注射　每次 10～20mg，溶于 20～40mL 生理盐水中，在抽液后注入胸或腹腔内，注入后 5 分钟内应多次变换体位，使药液在腔内分布均匀，每 5～7 日 1 次，4～5 次为 1 个疗程。

（4）腹主动脉下半身阻断给药　每次 0.2mg/kg，每周 2～3 次，总量 60mg 为一个疗程。方法：用腹带加纱布团用血压计气囊加压阻断腹主动脉后，由上肢静脉快速注入药物，

10～15 分钟后解除腹带。

【不良反应】

（1）局部反应　氮芥对局部组织有较强的刺激作用，反复注射的静脉可引起静脉炎和栓塞性静脉炎；药液漏于血管外可引起局部肿胀、疼痛，甚至组织坏死、溃疡。

（2）胃肠道反应　食欲减退、恶心、呕吐或腹泻，其中呕吐较突出，可应用恩丹西酮或甲氧氯普胺（胃复安）及地塞米松止吐。

（3）骨髓抑制　是氮芥的剂量限制性毒性反应，可引起白细胞、血小板明显减少，最低值出现在用药后 7～15 日，2～3周可恢复。

（4）其他　可有头晕、乏力、脱发、闭经、不育等。

【禁忌证】

① 有致突变或致畸胎作用，可造成胎儿死亡或先天性畸形。孕妇须慎重考虑，特别是妊娠初期的三个月。

② 下列情况应慎用：骨髓抑制、感染、肿瘤细胞浸润骨髓等。

【注意事项】

1. 本品注射勿漏于血管外。一旦漏出血管外，应立即局部皮下注射 0.25% 硫代硫酸钠或生理盐水及冷敷 6～12 小时。

2. 用药期间应每周查白细胞、血小板 1～2 次。

3. 氮芥溶解后极不稳定，使用时须新鲜配制，溶入 10mL生理盐水后立即静脉冲入。

4. 烷化剂有致突变或致畸胎的作用，孕妇慎用。

5. 有致癌性，长期应用氮芥，继发性肿瘤发生的危险增加。

6. 本品可使血及尿中的尿酸增加，血浆胆碱酯酶减少，而干扰诊断。

7. 本品应新鲜配制，在 10 分钟内使用，且不能用于皮下注射、肌内注射和口服。

苯丁酸氮芥

【药理作用】

本品为细胞周期非特异性抗肿瘤药物，通过形成不稳定的亚乙基亚胺而产生细胞毒性作用，作用较慢，骨髓抑制的出现及恢复亦较慢。本品干扰 DNA 及 RNA 的功能，能与 DNA 发生交叉联结，对细胞周期中 M 期（细胞分裂期）及 G_1 期（DNA 合成前期）细胞的作用最强。本品低剂量时选择性地抑制淋巴细胞，使淋巴组织萎缩，抑制抗体的合成；较大剂量可致各类白细胞减少，造成严重的骨髓抑制。其免疫抑制诱导时间明显较环磷酰胺长，但严重的骨髓抑制较少发生。

【适应证】

1. 主要用于慢性淋巴细胞白血病，也适用于恶性淋巴瘤、多发性骨髓瘤、巨球蛋白血症、卵巢癌。

2. 作为免疫抑制剂使用。

【用法及用量】

（1）抗癌　口服，按体重每日 0.2mg/kg 给药，每 3～4 周连服 10～14 日；或按体重 0.4mg/kg 给药，每 2 周用药 1 次。

（2）免疫抑制　口服，每日 3～6mg，早饭前 1 小时或晚饭后 2 小时服用，连服数周，待疗效或骨髓抑制出现后减量，总量一般为 300～500mg。

【不良反应】

（1）造血系统　最常见的不良反应是免疫抑制与骨髓抑制，尤其是长期服用本品者。主要为淋巴细胞减少，对粒细胞和血小板的抑制较轻，如能及时停药，一般是可逆的，但也有造成严重不可逆骨髓损伤的报道。此药有致肿瘤的作用，有应用其治疗巨球蛋白血症、慢性淋巴性白血病、类风湿性关节炎、乳腺癌等时，发生急性白血病、恶性组织细胞增多症及急性成髓细胞白血病的报道。

（2）消化系统　本品常引起恶心、呕吐、腹泻及口腔溃疡，少见的不良反应有肝损伤和黄疸。

（3）神经系统　震颤、肌紧张、神志不清、激动、共济失调等均有报道，一般停药后可以逐渐恢复。偶见本品引起昏迷。此药的神经毒性作用罕见，主要见于儿童用药过量或肾病综合征患者。每次用此药 2mg 可发生幻觉伴左右颞区灶性癫痫发作。

（4）本品还可能引起肺纤维化、间质性肺炎、药物热、皮肤过敏、皮炎、膀胱炎、男性不育症、继发性肿瘤等。应用此药达 400mg，可出现进行性及可逆性精子减少；总剂量在 400mg 以上，则出现精子缺乏及睾丸生殖障碍。长期应用，对青春期患者也可产生精子缺乏或持久不育。此药常致卵巢功能失常，并与剂量及年龄有关。

【禁忌证】

（1）禁用　妊娠初期的 3 个月禁用（因烷化剂有致突变及致畸胎的作用，可增加胎儿死亡及先天性畸形的发生率）。

（2）慎用　有骨髓抑制、痛风、感染或泌尿道结石史者慎用；过去接受过放射治疗或反复多次多种药物联合化疗者慎用。

【注意事项】

1. 为防止用药期间出现尿酸性肾病或高尿酸血症，可采用大量补液、碱化尿液，或给予别嘌醇。

2. 间歇给药比每日小剂量维持对骨髓的毒性较小，前一用药方式在 2 个疗程内可使骨髓恢复。

3. 用药期间须定期检查白细胞计数及分类，血小板计数；定期做肾功能检查（尿素氮、肌酐清除率）；定期检查肝功能（血清胆红素及谷丙转氨酶）和测定血清尿酸水平。

4. 本品在治疗后 3 周左右才能在临床上看到疗效，不应在 4 周内因未见明显改善而停止治疗。

5. 活疫苗使感染的风险增加，故接受本品免疫抑制化疗的患者将不接种活疫苗；白血病患者除外，但在停止化疗至接种活疫苗之间至少间隔 3 个月。

6. 与其他骨髓抑制药物同时应用可增加疗效，但剂量必须适当调整。

环磷酰胺

【药理作用】

环磷酰胺是双功能烷化剂及细胞周期非特异性药物，在体外无抗肿瘤活性，进入体内后先在肝脏中经微粒体功能氧化酶转化成醛磷酰胺，而醛磷酰胺不稳定，在肿瘤细胞内分解成磷酰胺氮芥及丙烯醛。磷酰胺氮芥对肿瘤细胞有细胞毒作用，可干扰 DNA 及 RNA 功能，尤其对前者的影响更大，它与 DNA 发生交叉联结，抑制 DNA 合成，对细胞周期中的 S 期（DNA 合成期）作用最明显。作为免疫抑制剂，其免疫抑制作用是由于能抑制细胞的增殖，非特异性地杀伤抗原敏感性小淋巴细胞，限制其转化为免疫母细胞。在抗原刺激后给予最为有效，但在抗原刺激前给予大剂量也有一定作用。看起来环磷酰胺对 B 细胞的作用更显著，但实际上对受抗原刺激进入分裂时的 B 细胞和 T 细胞有相等的作用，对体液免疫和细胞免疫均有抑制作用。此外，环磷酰胺尚具有抗炎作用，这主要是由于干扰细胞的增殖，部分是由于直接的抗炎作用。

【适应证】

本品既是广谱抗肿瘤药，对白血病和实体瘤都有效，又是目前应用的各种免疫抑制剂中作用最强的药物之一，也是烷化剂中作为免疫抑制剂应用最多的药物。

1. 适用于恶性淋巴瘤、多发性骨髓瘤、淋巴细胞白血病，实体瘤，如神经母细胞瘤、卵巢癌、乳腺癌、各种肉瘤及肺癌等。

2. 用于各种自身免疫性疾病，对严重类风湿性关节炎及全身性红斑狼疮，大部分病例有效；对儿童肾病综合征，其疗效较硫唑嘌呤为好，可长期缓解。可单独用药，但与皮质激素并用则疗效较佳，且不良反应较少。对多发性肉芽肿亦常用。

与皮质激素并用于治疗天疱疮疗效也好。此外，也用于治疗溃疡性结肠炎、特发性血小板减少性紫癜等自身免疫性疾病。

3. 适用于器官移植时抗排异反应，通常是与泼尼松、抗淋巴细胞球蛋白并用，其效果与硫唑嘌呤—泼尼松—抗淋巴细胞球蛋白的效果无明显差异，因此，环磷酰胺可以代替后一组药物中的硫唑嘌呤，以避免硫唑嘌呤对肝脏可能产生的不良影响。

4. 本品为抗代谢药，有显著的细胞毒性，可抑制正常组织、新生组织、炎症和炎性细胞的增殖，故可用于翼状胬肉术后、角膜移植术后蚕食性角膜溃疡等。

【用法及用量】

（1）成人　口服给药，按体重每日 2～3mg/kg；静脉注射，按体重每次 4mg/kg，每日或隔日 1 次。

（2）儿童　口服给药，按体重每日 2～6mg/kg；静脉注射，按体重每次 2～6mg/kg，每日或隔日 1 次。

【不良反应】

一般毒性反应特点：本品治疗指数低，对多种器官系统均有毒性反应，不良反应均为急性发作，如渗血、呕吐、黏膜炎、脱发、骨髓抑制、与剂量相关的引起肺疾病、心脏毒性、原有病情恶化、全血细胞减少等。偶见发热、过敏、荨麻疹，或视物模糊。

（1）心血管系统　常规剂量的环磷酰胺不产生心脏毒性，大剂量可能引起出血性心肌坏死，甚至在停药后 2 周仍可见心力衰竭。心电图、心脏酶的测定及 X 射线检查都可证实心肌病的存在，包括病灶部位出血、冠脉血管脉管炎等。

（2）肝脏　此药引起肝脏损害较为罕见，但可剂量依赖性引起肝损伤，这可能是由于环磷酰胺的主要代谢物丙烯醛的肝脏毒性作用，引起肝细胞坏死、肝小叶中心充血，并伴随氨基转移酶升高。

（3）消化系统　最常见的不良反应是恶心、呕吐，发生率为 60%～90%，这也是患者不能耐受的主要原因。

（4）泌尿系统　环磷酰胺的代谢产物可以引起肾出血、膀胱纤维化及出血性膀胱炎（这是立即或永久停药的指征，否则将发生膀胱癌）、肾盂积水、膀胱尿道反流，甚至继发肾癌。但与其他烷化剂抗癌药相比，本品的肾毒性相对较低。此药可引起膀胱刺激症状及出血，大量补充液体或利尿及常排空膀胱可使上述症状缓解。

（5）呼吸系统　罕见肺纤维化。

（6）皮肤、黏膜　不论是单独使用或与其他药物合并使用，本品均影响毛囊细胞的分裂，对头发、毛囊均有明显毒性。用药后引起脱发的程度是与剂量相关的，停药后可逐渐长出新发。由于本品可以抑制口腔黏膜的快速增殖，引起口腔炎、口咽部感觉异常，也可引起药物性皮炎；与其他药物合并使用，也偶见指甲脱落和色素沉着。

（7）眼毒性　本品对眼毒性很小，仅有数例视物模糊的报道。

（8）生殖系统　本品对生殖系统有较明显的毒性，可降低睾丸间质的细胞功能，引起男子精子缺乏；也可造成女子卵巢损伤，并与剂量有关。

（9）致肿瘤作用　应用此药治疗多发性骨髓瘤、慢性淋巴性白血病、乳腺癌、卵巢癌等，可发生急性白血病。

（10）骨髓抑制　白细胞往往在给药后 10～14 日最低，多在停药后 21 日恢复正常；血小板减少比其他烷化剂少见。其严重程度与剂量有关。

（11）水、电解质代谢　当大剂量环磷酰胺（按体重 50mg/kg）与大量液体同时给予时，可产生水中毒，可同时给予呋塞米以防止。用于白血病或淋巴瘤治疗时，易发生高尿酸血症及尿酸性肾病。

（12）免疫系统　环磷酰胺可产生中等至重度免疫抑制。

（13）对下一代的影响　本品不论对人体或动物均有明显

的致畸、致突变作用，特别是在妊娠胚胎的分裂期和器官的发生期，造成胚胎吸收、发育迟缓、畸形（如肢端异常或腭裂）等，但对妊娠的毒性可能不是终生的。

【注意事项】

1. 肝、肾功能损害时，环磷酰胺的剂量应减少至治疗量的 1/2～1/3。

2. 白血病、淋巴瘤患者出现尿酸性肾病时，可采用以下方法预防：大量补液、碱化尿液及（或）给予别嘌醇。

3. 当由于肿瘤细胞浸润，或以往的化疗或放射治疗引起骨髓抑制，环磷酰胺的剂量应减少至治疗量的 1/2～1/3。

4. 如有明显的白细胞减少（特别是粒细胞减少）或血小板减少，应停用环磷酰胺，直至白细胞及血小板恢复至正常水平。

5. 口服环磷酰胺一般空腹给予。如发生胃部不适，可分次或与食物一起给予。

6. 由于环磷酰胺需在肝内活化成活性化合物，因此腔内给药无直接作用。

7. 应用本品时，务必嘱患者大量饮水。

异环磷酰胺

【药理作用】

异环磷酰胺为磷酰胺类衍生物，已经合成多年，但直到 80 年代有了尿路保护剂美司纳（Mesna）后才进入临床。本品是环磷酰胺的同分异构体，与环磷酰胺比较仅是一个氯乙基的位置不同。在体外无抗肿瘤活性，需要进入体内经肝脏活化后才有活性。其活性代谢物可与细胞内许多分子结构产生烷化或联结，通过与 DNA 和 RNA 交叉连接干扰二者功能，从而产生细胞毒作用。也具有抑制蛋白合成的作用。属氮芥类烷化剂以及细胞周期非特异性药物。本品在肝脏水解较环磷酰胺（CTX）慢，部分异环磷酰胺在活化前经过脱氯乙基作用而形成氯乙醛和去氯乙基异环磷酰胺，这些代谢物无抗肿瘤作用，但有潜在的细胞毒作用；而 CTX 只有很小部分去氯乙基化。本品主要作用于 DNA 鸟氨酸 N_7 位置，与 CTX 不同之处是本品不形成去甲氮芥。

【适应证】

本品对多种实体瘤和某些白血病均有效，其抗瘤谱与环磷酰胺不完全相同。适用于骨及软组织肉瘤、非小细胞肺癌、乳腺癌、头颈部癌、子宫颈癌、食管癌。

【用法及用量】

静脉给药。单药治疗时，按体表面积每日 $1.2 \sim 2.5 g/m^2$，连续 5 日为 1 个疗程，下 1 个疗程至少应间隔 $3 \sim 4$ 周；联合用药时，按体表面积每日 $1.2 \sim 2.0 g/m^2$，连续 5 日为 1 个疗程，下 1 个疗程至少应间隔 $3 \sim 4$ 周。给异环磷酰胺的同时及其后的第 4、8 小时，将保护药美司钠 400mg 溶于生理盐水 10mL 内，静脉推注（美司钠剂量为异环磷酰胺的 20%）。

【不良反应】

1. 主要毒性为泌尿道刺激，如不给尿路保护剂，有 18% ~ 40% 患者可出现血尿。肾毒性表现为血肌酐升高，高剂量时可导致肾小管坏死。儿童长期应用异环磷酰胺可引起 Fanconi 综合征（范科尼综合征）。

2. 剂量过大、肾功能不全和既往用过顺铂的患者可产生中枢神经系统毒性，表现为焦虑不安、神情慌乱、幻觉、乏力、昏睡、意识不清，少见晕厥、癫痫发作甚至昏迷。常在药物治疗期内或停药后短期内出现。

3. 骨髓抑制主要表现为轻至中度白细胞和血小板减少，最低值常出现在给药后的 $7 \sim 14$ 日，大多可在停药 20 日左右恢复正常。

4. 代谢产物引起出血性膀胱炎，表现为排尿困难、尿频和尿痛，可在给药后几小时或几周内出现，通常在停药后几日消失。若给予保护药美司纳、分次给药或适当水化可减少这一不良反应的发生。

5. 少见的不良反应有一过性无症状的肝肾功能异常，大剂量给药可因肾毒性而产生代谢性酸中毒。注射可引起静脉炎。

6. 长期用药可导致免疫抑制、垂体功能低下、男性不育症和继发性肿瘤。

7. 其他不良反应包括脱发、恶心和呕吐等。个别报道在大剂量时，可有肺炎和心脏毒性。

【禁忌证】

（1）禁用　对本品过敏和双侧输尿管阻塞者禁用。

（2）慎用　出血性膀胱炎、严重骨髓抑制、妊娠、肾功能不全和既往用过顺铂的患者应慎用。

【注意事项】

1. 本品与放疗同时应用，可使放疗引起的皮肤反应加重。

2. 本品 200mg 溶于 5mL 注射用水中供静脉注射。若采用静脉滴注，可将上述稀释液注入 500mL 的复方氯化钠溶液、生理盐水、5% 葡萄糖液或其他任何一种类似的静脉滴注液中，滴注 3～4 小时。

3. 溶液配制后应尽快使用。

4. 用药期间应注意监测尿常规、血象及肝肾功能；本品总剂量不超过 49.6～100g/m^2，尤其是儿童；本品可能抑制创伤愈合；本品有致癌或致突变的可能。

5. 与其他细胞毒药物联合应用时，应酌情减量。

苯丙氨酸氮芥

【药理作用】

本品的左旋体为 L-苯丙氨酸氮芥，其消旋体名溶肉瘤素。本品是双功能烷化剂，是细胞周期非特异性药物，具有细胞毒性作用。主要由于与 DNA 及 RNA 发生交叉联结，以抑制蛋白质的合成。

【适应证】

本品对多发性骨髓瘤有明显疗效，也适用于卵巢癌。

【用法及用量】

口服给药。多发性骨髓瘤，按体重每日 0.25mg/kg 给药，连用 5 日，每 5～6 周重复疗程；卵巢癌，按体重每日 0.2mg/kg 给药，连用 5 日，每 4～5 周重复疗程。

【不良反应】

（1）血液系统　骨髓抑制是最常见的不良反应，可致血细胞及血小板下降，白细胞及血小板在给药后 2～3 周最低，在 4～8 周可恢复正常。长期应用，致癌的危险性明显增加，特别是白血病或骨髓增生综合征。

（2）消化系统　多数患者在服药后数小时有恶心、呕吐及食欲减退等，严重者可持续 2～4 日。

（3）其他

① 对性腺功能有抑制作用，造成精子缺乏及闭经（对性腺功能的影响与治疗的剂量及时间有关）。

② 长期给药的病例可发生严重的复发性脉管炎及肺纤维化。

③ 偶见过敏反应，表现为荨麻疹及皮疹。

【禁忌证】

（1）禁用　近期患水痘或带状疱疹者；妊娠初期的 3 个月。

（2）慎用　肾功能损害者、有痛风史者、泌尿道结石者慎用。

【注意事项】

1. 本品过量将引起死亡。已报道伴随胃肠外的本品过量的毒性作用包括：严重的恶心和呕吐、意识障碍、癫痫发作、肌肉麻痹及拟胆碱能作用。

2. 儿童用大剂量本品与萘啶酸合用，会引起致命的出血性小肠结肠炎。

氮　甲

【药理作用】

本品为细胞周期非特异性药物，能抑制肿瘤 DNA、RNA 和蛋白合成。口服本品后 30～60 分钟，在血液中可测出药物的存在，1～2 小时后血浆浓度达高峰，3～4 小时后逐渐消失。

【适应证】

对睾丸精原细胞瘤疗效突出；对多发骨髓瘤疗效较佳；对恶性淋巴瘤有一定的疗效。

【用法及用量】

口服。每日剂量为 150～200mg（3～4mg/kg），分 3～4 次或于睡前 1 次口服，一般单药剂量 6～8g 为 1 个疗程。

【不良反应】

（1）胃肠道反应　食欲不振，恶心，少数患者出现呕吐和腹泻。

（2）骨髓抑制　白细胞减少较明显，其次为血小板减少，对血红蛋白影响不大，一般在停药后 2～3 周血象即可恢复。有少数患者出现乏力和头晕等。

【注意事项】

氮甲睡前 1 次口服时，与镇静剂和止吐药同服，可减轻不良反应。

甘磷酰芥

【药理作用】

本品为甘氨酸磷酰氮芥化合物，属环磷酰胺衍生物，但不需要活化，可直接起烷化作用，其作用机理主要为抑制 DNA 合成。动物实验表明，对吉田肉瘤实体型和腹水型的抑瘤率分别为 99.7% 和 100%，对瓦克癌肉瘤 256 为 91%，对肉瘤 S-180 为 30%，对网状细胞肉瘤 L2 为 30%，对梭形细胞肉瘤 B22 为 45%。在组织培养中对 Hela 细胞的增殖和有丝分裂有明显抑制作用。动物亚急性毒性实验显示，每日给狗甘磷酰芥 20mg/kg，连服 10 日，对红细胞、血红蛋白和肝肾功能无明显影响，对胃肠道反应也不明显，而白细胞及血小板的抑制已出现，但停药 2 日后可恢复正常。

【适应证】

目前主要局部外用对治疗乳腺癌和子宫颈癌等的癌性溃疡

有效。

【用法及用量】

(1) 间歇口服用药　每次 0.5g，每日 2 次，每周连用 4 日，休息 3 日，总量 20g 为 1 个疗程。

(2) 连续口服用药　每次 0.5g，每日 2 次，连续服用，总量 15～20g 为 1 个疗程，随大量新抗癌药的出现，本品已很少口服应用。

(3) 局部用药　用 20% 甘磷酰芥的二甲亚砜溶液喷敷，或用 1%～2% 的硅酸软膏局部外涂于溃疡面上，每日 2 次，连用 20～30 日为 1 个疗程。

【不良反应】

(1) 胃肠道反应　有食欲不振、恶心及呕吐，但程度较轻。

(2) 骨髓抑制　表现为白细胞和血小板减少，且多在用药后期发生，对血红蛋白影响较小。间歇用药和连续用药的血红蛋白下降率分别为 4.2% 和 7.7%，白细胞减少率分别为 22.2% 和 46.2%，血小板减少率分别为 25.4% 和 23.1%。

(3) 其他反应　尚包括轻度的头晕、乏力等。

【禁忌证】

1. 凡有严重骨髓抑制、感染者禁用；对本品过敏者禁用。

2. 本品有致突变、致畸胎作用，可造成胎儿死亡或先天畸形，故早孕妇女禁用。

【注意事项】

本品骨髓抑制常发生较迟，治疗中和治疗后应密切观察血象，并及时处理。目前已不口服给药，主要为局部外用。外用时，本品在二甲亚砜溶液内容易破坏，故须在使用药物前临时配制。

甲氧芳芥

【药理作用】

本品为氮芥类衍生物，是我国研制成功的抗癌药物，能影响癌细胞的核酸代谢，干扰癌细胞核分裂，从而抑制癌组织生长。

【适应证】

对慢性粒细胞白血病、睾丸精原细胞瘤的疗效较好，对恶性淋巴瘤、乳腺癌亦有一定的疗效。

【用法及用量】

口服给药，一般按每日 $25\sim50$mg 的剂量给药，总量 $1\sim1.5$g 为 1 个疗程；当总量达 0.5g 以上时，即减量为每日 25mg。

【不良反应】

(1) 有食欲不振、恶心、呕吐、腹泻。

(2) 骨髓抑制可出现白细胞和血小板减少，部分患者可有出血倾向。

【禁忌证】

骨髓抑制者慎用。白细胞降至 4×10^9/L，或慢性粒细胞白血病者白细胞为 2×10^9/L 时，应停药。

硝 卡 芥

【药理作用】

本品为苯丙氨酸氮芥类抗肿瘤药，属细胞周期非特异性药物，抑制 DNA 和 RNA 的合成，对 DNA 的合成更为显著。对癌细胞分裂各期均有影响，对增殖和非增殖细胞都有作用。对多种动物肿瘤有抑制作用。抗瘤谱广，毒性较低。

【适应证】

癌性胸腹水、恶性淋巴癌、肺癌、精原细胞瘤、多发性骨髓瘤、鼻咽癌及食管癌。

【用法及用量】

每次 $20\sim40$mg（$1\sim2$ 支），加入生理盐水或 5% 葡萄糖液 40mL 静脉注射，或加入 5% 葡萄糖液静脉滴注，每周 $1\sim2$ 次，连续 2 周，休息 $1\sim2$ 周为 1 周期。胸腹腔注射，每次 $40\sim60$mg（$2\sim3$ 支），加生理盐水 30mL，每周 1 次，根据血象、肝肾功能及病情调整治疗周期。

【不良反应】

(1) 胃肠道反应　食欲下降、恶心，偶有呕吐。

(2) 骨髓抑制　一般较轻。脱发、乏力。

(3) 偶有血栓性静脉炎。

【禁忌证】

孕妇及哺乳期妇女禁用。

【注意事项】

肝肾功能异常或恶病质者慎用；注射剂应新鲜配制；腔内注射时，应尽可能抽尽积液后注射。

甲氧氮芥

【药理作用】

本品可抑制癌细胞的核分裂过程，使前、中、后各期的分裂现象减少；对癌细胞核酸代谢也有一定的抑制作用。本品在体内被还原成氮芥而起作用。本品局部刺激症状轻微，可用于口服及肌内注射。但见效慢，对骨髓抑制时间较长。

【适应证】

1. 主要用于恶性淋巴瘤、癌性胸膜炎、心包及腹腔积液。

2. 适用于慢性粒细胞白血病、恶性淋巴瘤、多发性骨髓瘤、骨转移性癌、乳腺癌、肺癌等。

【用法及用量】

(1) 肌内或静脉注射　按体重每次按 $0.5 \sim 1.0 \text{mg/kg}$ 给药，每日或隔日注射 1 次，总量达 $500 \sim 1000 \text{mg}$ 为 1 个疗程。

(2) 瘤体局部注射　每次 0.1g，溶于 10mL 生理盐水后注射，每 $5 \sim 7$ 日 1 次，1 个疗程总量为 0.5g。

(3) 腔内注射　每次 0.1g，溶于 10mL 生理盐水后注射，每 $5 \sim 7$ 日 1 次，1 个疗程总量为 0.5g。

(4) 口服给药　每日 $25 \sim 50 \text{mg}$ 和碳酸氢钠 1g 同服，一般用药剂量达到 500mg 以上时，应逐渐减量至每日 25mg，总量达 1000mg 为 1 个疗程。

【不良反应】

1. 本品毒性反应与氮芥相似，主要毒性反应是骨髓抑制，约 1/3 患者有白细胞减少。白细胞减少与每日用药剂量有关。少数患者有血小板减少和出血倾向。个别病例停药后白细胞仍继续下降，一般在停药或服用碳酸氢钠后可消除该反应。

2. 尚有恶心、呕吐等不良反应。本品局部刺激作用和早期毒性反应都比氮芥轻，因此可口服或肌内注射。对骨髓抑制时间较长。

3. 其他毒性作用　如斑丘疹样皮疹、脱发、听力丧失和耳鸣、眩晕、黄疸、月经失调、精子形成受阻、完全性性腺发育不良；特别是淋巴瘤患者，可发生血尿酸过多。给药前应适量饮水以防止尿酸性肾病。

4. 局部应用常出现变应性的过敏反应，常须进行脱敏。

【禁忌证】

严重感染者，以前曾接受过化学治疗或放射治疗的患者慎用。

【注意事项】

1. 本品有一定蓄积作用，故不宜大剂量连续用药，总剂量超过 700mg 应密切注意血象变化，在停药后 1～2 周内仍应观察血象。

2. 为了减少胃肠道反应，可与碳酸氢钠 1g 同服。

3. 一般每日量以不大于 50mg 较安全；显效量为 500mg 左右；疗程总量为 500～1000mg。

4. 慢性粒细胞白血病，用本品维持治疗时，缓解期显著延长，对白消安耐药的病例应用本品仍然有效。

磷脂苯芥

【药理作用】

本品为我国创制的氮芥类抗癌药，作用机制与氮芥类似，为细胞周期非特异性药物，对肿瘤细胞分裂各期均有作用，并以细胞分裂的前期和中期最为显著。主要作用为抑制 DNA 和 RNA 代谢。

【适应证】

对癌性胸腔积液疗效较好，对头颈部癌、脑瘤、肺癌、乳腺癌、肝癌、淋巴肉瘤等亦有一定疗效。

【用法及用量】

(1) 口服给药　每日 20～30mg，分 3 次口服，10～14 日为 1 个疗程。

(2) 静脉注射　每次 5～10mg，每日或 3 日注射 1 次，10～14 次为 1 个疗程。

(3) 胸腔内注射　每次 20～30mg，每周 1～2 次。

【不良反应】

主要为消化道反应，对骨髓也有抑制作用。

多　潘

【药理作用】

本品为含杂环氮芥类化合物，靠烷化作用对多种动物肿瘤模型有显著抑制作用。

【适应证】

对慢性粒细胞白血病和霍奇金病有效，对部分慢性淋巴细胞白血病、非霍奇金病也有疗效。对部分淋巴细胞白血病和网状细胞肉瘤可有一定效果。

【用法及用量】

口服给药。每次 8～10mg，每 4～6 日 1 次，5～7 次为 1 个疗程；儿童按体重每次 0.15mg/kg 给药，每 4～6 日 1 次，5～7 次为 1 个疗程。

【不良反应】

可有消化道反应和较强的骨髓抑制作用。

胸腺嘧啶氮芥

【药理作用】

本品主要与 DNA 结合，抑制 S 期细胞增殖。

【适应证】

主要适用于骨肉瘤、卵巢癌、恶性淋巴瘤等。

【用法及用量】

静脉注射，每日1次，每次1mg；静脉滴注，每日或隔日1次，每次4mg。疗程总剂量为40～80mg。

【不良反应】

主要为消化道反应及骨髓抑制，大剂量应用时可有肝功能损害。

雌莫司汀

【药理作用】

本品是以雌二醇-17-磷酸酯为载体的氮芥类化合物，为一种细胞生长抑制剂，具有烷化剂及雌激素的双重作用，能使甾体激素与烷化剂的结合物选择性进入激素依赖性癌组织中，从而减低烷化剂的全身反应，增加肿瘤化疗的专一性。本品对前列腺组织有特殊的亲和力，能有效地作用于前列腺癌细胞，为有效治疗晚期前列腺癌的细胞毒制剂。本品亦具有微弱的雌激素和抗促性腺激素的作用。本品治疗剂量时，对骨髓的抑制极少或无影响。对未经治疗的以及已经用过常规激素治疗失败的患者同样有效。由于其严重不良反应的发生率低，可用于长期治疗。动物实验中，本品对大鼠前列腺有较高的亲和力，虽抑瘤率仅为雌二醇的1/6，但雌性化作用仅为雌二醇的1/100。

【适应证】

本品对前列腺癌具有专一性，对雌二醇治疗无效的病例仍可有效，毒性较小，可长期服用。此外，对胰腺癌亦有一定的疗效。本品适用于晚期前列腺癌，特别是对激素不敏感的病例及低分化肿瘤。

【用法及用量】

口服给药，每次2～3粒，每日2次。若连服3～4周后仍无效，则应停药；如病情好转，应按原剂量继续服用3～4月，药物剂量应根据疗程、疗效和不良反应等进行适当调整。治疗开始时亦可用静脉注射，每日 300mg，共用 3 周；改为口服，每次 2～3 粒，每日 2 次；或继续静脉注射每周两次，每次 300mg。

【不良反应】

1. 可见暂时性恶心、呕吐等消化系统反应。

2. 同常规的雌二醇治疗一样，可能出现血栓性静脉疾病，男性乳腺增大、性欲减退及勃起不良。

3. 少见白细胞减少和血小板减少。少数患者可有血清转氨酶和胆红素升高。

4. 少数患者出现过敏性皮疹、水肿及咽痛。

【禁忌证】

(1) 禁用 对雌二醇或氮芥类药物过敏者、严重肝脏或心脏疾病者、活动性血栓性静脉炎或血栓栓塞性疾病者禁用。

(2) 慎用 脑血管疾病、冠心病和溃疡病患者慎用。

(3) 糖尿病患者服用本品应检查糖耐量；定期检查血压，预防高血压；定期复查血细胞计数及肝功能。

【注意事项】

1. 本品可静脉滴注（但不能超过 3 小时）。溶液配制时，将本品加入 250mL 5% 葡萄糖溶液内。

2. 本品注射溶液的配制是将 8mL 稀释液缓缓地注入含药的安瓿内，不能震荡以防止产生泡沫，不可用盐水。

3. 胶囊应在饭前 1 小时或饭后 2 小时用开水送服。本品的胶囊剂不能和牛奶、奶制品及含钙药物（如含钙的抗酸剂）一起服用。

4. 为避免注射部位出现血栓性静脉炎，静脉注射应用细针缓缓注入（3～5 分钟）；如发现注射液漏至脉管旁，应立即停止注射。

泼尼莫司汀

【药理作用】

本品是苯丁酸氮芥的泼尼松龙酯。体外研究发现，本品对

V79 中国大鼠癌细胞和 MCF7 人乳腺癌细胞的抗肿瘤作用明显强于苯丁酸氮芥加泼尼松龙；体内研究发现，对多种鼠的植入肿瘤，如大鼠乳腺癌、13762 乳腺癌及 Yoshida（吉田）腹水肉瘤细胞有杀伤作用。由于肿瘤组织含有大量糖皮质激素受体，故本品较苯丁酸氮芥更易与肿瘤组织结合而发挥作用。

【适应证】

对于晚期乳腺癌，单药治疗的有效率为 25%，联合化疗的有效率为 43%。对于难治性非霍奇金淋巴瘤的有效率为 30%。

【用法及用量】

口服。按体表面积每日 60～100mg/m²，连续 3～5 日，每 2 周重复疗程。

【不良反应】

轻度骨髓抑制，主要为白细胞和血小板减少。部分人有轻、中度胃肠道反应，表现为恶心、呕吐和食欲减退。部分患者有脱发及黏膜炎。

塞 替 派

【药理作用】

本品为乙撑亚胺类抗肿瘤药物中疗效最好者，其乙撑亚胺基能开环与细胞内 DNA 核碱基如鸟嘌呤结合，从而改变 DNA 结构及功能，影响癌细胞的分裂。为细胞周期非特异性药物，对增殖细胞的各个时期均有影响。口服吸收不完全，多用注射给药。此外，本品尚有免疫抑制作用。

【适应证】

对卵巢癌及乳腺癌有较好疗效，对肺癌、肝癌、慢性白血病、消化道癌、子宫颈癌、甲状腺癌、恶性黑色素瘤有一定疗效。经膀胱内灌注可使膀胱癌得到缓解。滴眼用于抑制翼状胬肉。

【用法及用量】

（1）静脉注射或静脉滴注 每次 10mg（0.2mg/kg）用生

理盐水溶解或稀释,每日 1 次,连用 5 次后改为每周 2 次,总量 0.2～0.3g 为 1 个疗程;如血象良好,间隔 1～2 个月可重复疗程。

(2) 动脉内输注 用于晚期乳腺癌,每次 10mg。

(3) 胸腹腔或心包腔内注射 每次 5～10mg,2～7 日 1 次,总量 0.2～0.3g。

(4) 瘤内注射 每次 5～10mg。

(5) 鞘内注射 每次 5～10mg,溶于脑脊液中,5～7 日 1 次。

(6) 膀胱内灌注 每次 0.05～0.1g,溶于 50～100mL 生理盐水中,用导尿管插入膀胱腔注入,每周 1～2 次,每 10 次为 1 个疗程。与尿激酶同用,可增加疗效。

(7) 软膏局部涂抹 每日 1～2 次。

【不良反应】

(1) 骨髓抑制 是最常见的剂量限制性毒性(白细胞及血小板减少),多在用药后 1～6 周发生,停药后大多数可恢复。有时骨髓抑制可突然发生,要注意。

(2) 其他 可有食欲减退、恶心及呕吐等。

(3) 本品可增加血尿酸水平。为了控制高尿酸血症可给予别嘌醇。

【禁忌证】

1. 妊娠初期的 3 个月应避免使用此药,因其有致突变或致畸胎作用,可增加胎儿死亡及先天性畸形的发生率。

2. 下列情况应慎用:骨髓抑制、有痛风病史、肝功能损害、感染、肾功能损害、肿瘤细胞浸润骨髓、有泌尿系结石史。

3. 用药期间须定期检查外周血象白细胞与血小板,以及肝、肾功能。

4. 稀释后如发现浑浊,不得使用。

卡 波 醌

【药理作用】

本品为烷化剂类抗癌药，具有与丝裂霉素相同的氨甲酸酯、环乙胺和醌型的有效功能团，可视为丝裂霉素类似物。本品作用机制是抑制肿瘤细胞 DNA、RNA 的生物合成，尤以抑制 DNA 作用显著。

【适应证】

用于缓解肺癌、恶性淋巴瘤、慢性骨髓性白血病或粒细胞性白血病。

【用法及用量】

（1）口服给药 常用剂量为每日 1～1.5mg，分 2～3 次使用。

（2）静脉注射 连续给药剂量为每日 1mg；间隔给药为每周 4～6mg，分 2～3 次给药。

（3）动脉内给药 每周 1 次，每次 4～6mg。

【不良反应】

（1）可引起骨髓抑制而出现白细胞减少、贫血、食欲不振，偶见血小板减少等。

（2）消化道反应 如恶心、呕吐、过敏、腹泻等。

（3）其他 肝功能不良、乏力、脱毛等。

【禁忌证】

（1）禁用 骨髓功能受抑制者，对本品有严重过敏史者，水痘患者，孕妇和哺乳期妇女。

（2）慎用 肝肾功能不全者及合并感染者，有出血性疾病和感染者慎用。

（3）用药期间应经常检查血象和肝肾功能，以便及时对症处理。小儿和育龄妇女使用应注意对性腺的影响。

【注意事项】

1. 本品与其他抗癌药物混合注射时，如混合后的 pH 为酸性（5 以下）或碱性（9 以上），则容易分解。

2. 配伍的药剂如含有还原性物质，本品亦可分解。

3. 如与钙化合物配伍，则形成卡波醌钙螯合物沉淀，故不能混合注射。

4. 本品一旦溶解后即速使用，不可放置留用。

白 消 安

【药理作用】

本品属双甲基磺酸酯类的双功能烷化剂，是细胞周期非特异性药物，进入人体内，其磺酸酯基团的环状结构打开后，通过与细胞核中 DNA 内的鸟嘌呤起烷化作用而破坏 DNA 的结构与功能。以 ^{14}C 标记白消安的研究表明，当本品与 DNA 相互作用时，形成 7-(4′-羟丁基) 鸟嘌呤和 1′,4′-二 (7-鸟嘌呤基) 丁烷，而其主要的反应有可能发生在螺旋链内，而不在连接鸟嘌呤残基的链间。本品的细胞毒作用几乎完全表现为对造血功能的抑制，首先，主要表现为对粒细胞生成的明显抑制作用；其次，对血小板及红细胞也有一定的抑制作用；但对淋巴细胞的抑制作用很弱。因此，对治疗慢性粒细胞白血病疗效较为显著，缓解率可达 85%～90%。

【适应证】

用于慢性粒细胞白血病的慢性期，对该病的急变期或急性粒细胞性白血病均无效。用于治疗原发性血小板增多症、真性红细胞增多症等慢性骨髓增殖性疾病。

【用法及用量】

(1) 慢性粒细胞白血病　每日总量按体表面积 $4～6mg/m^2$，直至白细胞计数下降至 $15×10^9/L$ 以下停药。如服药 3 周，白细胞计数仍不见下降，可适当增加剂量。对缓解期短于 3 个月的患者，可给维持量，每周 2 次，每次 2mg，以维持白细胞计数在 $10×10^9/L$。

(2) 真性红细胞增多症　每日 $4～6mg$，分次口服，以后根据血象、病情及疗效调整剂量。

(3) 儿童诱导剂量　按体重每日 $0.06～0.12mg/kg$ 或按

体表面积每日 $1.8\sim3.6\,\mathrm{mg/m^2}$。以后根据血象、病情及疗效调整剂量，以维持白细胞计数在 $20\times10^9/L$ 以上。

【不良反应】

(1) 造血系统 常可致粒细胞缺乏、血小板减少。长期用药可产生骨髓抑制，并发药物性再生障碍性贫血，严重者须及时停药。有用此药治疗支气管癌时，少数患者发生急性白血病的报道。

(2) 罕见白内障、多型红斑皮疹、结节性多动脉炎等不良反应。

(3) 不良反应与剂量及疗程有关。长期用药或用药过量可出现肺纤维化、皮肤色素沉着、高尿酸血症及性功能减退、男性乳房女性化、睾丸萎缩、女性月经不调等。个别患者长期服用此药可引起肾上腺皮质功能低下。

【禁忌证】

1. 骨髓有抑制现象者、有痛风及感染者、有尿酸性肾结石病史者、以往曾接受过细胞毒性药物或放射治疗者慎用。

2. 本品和其他烷化剂相同，有可能增加胎儿死亡及先天性畸形的危险，因此在妊娠初期 3 个月内不用此药；如在妊娠 3 个月后用药，也应慎重考虑，因为所有抗肿瘤药物均能影响细胞动力学，在理论上均有可能引起胎儿基因突变及胎儿畸变。

3. 应用本品时应终止哺乳。

4. 白血病时，有大量白血病细胞被破坏，若服本品，则破坏更多，血液及尿中尿酸浓度可明显增高，严重可产生尿酸性肾结石。

5. 用药前后及用药时应当检查或监测的项目：开始治疗前及疗程中，每周 $1\sim2$ 次定期密切随访血象的动态变化，以便及时调整药物剂量；应定期检查肾功能（血尿素氮、内生肌酐清除率）、肝功能（血清胆红素、谷丙转氨酶），以及测定血尿酸量。

【注意事项】

1. 服本品时，须根据患者对药物的反应、骨髓抑制的程度、个体的差异而调节剂量。同时要告诫患者增加补液量，并使尿液碱化，或服别嘌醇，以防止高尿酸血症及尿酸性肾病的产生。

2. 如患者在服本品的同时，或曾于近期内用过其他抑制骨髓的药物或放射治疗，应根据病情减量或暂不用本品。

3. 发现血粒细胞或血小板数有迅速大幅度下降的征象时，应立即停止服药或减少用药剂量，以防止骨髓产生不可逆性抑制。

4. 由于服用本品可增加血及尿中的尿酸量，因此，对原合并痛风或服本品后血尿酸增加的患者，可服适量的抗痛风药物。

5. 接受本品化疗的患者不能接种活疫苗；但处于缓解的白血病患者，可以在化疗停止后至少间隔 3 个月再接种活疫苗。

6. 据报道，在持续接受本品和硫鸟嘌呤治疗慢性白血病的患者中，有发生肝结节状增生、食管静脉曲张和门静脉高压的案例。故长时间持续使用白消安和硫鸟嘌呤时应慎重，并密切监测肝功能。

卡莫司汀

【药理作用】

本品属亚硝脲类烷化剂，虽然它结构上有一个氯乙基，但化学反应与氮芥不同。由于能透过血脑屏障，故常用于脑瘤和颅内转移瘤。

【适应证】

1. 常用于脑部原发肿瘤（如成胶质细胞瘤）及继发肿瘤。

2. 用于治疗实体瘤，如与氟尿嘧啶合用治疗胃癌及直肠癌，与甲氨蝶呤、环磷酰胺合用治疗支气管肺癌。

3. 治疗霍奇金病。

【用法及用量】

口服。成人和小儿均按体表面积每次 80～100mg/m²，间隔 6～8 周。

【不良反应】

(1) 血液系统 可引起白细胞及血小板减少。每次静脉注射后，5～6 周时白细胞最低，在 6～7 周逐渐恢复，但多次用药后，可延迟到 10～12 周恢复；每次静脉注射后，4～5 周时血小板最低，在 6～7 周内恢复。应用此药治疗多发性骨髓瘤时，可发生急性白血病、骨髓发育不良（见于长期用药患者）。

(2) 消化系统 可产生恶心、呕吐等消化道反应，也可出现转氨酶、碱性磷酸酶、胆红素升高。

(3) 泌尿系统 可出现肾体积下降、氮质血症、肾功能不全，罕见发生出血性膀胱炎。

(4) 呼吸系统 长期治疗可发生间质性肺炎或肺纤维化。有时甚至在 1～2 个疗程后即出现肺并发症，部分患者不能恢复。大剂量用药亦可导致死亡，可出现在用药后 15 年。

(5) 其他 可有皮肤瘙痒及脱发。静脉注射部位可产生血栓性静脉炎；滴速过快时，皮肤呈红色及结膜渗出。罕见视网膜炎、侧眼眶痛及巩膜红斑、视网膜动脉狭窄、视网膜出血、视神经纤维层梗死而致盲。与顺铂合用或单用时，可出现少见的视网膜色素沉着。大剂量时可产生脑脊髓病变。有致畸的可能性。本品可抑制睾丸或卵巢功能，引起闭经或精子缺乏。

【禁忌证】

1. 对本品过敏者，有血小板减少、白细胞减少或红细胞减少史者禁用。

2. 本品可致畸，孕妇及哺乳期妇女宜慎用，特别是妊娠初期 3 个月者。

3. 老年人易有肾功能减退，可影响排泄，故应慎用。

4. 有骨髓抑制、感染、肝肾功能异常、接受过放射治疗或其他抗癌药治疗的患者慎用。

5. 在用药之前，建议收集精子以评估生育力；在用药期间，应注意检查血常规、肝肾功能及肺功能。

【注意事项】

1. 本品有局部刺激作用，应将其溶于 27mL 灭菌水中，后加入等渗生理盐水或葡萄糖溶液中，于 1～2 小时内缓慢静脉滴注。

2. 对一些耐药肿瘤，可尝试联合用药。以本品组成联合化疗方案时，应避免与有严重降低白细胞、血小板作用，或产生呕吐反应的抗癌药合用。

3. 应预防感染，注意口腔卫生。有感染的患者应先治疗感染。

4. 本品有迟发性骨髓抑制作用，两次给药间隔不宜短于 6 周。

洛莫司汀

【药理作用】

本品为细胞周期非特异性药物，对处于 G_2-S 边界，或 S 早期的细胞最敏感，对 G_2 期亦有抑制作用。动物实验表明，其与 BCNU 机制相似。本品进入人体后，其分子从氨甲酰胺键处断裂为两部分：一部分为氯乙胺部分，将氯解离，形成乙烯碳正离子，发挥烃化作用，致使 DNA 链断裂，RNA 及蛋白质受到烃化，这些主要与抗瘤作用有关；另一部分为氨甲酰基部分变为异氰酸酯，或再转化为氨甲酸，以发挥氨甲酰化作用，主要与蛋白质，特别是与其中的赖氨酸末端氨基等反应。据研究，这主要与骨髓毒性作用有关。氨甲酰化作用还可破坏一些酶蛋白，使 DNA 受烃化破坏后较难于修复，有助于发挥抗癌作用。本品虽具烷化剂作用，但与一般烷化剂无交叉耐药性，与长春新碱、丙卡巴肼及抗代谢药物亦无交叉耐药性。对小鼠和兔子的实验表明，该药物有致癌性。

【适应证】

本品脂溶性强，可透过血脑屏障，进入脑脊液，常用于脑部原发性肿瘤（如成胶质细胞瘤）及继发性肿瘤；可治疗实体瘤，如联合用药治疗胃癌、直肠癌及支气管肺癌、恶性淋巴瘤等。

【用法及用量】

成人和小儿均按体表面积 $80\sim100mg/m^2$，口服，每 $6\sim8$ 周 1 次，3 次为 1 个疗程。

【禁忌证】

肝功能损害、白细胞低于 $4\times10^9/L$、血小板低于 $80\times10^9/L$ 者禁用。合并感染时，应先治疗感染。本品有致癌、致畸作用，故妊娠及哺乳期妇女禁用。

【不良反应】

（1）消化系统　口服后 6 小时内可发生恶心、呕吐，可持续 $2\sim3$ 日，预先用镇静药或甲氧氯普胺并空腹服药可减轻；少数患者发生胃肠道出血及肝功能损害。

（2）骨髓抑制　服药后 $3\sim5$ 周可见血小板减少、白细胞降低，也可在服药后第 1 周及第 4 周先后出现 2 次，第 $6\sim8$ 周才恢复；但骨髓抑制有累计性。

（3）其他　偶见全身性皮疹。有致畸胎的可能，亦可能抑制睾丸或卵巢功能，引起闭经或精子缺乏。

司莫司汀

【药理作用】

本品为洛莫司汀的甲基衍生物，为细胞周期非特异性药物，对处于 G_1-S 边界或 S 早期的细胞最敏感，对 G_2 期亦有抑制作用。本品进入人体后，其分子从氨甲酰胺键处断裂为两部分：一部分为氯乙胺部分，将氯解离，形成乙烯碳正离子，发挥烃化作用，致使 DNA 链断裂，RNA 及蛋白质受到烃化，这些主要与抗瘤作用有关；另一部分为氨甲酰基部分，其变为异氰酸酯，或再转化为氨甲酸，以发挥氨甲酰化作用，主要与蛋白质，特别是与其中的赖氨酸末端氨基等反应。据研究，这主要与骨髓毒性作用有关。氨甲酰化作用还可破坏一些酶蛋白，使 DNA 受烃化破坏后较难以修复，有助于发挥抗癌作用。

【适应证】

主要用于脑部原发性肿瘤（如成胶质细胞瘤）及继发性肿瘤，恶性淋巴瘤，肺癌，恶性黑色素瘤。

【用法及用量】

口服给药。按体表面积每次 $100\sim120mg/m^2$，间隔 $6\sim8$ 周给药 1 次；联合化疗时，剂量可酌情减少，每次 $75\sim150mg/m^2$，每 6 周 1 次。儿童按体表面积每次 $100\sim120mg/m^2$，间隔 $6\sim8$ 周给药 1 次；联合化疗时，剂量可酌情减少，每次 $75\sim150mg/m^2$，每 6 周 1 次。

【不良反应】

可有恶心、呕吐等消化道反应。服药后 $3\sim5$ 周可见血小板减少、白细胞降低，也可在服药后第 1 周及第 4 周先后出现 2 次，第 $6\sim8$ 周才恢复正常；但骨髓抑制有累积性。偶见全身性皮疹。有致畸可能，亦可抑制睾丸或卵巢功能，引起闭经或精子缺乏。

【禁忌证】

（1）禁用　有肝功能损害者；白细胞低于 $4\times10^9/L$、血小板低于 $50\times10^9/L$ 者。

（2）慎用　孕妇及哺乳期妇女，特别是妊娠初期 3 个月者；有骨髓抑制、感染、肝肾功能不全及白细胞低下史者；有溃疡病或食管静脉曲张者。

（3）用药期间应注意随访，检查血常规及血小板、尿素氮、尿酸、肌酐清除率、胆红素、谷丙转氨酶等。

【注意事项】

1. 用本品时，如有感染应先治疗感染。

2. 以本品组成联合化疗方案时，应避免合用有严重降低白细胞和血小板作用的抗癌药。

雷莫司汀

【药理作用】

本品为亚硝脲类抗恶性肿瘤药，分子结构内氯乙基亚硝基能起烷基化及氨基甲酰化作用，故能与癌细胞的 DNA、蛋白质和 RNA 结合，特别是能显著性抑制 DNA 合成，且能断裂 DNA 单链。此外，本品还能抑制核糖体 RNA 的加工，从而抑制癌细胞的增殖并杀死癌细胞。

【适应证】

本品适用于成纤维胶质细胞瘤、骨髓瘤、恶性淋巴瘤、慢性髓细胞性白血病、非燕麦细胞肿瘤、真性红细胞增多症和自发性血小板增多症等。对原发性或转移性肿瘤患者，用本品加上放疗，可有效地改善症状，且疗效优于洛莫司汀。

【用法及用量】

(1) 静脉滴注　每次按体表面积 50～160mg/m² 给药，隔 6～8 周后可第 2 次使用。剂量视血象、年龄、症状适当增减。使用时，用生理盐水或 5%葡萄糖注射液 100～250mL 溶解本品，于 30～90 分钟内静脉滴注完毕。

(2) 静脉注射　每次按体表面积 50～160mg/m² 给药，隔 6～8 周后可第 2 次使用。剂量视血象、年龄、症状适当增减。使用时，用生理盐水或 5%葡萄糖注射液 10～20mL 溶解本品后，于 30～60 秒内缓慢静脉注射。

【不良反应】

常见的不良反应有恶心、呕吐、食欲不振等消化道反应，以及白细胞和血小板减小等血液系统反应，肝、肾功能异常；偶见皮疹、色素沉着、全身乏力、发热、耳鸣、头晕、手麻木等。

【禁忌证】

(1) 慎用　骨髓抑制者、肝肾功能不良者、并发感染者、小儿及育龄期患者以及妊娠妇女慎用。

(2) 哺乳期妇女禁用，或在用药期间应停止授乳。

【注意事项】

1. 本品不可皮下或肌内注射。

2. 本品药液不可接触眼部，一旦溅入眼内应立即用水冲洗。

3. 本品引起严重骨髓抑制但出现症状较晚，故在用药 6 周内应每周检查血象、肝肾功能；一旦出现异常，应立即减量、停药或给予输血等对症处理。

尼莫司汀

【药理作用】

本品属亚硝脲类药物，作用和作用机制与卡莫司汀相似。靠烷化作用抑制 DNA 和 RNA 的合成。

【适应证】

临床上用于肺癌、胃癌、直肠癌、食管癌和恶性淋巴瘤等，可与其他抗肿瘤药物合并使用。

【用法及用量】

每次剂量为按体重 $2\sim3mg/kg$ 或按体表面积 $90\sim100mg/m^2$，以注射用水溶解（$5mg/mL$）后，缓慢静脉注射或静脉滴注。6 周后可重复使用，疗程总剂量为 $300\sim500mg$。本品还可用于胸腹腔注射、动脉注射和膀胱内给药。

【不良反应】

一般不良反应有食欲不振、恶心、呕吐、乏力、发热、皮疹、脱发，对肝功能有一定影响（用药后 $1\sim3$ 周氨基转移酶可升高，$2\sim3$ 周后自然恢复正常），并有迟缓性骨髓抑制作用。

【禁忌证】

骨髓抑制者，对本品有严重过敏者禁用。肝或肾功能不良者，合并感染或水痘者，孕妇，哺乳妇女，小儿慎用。

【注意事项】

1. 本品不能肌内注射或皮下给药。静脉注射本品不可使药液外漏，以免局部组织出现硬结坏死。

2. 溶解后的药液应迅速使用。

六甲蜜胺

【药理作用】

本品抗肿瘤作用机制仍不清楚。化学结构与烷化剂三乙烯三聚氰胺（癌宁、TEM）相似，但作用方式不同，与烷化剂无交叉耐药性。类似抗代谢类药物的作用，能抑制 DNA、RNA 和蛋白质合成。

【适应证】

六甲蜜胺是与烷化剂结构类似的抗肿瘤药。主要治疗卵巢癌，也可用于治疗支气管肺癌、乳腺癌和恶性淋巴瘤、慢性粒细胞白血病等。

【用法及用量】

单用本品时，按体重每日 4～12mg/kg，或按体表面积每日 150～300mg/m²，分 3～4 次服，连续 14～21 日为 1 个疗程，间隔 2～3 周开始下 1 个疗程；联合应用时，按体表面积每日 100～200mg/m²，连续 14 日，1 个月为 1 个疗程。

【不良反应】

(1) 神经系统　可有感觉异常、肌无力、共济失调、静止性震颤、反射亢进、焦虑不安、幻觉、抑郁症、锥体外系症状和癫痫，偶有睡眠紊乱和帕金森综合征样表现。

(2) 消化系统　主要表现为厌食、恶心、腹泻和腹痛。

(3) 造血系统　本品可引起轻微骨髓抑制，包括白细胞减少和血小板减少，见于给药后 3～4 周，停药后 1 周内可恢复。

【禁忌证】

肝脏病患者，孕妇及哺乳期妇女慎用。用药期间应定期检查白细胞、血小板计数及肝功能。

【注意事项】

1. 本品有刺激性，避免与皮肤和黏膜直接接触。

2. 餐后或睡前服用可减轻胃肠道反应。

3. 因本品有骨髓抑制作用，与其他细胞毒性药物联合应用时须减量。

4. 出现明显神经系统毒性反应，如共济失调时，应停药。

二溴甘露醇

【药理作用】

本品为糖类烷化剂。口服吸收完全，在体内释放氢溴酸后，通过形成双环氧乙烷化合物而显效。具有抑制癌细胞分裂的作用。

【适应证】

对慢性粒细胞白血病有较好疗效。

【用法及用量】

口服。每次 0.2～0.3g，每日 1 次，3～6 周为 1 个疗程。维持量，每周 0.25g，或开始每日 0.125～0.25g，当白细胞降至 $2 \times 10^9/L$ 时，改为每 2～3 日口服 0.125～0.25g，连用 12 周。

【禁忌证】

肾功能不全及出血体质者禁用。勿与细胞性毒性药物和 X 线照射并用。

【不良反应】

主要为骨髓抑制，白细胞和血小板降低，胃肠道反应较轻，有时出现轻度脱发及皮肤色素沉着，有较强的蓄积作用。

去水卫矛醇

【药理作用】

本品是从植物美登木中提取的以卫矛醇为原料合成的去水卫矛醇，为细胞周期非特异性抗癌药物，能抑制 DNA、RNA 合成，尤其对小鼠 L1210 及 W256 肉瘤更为敏感。电镜下观察到本品可直接杀伤慢性粒细胞白血病的幼稚粒细胞。本品对骨髓红细胞系无明显损伤作用。

【适应证】

对动物的移植性肿瘤有广谱抗肿瘤活性。可用于慢性粒细胞白血病、肺癌、骨髓瘤、头颈部肿瘤、鼻咽癌、乳腺癌、卵巢癌、宫颈癌等。

【用法及用量】

（1）静脉注射　对慢性白血病，每次 40mg，每日 1 次，连用 5～7 日为 1 个疗程，停药 2 日后进行下 1 个疗程。病情缓解后，每月连用 5 日作为维持治疗。为巩固疗效最好维持用药半年以上，剂量为每日 25mg。肺癌、骨髓瘤等实体瘤用法用量同上，疗程之间应间隔 2 周，待血象恢复正常后再进行下 1 个疗程。使用时，用生理盐水 10～20mL 溶解后缓慢静脉注射。

（2）静脉滴注　对慢性白血病，每次 40mg，每日 1 次，连用 5～7 日为 1 个疗程，停药 2 周后进行下 1 个疗程。病情缓解后，每月连用 5 日作为维持治疗。为巩固疗效最好维持用药半年以上，剂量为每日 25mg。肺癌、骨髓瘤等实体瘤用法用量同上，疗程之间应间隔 2 周，待血象恢复正常后再进行下 1 个疗程。使用时，用生理盐水 5mL 溶解后，加入 5% 葡萄糖注射液或糖盐水 250～500mL 中静脉滴注。

（3）儿童静脉注射　对慢性白血病，按体重每次 0.6～1mg/kg 给药，每日 1 次，连用 5～7 日为 1 个疗程，停药 2 周后进行下 1 个疗程。病情缓解后，每月连用 5 日作为维持治疗。为巩固疗效最好维持用药半年以上，维持剂量为每日 0.3～0.5mg/kg。对肺癌、骨髓瘤等实体瘤用法用量同上，疗程之间应间隔 2 周，待血象恢复正常后再进行下 1 个疗程。使用时，用生理盐水 10～20mL 溶解后缓慢静脉注射。

（4）儿童静脉滴注　对慢性白血病，按体重每次 0.6～1mg/kg 给药，每日 1 次，连用 5～7 日为 1 个疗程，停药 2 周后进行下一疗程。病情缓解后，每月连用 5 日作为维持治疗。为巩固疗效最好维持用药半年以上，维持剂量为每日 0.3～0.5mg/kg。对肺癌、骨髓瘤等实体瘤用法用量同上，疗程之间应间隔 2 周，待血象恢复正常后再进行下 1 个疗程。使用时，用生理盐水 5mL 溶解后，加入 5% 葡萄糖注射液或糖盐水 250～500mL 中静脉滴注。

【不良反应】

（1）骨髓抑制　血小板降至最低点多出现在用药后 7～8 日，可较严重；白细胞降至最低点出现在用药后 14～21 日。

（2）其他　可见食欲减退、恶心、呕吐、稀便等消化道反应，以及皮疹、头昏和全身乏力等。

【注意事项】

本品静脉注射时，注意勿漏出血管。

亚　胺　醌

【药理作用】

本品为细胞周期非特异性药物。在生理条件下形成活泼的乙撑亚胺基，具有烷化作用，有较强的细胞毒性作用，干扰DNA 的功能，并和 DNA 发生交叉联结。

【适应证】

适用于恶性淋巴瘤、慢性白血病、乳腺癌、卵巢癌，疗效较好。对肺癌、胃癌、直肠癌亦有一定的疗效。

【用法及用量】

（1）静脉注射　每次 10mg，每日 1 次，总量 200～400mg 为 1 个疗程。口服给药，剂量同上。

（2）瘤体内注射　每次 5～20mg，以生理盐水稀释后使用。

【不良反应】

1. 有局部刺激作用，可引起栓塞性静脉炎。静脉注射时漏于皮下可致局部组织坏死。

2. 骨髓受抑制，可引起白细胞和血小板减少。

【禁忌证】

骨髓功能障碍者慎用。

【注意事项】

注射液须新配制。溶液发生浑浊，即不可使用。

第二十五章 抗代谢药

这类药物主要通过干扰核酸代谢而影响 DNA 的合成，达到抑制或杀灭癌细胞的作用。它们的化学结构大多数与核酸代谢物相类似，而与相应的代谢酶产生竞争，或以伪代谢物身份参与到代谢过程中，从而干扰正常细胞的代谢过程，抑制核酸的合成，故核酸代谢越旺盛，对药物的作用越敏感。从细胞增殖周期看，细胞在 S 期合成代谢最旺盛，故这类药物主要作用于 S 期；但造血细胞、胃肠道黏膜上皮细胞及肝脏等正常组织的核酸代谢也比较旺盛，所以也会受到这类药物的影响。因此，用药过程中要密切注意血象，对于严重贫血、肝功能障碍的患者要慎用。此类药物作用于核酸合成过程中不同的环节，按其作用不同可分以下几类药物：

（1）胸苷酸合成酶抑制剂：氟尿嘧啶（5-FU）、替加氟（FT-207）、双喃氟啶（双呋啶，FD-1）、优氟泰（UFT）、去氧氟尿苷（5-DFUR）。抗肿瘤作用主要是由于其代谢活化物氟尿嘧啶脱氧核苷酸干扰了脱氧尿嘧啶苷酸向脱氧腺嘧啶核苷酸转变，因而影响了 DNA 的合成。经过四十年的临床应用，成为临床上常用的抗肿瘤药物，成为治疗肺癌、乳腺癌、消化道癌症的基本药物。不良反应比较缓缓，用药 6～7 日出现消化道黏膜损伤，例如口腔溃疡、食欲不振、恶心、呕吐、腹泻等，1 周以后引起骨髓抑制。而连续 96 小时以上黏膜炎则成为其主要毒性反应。临床上如长时间连续静脉滴注此类药物，应做好患者的口腔护理，教会患者自己学会口腔清洁的方法，预防严重的黏膜炎发生。

② 二氢叶酸还原酶抑制剂：甲氨蝶呤（MTX）、氨蝶呤

（白血宁）等。它们具有对二氢叶酸还原酶抑制的作用，应用甲酰四氢叶酸（CF）解救 MTX 的毒性后，较大地增加 MTX 的剂量。它对治疗成骨肉瘤和头颈肿瘤以及某些免疫性疾病有效。其不良反应可引起严重的口腔炎、溃疡性胃炎、出血性肠炎，甚至肠穿孔而死亡。骨髓抑制与剂量和给药方案有关。临床上应做好患者的口腔护理，认真观察患者有无肠穿孔等严重的不良反应的发生，及时报告医生，做好抢救准备。

③ DNA 多聚酶抑制剂：阿糖胞苷（Ara-C）、安西他滨、盐酸安西他滨，它们在体内变成阿糖胞苷三磷酸（Ara-CTP）后发挥作用，此反应由脱氧胞苷激酶催化。在白血病细胞及淋巴细胞中此激酶的含量较高，故它对白血病有选择作用，对 DNA 多聚酶有强大的抑制作用，而影响 DNA 的复制。一般剂量可以引起骨髓抑制、恶心、呕吐等不良反应，但较轻；大剂量时，有严重的骨髓抑制，如白细胞、血小板降低，贫血，明显的恶心、呕吐，严重的腹泻。应根据患者出现的不良反应的类型做好患者的相应的护理，如做好预防感染、出血、腹泻的护理，减少不良反应带来的并发症。

④ 核苷酸还原酶抑制剂：羟基脲（HU）、肌苷二醛（inosine dialdehyde）、腺苷二醛（adenosinediialde-hgde）、胍唑（guanazole），包括胞苷酸、鸟苷酸、腺苷酸、胸苷酸还原成相应的脱氧核苷酸，最终阻止 DNA 的合成，通过抑制核酸还原酶的抑制。临床用于治疗慢性粒细胞白血病、恶性黑色素瘤、乳腺癌、头颈部癌、肠癌，对银屑病也有效。不良反应主要为骨髓抑制。临床上应注意对血象的监测，预防感染。

⑤ 嘌呤核苷酸合成抑制剂：6-巯嘌呤（6-MP）为嘌呤类衍生物，由于 6-GMP（6-鸟苷-磷酸）对鸟苷酸激酶有亲和能力，故 6-TG（6-硫代鸟嘌呤制剂）最后可以取代鸟嘌呤，掺入到核酸中去。它可以抑制嘌呤合成中的反应。临床用于治疗白血病，也可作为免疫抑制剂，用于肾病综合征、器官移植、

红斑狼疮。主要不良反应除骨髓抑制和消化道反应外，还可以引起高尿酸血症。用药后要充分水化及碱化尿液，减少高尿酸血症的发生。

甲氨蝶呤

【药理作用】

本品作为一种叶酸还原酶抑制剂，主要抑制二氢叶酸还原酶而使二氢叶酸不能被还原成具有生理活性的四氢叶酸，从而使嘌呤核苷酸和嘧啶核苷酸的生物合成过程中一碳基团的转移作用受阻，导致 DNA 的生物合成明显受到抑制。此外，本品也有对胸腺核苷酸合成酶的抑制作用，但抑制 RNA 与蛋白质合成的作用则较弱。本品主要作用于细胞周期的 S 期，属细胞周期特异性药物，对 G_1/S 期的细胞也有延缓作用，对 G_1 期细胞的作用较弱。

【适应证】

1. 适用于各种类型急性白血病，特别是急性淋巴细胞白血病、恶性葡萄胎、绒毛膜癌、乳腺癌、恶性淋巴瘤（特别是非霍奇金恶性淋巴瘤）和蕈样肉芽肿、头颈部癌、卵巢癌、宫颈癌、睾丸癌、支气管肺癌、多发性骨髓瘤和各种软组织肉瘤。鞘内注射可用于预防和治疗脑膜白血病以及恶性淋巴瘤的神经系统转移。本品对银屑病也有一定疗效。

2. 作为免疫抑制剂主要用于多发性肌炎、皮肌炎、多发性肉芽肿等自身免疫性疾病。甲氨蝶呤间歇疗法治疗多发性肉芽肿起效较皮质激素、烷化剂或硫唑嘌呤迅速，故急性患者应首选本品。用于皮质激素无效的多发性肌炎、皮肌炎，均见肌力改善、皮疹消退。据报道，甲氨蝶呤特别适用于顽固的进行性多发性肌炎和顽固的进行性眼色素层炎，治疗 1~2 周后可使麻痹或失明的患者恢复一定的功能。其作用机制不明，据其见效迅速，且对迟发型超敏反应和抗体水平无明显影响，因而认为这种效果可能是由于其抗炎作用所致，而不是免疫抑制作用所致。

【用法及用量】

(1) 治疗白血病　通常成人每日口服 2.5～10mg；儿童每日口服 1.5～5mg。

(2) 治疗绒毛膜癌等　每日 10～20mg，肌内注射或口服，亦可静脉滴注，连用 5～10 日，疗程量为 80～100mg。

(3) 治疗头颈部癌或妇科癌　每次 10～20mg，动脉插管给药，每日或隔日 1 次，7～10 次为 1 个疗程。

(4) 治疗一般实体瘤肝、肾功能正常者　每次 30～50mg，静脉注射，5～10 日 1 次，5～10 次为 1 个疗程；也可按体重每次 0.4mg/kg，静脉注射，每周 2 次。

【不良反应】

(1) 消化系统　包括口腔炎、口唇溃疡、咽喉炎、恶心、呕吐、腹痛、腹泻、消化道出血。常见食欲减退，偶见伪膜性或出血性肠炎等。

(2) 肝脏　可出现黄疸，谷丙转氨酶、碱性磷酸酶、γ-谷氨酰转肽酶等增高。长期口服可导致肝细胞坏死、脂肪肝、肝纤维化，甚至肝硬化。

(3) 生殖系统　可导致闭经和精子减少或缺乏，尤其长期应用较大剂量后，但一般多不严重，有时呈不可逆性。

(4) 呼吸系统　长期用药可引起咳嗽、气短、肺炎或肺纤维化，偶见甲氨蝶呤肺炎。

(5) 骨髓抑制　主要引起白细胞和血小板减少，尤其应用大剂量或长期口服小剂量后易引起明显骨髓抑制，甚至出现贫血和血小板下降而致皮肤或内脏出血。

(6) 皮肤　可见脱发、皮肤发红、瘙痒或皮疹，后者有时为对本品的过敏反应。

(7) 其他　鞘内注射或颈动脉滴注偶尔引起视物模糊、眩晕、头痛、蛛网膜炎、麻痹、抽搐、意识不清和慢性脱髓鞘综合征。大剂量应用时，由于本品和其代谢产物沉积在肾小管而致高尿酸血症性肾病，此时可出现血尿、蛋白尿、尿少、氮质血症，甚至尿毒症。

【禁忌证】

（1）禁用　妊娠和哺乳期妇女；全身极度衰竭、恶病质及心肺肝肾功能不全者；周围血象如白细胞低于 3.5×10^9/L 或血小板低于 50×10^9/L 者。

（2）本品的致突变性、致畸性和致癌性较烷化剂为轻，但长期服用后，有潜在的导致继发性肿瘤的危险。

【注意事项】

1. 有肾病史，或发现肾功能异常时，禁用大剂量甲氨蝶呤疗法；未准备好解救药亚叶酸钙盐，未充分进行液体补充和碱化尿液时，也不能用大剂量甲氨蝶呤疗法。

2. 大剂量甲氨蝶呤疗法易致严重不良反应，须经住院并有可能随时监测其血药浓度时，才能谨慎使用。滴注时不宜超过 6 小时，太慢易增加肾毒性。

3. 本品静脉或动脉连续滴注，毒性明显增加。

4. 用药后如果出现明显黏膜炎，如严重黏膜溃疡，腹泻次数多，血便，以及白细胞、血小板明显减少（如白细胞低于 3.5×10^9/L 或血小板低于 50×10^9/L 时）等严重反应，应停药并及时对症治疗。

5. 应用免疫抑制量的甲氨蝶呤后，24 小时内再给适量的甲酰四氢叶酸，可对抗甲氨蝶呤的毒性，且对其免疫抑制作用几乎无影响。

氟尿嘧啶

【药理作用】

本品在体内先转变为 5-氟-2-脱氧尿嘧啶核苷酸，后者抑制胸腺嘧啶核苷酸合成酶，阻断脱氧尿嘧啶核苷酸转变为脱氧胸腺嘧啶核苷酸，从而抑制 DNA 的生物合成。此外，还能掺入 RNA，通过阻止尿嘧啶和乳清酸嵌入 RNA 而达到抑制 RNA 合成的作用。

【适应证】

1. 用于乳腺癌、消化道癌（包括原发性和转移性肝癌，胆道系统癌，胰腺癌）、卵巢癌和原发性支气管肺癌的辅助化疗和姑息治疗。

2. 为治疗恶性葡萄胎和绒毛膜癌的主要化疗药物。

3. 用于浆膜腔癌性积液和膀胱癌的腔内化疗。

4. 用于头颈部恶性肿瘤和肝癌的动脉内插管化疗。

5. 用于局部治疗，如瘤内注射。其软膏用于皮肤癌以及乳腺癌的胸壁转移等。

6. 用于眼科，结膜下给药可用于治疗青光眼，可通过限制术后伤口愈合进程而增加手术的成功性。

【用法及用量】

（1）静脉滴注　每日 0.5～1g，每 3～4 周连用 5 日；也可每周用药 1 次，每次 0.5～0.75g，连用 2～4 周后休息 2 周作为 1 个疗程。滴注速度愈慢，疗效愈好，而毒副反应相应减轻。

（2）瘤体内动脉插管注射　每次 0.75～1g，每 1 个疗程总量为 50mg。

（3）结膜下注射　每次 5mg。

【不良反应】

（1）消化系统　可有恶心、食欲减退或呕吐，一般剂量多不严重。偶见口腔黏膜炎或溃疡、腹部不适或腹泻，严重时可有血性腹泻。

（2）骨髓抑制　可使周围血白细胞减少（大多在疗程开始后 2～3 周内达最低点，在停药 3～4 周内恢复正常），血小板减少罕见。

（3）皮肤　可见皮肤色素沉着、皮肤静脉变褐色、皮炎、皮疹（主要见于手、脚掌）、荨麻疹和皮肤光过敏反应，也可引起脱发。

（4）心血管系统　大多数患者表现为心电图异常；常在用

药后几小时内出现心绞痛及（或）心肌梗死；常在用药后 4～5 日发生心肌病；有些患者心肌酶有变化。以前有心脏病者，心脏毒性反应的发生率明显增高。

（5）神经系统　可有小脑共济失调，可致器质性脑病。

（6）眼睛　静脉注射此药可致刺激性结膜炎伴泪液过多及睑缘炎、泪腺分泌过多，甚至发生视神经病。

（7）肝脏　此药可引起肝细胞坏死伴暂时性肝酶升高，并与剂量有关。

（8）用药局部　静脉注射或滴注处药物外溢可引起局部疼痛、坏死或蜂窝组织炎。

（9）致畸性　本品在动物实验中有致畸和致癌性，但对人类，其致突变、致畸和致癌性均明显低于氮芥类或其他细胞毒性药物，长期应用本品而致发生第 2 个原发性恶性肿瘤的危险也比氮芥等烷化剂为小。

（10）其他　长期动脉插管给予氟尿嘧啶，可引起动脉栓塞或血栓形成、局部感染、脓肿形成或栓塞性静脉炎等。

【禁忌证】

（1）禁用　妊娠和哺乳期妇女，当伴发水痘或带状疱疹时禁用。

（2）慎用　肝功能明显异常者；周围血白细胞计数低于 3.5×10^9/L、血小板低于 50×10^9/L 者；感染、出血（包括皮下和胃肠道）或发热超过 38℃ 者；有明显胃肠道梗阻者；失水，或酸碱、电解质平衡失调者。

【注意事项】

1. 本品可口服、局部应用（瘤体内注射，腔内、外用）、静脉注射或滴注，但由于本品具神经毒性，不可用作鞘内注射。

2. 本品口服虽能吸收，但血药浓度达峰时间较长，而体液分布和浓度不恒定，其生物利用度不如静脉给药。

3. 用本品时，不宜饮酒或同用阿司匹林类药物，以减少消化道出血的可能。

4. 老年人，肝肾功能不全者，特别是有骨髓抑制者，剂量应减少。

5. 若突然出现腹泻、口腔炎、溃疡或出血，应立即停药，直至这些症状完全消失。

6. 眼科用药注射时，药液不能外漏，一旦外漏，应立即冲洗结膜囊。

7. 开始治疗前及疗程中，应每周定期检查周围血象。

8. 对有心脏病、酒精中毒及有吸烟史的患者，在采取静脉滴注给药的最初 3 个疗程期间，要连续加强对患者心脏的监测。当出现心功能紊乱时，立即停药。

氟 尿 苷

【药理作用】

本品作用与 5-氟尿嘧啶相同。注射后很快在体内代谢为有活性型氟苷单磷酸盐（FdUMP），后者可抑制胸苷酸合成酶，从而阻断 DNA 的合成，抑制癌细胞生长。氟尿苷对 RNA 的影响不如氟尿嘧啶。本品为细胞周期 S 期特异性药物，且对 G_1 及 S 期有延缓作用。

【适应证】

用于胃肠道腺癌肝转移的姑息治疗。仅用于无法手术切除或不能采用其他化疗方案的患者。

【用法及用量】

动脉滴注。按体重每日 0.1～0.6mg/kg，在 24 小时内滴注完毕。经肝动脉滴注时因肝脏能立即代谢氟尿苷，故剂量为 0.4～0.6mg/kg。经大动脉给药时，可用输注泵缓慢给药，以取得较好疗效。疗程由 1 个月到数年。

【不良反应】

（1）常见恶心、呕吐、腹泻、口腔炎和肠炎。其他不良反应包括厌食、痛性痉挛、十二指肠溃疡、胃炎、舌炎、咽炎和皮肤的反应（脱发、皮炎、瘙痒、皮疹、溃疡）。也曾出现贫血和白细胞减少。

（2）有出现急性和延迟性中枢神经系统的毒性反应的报道，表现为共济失调、视物模糊、抑郁、眼球震颤、眩晕和嗜睡。

【禁忌证】

（1）禁用　骨髓抑制、营养状况差、潜在严重感染者禁用。

（2）慎用　肝功能不全者；肾功能不全者；哺乳期妇女；曾接受大剂量盆腔照射者；曾使用烷化剂类抗肿瘤药者。

（3）妊娠妇女应避免使用本品，特别是在妊娠前 3 个月，因为本品有潜在的致畸性。

【注意事项】

1. 由于本品可引起严重的不良反应，因此，所有患者在接受第 1 个疗程的治疗时，均应当住院观察。

2. 动脉内注射本品后，局部的不良反应（例如黏膜炎、局部红斑）比全身反应要明显。肝动脉输药后，曾出现严重的、可能致死的硬化性胆管炎和（或）肝炎，因此本方法对肝功能不全的患者应慎用。

3. 在出现以下的任何体征和症状时，氟尿苷同氟尿嘧啶一样必须立即停药：口腔炎，咽食管炎，胃肠道溃疡和出血，腹泻（每日 5 次或更多次稀便），顽固的呕吐，白细胞数低于 $3.5×10^9$/L，或白细胞计数迅速下降，血小板计数低于 $10.5×10^9$/L 或任何部位有出血。

去氧氟尿苷

【药理作用】

去氧氟尿苷是氟尿嘧啶类衍生物，是 5-氟尿嘧啶的前体药物。由肿瘤组织中高活性的嘧啶核苷磷酸化酶转化成氟尿嘧啶（5-FU）发挥其选择性抗肿瘤作用。实验显示，去氧氟尿苷的治疗指数高于 5-FU。

【适应证】

适用于乳腺癌、胃癌、结肠癌、直肠癌、鼻咽癌。与 5-氟尿嘧啶相比，具有更小的毒性和更大的效应。

【用法及用量】

口服给药。每日总量为 0.8～1.2g，分 3～4 次口服，根据年龄、症状可适当增减，或遵医嘱。与其他抗肿瘤药物一起使用时，请遵医嘱。

【禁忌证】

（1）禁用　对本品有过敏史者、孕妇，或正在接受索立夫定药物治疗的患者禁用。

（2）慎用　骨髓抑制者；肝功能障碍者；肾功能障碍者；近期并发感染者；有心脏疾病，或有既往病史；水痘患者；儿童；消化道溃疡或出血患者。

【不良反应】

常规剂量下，本品耐受性好，但有时也可能出现以下不良反应：

（1）消化系统　常见腹泻、恶心、呕吐、食欲不振，偶有口干、唇炎、腹痛、腹胀、便秘、胃炎、麻痹性肠梗阻，罕见胃肠道出血、胃溃疡、舌炎等。

（2）血液系统　可出现白细胞减少、血红蛋白降低，偶尔出现血小板减少、贫血等症状。

（3）肝脏　偶见谷草转氨酸（天冬氨酸转氨酶）、谷丙转氨酶（丙氨酸转氨酶）、清蛋白、胆红素等升高。

（4）肾脏　偶见尿素氮升高、血尿、蛋白尿、尿频等症状。

（5）神经系统　偶有倦怠感、头晕、头痛、嗜睡、耳鸣、脚步不稳、定向障碍、嗅觉异常、口齿不清、味觉减弱等。

（6）皮肤　偶有色素沉着、瘙痒、毛发脱落，罕见指、趾甲异常或皮炎等。

（7）循环系统　罕见胸部压迫感、心悸、心电图异常

（ST 段升高）等。

（8）过敏反应　偶有皮疹，罕见光敏、湿疹、荨麻疹等过敏反应。

（9）其他　有时有发热、咽喉部不适感及眼睛疲劳等症状。

替 加 氟

【药理作用】

本品在体内经肝脏活化后，逐渐转变为氟尿嘧啶而起抗肿瘤作用，为细胞周期特异性药物。在体内干扰及阻断 DNA、RNA 及蛋白质合成。是抗嘧啶类药物，其化疗指数为氟尿嘧啶的 2 倍，毒性仅为氟尿嘧啶的 $1/7 \sim 1/4$。免疫抑制较轻微。

【适应证】

主要用于治疗消化道肿瘤，例如胃癌、结肠癌、直肠癌和胰腺癌，也可用于治疗乳腺癌、支气管肺癌和肝癌等。

【用法及用量】

（1）口服给药　每日 $0.6 \sim 1.2g$，分 $2 \sim 4$ 次服用，总量 $20 \sim 40g$ 为 1 个疗程。

（2）静脉滴注　按体重每日 $15 \sim 20mg/kg$ 或按体表面积每日 $1g/m^2$ 给药，总量 $20 \sim 40g$ 为 1 个疗程。

（3）直肠给药　每次 $0.5 \sim 1g$，每日 1 次，总量 $20 \sim 40g$ 为 1 个疗程。

【不良反应】

可有白细胞和血小板减少等轻度骨髓抑制表现。可有以食欲减退和恶心为主的轻度胃肠道反应，个别患者可出现呕吐、腹泻和腹痛，停药后可消失。其他不良反应有乏力、寒战、发热、头痛、眩晕、运动失调、皮肤瘙痒、色素沉着、黏膜炎及注射部位血管疼痛等。

【禁忌证】

妊娠初期 3 个月以内的妇女禁用。有肝肾功能障碍者慎用。

【注意事项】

1. 本品可单用，也可与其他抗肿瘤药物联合应用。

2. 餐后服用本品可减轻胃肠道反应。轻度胃肠道反应可不必停药，给予对症处理即可；严重者须减量或停药。

3. 若出现骨髓抑制，轻者对症处理，重者须减量，必要时停药。

4. 注射用替加氟若遇冷析出结晶，温热可使其溶解，并摇匀后使用。应避免与含钙、镁离子，以及酸性较强的药物合用。

5. 给免疫功能受抑制的化疗患者接种疫苗可导致严重和致命的感染，因此，轮状病毒疫苗在用本品化疗产生免疫抑制的患者中禁用。

卡 莫 氟

【药理作用】

本品为 5-氟尿嘧啶（5-FU）的衍生物，须在肝中代谢转化成 5-FU 后才能发挥抗癌活性。本品是抗嘧啶类药物，属细胞周期特异性药物。因为本品不仅依赖于肝功能，而且在肝内会加速水解，所以在肝药酶降低下的肝硬化病例中，5-FU 有效血药浓度维持时间长，从而对治疗伴有肝功能障碍的多发性肝癌具有优势，且已有使肺癌转移病灶完全消失的临床病例（用本品每日 300mg，口服 3 个月后肿瘤影完全消失）。

【适应证】

主要用于治疗消化道肿瘤，例如胃癌、结肠癌和直肠癌，也用于乳腺癌的治疗。

【用法及用量】

口服给药。单药治疗，成人每日 0.6～0.8g，分 3～4 次服用，连用 4～6 周为 1 个疗程；联合用药，成人每日 0.6g，分 3 次服用，连用 2 周为 1 个疗程。

【不良反应】

与氟尿嘧啶的不良反应类似。轻度骨髓抑制表现为白细胞和血小板减少；轻度胃肠道反应以恶心、呕吐为主。发热和尿频是本品较为特有的不良反应，停药后或经对症处理后可缓解。

【禁忌证】

（1）禁用　妊娠初期 3 个月以内和哺乳期妇女禁用。

（2）慎用　有肝肾功能障碍的患者使用时应慎重；高龄老年患者及营养不良患者慎用。

【注意事项】

用药期间定期检查白细胞、血小板计数。服药期间应避免饮用酒精性饮料。

阿糖胞苷

【药理作用】

阿糖胞苷是一种合成的抗代谢药，为细胞周期特异性抗肿瘤药物。主要作用于细胞 S 期（DNA 合成过程），通过抑制细胞 DNA 的合成，干扰细胞的增殖。对单纯疱疹病毒、牛痘病毒的繁殖，免疫反应亦有抑制作用。阿糖胞苷进入人体后，经激酶磷酸化后转变为阿糖胞苷三磷酸及阿糖胞苷二磷酸，前者能强有力地抑制 DNA 聚合酶的合成，后者能抑制二磷酸胞苷转变为二磷酸脱氧胞苷，从而抑制细胞 DNA 的聚合及合成。适当浓度的阿糖胞苷在体外能导致人急性髓细胞性白血病 HL-60 细胞出现凋亡及其 DNA 修复酶的降解。本品为细胞周期特异性药物，对处于 S 增殖期细胞的作用最为敏感，对抑制 RNA 及蛋白质合成的作用则十分轻微。用于病毒性眼病时，阿糖胞苷对疱疹病毒感染的疗效优于碘苷。

【适应证】

1. 主要用于急性淋巴细胞及非淋巴细胞白血病的诱导缓解期及维持巩固期的治疗。

2. 也用于慢性粒细胞白血病的急变期、急性白血病及消化道癌、恶性淋巴瘤等。对多数实体肿瘤无效。

3. 用于病毒性眼病，如树枝状角膜炎、角膜虹膜炎、眼部带状疱疹、单纯疱疹性结膜炎、流行性角膜结膜炎等。

【用法及用量】

(1) 诱导治疗　静脉注射，按体重每日 2mg/kg 给药，连用 10 日，如无明显不良反应，剂量可增大至按体重每日 4mg/kg；静脉滴注，按体重每日 0.5~1mg/kg 给药，持续 1~24 小时，连用 10 日，如无明显不良反应，剂量可增至按体重每日 2mg/kg 给药。

(2) 维持治疗　完全缓解后改用维持治疗量，剂量为按体重 1mg/kg，每日皮下注射 1~2 次。

(3) 难治性或复发性急性白血病；或急性白血病缓解后，以延长其缓解期。常用中或大剂量阿糖胞苷：中剂量是指阿糖胞苷的剂量为按体表面积每次 0.5~1.0g/m^2 的给药方案，一般需静脉滴注 1~3 小时，每 12 小时静脉滴注 1 次，2~6 日为 1 个疗程；大剂量指阿糖胞苷的剂量为按体表面积为 1~3g/m^2 的给药方案，静脉滴注及疗程同中剂量方案。由于阿糖胞苷的不良反应随剂量增大而加重，大剂量反而影响其疗效，故现多偏向用中剂量方案。由于不良反应较多，故疗程中必须由有丰富经验的医生指导，并要有充分及时的支持疗法保证。

(4) 皮下注射　骨髓增生异常综合征、低增生性急性白血病、老年性急性非淋巴细胞白血病等，以小剂量阿糖胞苷方案。按体表面积每次 10mg/m^2 给药，皮下注射，每 12 小时注射 1 次，14~21 日为 1 个疗程；如不缓解而患者情况允许，可予 2~3 周后重复 1 个疗程。

(5) 鞘内注射　脑膜白血病：阿糖胞苷为鞘内注射防治脑膜白血病的第二线药物，剂量为每次 10~25mg，加地塞米松 5mg 鞘内注射，每周 2 次，共注射 5 次；如为预防性治疗，则每 4~8 周注射 1 次。中枢神经系统已有病变者，则应加用放射治疗。

【不良反应】

(1) 胃肠道反应　常见食欲减退、恶心、呕吐、腹泻。有时出现胃炎，口腔和胃肠道溃疡等。

（2）骨髓抑制　是本品的剂量限制性毒性，表现为白细胞、血小板减少，最低值出现于用药后 7～14 日，骨髓象可见巨幼变。

（3）肝毒性　部分患者可出现轻度肝功能异常；大剂量可出现明显肝功能异常及黄疸。此药可引起肝脏中央静脉及肝小叶静脉闭塞，导致黄疸、肝大、腹痛、腹水及肝性脑病。此药引起肝细胞坏死罕见。有些患者可发生高胆红素血症及氨基转移酶升高。

（4）神经毒性　鞘内注射可引起头痛、下身瘫痪等。大剂量用药可发生可逆或不可逆的小脑毒性。据报道，有少数患者发生中枢神经系统并发症，如小脑性构音障碍伴有或不伴有眼球水平震颤。大多数小脑及大脑的并发症可在几日到几周内完全恢复。少见严重嗜睡。据报道，若按体重每日给予 10mg/kg，总量达 40mg/kg 时，可发生全身性肌肉强直、言语混乱、较明显的震颤。

（5）肺损害　大剂量用药可引起肺水肿、肺功能衰竭。大剂量应用此药治疗急性白血病时易于发生，一般在开始治疗后平均约 6 日（2～21 日）首次出现中毒症状。

（6）眼睛损害　用于眼科时，阿糖胞苷的细胞毒性较大，最初可造成角膜上皮下的点状浑浊，逐渐发展为点状着色，甚至形成角膜溃疡，因而极度限制了本品在眼科的广泛使用。

（7）其他　可有头晕、发热、脱发、皮疹等，还可导致男性生殖功能异常。

【禁忌证】

（1）禁用　对本品过敏者禁用。

（2）慎用　骨髓抑制，白细胞及血小板显著减低者；有胆道疾病者；有痛风病史、尿酸盐肾结石病史者；近期接受过细胞毒性药物或放射治疗者；肝肾功能不全者；哺乳期妇女及育龄妇女。

【注意事项】

1. 使用本品时，应适当增加患者的液体摄入量，使尿液保持碱性，必要时可合用别嘌醇以防止血清尿酸增高及尿酸性肾病的产生。

2. 快速静脉注射引起的恶心、呕吐反应虽较严重，但对骨髓的抑制较轻。但一般患者骨髓能耐受较大剂量的阿糖胞苷。

3. 静脉输注阿糖胞苷，应稀释到 0.5mg/mL。

卡培他滨

【药理作用】

卡培他滨是一种对肿瘤细胞有选择性活性的口服细胞毒性制剂。卡培他滨本身无细胞毒性，但可转化为具有细胞毒性的 5-FU，其结构通过肿瘤相关性血管因子胸苷磷酸化酶在肿瘤所在部位转化而成，从而最大限度地降低了 5-FU 对正常人体细胞的损害。

【适应证】

1. 适用于晚期原发性或转移性乳腺癌（紫杉醇和包括有蒽环类抗生素化疗方案治疗无效，或对紫杉醇无反应且不能使用蒽环霉素者）的进一步治疗。

2. 国外资料报道，首选氟尿嘧啶类治疗的结直肠癌患者的一线用药是口服卡培他滨。

【用法及用量】

口服给药。按体表面积 $2.5g/m^2$ 计算每日总剂量，分早、晚 2 次，于饭后半小时用水吞服，连用 2 周后，间隔 1 周。如病情继续恶化，或产生不能耐受的毒性时，应停止治疗。

【不良反应】

（1）血液系统　在本品治疗转移性乳腺癌的临床实验中，按总体发生率和 3 级/4 级不良反应的发生率多少排列，血液系统的不良反应依次为淋巴细胞减少症、贫血、中性粒细胞减少症和血小板减少症。转移性结直肠癌的临床实验中，按总体发生率和 3 级/4 级不良反应的发生率多少排列，血液系统的不良反应依次为贫血和中性粒细胞减少症。

（2）心血管系统　卡培他滨的心毒性包括心肌梗死、心肌缺血、心律失常、心脏停搏、心脏衰竭、猝死、心电图异常和心肌病。有冠心病史者更易发生心血管系统的不良反应。下肢水肿较轻且不常见。

（3）中枢神经系统　卡培他滨可引起中枢神经系统的不良反应包括疲劳、感觉异常、周围感觉神经病变、头痛和眩晕。也有发生坏死性小肠、结肠炎的报道。

（4）代谢系统　体重增加伴水肿。

（5）消化系统　包括严重的剂量相关性腹泻、恶心、呕吐、口腔炎症、腹痛和便秘。

（6）肝毒性　临床实验中，肝毒性在转移性乳腺癌和转移性结直肠癌的发生率较高。可见 3 级高胆红素血症 [（1.5～3）×正常值上限（ULN）] 和 4 级高胆红素血症（大于 3×ULN）。

（7）皮肤

① 临床实验中，常见手足综合征，表现为麻木、感觉迟钝、感觉异常、麻刺感、无痛感或疼痛感，皮肤肿胀或红斑、脱屑、水疱或严重的疼痛。

② 手足综合征的发生率高。70～79 岁，80 岁或以上患者的 3 级手足综合征发生率较高。

③ 皮炎和脱发较常见，但严重者很少见。在一项转移性乳腺癌的多中心研究中，未见卡培他滨引起明显脱发。大多数基线水平有脱发者，在治疗期间重新长出头发。

（8）其他　全身不良反应常有疲乏，但严重者极少见。其他常见的不良反应为黏膜炎、发热、虚弱、嗜睡等，但均不严重。厌食及脱水也常见，但重者极少见。

【禁忌证】

（1）禁用　曾经对本品产生严重不良反应，或对卡培他滨及其代谢产物（如去氧氟尿苷或 5-氟尿嘧啶）等有过敏史者；哺乳及妊娠期妇女；重度肾功能不全（根据 Cockroft-Gault 公式，肌酐清除率小于 30mL/min）者。

（2）慎用　骨髓抑制者；肝肾功能不全者（中度肾功能不全应减量）；并发感染者；水痘患者及儿童；有冠心病或既往病史者；老年患者；癌症肝转移致肝功能不全者（可致高胆红素血症，应密切监测）；与香豆素类抗凝剂、苯妥英钠合用时。

依诺他滨

【药理作用】

本品亲脂性较高，在血中（特别是血细胞中）及组织内的浓度能维持较长时间，对急、慢性白血病癌细胞有较明显的抗代谢作用。本品在肝、脾、肾及白血病细胞中逐渐代谢转化成阿糖胞苷，后者可抑制 DNA 合成而显示抗肿瘤作用。

【适应证】

适用于急性白血病及慢性白血病急性发作或呈急性病变。

【用法及用量】

静脉滴注。按体重每日 3.5～6mg/kg 给药，与 5% 葡萄糖、果糖或木糖注射液、生理盐水、林格液混合，滴注 2～4 小时，每日 1～2 次，通常连续用药后休息 6～10 小时再重复给药。

【不良反应】

偶见血压下降，胸部压迫感，呃逆，皮肤发绀，白细胞、血小板减少，食欲不振，恶心，呕吐，腰痛，头痛等。出现上述症状时，应立即停药急救，对症处理。

【禁忌证】

骨髓抑制、合并感染、有肝脏疾病的患者，以及孕妇慎用。

安西他滨

【药理作用】

本品为阿糖胞苷的衍生物，在体内转变为阿糖胞苷。作用与阿糖胞苷相似，主要作用于细胞周期的 S 期，并对 G_1/S 及 S/G_2 转换期也有作用。本品为一种细胞周期特异性药物。此外，本品对单纯疱疹病毒也有抑制作用。

【适应证】

1. 对各类急性白血病均有效，对急性粒细胞白血病疗效最优；对脑膜白血病也有良好效果。

2. 对上皮浅层或深层单纯疱疹病毒性角膜炎、虹膜炎均有效。

【用法及用量】

(1) 静脉注射　白血病，按体重每日 5～10mg/kg，溶于生理盐水或葡萄糖注射液静脉注射，一般 5～10 日为 1 个疗程，间隔 7～14 日。可根据幼稚细胞消失或白细胞下降等情况适当调整剂量。

(2) 肌内注射　白血病，按体重每日 5～10mg/kg，每日 1 次，一般 5～10 日为 1 个疗程，间隔 7～14 日。可根据幼稚细胞消失或白细胞下降等情况适当调整剂量。

(3) 鞘内注射　脑膜白血病应鞘内注射，每次 50～100mg，用生理盐水 2mL 稀释。

(4) 滴眼　单纯疱疹性角膜炎应每 1～2 小时滴眼 1 次，晚间加用眼膏 1 次，或单用眼膏每日 4～6 次，待溃疡愈合，实质层浸润消失后，再减量为每日 4 次。维持用药 2 周以上，在用药期间必须合并应用抗生素，以防止细菌和真菌混合感染。

【不良反应】

可见食欲减退、恶心、呕吐等胃肠道反应；可见白细胞和血小板减少，但一般骨髓抑制不严重；少数人有腮腺肿胀、直立性低血压、谷丙转氨酶升高等。

【禁忌证】

孕妇慎用。

吉西他滨

【药理作用】

本品是细胞周期特异性抗代谢类药物，主要作用于 DNA 合成期的肿瘤细胞，即 S 期细胞；在一定的条件下，可以阻止 G_1 期向 S 期的进展。作用机制：本品活性成分为吉西他滨，作为一种前药在细胞内是脱氧胸苷激酶磷酸化的良好底物，在酶的作用下转化成吉西他滨一磷酸盐（dFdCMP）、吉西他滨二磷酸盐（dFdCDP）和吉西他滨三磷酸盐（dFdCTP）等代谢物，其中 dFdCDP 和 dFdCTP 为活性产物。dFdCDP 抑制核糖核苷酸还原酶，从而减少了 DNA 合成和修复所需的脱氧核苷酸的量 [尤其是脱氧嘧啶核苷三磷酸（dCTP）]，而低水平的 dCTP 逆转了脱氧胸苷激酶正常的负反馈抑制，从而导致 dFdCTP 更多的积聚；同时 dFdCDP 抑制了 dCTP 诱导的脱氧胞苷脱氨酶对 dFdCMP 的脱氨作用，且 dFdCTP 直接抑制脱氧胞苷脱氨酶，从而使更多的 dFdCMP 转化成活性代谢物 dFdCDP 和 dFdCTP。而 dFdCTP 则与 dCTP 竞争结合进入 DNA 链，插入至 DNA 链中脱氧胞苷的位点，并允许鸟苷与其配对，吉西他滨分子就被此鸟苷"掩蔽"，使其免受核糖核酸外切酶的移除修复，然后 DNA 链合成停止，进而 DNA 断裂，细胞死亡。

【适应证】

本品具有广谱抗肿瘤活性，对多种肿瘤细胞株均有细胞毒性作用。用于非小细胞肺癌、胰腺癌、膀胱癌、乳腺癌及其他实体肿瘤。

【用法及用量】

静脉滴注。一般情况下本品推荐剂量为按体表面积每次 $1g/m^2$，静脉滴注 30 分钟，每周 1 次，连续 3 周，随后休息 1 周，每 4 周重复 1 次。可依据患者的毒性反应相应地减少剂量。

【不良反应】

（1）血液系统　本品有骨髓抑制作用，可出现贫血、白细胞降低和血小板减少。

（2）消化系统 大多数患者可出现肝脏转氨酶异常，多为轻度、非进行性损害；约1/3的患者出现恶心和呕吐反应，少数患者需要药物治疗；极少数患者可出现腹泻、口腔毒性及便秘。

（3）泌尿系统 约半数患者出现轻度蛋白尿和血尿；有部分病例出现不明原因的肾衰。

（4）过敏反应 少数患者出现皮疹及瘙痒；极少数患者可发生支气管痉挛。

（5）其他 少数患者可出现水肿或周围性水肿，或类似于流感的表现；极少数患者可出现脱发、嗜睡。

【禁忌证】

（1）禁用 对本品过敏者，孕妇及哺乳期妇女禁用。

（2）慎用 肝、肾功能损害者慎用。

【注意事项】

1. 所有患者应定期检测骨髓抑制和肝肾功能情况。

2. 与其他抗癌药配伍进行联合化疗时，应考虑对骨髓抑制作用的蓄积。

3. 延长滴注时间和增加用药频率可增大药物的毒性，须密切观察，包括实验室的监测。

4. 本品可引起轻度困倦，患者在用药期间应禁止驾驶和操纵机器。

磺巯嘌呤钠

【药理作用】

本品为我国创制的水溶性巯嘌呤衍生物，作用与巯嘌呤相似，主要优点为可以用于注射。不能透过血脑屏障，可鞘内注射。其作用机制与6-MP相似，是一种抗核酸代谢的药物，属细胞周期特异性抗癌药物，在碱性和中性条件下较稳定，遇巯基化合物如半胱氨酸等立即分解，释放出巯嘌呤。在酸性条件下易分解成巯嘌呤，对瘤组织有某种程度的选择性作用，且不良反应较小，显效较快，抗瘤谱较广。

【适应证】

用于绒毛膜癌，恶性葡萄胎，急性粒细胞白血病，急、慢性淋巴细胞白血病，以及上述肿瘤的脑和脊髓转移，头颈部肿瘤。对 5-氟尿嘧啶、甲氨蝶呤及放线菌素 D 耐药的肿瘤也有效。

【用法及用量】

(1) 静脉滴注

① 白血病：每日 1 次，按体重每次 4～5mg/kg 给药，溶于生理盐水或 5% 葡萄糖液中静脉滴注，10～14 日为 1 个疗程。

② 绒毛膜癌或恶性葡萄胎：每日 1 次，按体重每次 8～10mg/kg 给药，10 日为 1 个疗程。

(2) 静脉注射

① 白血病：每日 1 次，按体重每次 4～5mg/kg，溶于生理盐水或 5% 葡萄糖液中静脉注射，10～14 日为 1 个疗程。

② 绒毛膜癌或恶性葡萄胎：每日 1 次，每次 8～10mg/kg，10 日为 1 个疗程。

(3) 肌内注射　每次 200mg，溶于 0.24% 稀醋酸液 2mL 中，隔 1～2 日注射 1 次，5 次为 1 个疗程。

(4) 鞘内注射　每次常用 100～200mg，隔 1～2 日注射 1 次，5 次为 1 个疗程。

【不良反应】

1. 主要为骨髓抑制，白细胞和血小板减少。

2. 部分患者有恶心、呕吐和口腔炎，但均较 6-巯基嘌呤轻，停药后可恢复。

【禁忌证】

有骨髓抑制的患者禁用。

【注意事项】

本品现用现配，药物的水溶液在室温下应即刻使用，不宜放置待用。

羟 基 脲

【药理作用】

羟基脲是一种作用于有丝分裂S期的细胞周期特异性抗肿瘤药物。是一种核苷二磷酸还原酶抑制药，通过阻止核糖酸还原为脱氧核苷酸，因而选择性地抑制DNA的合成，能抑制胸腺嘧啶核苷酸嵌入DNA，并能直接损伤DNA，但对RNA及蛋白质的合成并无抑制作用。本品作用于细胞增殖周期的S期，并能使部分细胞阻滞在G_1/S期的边缘，故可作为使癌细胞部分同步化或放射增敏的药物。是一种细胞周期特异性药物，对分化增殖的细胞比较敏感，毒性也较低。

【适应证】

1. 主要用于治疗慢性粒细胞白血病、黑色素瘤、慢性粒细胞白血病的加速期和急变期、真性红细胞增多症，对头颈部原发性鳞癌、复发性转移性卵巢癌等亦有一定的疗效。与放射治疗同时应用，或作为放射治疗的增敏剂，可增加治疗头颈部肿瘤的疗效。

2. 对顽固性银屑病和脓疱性银屑病均有肯定的疗效，能减轻全身性脓疱性银屑病的脓疱、发热和中毒症状。短期用药，其毒性较甲氨蝶呤小。对有肝脏损伤而不宜应用甲氨蝶呤，或用甲氨蝶呤无效的严重银屑病患者，宜选用本品进行治疗。

【用法及用量】

（1）慢性粒细胞白血病　可根据患者病情及白细胞数的高低而决定用药剂量。一般开始剂量为按体重每日20～30mg/kg给药，每次服用或分2次口服；当白细胞下降至10×10^9/L以下时，应减量至每日20mg/kg，口服维持。

（2）头颈癌、卵巢癌　剂量为按体重每次60～80mg/kg或按体表面积每次2000～3000mg/m^{2}给药，每3日口服1次，单独服用或与放疗合用；亦可按体重每日20～30mg/kg服药，每日 1 次。

（3）银屑病　每日 0.5～1.5g，4～8 周为 1 个疗程。

【不良反应】

（1）造血系统　较常见的有白细胞减少、贫血或红细胞形态的异常。白细胞减少通常在治疗开始后约 10 日发生，少数可合并感染；红细胞可出现巨幼红细胞样变，形态类似恶性贫血，但其发生与维生素 B_{12} 或叶酸缺乏无关。较少有血小板减少。

（2）消化系统　较常见的有食欲减退、恶心、呕吐，较少见的有便秘或胃肠道刺激症状。一般用药后 6～12 小时可出现与剂量相关的恶心、呕吐，有时会发展成厌食及营养不良、消化道溃疡。长期服用本品可发生口腔黏膜炎、口腔溃疡等。

（3）其他　皮疹、红斑、瘙痒等皮肤反应较为少见；可偶然发生血尿酸增高或尿酸性肾病；偶见头痛、嗜睡、头晕、幻觉、惊厥等神经毒性表现。

【禁忌证】

（1）禁用　水痘、带状疱疹及各种严重感染者禁用。

（2）慎用　严重贫血未纠正前、骨髓抑制、肾功能不全、痛风、尿酸盐结石史等患者慎用。

【注意事项】

1. 本品的使用剂量必须根据患者对治疗的反应及患者的耐受性等进行调整。

2. 若服用本品已达 6 周仍未见效，应考虑停药。

3. 在服用本品过程中，若出现显著的粒细胞或血小板减少，例如白细胞下降至 2.5×10^9/L 或血小板下降至 100×10^9/L 以下，应暂停服用本品，并予相应的处理。

4. 若在放疗期间使用，应在放疗前 1 周开始用药，并严密观察血象。若出现严重的放疗不良反应，亦应考虑减量或暂停使用本品。

羟 脲

【药理作用】

本品为脲类化合物，结构类似羟基脲。可抑制核苷二磷酸还原酶，抑制 DNA 合成，作用于细胞分裂的 S 期。动物实验中，具有显著的抗肿瘤疗效。

【适应证】

用于粒细胞性白血病、恶性淋巴瘤、癌性腔腔积液、腹腔积液（胸腹腔注药）时疗效显著，对癌性腹膜炎、食管癌、胃癌、肝癌、直肠癌、霍奇金病等亦有效。

【用法及用量】

(1) 口服给药　每次 0.25～0.4g，每日 3 次，用冷水溶后服（水温不超过 60℃）。

(2) 静脉给药　每次 0.25～0.5g，每日 1 次，10 次为 1 个疗程，疗程间隔为 3～4 日。

(3) 胸、腹腔注射　每次 0.5～1.0g，溶于蒸馏水中，每日或隔日 1 次。

(4) 瘤体内注射　0.5g 溶于 3～6mL 蒸馏水中，每日或隔日 1 次。

(5) 灌肠给药，每次 0.5～1.0g，溶于 20～40mL 注射用水中，每日 1 次。

【不良反应】

本品常见的不良反应有恶心、呕吐、腹泻、头昏及白细胞减少等。

培美曲塞

【药理作用】

培美曲塞是一种结构上含有核心为吡咯嘧啶基团的抗叶酸制剂。通过破坏细胞内叶酸依赖性的正常代谢过程，抑制细胞复制，从而抑制肿瘤的生长。

【适应证】

本品联合顺铂用于治疗无法手术的恶性胸膜间皮瘤。

【用法及用量】

本品只能用于静脉滴注，其溶液的配制必须按照"静脉滴注准备"的说明进行。本品联合顺铂用于治疗恶性胸膜间皮瘤的推荐剂量为按体表面积每 21 日 $500mg/m^2$，滴注超过 10 分钟；顺铂的推荐剂量为 $75mg/m^2$，滴注超过 2 小时。应在本品给药结束 30 分钟后再给予顺铂滴注。接受顺铂治疗要有水化方案。具体可参见顺铂说明书。

【不良反应】

临床相关的毒性反应包括 AST（谷草转氨酶）、ALT（谷丙转氨酶）和 GGT（谷氨酰转肽酶）升高，感染，发热，中性粒细胞减少性发热，肾衰竭，胸痛和荨麻疹；发生率≤1% 的临床相关的毒性反应包括心律失常和运动神经元病。随机接受培美曲塞治疗的患者，发生率在 1%～5% 之间（包括 5%）的临床相关的毒性反应包括神经障碍、运动神经元病、腹痛、肌酐升高、中性粒细胞减少性发热、无中性粒细胞减少性感染、变态反应或过敏和多型红斑；发生率≤1%的临床相关的毒性反应包括室上性心律失常。

【禁忌证】

1. 本品禁用于对培美曲塞或药品中其他成分有严重过敏史的患者。

2. 妊娠妇女接受本品治疗可能对胎儿有害。目前，没有有关妊娠妇女接受本品治疗的研究，因此建议患者避孕。本品或其代谢产物是否能从乳汁中分泌尚未确定。但是本品可能对吃奶的婴儿有潜在严重危害，接受本品治疗的母亲应停止哺乳。

第二十六章 抗肿瘤抗生素

抗肿瘤抗生素是由微生物产生的具有抗肿瘤活性的化学物质，是在抗感染抗生素研究基础上发展起来的，在寻找抗结核药时发现了放线菌素 D。放线菌素 D 是第五个被发现的有效抗肿瘤药物，也是第一个被发现的抗肿瘤抗生素。

放线菌素 D

【药理作用】

本品为由我国桂林土壤中分离出的放线菌（*Streptomyces melanochlomogenes*）的发酵液中得到的抗生素类抗肿瘤药。本品为细胞周期非特异性药物，对 G_1 期前半段最敏感。本品通过与 DNA 结合，插入 DNA 分子的鸟嘌呤和胞嘧啶碱基结构上，抑制以 DNA 为模板的 RNA 多聚酶，从而抑制 RNA 的合成，使蛋白质合成受到抑制。结合方式可能是嵌入 DNA 的碱基对之间，而其肽链则位于 DNA 双螺旋的小沟内，妨碍 RNA 多聚酶沿 DNA 分子前进。本品对 RNA 合成的抑制作用主要是抑制 RNA 链的延伸，而不是影响它的起始；选择性地与 DNA 中的鸟嘌呤结合，而不与缺乏鸟嘌呤碱基的 DNA 结合。

【适应证】

（1）实体瘤　与长春新碱、多柔比星合用，治疗肾母细胞瘤（Wilm's 瘤）；与氟尿嘧啶合用，治疗绒毛膜癌及恶性葡萄胎；与环磷酰胺、长春碱、博来霉素、顺铂合用，治疗睾丸肿瘤；与多柔比星、环磷酰胺、长春新碱合用，治疗软组织肉瘤、尤因肉瘤（Ewing 肉瘤）；也可用于治疗恶性淋巴瘤的联合化疗方案中。本品对横纹肌肉瘤、神经母细胞瘤及霍奇金病也有效。

（2）与放射治疗合用可提高肿瘤对放射治疗的敏感性。

【用法及用量】

每次 0.2～0.4mg，溶于 5% 葡萄糖液 500mL 中静脉滴注，或溶于 5% 葡萄糖液 20～40mL 中静脉注射，每日或隔日 1 次，1 个疗程总量为 4～6mg，2 个疗程之间应间隔 2 周。儿童按体表面积每次 $0.45mg/m^2$ 给药，组成联合化疗方案。

【不良反应】

1. 可引起食欲下降、恶心、呕吐、腹泻，少数患者可出现口腔溃疡。

2. 可抑制骨髓致白细胞及血小板减少。

3. 静脉注射可引起静脉炎，漏出血管可引起疼痛、局部硬结及溃破。

4. 可有脱发、皮炎、发热等。

5. 有免疫抑制作用。

6. 对妊娠者可引起畸胎。

7. 长期应用可抑制睾丸或卵巢功能，引起闭经或精子缺乏。

8. 可增加放射治疗对组织的损害。

9. 具有肝毒性作用，可引起肝细胞脂肪浸润伴肝大。

【禁忌证】

（1）禁用：水痘及带状疱疹患者；妊娠及哺乳期妇女；

（2）慎用：骨髓功能低下者；有痛风病史者；有肝功能损害者；近期有感染者；有尿酸盐性肾结石病史者；近期接受过放射治疗或抗癌药治疗者；1 岁以下的幼儿。

【注意事项】

1. 注射时如漏至血管外，应立即停止注射，并以氯化钠注射液稀释，或以 1% 普鲁卡因注射液局部封闭，温湿敷或冷敷。若发生皮肤破溃，按溃疡处理。

2. 用药前或用药期间，放疗照射野的皮肤可见发红，甚至发生胶皮样变；但若先用本品再放疗，则无此现象。

3. 用药期间，应加强口腔护理，以减轻口腔黏膜反应。

4. 能与葡萄糖、氯化钠溶液、无菌注射液配伍；也能与别嘌呤醇、氨磷汀、噻肟单酰胺菌素、达卡巴嗪、氟达拉滨、昂丹司琼、沙莫司亭等药物配伍。

5. 与含苯甲基乙醇的注射用抑菌液或含对苯基的注射用抑菌液混合会生成沉淀，故忌配伍。

6. 与非格司亭混合后立即形成在高强光下肉眼可见的颗粒和少数丝状物，故忌配伍。

7. 溶液配制时，将放线菌素 D 加入 1.1mL 无菌注射用水（不含防腐剂）中形成浓度为 $500\mu g/mL$ 的溶液。这种溶液应为透明且呈金黄色。

丝裂霉素

【药理作用】

本品为从放线菌（*Streptomyces caespitosus*）的培养液中分离出的抗肿瘤药物，对多种实体瘤有效，为常用的细胞周期非特异性药物之一。本品为由放线菌产生的丝裂霉素类物质包括丝裂霉素 A、丝裂霉素 B、丝裂霉素 C，对实验动物都有抗肿瘤作用，但以丝裂霉素 C 的活性最强，故目前临床上常用的是丝裂霉素 C。本品抗瘤谱广，作用迅速，但化疗指数不高，毒性较大。其化学结构上具有苯醌、氨甲酰基团及乙烯亚胺三个活性基团，也属于烷化剂抗肿瘤药物。本品为细胞周期非特异性药物，对肿瘤细胞的 G_1 期，特别是晚 G_1 期及早 S 期最敏感。能与 DNA 的双螺旋形成交联。烷化基团与 DNA 碱基结合的部位是鸟嘌呤的 O-6 和 N-2 以及腺嘌呤的 N-6。丝裂霉素不是嵌入 DNA 的碱基对之间，而是结合在 DNA 双螺旋结构的大沟上，抑制 DNA 复制，并使 DNA 解聚。高浓度时对 RNA 也有抑制作用。

【适应证】

主要适用于胃癌、肺癌、乳腺癌，也适用于肝癌、胰腺癌、结直肠癌、食管癌、卵巢癌及癌性腔内积液。

【用法及用量】

静脉注射，每次 6～8mg，以氯化钠注射液溶解后静脉注射，每周 1 次，最大剂量可 1 次用至 10～20mg，每 6～8 周重复疗程；动脉注射，剂量与静脉注射相同；腔内注射，每次 6～8mg；滴眼，以本品 0.04% 溶液滴眼。

【不良反应】

1. 骨髓抑制是最严重的毒性反应，可致白细胞及血小板减少。白细胞减少常发生于用药后 28～42 日，一般在停药 42～56 日恢复。有的患者有出血倾向且恢复缓慢。

2. 恶心、呕吐常发生于给药后 1～2 小时。呕吐在 3～4 小时内停止，而恶心可持续 2～3 日。

3. 本品对局部组织有较强的刺激性，若药液漏出血管外，可引起局部疼痛、坏死和溃疡。

4. 少见的不良反应有心肌损害、间质性肺炎等。

5. 个别患者可引起发热、乏力、肌肉痛及脱发。

6. 本品还可引起静脉闭塞性疾病，如肝脏中心静脉及肝小叶静脉闭塞导致黄疸、肝大、腹痛、腹水及肝性脑病。长期应用本品可发生肾毒性。在治疗膀胱癌时，将此药注入膀胱内，可刺激膀胱及尿道，偶尔发生局部损害。据报道，此药可引起溶血性尿毒症综合征。

7. 皮肤可发生红斑，手掌及足底出现发疱性皮肤糜烂。

【禁忌证】

(1) 禁用　水痘或带状疱疹患者禁用。

(2) 慎用　老年患者，妊娠及哺乳期妇女，肾功能受损者慎用。

【注意事项】

1. 丝裂霉素一般经静脉注射给药，避免注射于静脉外；若有药液漏至血管外，应立即停止注射，并以 1% 普鲁卡因注射液局部封闭。本品也可经动脉注射及腔内注射，但不可肌内或皮下注射。

2. 由于丝裂霉素有延迟性及累积性骨髓抑制，一般较大剂量应用时，2 个疗程之间的间隔应超过 6 周。

3. 本品溶解后须在 4～6 小时内应用。

平阳霉素

【药理作用】

本品为从我国浙江平阳县土壤中的放线菌（*Streptomyces pingyangensis* n. sp）培养液中分离得到的抗肿瘤抗生素。本品为博来霉素多组分中的单一组分 A_5，其作用机制与博来霉素相似，主要抑制胸腺嘧啶核苷嵌入 DNA，并与 DNA 结合使之破坏；另外，它也能使 DNA 单链断裂，并释放出部分游离核碱，可破坏 DNA 模版，阻止 DNA 的复制。动物实验表明，A_5 与博来霉素的主要成分 A_2 相比，抑瘤作用强于 A_2，且肺损害较 A_2 轻。

【适应证】

1. 用于治疗唇癌、舌癌、齿龈癌、鼻咽癌等头颈部鳞癌。

2. 用于治疗皮肤癌、乳腺癌、宫颈癌、食管癌、阴茎癌、恶性淋巴癌和坏死性肉芽肿等。

3. 对肝癌也有一定疗效；对肺癌有一定的缓解作用。

4. 对翼状胬肉有显著疗效。

【用法及用量】

（1）肌内注射　成人常用量为每次 8～10mg，溶于生理盐水 3～5mL，每日或隔日 1 次；亦可每周 2～3 次。1 个疗程总量 200～300mg（平均 240mg），有效剂量一般为 80～160mg（或 100～240mg）。

（2）静脉滴注　剂量与肌内注射相同。本品用生理盐水或 5％葡萄糖液稀释后缓慢滴注。

（3）动脉注射　剂量与肌内注射相同。本品用生理盐水或 5％葡萄糖液稀释后缓慢注射。

（4）局部注射，对翼状胬肉可局部注射，每次 0.12mg，每 10 日 1 次，3～4 次为 1 个疗程。

【不良反应】

（1）发热　较常见，表现发冷、发热或寒战，经数小时可消退。

（2）肺毒性　可出现咳嗽、咳痰、呼吸困难，胸部 X 线摄影可表现肺炎样病变或肺纤维化。

（3）胃肠道　可出现恶心、呕吐、食欲不振等。

（4）皮肤　皮疹，皮炎，色素沉着，皮肤角化、增厚，以及脱发。

（5）其他　少数患者表现为肢端麻木、疼痛、口腔炎等，偶尔出现过敏性休克样症状、血压降低、休克、意识不清等严重反应。

【禁忌证】

有平阳霉素类药物过敏史的患者禁用。老年患者，慢性呼吸道疾病、肺功能不佳者慎用。

【注意事项】

1. 为防止高热反应，初用可从小剂量开始（如 1mg、2mg、4mg），逐渐增至常规剂量。亦可用吲哚美辛预防、减轻发热反应。出现高热、寒战，须考虑停药。

2. 用药期间应注意进行呼吸系统的检查，若出现肺炎样表现，应停药和服用泼尼松及抗生素。

3. 一旦出现过敏性休克表现，应立即停药，应用肾上腺素、地塞米松、吸氧、升高血压等急救。

柔红霉素

【药理作用】

1963 年从蓝红链霉菌（*Str. coerulorubidus*）培养液提取出柔红毒素，同时从另一种链霉菌（*Str. peucetins*）提取出了柔毛霉素，后证明是同一种抗生素。1970 年，在我国河北正定县土壤中亦获得同类放线菌株并提取出同类物质（曾命名为正定霉素）。主要用于对常用抗肿瘤药耐药的急性淋巴细胞或粒细胞白血病，但缓解期短，故须与其他药物合并应用。本品为第一代蒽环类抗肿瘤抗生素，其作用机制酷似多柔比星。柔红霉素的抗瘤谱远较多柔比星窄，对实体瘤疗效不如多柔比星和表多柔比星。本品可抑制 RNA 和 DNA 的合成，对 RNA 的影响尤为明显。可选择性地作用于嘌呤核苷，对 6-巯基嘌呤（6-MP）、甲氨蝶呤（MTX）及环磷酰胺抗药瘤株有效。本品抑制 DNA 依赖性 RNA 多聚酶作用不如放线菌素及光神霉素强。本品可增加 DNA 黏度，降低其沉降系数，升高熔点。结合物在高离子浓度下仍稳定。本品的氨基糖部分对于 DNA 复合物的稳定性有重要意义，可通过与 DNA 及 RNA 结合，抑制有丝分裂及细胞毒作用。毒性浓度下可见细胞核及核仁损害。

【适应证】

本品主要用于各种类型的急性白血病（包括粒细胞性、淋巴细胞性和单核细胞性以及粒-单核细胞性）、红白血病、慢性粒细胞白血病、恶性淋巴瘤，也可用于神经母细胞瘤、尤因肉瘤和肾母细胞瘤等。

【用法及用量】

（1）常规用量 临用前，将所需用量加入 5～10mL 氯化钠注射液中，振摇溶解后，再加入氯化钠注射液配制成 2～5mg/mL 的浓度，缓慢静脉注射。成人常用量为按体表面积每日 30～40mg/m² 给药，每 3～4 周连用 2～3 日，总累积剂量应控制在 400～500mg/m² 内。

（2）联合化疗 每次剂量酌减至单用常规量的 2/3。联合化疗方案最常用者，如 CODP（环磷酰胺、长春新碱、柔红霉素和泼尼松）、DOAP（柔红霉素、长春新碱、阿糖胞苷和泼尼松）以及 DAMP（柔红霉素、阿糖胞苷、巯嘌呤、泼尼松）等。血清胆红素在 1.2～3mg/100mL 时，1 次用 3/4 常规剂量；如血清胆红素大于 3mg/100mL 时，仅能用其半量。小儿用量按体表面积每次 20mg/m²，每周 1 次；2 岁以下幼儿及体表面积小于 0.5m² 者，其剂量应以体重为准，按体重每次 0.5～1mg/kg 剂量用药，连用 2～3 次或每周 1 次，用 3～4 周。总累积剂量按体表面积计算，2 岁以下幼儿不能超过 200～250mg/m²。

【不良反应】

1. 较常见的为恶心、呕吐、口腔炎和食管炎，一般口腔和唇部可在给药后 3～7 日发生溃疡。白细胞减少几乎不可避免，大多在首次用药后 10～14 日降至最低点，而在 3 周内逐渐恢复。脱发虽常见，但大多在疗程结束后 5～6 周可再生。血小板减少较罕见，且大多不严重且无症状。

2. 较少见的毒副反应主要为心毒性，心电图变化多呈一时性和可逆性；如出现心律异常、气急和下肢水肿，则应警惕充血性心力衰竭的可能。心衰的发生与累积剂量大有关系，常在总累积剂量达 400～500mg/m² 时容易发生；2 岁以上儿童为 200～300mg/m² 以上即可发生；2 岁以下儿童为 10mg/kg 时即可发生。60 岁以上老人或原有心肌病变，或以往曾接受过胸部放射治疗者，有时可能发生猝死。儿童年龄越小，发生心肌病的机会越大，而此时常规心电图尚无明显改变，如能及早诊治多可获救。

3. 静脉注射时溢出血管外，可出现局部疼痛、组织坏死甚或蜂窝组织炎。

4. 偶可出现胃痛、腹泻或胃肠炎，但其发生概率较多柔比星低。白血病或恶性淋巴瘤患者偶可出现高尿酸血症和肾功能损害。过敏性皮炎、瘙痒或药物性发热则很罕见。用药后 48 小时内，尿色可呈红色，但无特殊临床意义。

5. 本品对动物可引起延迟的生殖功能减退和障碍，如可导致雄狗睾丸萎缩。

6. 本品对动物和人体有潜在致畸、致突变和致癌作用。

7. 本品可引起较严重的骨髓抑制。

8. 本品可使肝脏中心静脉及肝小叶静脉闭塞导致黄疸、

肝大、肝性脑病及腹水。

9. 有轻微的肾脏毒性作用。

【禁忌证】

（1）禁用

① 对盐酸柔红霉素、多柔比星或表多柔比星过敏者。

② 周围血象中白细胞低于 $3.5×10^9/L$ 或血小板低于 $50×10^9/L$ 者。

③ 发热或伴明显感染者。

④ 恶病质者。

⑤ 失水、出血、电解质或酸碱平衡失调者。

⑥ 胃肠道梗阻者。

⑦ 肝肾功能、心肺功能不全者。

⑧ 以往做过胸部放射治疗，或曾用过大剂量环磷酰胺者。

⑨ 用过足量多柔比星或表柔比星者。

⑩ 妊娠、哺乳期妇女。

（2）慎用

① 肝肾功能损害，特别是伴临床黄疸者，使用本品应谨慎。

② 2 岁以下幼儿和大于 60 岁的老年患者。

【注意事项】

1. 本品仅能用静脉注射，因为对静脉有刺激，可致血栓性静脉炎，所以不宜滴注。如注射局部有红肿、疼痛或药液外溢，应立即停用，并采取冷敷等相应措施。

2. 用本品期间不能进行放射治疗，特别是胸部放疗。至少在停止放疗 3~4 周后才能应用柔红霉素。

3. 本品可能与多柔比星有交叉耐药性，但与阿糖胞苷、甲氨蝶呤、环磷酰胺和亚硝脲类药物无交叉耐药性。

多柔比星

【药理作用】

多柔比星是由 *Streptomyces peucetium* var. *caesius* 的发酵

液中提出的一种糖苷抗生素。由于其抗瘤谱广，且对乏氧细胞也有效，故在肿瘤化学治疗中占有重要地位。它既含有脂溶性的蒽环配基，又有水溶性的柔红糖氨基，并有酸性酚羟基和碱性氨基，因此具有很强的抗癌药理活性。可直接作用于DNA，插入DNA的双螺旋链使之解开，改变DNA的模板性质，并且抑制DNA聚合酶，从而既抑制DNA也抑制RNA合成。此外，本品具有形成氧自由基的功能，并有特殊的破坏细胞膜结构和功能的作用。作为一种细胞周期非特异性抗癌化疗药物，本品对各期细胞均有作用，而对S期的早期最为敏感，M期次之，对G_1期最不敏感，对G_1、S和G_2期有延缓作用。

【适应证】

本品抗瘤谱较广，适用于急性白血病（淋巴细胞性和粒细胞性）、霍奇金病及恶性淋巴瘤、乳腺癌、支气管肺癌（未分化小细胞性和非小细胞性）、卵巢癌、软组织肉瘤、成骨肉瘤、横纹肌肉瘤、尤因肉瘤、肾母细胞瘤、神经母细胞瘤、膀胱癌、甲状腺癌、前列腺癌、头颈部鳞癌、睾丸癌、胃癌、肝癌等。

【用法及用量】

（1）静脉注射　临用前加氯化钠注射液溶解，浓度一般为2mg/mL。缓慢注射，按体表面积每次50～60mg/m^2，每3～4周1次或每周20～30mg/m^2，连用3周，停用2～3周后重复。每周分次用药，则心毒性、骨髓抑制和胃肠道反应（包括口腔溃疡）较每3周用药1次为轻。

（2）动脉注射　临用前加氯化钠注射液溶解，浓度一般为2mg/mL。缓慢注射，按体表面积每次50～60mg/m^2，每3～4周1次或每周20～30mg/m^2，连用3周，停用2～3周后重复。每周分次用药，则心毒性、骨髓抑制和胃肠道反应（包括口腔溃疡）较每3周用药1次为轻。

【不良反应】

1. 常见为脱发、骨髓抑制（白细胞于用药后10～14日下降至最低点，大多在停药 3 周后逐渐恢复至正常水平，贫血和血小板减少较少见）、口腔溃疡、食欲减退、恶心、呕吐。少数患者可在原先放疗区出现皮肤发红或色素沉着。如注射处药液外溢，可导致红肿疼痛，甚或蜂窝组织炎和局部坏死。白血病和恶性淋巴瘤患者应用本品时，特别是初次用多柔比星者，可因瘤细胞大量破坏引起高尿酸血症，而致关节疼痛或肾功能损害。

2. 主要不良反应为心毒性作用，从而限制了本品的长期应用。可引起迟发性严重心力衰竭，有时可在停药半年后发生。轻者表现为心电图呈室上性心动过速、室性期前收缩及 ST-T 改变，但并不影响继续治疗；重者可出现心肌炎而发生心力衰竭。心毒性和给药累积量密切相关，大多发生于总量超过 $400 mg/m^2$ 的患者，而与原先存在的心脏疾病无关系。此药的晚期毒性作用并不常见，如果此药的累积量不超过 $500 mg/m^2$，则心衰的发生率不到 1%；如应用大剂量时，心衰的发生率可达 25% 以上；如总的累积量超过 $550 mg/m^2$ 时，则心衰的发生率突然增高。

3. 此药很少引起肝脏或肾脏的毒性作用，但在用药后尿可能呈现红色。

【禁忌证】

（1）禁用

① 对本品过敏者。

② 心脏疾病伴心肌功能不全者。

③ 周围血象中白细胞低于 $3.5×10^9/L$ 或血小板低于 $50×10^9/L$ 者。

④ 明显感染或发热者。

⑤ 恶病质者。

⑥ 失水，电解质或酸碱平衡失调者。

⑦ 胃肠道梗阻者。

⑧ 明显黄疸或肝功能损害者。

⑨ 心肺功能失代偿患者。

⑩ 水痘或带状疱疹患者。

⑪ 过去曾用过足量柔红霉素或多柔比星、表柔比星者不能再用本品。

⑫ 在进行纵隔或胸腔放射治疗期间禁用本品。

⑬ 本品能透过胎盘，有导致流产的可能，因此严禁在妊娠初期的 3 个月内应用多柔比星。

（2）慎用

① 用药期间慎用活病毒疫苗接种。

② 老年患者、2 岁以下幼儿和原有心脏病患者要特别慎用。

【注意事项】

1. 与大剂量的环磷酰胺合用时，本品的每次用药剂量和用药总量均应酌减。

2. 以往接受过纵隔放射治疗者，多柔比星的每次用量和总剂量亦应酌减。

3. 本品可用于浆膜腔内给药和膀胱灌注，但不能用于鞘内注射。

4. 本品有蓄积毒性，累积总量不宜超过 450mg/m^2，以免发生严重问题。

5. 药物注射时勿漏出血管外。

阿柔比星

【药理作用】

日本学者 1973 年从 *Streptomyces galilacus* WA-144H 培养基中分离出一种多柔比星衍生物，国际卫生组织命名为 Aclarubicin hydrodhloride，属 A 型。我国学者从四川彭州市思文地区土壤中分离到的 *Streptomyces galilaeus var Siwenensis* 产生的一种蒽环类抗肿瘤抗生素为阿克拉霉素 B，是阿克拉霉素 A 的同系物，化学结构亦近似，属 B 型。本品与多柔比星相近，为细胞周期非特异性药物。本品具有亲脂性，易进入细胞内。本品能嵌入细胞 DNA 链中，抑制 DNA 合成，且在抑制 DNA 浓度的 1/170～1/10 时能抑制 RNA 的合成。体外实验中，对 DNA、RNA、蛋白质的生物合成，以及 DNA 多聚酶 I 等都具有较强的抑制作用。对动物肿瘤如 S180、L1210 都有肯定的抑制作用，与多柔比星相近。与其他蒽环类药物相比，阿柔比星导致的全身毒性和心毒性较小，能阻止细胞从 G_1 期进入 S 期，以及阻止细胞从 S 期进入 G_2 期。与传统的蒽环类药物相比，阿柔比星的阿克醌霉素含有三种脱氧糖，这三种糖是 L-紫红霉胺（L-rhodoasmine）、2-脱氧-L-海藻糖和 L-烬灰红霉糖（L-cinerulose）。从阿柔比星的化学结构、较小的毒性、较强的 RNA 合成抑制能力、抑制 RNA 聚合酶，以及其抑制拓扑异构酶 I、II 来看，它属于蒽环 II 类药物。阿柔比星可抑制细胞糖蛋白的合成以及诱导早幼粒白血病细胞（HL-60）向终末分化，与它的细胞毒性作用一致，故可用于急性粒细胞白血病。在检查致癌物质的艾姆斯实验中，阿柔比星不能诱导有机体突变，这一点与其他蒽环类药物不同。它比其他蒽环类药物具有更强的亲脂性和更快地与核结合的能力。在动物的移植物抗宿主实验中，阿柔比星能显著抑制 B 细胞、T 细胞和移植动物应答反应的能力。

【适应证】

主要用于治疗急性粒细胞白血病、急性淋巴细胞白血病、恶性淋巴瘤，对胃癌、肺癌、乳腺癌、卵巢癌也有效。

【用法及用量】

（1）实体瘤　按体重每日 0.8～1.0mg/kg 给药，成人常用量为每次 40mg，溶于生理盐水或 5% 葡萄糖液 200mL 中，每日 1 次，第 1、2 日（或第 1、4 日）使用或间隔 21 日重复使用。

（2）急性白血病　治疗剂量为按体重每日 0.4mg/kg，成人常用量每日 10～20mg，7 日为 1 个疗程，间隔 2～3 周可重复用药。

【不良反应】

(1) 心毒性　可出现心动过速，心律失常，心电图 Q-T 间期延长、T 波异常改变；严重者可出现心力衰竭。本品心脏毒性较多柔比星轻。

(2) 骨髓抑制　表现为白细胞、血小板减少，或贫血。

(3) 胃肠道反应　主要有厌食、恶心、呕吐、口腔炎或腹泻等。

(4) 其他　可有发热、皮疹、脱发、色素沉着及肝肾功能损害。

【禁忌证】

(1) 禁用

① 有严重的骨髓抑制者。

② 孕妇或育龄期妇女。

(2) 慎用

① 有严重心脏疾病既往史，尤其是心脏传导系统异常者。

② 已证实在使用多柔比星或柔红霉素治疗时发生心毒性的患者。

(3) 骨髓再生障碍者。

【注意事项】

1. 大剂量用药时，应常规预防高尿酸血症和尿酸盐沉淀（应多饮水、碱化尿液）。

2. 应避免肌内或皮下注射本品。

3. 本品有刺激性，静脉注射时勿漏于血管外。

4. 用药期间应监测血象、心电图及肝肾功能。用药前 24 小时查血象，如有粒细胞减少或感染者，应推迟用药。本品累积总量不宜超过 600mg，曾接受过柔红霉素或多柔比星治疗的患者尤应注意酌情减少剂量。

表柔比星

【药理作用】

本品为多柔比星的同分异构体（4'位置上的羟基由顺位变

为反位）。经 20 余年的临床应用证明，其疗效与多柔比星相等，而毒性尤其是心脏毒性低于多柔比星。它既可直接嵌入 DNA，与 DNA 的双螺旋结构形成复合物，阻断依赖于 DNA 的 RNA 形成，又有形成超氧基自由基的功能。本品的作用部位在氨基糖部分 C-4 的羟基上，此现象仅在用本品后出现，而在用柔红霉素和多柔比星时未曾发现过，这可能是表柔比星在体内清除较快而其毒性较同剂量多柔比星低的主要原因。

【适应证】

主要用于治疗各种急性白血病和恶性淋巴瘤、乳腺癌、支气管肺癌、卵巢癌、肾母细胞瘤、软组织肉瘤、膀胱癌、睾丸癌、前列腺癌、胃癌、肝癌（包括原发性肝细胞癌和转移性癌）以及甲状腺髓样癌等多种实体瘤。

【用法及用量】

（1）静脉注射　临用前加氯化钠注射液溶解成 2mg/mL 浓度缓慢静脉注射。每个疗程按体表面积 $50\sim70mg/m^2$，$3\sim4$ 周后重复（腔内化疗可于 $2\sim3$ 周后重复）。每个疗程剂量可每次给予，也可等分于 $1\sim3$ 日内分次给药，或于每个疗程第 1、8 日等分给药。据国外最近报道，分次给药或静脉避光静脉滴注可明显减轻不良反应。

（2）静脉滴注　临用前加 100~250mL 氯化钠注射液静脉滴注。每个疗程按体表面积 $50\sim70mg/m^2$，$3\sim4$ 周后重复（腔内化疗可于 $2\sim3$ 周后重复）。每个疗程剂量可每次给予，也可等分于 $1\sim3$ 日内分次给药，或于每个疗程第 1、8 日等分给药。

（3）动脉注射　临用前加氯化钠注射液溶解成 2mg/mL 浓度缓慢动脉注射。在进行肝动脉插管介入治疗时，可用碘化油混合以期增强疗效。动脉内给药量每次 60~80mg，也宜联合用药，特别是同用顺铂，每 1~3 月 1 次。

（4）胸腔内注射，胸腔内每次可用 50~60mg，可与顺铂同用，但胃肠道反应会明显增加，大多须于用药前静脉给予血清素受体抑制剂和地塞米松，以避免届时可能出现的恶心、呕吐。

（5）膀胱内注射　膀胱内每次可用 50～60mg。

（6）腹腔内注射　化疗时可每次用 60～80mg，联合应用顺铂和氟尿嘧啶或丝裂霉素，特别是大容量腹腔内化疗可提高疗效。儿童用量为成人量的 1/3～1/2。

（7）联合化疗　一般可用单药剂量的 2/3。总剂量按体表面积不宜超过 700～800mg/m²。联合化疗时可参阅多柔比星的联合化疗方案，以相应的较大剂量的表柔比星替代多柔比星即可。

【不良反应】

1. 常见者为脱发、骨髓抑制（白细胞可于用药后 10～14 日降至最低点，多在 3 周左右逐渐恢复。但贫血和明显血小板减少罕见）、食欲减退、恶心、呕吐。但与相当剂量的多柔比星相比较，其不良反应程度较多柔比星轻。

2. 心脏毒性也较多柔比星为轻，其发生率和严重程度与本品累积量成正比。用药后虽常见心律失常、心动过速等，但多为一过性而恢复很快。迟发的心力衰竭大多在用药半年以后或总剂量逾 700～800mg/m² 时发生，应注意这种严重心肌损害有时可突发而无任何先兆，甚至常规心电图亦无异常发现。监测左心室射血分数（LVEF）和左心室射血指数（PEP/LVEF）最为敏感。

3. 注射处如有药液外溢，可导致红肿、局部疼痛，甚至蜂窝组织炎或坏死。

4. 肝肾功能损害罕见，但在原有慢性肝病或肿瘤肝转移时，可引起血清谷丙转氨酶升高甚或黄疸。

【禁忌证】

（1）禁用

① 患有带状疱疹等病毒性疾病时禁用本品。

② 既往使用过足量蒽环类抗生素，如柔红霉素或多柔比星（总剂量大于等于 400～500mg/m²），或对此二药呈过敏反

应者。

③ 周围血象白细胞低于 3.5×10^9/L 或血小板低于 50×10^9/L。

④ 发热或严重感染者。

⑤ 恶病质者。

⑥ 失水，电解质或酸碱平衡紊乱者。

⑦ 胃肠道梗阻。

⑧ 心肺或肝肾功能失代偿者。

⑨ 本品活性成分和柔红霉素、多柔比星一样，都能透过胎盘，所以在妊娠初期的 3 个月内禁用本品。哺乳期妇女不宜应用。

（2）慎用

① 年逾 65 者，或 2 岁以下幼儿慎用。

② 原有心肌病变者慎用。

【注意事项】

1. 本品在保存和用药时应避光。

2. 本品可由动、静脉推注或滴注，也可浆膜腔内或膀胱内给药，但不能用鞘内注射。口服无效。

3. 药液最好在输液后由侧管中冲入，避免药物外渗或漏至皮下引起严重的组织损伤和坏死。

4. 用药期间应多饮水，用药后可给予甲氧氯普胺口服或肌内注射，以预防胃肠道反应。

5. 不能与肝素溶液混合，否则可形成沉淀；也不能长期与碱性溶液接触。

6. 不宜与地塞米松或琥珀酸氢化可的松同时滴注。

7. 氨茶碱与本品接触可使溶液变成紫蓝色。

8. 与头孢菌素类药物置于同一容器中可引致沉淀。

吡柔比星

【药理作用】

吡柔比星是 1979 年半合成的蒽环类抗生素类抗肿瘤药，

由多柔比星衍化而来。目前已研究用于治疗各种肿瘤。在化学结构上，吡柔比星是在多柔比星分子的 $4'$ 位置上增加了一个四氢吡喃（THP），仅此与多柔比星不同。本品可直接嵌入DNA 双链间，还能抑制 DNA 多聚酶，从而抑制 DNA 的复制和转录，产生细胞毒性作用。本品为细胞周期非特异性药物，但能较明显地阻止细胞周期于 G_2 期。本品对白血病 P338 和 L1210、Lewis 肺癌、B16 黑色素瘤、鼠结肠腺癌 C38 等的抗肿瘤活性与多柔比星相似或略高，但是对鼠结肠腺癌 C26 的抗肿瘤活性低于鼠结肠腺癌 C38。在多种人类肿瘤体外集落形成实验中，已经观察到吡柔比星的抗肿瘤活性高于或几乎相当于多柔比星。根据体外实验资料，吡柔比星抗卵巢肿瘤的活性比多柔比星、顺铂和 4-羟基环磷酰胺更强。据报道，在动物体内（金黄地鼠模型中），吡柔比星与多柔比星相比，前者引起的脱发和心毒性更低。在一些细胞模型中（包括 Friend 白血病细胞），吡柔比星比多柔比星可以更快、更有效地被吸收。吡柔比星可以抑制 L5178Y 和 L1210 细胞 DNA 的合成，以及抑制 DNA 聚合酶的体外反应。

【适应证】

对头颈部癌、乳腺癌、膀胱癌、输尿管癌、肾盂癌、卵巢癌、宫颈癌、恶性淋巴瘤和急性白血病有效。单药有效率为 $20\% \sim 30\%$，对恶性淋巴瘤的有效率为 50%。动脉给药和膀胱内给药可提高疗效。

【用法及用量】

（1）静脉注射　按体表面积每次 $25 \sim 40 mg/m^2$，$3 \sim 4$ 周重复；按体表面积每次 $7 \sim 20 mg/m^2$，每日 1 次，连用 5 日，$3 \sim 4$ 周重复。

（2）膀胱内注射　按体表面积每次注射 $15 \sim 30 mg/(15 \sim 30 mL)$ 溶液，保留 $1 \sim 2$ 小时，每周 3 次，$2 \sim 3$ 周为 1 个疗程。

【不良反应】

（1）心血管系统　可出现心动过速、心律不齐、心电图异常和心力衰竭,是剂量限制性毒性。

（2）造血系统 骨髓抑制是主要毒性反应。白细胞下降低值出现在用药后 12 日,3 周可恢复;血小板下降较轻。

（3）消化系统 胃肠道反应可有恶心、呕吐或腹泻,可有肝功能损害。

（4）泌尿系统 可有肾功能损害。膀胱灌注可出现尿频、尿痛、血尿等。

（5）其他 可有轻微脱发。静脉用药可引起静脉炎等。

【禁忌证】

有纵隔、心包放疗史者应减少剂量。有心脏病者慎用。

【注意事项】

1. 吡柔比星以 5% 葡萄糖注射液或蒸馏水 10mL 溶解。

2. 吡柔比星是通过静脉注射,或者在 30～60 分钟内由静脉输液给药。输液给药时,用 0.9% 生理盐水或 5% 葡萄糖水 250～500mL 稀释所用剂量。

3. 静脉注射药物速率不应超过 5mg/min。

4. 由于其骨髓抑制作用,须调整吡柔比星的用药剂量。一般来说,白细胞和血小板计数分别低于 $3 \times 10^9/L$ 和 $75 \times 10^9/L$ 时,不应进行下一个周期用药。

5. 以前曾用蒽环类抗肿瘤抗生素治疗者,应间隔 3～6 个月,再开始使用吡柔比星治疗。

6. 老年患者应减少剂量并慎用本品。用药前后及用药时,应当检查或监测血象、心电图、肝肾功能。曾接受蒽环类药物,如多柔比星、柔红霉素等,应视用量而减少本品的使用剂量。本品累积总量可参考多柔比星总累积量。

博来霉素

【药理作用】

本品是通过轮枝菌属链霉素的生长或其他方式而获得的混合糖肽的硫酸盐,其混合物的两个主要组成成分是博来霉素 A_2 和博来霉素 B_2。博来霉素是抗生素类抗肿瘤药,为放线菌

Streptomyces No. 72 或 *Stre. vertilus* 产生的碱性多肽类化合物，共有 13 种组分，如 A_1、A_2、A_5、B_1 等。它通过阻止 DNA 的合成起作用。本品与铁的复合物嵌入 DNA，引起 DNA 单链和双链断裂。它不引起 RNA 链断裂。作用的第一步是本品的二噻唑环嵌入 DNA 的 G-C 碱基对之间，同时末端三肽氨基酸的正电荷和 DNA 磷酸基作用，使其解链；作用的第二步是本品与铁的复合物导致超氧或羟自由基生成，引起 DNA 链断裂。本品对正常组织如骨髓组织抑制很小，但易被体内酰胺酶水解而失活。由于皮肤和鳞状上皮细胞中的酰胺酶活力很低，不易水解本品，所以可选择性抑制鳞癌。对肉瘤的作用弱。

【适应证】

用于头颈部、食管、皮肤、宫颈、阴道、外阴、阴茎的鳞癌，恶性淋巴瘤，睾丸癌等；也用于治疗银屑病。

【用法及用量】

（1）肌内注射　每次 15mg，每日 1 次或每周 2～3 次，总量不超过 400mg。

（2）静脉注射　每次 15mg，每日 1 次或每周 2～3 次，总量不超过 400mg。

（3）动脉注射　每次 5～15mg，每日 1 次或每周 2～3 次，总量不超过 400mg。

（4）胸腔内注射　在尽量抽净胸腔积液后注入 20～40mg，并让患者变换体位使药液均匀分布。按体表面积每次 $10mg/m^2$ 给药。

【不良反应】

1. 骨髓抑制常轻微。

2. 本品可引起皮肤色素沉着（特别是骨隆起处如踝部）、指甲变色脱落、脱发、口腔溃破、食欲不振。

3. 少数患者可发生肺毒性，表现为非特异性肺炎和肺纤维化，甚至快速死于肺纤维化。应用 400mg 治疗的患者，肺功能失常的发生率为 10%，而 1%～2% 患者死于肺纤维化；应用 500mg 以上的患者的死亡率可达 3%～5%。治疗期间特别注意有间质性肺炎和肺纤维化症状，并应多次进行胸部 X 线检查及动脉血气分析等，一旦有异状，马上停药，并给予右旋糖苷滴注等进行紧急处理。当确定有肺部并发病时，应立即停药并给予激素治疗，以避免病情恶化。

4. 有些患者输入此药后可发生急性胸痛综合征，多在第 1 或第 2 疗程后突然发生，为胸骨后压迫感或胸膜炎样痛，停止输药或减慢输药速度则可缓解，有的患者再输药时又复发。有的患者感到呼吸困难、颜面潮红、有胸膜或心包摩擦音、发热；有的心电图显示心包炎改变，或肺部 X 线检查出现暂时性肋膈角变钝，但均可自然消失，无长期的心脏后遗症。

5. 本品注射后发热反应常见，偶见因过敏性休克而死亡。

6. 本品对动物有致癌作用。

7. 本品可引起肝细胞脂肪浸润伴肝大。

【禁忌证】

(1) 禁用　对本品过敏者和水痘患者禁用。

(2) 慎用　70 岁以上老年患者、肺功能损害者、肝肾功能损害者、发热患者以及白细胞低于 $2.5×10^9$/L 者不宜使用。

【注意事项】

1. 用药总量不宜超过 400mg。

2. 第 1 次用药时，应先肌内注射 1/3 量，若无反应，再将全部剂量注射完。

3. 静脉注射应缓慢，不少于 10 分钟。

4. 淋巴瘤患者易引起高热、过敏、休克，用药前应做好充分准备。

5. 注射本品前，先服吲哚美辛 50mg，可减轻发热反应。

6. 应用此药治疗的患者加用放疗或高浓度吸氧时，可增加此药的肺毒性作用。

7. 肾功能不全的患者应用此药时应酌减剂量。

8. 本品可引起肺炎样症状、肺纤维化、肺功能损害，应与肺部感染鉴别。用药期间应注意随访检查肺部有无啰音、胸部 X 线检查、肺功能检查、血常规、血胆红素、谷丙转氨酶、血尿素氮、血尿酸、肌酐清除率等。

色霉素 A$_3$

【药理作用】

本品是由灰色链霉菌（*Streptomyces griseus*）产生的抗生素混合物，由 A、B、C 三组组成，其中 A 组中 A$_3$ 组分活性最高，即色霉素 A$_3$。本品的作用与普卡霉素相似，主要靠与脱氧核糖核酸（DNA）的鸟嘌呤结合，抑制依赖 DNA 和 RNA 的聚合酶，从而抑制 RNA 合成，产生细胞毒性作用。本品为细胞周期非特异性药物。其特点是在淋巴组织分布较多，对骨髓抑制较轻。

【适应证】

用于缓解肺癌、胃癌、食管癌、皮肤癌、直肠癌、乳腺癌、卵巢癌等恶性肿瘤。

【用法及用量】

（1）静脉注射　每日 1 次，每次 0.5mg。

（2）腹腔、动脉或肿瘤内注射　每次 0.5～1mg，每日 1 次。

【不良反应】

有口腔炎、舌炎、胃肠道反应和轻度骨髓抑制；可致白细胞明显下降，肾功能损害，引起血肌酐升高和蛋白尿；静脉注射可引起静脉炎；药物漏出血管外可致局部组织坏死或硬结。

【注意事项】

本品不可皮下或肌内注射。

第二十七章 抗肿瘤植物药

抗肿瘤植物药是指来源于植物的具有抗肿瘤作用的药物，其有效成分中以生物碱占多数，按作用机制可分为以下三类：

① 作用于微管和微管蛋白：包括长春碱和紫杉类。长春碱（VLB）、长春新碱（VCR）、长春地辛（VDS）、去甲长春花碱（NVB）、紫杉醇（PTX）、多西紫杉醇。抑制微管蛋白的聚合，而妨碍纺锤体微管的形成，使有丝分裂停止于中期；也可作用于细胞膜，干扰细胞膜对氨基酸的转运，使蛋白质的合成受抑制，从而导致肿瘤细胞死亡。此类药物抗瘤谱广，主要用于各种实体瘤的治疗。长春碱类药物的不良反应为血液毒性、消化道反应（如恶心呕吐）、周围神经毒性表现［如指（趾）尖麻木、四肢疼痛、肌肉震颤、腱反射消失］，在应用过程中应注意观察，可以用一些营养神经的药物。还可以引起局部刺激，出现组织坏死，使用过程同多柔比星。紫杉类药物的主要不良反应是过敏反应，在用药前先询问有无过敏史，服用抗过敏药物预防过敏反应的发生，使用中慢滴 3～4 小时，同时认真观察生命体征，注意有无过敏反应，发现过敏反应立即停药。滴注紫杉醇时应使用聚丙烯输液器，不可使用聚乙烯输液器。

② 作用于拓扑异构酶：包括喜树碱和鬼臼毒类。喜树碱（CPT）、羟喜树碱（HCPT）、依托泊苷（足叶乙苷，VP-16）。此类药物干扰 DNA 的复制，临床用于膀胱癌、大肠癌、原发性肝癌等很有效。不良反应主要为消化道反应，表现为恶心、呕吐、腹泻等。应做好消化道反应的处理。

③ 抑制肿瘤细胞 DNA 合成：包括三尖杉酯碱和靛玉红。

用于治疗血液病，如急、慢性粒细胞白血病。不良反应有轻微的消化道反应，如恶心、呕吐；血液毒性表现为全血细胞下降，注意对血象的监测。

长 春 碱

【药理作用】

长春碱，别名长春花碱，为由夹竹桃科植物长春花（Catharanthus roseus 或 Vinca rosea）中提取的干扰蛋白质合成的抗癌药物。长春碱主要抑制微管蛋白的聚合，而妨碍纺锤体微管的形成，使核分裂停止于中期，它与秋水仙碱相似，可引起核崩溃、呈空泡状式固缩。但它也作用于细胞膜，干扰细胞膜对氨基酸的运转，使蛋白质的合成受抑制；它可通过抑制RNA综合酶的活力而抑制 RNA 的合成，将细胞杀灭于 G_1 期。本品作用方式与浓度有关。低浓度时，本品与微管蛋白的低亲和点结合，由于空间阻隔等因素，抑制微管聚合；高浓度时，本品与微管蛋白上高亲和点结合，使微管聚集，形成类结晶。

【适应证】

长春碱适用于淋巴肉瘤、组织细胞淋巴瘤、蕈样肉芽肿病、晚期睾丸癌、卡波西肉瘤、肺癌、莱特勒-西韦病、绒毛膜上皮癌、乳腺癌及单核细胞白血病。虽然单剂使用有效，但是通常长春碱仍需和其他化疗药物联合使用。

【用法及用量】

静脉注射，每次 10mg（或按体表面积 $6mg/m^2$），用生理盐水或 5％葡萄糖液 20～30mL 稀释后静脉注射，每周 1 次，1 个疗程总量为 60～80mg。儿童按体表面积每次 $10mg/m^2$，用生理盐水或 5％葡萄糖 20～30mL 稀释后静脉注射，每周 1 次，1 个疗程总量 60～80mg。

【不良反应】

1. 骨髓抑制作用较显著，静脉注射后白细胞下降迅速，但可在 2～3 周内恢复正常。

2. 偶有恶心、呕吐、食欲不振、腹泻等胃肠道反应，一般较轻；少数患者可有腹痛、口腔炎等。

3. 周围神经炎如指（趾）尖麻木、四肢疼痛、肌肉震颤、腱反射消失；少数患者可有头痛、精神抑郁，或发生肠麻痹。

4. 少数患者可有直立性低血压、脱发、失眠等。

5. 静脉反复注射可致血栓性静脉炎。

6. 注射时漏至血管外可造成局部组织坏死。

7. 本品对动物有致癌作用。

8. 长期应用可抑制睾丸或卵巢功能，引起闭经或精子缺乏。

9. 据报道，此药可引起眼肌麻痹，表现为复视、眼睑下垂。

【禁忌证】

（1）禁用

① 严重粒细胞减少症者。

② 未控制的细菌感染者。

③ 对本品或长春花生物碱过敏者。

（2）慎用

① 妊娠和哺乳期妇女。

② 有骨髓抑制、痛风病史、肝功能损害、白细胞减少、肿瘤已侵犯骨髓、尿酸盐性肾结石病史、皮肤溃疡、经过放射治疗或抗癌药治疗的患者。

③ 急性呼吸急促及支气管痉挛，尤其是有肺功能障碍并已使用丝裂霉素者。

【注意事项】

1. 用药过程中，出现白细胞过低、肝功能损害时，应停药或减量，并采取治疗措施。

2. 注射时防止药液漏出血管外。静脉注射时，药液漏至血管外应立即停止注射，而把剩下的药物注入另一条静脉当中，以氯化钠注射液稀释局部，或以 1% 普鲁卡因注射液局封，温湿敷或冷敷；发生皮肤破溃后按溃疡处理。为了减轻受影响组织所受的刺激，应该在局部注入透明质酸酶，并且在患部热敷。

3. 因为用长春碱治疗后，会出现各种不同程度的白细胞减少反应，所以建议长春碱不应频繁使用，至少应间隔7 日。

4. 本品可能使血及尿内尿酸升高。用药期间应注意定期检查以下项目：血常规及血小板、血胆红素、谷丙转氨酶、乳酸脱氢酶、血尿素氮、血尿酸、肌酐清除率。

长春新碱

【药理作用】

本品是由长春花中提出的有效成分。在化学结构上是 VLB 的 CH_3 为 CHO 所取代。在临床上应用较广。它通过抑制有丝分裂时纺锤体中微管的形成起作用。长春新碱是细胞周期特异性药，使细胞分裂停留在分裂中期。本品的作用方式与浓度有关。低浓度时，本品与微管蛋白的低亲和点结合，由于空间阻隔等因素，抑制微管聚合；高浓度时，本品与微管蛋白上的高亲和点结合，使微管聚集，形成类结晶。

【适应证】

1. 急性白血病，特别是儿童急性白血病。对急性淋巴细胞白血病疗效显著，一般作为缓解诱导剂使用。

2. 恶性淋巴瘤。

3. 其他如睾丸肿瘤、卵巢癌、乳腺癌、消化道癌、恶性黑色素瘤、小细胞肺癌、肾母细胞癌、神经母细胞癌、尤因肉瘤、脑瘤、平滑肌肉瘤及宫颈癌等。

【用法及用量】

静脉注射，临用前加氯化钠注射液适量使其溶解。按体表面积每次 $1\sim1.4mg/m^2$ 或按体重每次 $0.02\sim0.04mg/kg$ 给药，每次量不超过 2mg，每周 1 次，1 个疗程总量 20mg。儿童按体重每次 0.05～0.75mg/kg 给药，每周 1 次。

【不良反应】

（1）神经毒性作用　以周围神经病变为多见，如深层腱反射减退或消失、感觉异常及肌无力，也可见喉神经麻痹、腓神经麻痹、共济失调、颅神经麻痹、麻痹性肠梗阻、暂时性尿潴留，严重者可出现大小便失禁；而中枢神经毒性作用为脑神经病，但罕见全身性癫痫发作。神经系统毒性常持续很久，发生率与每次剂量及总剂量成正比。

（2）本品局部刺激较强，静脉反复注药可致血栓性静脉炎；药物漏出血管外可引起局部组织坏死。

（3）本品在动物中有致癌作用，长期应用可抑制睾丸或卵巢功能，引起闭经或精子缺乏。

（4）骨髓抑制轻是本品的特点。

（5）应用本品治疗慢性淋巴细胞白血病时可发生急性白血病。它与环磷酰胺及多柔比星合用时可发生亚急性肺毒性作用、呼吸窘迫症状，用激素治疗后可恢复。

（6）也可出现恶心、呕吐、发热及脱发等。

【禁忌证】

（1）禁用

① 对本品或长春花生物碱过敏者。

② 孕妇禁用。

③ 由于夏科-马里-图思（Charcot-Marie-Tooth）病而引起脱髓鞘的患者。

④ 正在接受通过包括肝脏等部位放疗的患者。

（2）慎用

① 有痛风病史、神经肌肉性疾病、尿酸盐性肾结石病史者。

② 急性尿酸性肾病、肺功能障碍、近期进行过放射治疗或抗癌药治疗的患者。

③ 有肝功能损害、感染、白细胞减少者。

④ 哺乳期妇女（因为本品可影响细胞动力学，并引起诱变和畸形形成）。

⑤ 2岁以下儿童（因周围神经的髓鞘形成尚不健全）。

【注意事项】

1. 本品不能肌内、皮下注射。

2. 多数患者在鞘内注射长春新碱后可出现有生命威胁的麻痹和随后的死亡，亦可出现后来极少能恢复的破坏性神经后遗症。鞘内给药长春新碱后，为阻止导致死亡的麻痹平面的上升，必须立即开始以下的治疗：

① 通过腰椎穿刺取出安全允许而又尽可能多的脑脊液。

② 通过在腰椎穿刺上方的椎间隙将一硬膜外导管插入蛛网膜下腔，并用乳酸林格液灌洗脑脊液。应要求新鲜的冰冻血浆，可以的话，应在1L乳酸林格液中加入25mL冰冻血浆。

③ 应在脑室内置入一引流管或导管。连续的脑脊液灌洗，液体从与一密闭引流系统连接的腰椎穿刺处流出。乳酸林格液应以150mL/h持续滴注，而新鲜的冰冻血浆以75mL/h的速度滴注。调节滴注的速度以维持150mg/dL的脑脊液蛋白水平。

长春地辛

【药理作用】

长春地辛为半合成的长春碱衍生物。属细胞周期特异性抗肿瘤药，作用于肿瘤细胞的有丝分裂中期。作用机制与硫酸长春碱相同。作用方式与药物浓度有关。低浓度时，本品与微管蛋白的低亲和点结合，由于空间阻隔等因素，抑制微管聚合；高浓度时，本品与微管蛋白上高亲和点结合，使微管聚集，形成类结晶。从而使细胞停止于有丝分裂中期（M期）而不能增殖，最终起到抑制肿瘤细胞增殖的作用。本品对动物移植肿瘤的瘤谱较广，对小鼠白血病 $P388$、P_{1534} 和乳腺癌 CA_{735} 的疗效与长春新碱相近，又可以延长带黑色素瘤 B15 的小鼠生存期。与长春碱和长春新碱无交叉耐药性，毒性介于二者之间，骨髓抑制低于长春碱但高于长春新碱，神经毒性低于长春新碱。在组织培养中它作用于瘤细胞的有丝分裂中期（M 期），较低剂量的作用强度为长春新碱的 3 倍，为长春碱的 10 倍；大剂量时作用强度与长春新碱相等，为长春碱的 3 倍。但本品对体外培养的叙利亚地鼠卵细胞的杀伤作用最强在 S 期，对 G_2、M 和 G_1 期细胞无作用。

【适应证】

（1）肺癌　本品对非小细胞肺癌的有效率为 23%；对治疗比较困难的肺腺癌的有效率达 29%；与多柔比星及环磷酰胺并用，或与顺铂及环磷酰胺并用，有效率在 35%～43%。

（2）恶性淋巴瘤　对霍奇金病和非霍奇金病都有一定疗效。长春新碱由于神经系统毒性不能使用时，本品可作为二线药物。

（3）乳腺癌　本品单用，对晚期乳腺癌的有效为 23%～31%；与多柔比星并用，有效率达 69%。

（4）食管癌　与顺氯、氨铂、博来霉素并用，有效率超过 50%，成为当前很多地区首选的方案。

（5）恶性黑色素瘤　本品单用，对恶性黑色素瘤的有效率为 16%～30%；与达卡巴嗪（氮烯咪胺）、顺铂及博来霉素并用，疗效可有一定提高。

（6）其他　对白血病、生殖细胞肿瘤、头颈部癌和软组织肉瘤，也有一定的疗效。

【用法及用量】

（1）静脉注射　静脉注射的常用剂量为按体表面积 3mg/m²，每周给药 1 次，4～6 周为 1 个疗程。

（2）静脉滴注　将药物溶于 0.9% 氯化钠注射液 200mL 或 5% 葡萄糖溶液 500～1000mL 中，连续 24 小时以上持续缓慢静脉滴注。

【不良反应】

（1）骨髓抑制　毒性介于长春碱与长春新碱之间。神经毒性只有长春碱的 1/2；骨髓抑制较长春碱轻，但较长春新碱强。常引起白细胞减少，但严重的白细胞减少并不多见。对血小板影响不明显。

（2）神经毒性　主要表现为感觉异常、腱反射消失或降低、肌肉疼痛和肌无力。神经毒性与剂量有关，停药后可逐渐恢复。

（3）胃肠道反应　可有轻度食欲不振、恶心和呕吐，也可引起便秘。

（4）其他　可有脱发、皮疹、贫血及发热，也常引起静脉炎。

【禁忌证】

（1）禁用

① 对本品或其他长春花生物碱过敏者。

② 骨髓抑制者。

③ 严重感染者。

（2）慎用

① 孕妇及哺乳期妇女。

② 有痛风病史者。

③ 胆管阻塞者。

④ 近期有感染者。

⑤ 白细胞减少者。

⑥ 有尿酸盐性肾结石病史者。

⑦ 肝肾功能损害者。

⑧ 经过放射治疗或抗癌药治疗的患者。

【注意事项】

1. 本品静脉用药应防止药物外漏，否则可引起局部疼痛、坏死及溃疡等，一旦出现应立即停药，并冷敷，用 0.5％普鲁卡因封闭。

2. 本品应现用现配，药物溶解后应在 6 小时内使用，剩余的注射液应弃去不用。

3. 当白细胞降到 $3 \times 10^9/L$ 及血小板降到 $50 \times 10^9/L$ 时，应停药。

4. 本品不可鞘内注射。

5. 本品可使血及尿内尿酸升高。用药期间应注意定期检查血常规、血小板、肝肾功能，并注意观察心率、肠鸣音及肌腱反射等。

长春瑞滨

【药理作用】

长春瑞滨是一种半合成的长春花生物碱，其对微管的选择性作用比长春新碱（VCR）更强。属于长春碱类阻止细胞分裂的抗肿瘤药物，直接作用于微管蛋白或微管的动态平衡。本品与微管蛋白结合，抑制微管蛋白的聚合，并主要使分裂期微管崩解，使细胞在有丝分裂过程中微管形成障碍。浓度较大时可阻断 G_2—M 期，除了对有丝分裂的微管以外，对轴突微管也有亲和力，因此可引起神经毒性，但较 VCR 要轻。通过阻断 G_2 与 M 期细胞的有丝分裂，导致进入间期或分裂后期的细胞死亡。本品为细胞周期特异性药物，作用近似 VCR，对微管蛋白螺旋化的作用低于长春新碱。临床评价认为，本品抗癌效果与同类及蒽类抗生素类似或更优，而毒性较低；较长春碱及长春新碱的骨髓抑制及神经不良反应低。

【适应证】

1. 本品主要用于非小细胞肺癌（NSCLC）、乳腺癌、卵巢癌、淋巴瘤等。此药治疗 NSCLC 已有较多的资料，单药应用有效率为 14%～33%；与顺铂联合应用有效率为 36%～52%。

2. 本品对乳腺癌也有较好的疗效，有效率在 35%～52% 之间；与多柔比星联合应用疗效有进一步提高。

【用法及用量】

静脉滴注，按体表面积每次 $25～30mg/m^2$，每周 1 次，连续 4～6 次为 1 个疗程。最近资料表明，按体表面积 $50mg/m^2$，静脉滴注，每 2～3 周给药 1 次，也能为多数患者耐受。

【不良反应】

(1) 血液系统毒性 骨髓抑制较明显，限制性毒性反应是粒细胞减少，多在 7 日内恢复。血小板减少和贫血不足 2%。贫血常属中度。

(2) 神经系统毒性

① 周围神经毒性反应：一般限于腱反射降低，麻木少见，偶见感觉异常，长期用药可出现下肢无力。

② 自主神经系统：主要是肠麻痹引起便秘，麻痹性肠梗阻罕见。

(3) 消化系统毒性 便秘，偶见恶心、呕吐。

(4) 支气管肺部毒性 与其他长春花碱相似，本品可引起呼吸困难或支气管痉挛，可在注射药后数分钟或数小时发生。

(5) 其他不良反应 有进行性中度脱发和下颌痛。静脉注射时药物外渗，可引起严重反应，甚至组织坏死。

【禁忌证】

(1) 禁用

① 对长春瑞滨过敏者。

② 白细胞计数低于 $1 \times 10^9 / L$ 者。

③ 妊娠及哺乳期妇女。

(2) 慎用

① 曾接受过放射治疗者。

② 严重肝功能障碍者。

③ 与抑制肝脏细胞色素 P_{450} 同工酶药物合用。

【注意事项】

1. 本品对静脉有刺激性，应避免漏于血管外，必须确认注射针头在静脉内方可开始注射。药物若渗出静脉将引起局部强烈刺激反应。一旦药液外漏，应立即停止注药，余药另换静脉注入。

2. 一旦药物进入眼睛，应立即用大量清水或等渗液冲洗。

3. 制备静脉溶液时，长春瑞滨应稀释成浓度为 1.5～

3mg/mL 的溶液，5％葡萄糖溶液和 0.9％氯化钠可用作稀释液。本注射液必须用生理盐水（如 50mL）稀释，于短时间（6～10 分钟）内注入，然后用 250～500mL 生理盐水冲洗静脉。

4. 经盐水或葡萄糖溶液稀释的溶液可在室温下保存 24 小时。

5. 过量应用最主要引起粒细胞降低，增加感染的危险性并危及生命。

6. 用药期间应密切观察血象变化。每次用药前均应检测血红蛋白、白细胞和粒细胞计数。肝功能不全时应减量。如果缺少肾功能检测，初次治疗应谨慎。谨防药物污染眼部，以引起严重刺激反应或角膜溃疡。本品应避免与肝脏放射治疗同时应用。

高三尖杉酯碱

【药理作用】

本品是能抑制真核细胞蛋白质的合成，使多聚核糖体解聚，干扰核蛋白功能的抗癌药物。本品对细胞内 DNA 的合成亦有抑制作用。从本品对同步化 KB（人类口腔表皮样癌）细胞的研究显示，本品对 G_1、G_2 期细胞杀伤作用最强，而对 S 期细胞作用较小，因而属细胞周期特异性药物。本品与阿糖胞苷、巯嘌呤等无交叉耐药性。

【适应证】

适用于各型急性非淋巴细胞白血病的诱导缓解期及继续治疗阶段，尤其对急性早幼粒细胞白血病、急性单核细胞白血病、急性粒细胞白血病疗效更佳，对慢性粒细胞白血病及红细胞增多症等亦有一定疗效。

【用法及用量】

（1）静脉滴注

① 每日 1～4mg，临用时加入 5％葡萄糖注射液 250～500mL 使其溶解，缓慢滴注 3 小时以上。如血细胞无急骤下

降，可连续滴注 40～60 日；或每日 1～4mg 静脉滴注，以 4～6 日为 1 个疗程，间隔 1～2 周再重复用药。

② 本品与长春新碱、阿糖胞苷、泼尼松联合用药时，7 日为 1 个疗程。口服泼尼松，每日 30～40mg，分 2～3 次服用，连用 7 日；第 1 日静脉滴注长春新碱 3～4mg，从第 2 日起，每日静脉滴注本品 3～5mg 和肌内注射阿糖胞苷 0.1g，本品分 2 次用，连用 6 日。

（2）肌内注射　每日 1～2mg，以 4～6 个月为 1 个疗程，间隔 1～2 周重复用药。

（3）儿童按体重每日 0.08～0.1mg/kg 给药，以 40～60 日为 1 个疗程；或间歇给药，按体重每日 0.1～0.15mg/kg 给药，以 5～10 日为 1 个疗程，停药 1～2 周再重复用药。

【不良反应】

（1）造血系统　本品对骨髓各系列的造血细胞均有抑制作用。对粒细胞系列的抑制较重，红细胞系列次之，对巨核细胞系列的抑制较轻。

（2）心血管系统

① 较常见的心脏不良反应有窦性心动过速，房性或室性期前收缩，心电图出现 S-T 段变化及 T 波平坦等心肌缺血表现。

② 极少数患者可出现奔马律、程度不一的房室传导阻滞及束支传导阻滞、心房颤动等；部分病例可见心肌损害。

③ 据文献报道，当本品每次剂量大于按体表面积 $3.0mg/m^2$ 时，部分患者于给药后 4 小时左右会出现血压降低。

④ 本品有慢性心脏毒性作用，因此，在本品静脉滴注速度过快或长期持续或重复给药时，或用于老年的患者时，会产生急性心脏毒性。

⑤ 动物实验表明，大剂量高三尖杉酯碱静脉注射，可明显减少冠状动脉的血流量。

（3）消化系统　常见的不良反应为厌食、恶心、呕吐，少数患者可产生肝功能损害。

（4）其他 个别患者叮产生脱发、皮疹等。

【禁忌证】

以下情况慎用：

① 孕妇及哺乳期妇女。

② 骨髓功能显著抑制，或血象呈严重粒细胞减少或血小板减少者。

③ 有心律失常等器质性心血管病患者。

④ 有肝功能或肾功能损害、痛风或尿酸盐肾结石史者。

⑤ 有细菌或病毒性感染者。

⑥ 糖尿病患者（由于可使高血糖症恶化，特别是大剂量输注时）。

【注意事项】

1. 当本品作为治疗急性白血病联合化疗方案组成药物时，其具体剂量及疗程必须参考有关规定。本品与其他可能抑制骨髓功能的抗癌药物或放射疗法合并应用时，应调节本品的剂量与疗程。

2. 本品适用于白细胞不增多而骨髓增生的急性白血病，但宜先从小剂量开始。

3. 应避免对已反复采用多柔比星或柔红霉素等蒽醌类抗生素治疗的患者应用高三尖杉酯碱，以免增加心毒性的可能。

4. 本品静脉滴注时滴速要慢，要求稀释为 500mL 的高三尖杉酯碱要滴注 3 小时以上。

5. 对有心律失常，器质性心血管病，肝、肾功能不全的患者，应适当减少本品的剂量。如引起心房扑动，应立即停药。

6. 使用本品及联合化疗方案时，应适当增加患者的液体摄入量，以防止血清尿酸含量增高及尿酸性肾病的发生。

7. 对已合并弥散性血管内凝血（DIC）的患者，在处理 DIC 的同时，仍可考虑小剂量选用本品。

8. 由于老年患者对化疗耐受性较差，因而选用本品时亦须加强支持疗法，并严密观察各种不良反应。

9. 患白血病时，有大量白血病细胞破坏，用本品会使破坏增多，血液及尿中尿酸浓度可能增高。用药前后及用药时应当检查或监测的项目有：

① 周围血象，每周应随访白细胞计数及分类、血小板、血红蛋白量1～2次。如血细胞在短期内有急骤下降现象者，则应每日观察血象。

② 肝功能，包括血清一分钟胆红素、总胆红素、谷丙转氨酶等。

③ 心脏体征及心电图检查。

鬼臼毒素

【药理作用】

本品是从小檗科植物鬼臼（*Podophyllum versipelle* Hance）、美洲鬼臼（*P. peltatum*）、西藏鬼臼（*P. emodii* Wall），又名足叶草，以及山荷叶属植物南方山荷叶（*Diphylleia sinensis*）中提取的木脂体（Lignanoid，木聚糖）。本品为细胞毒性药物，活性成分为足叶草酯毒素，为一种容易穿过细胞膜的脂溶性化合物，能抑制正常皮肤角质生成细胞的分裂增殖，抑制细胞对核苷酸的摄取和DNA的合成。其外用治疗尖锐湿疣的机制是通过抑制被人乳头瘤病毒（HPV）感染上皮细胞的分裂增殖，使之坏死脱落，从而起到治疗尖锐湿疣的作用。

【适应证】

1. 局部外用治疗男性或女性生殖器或肛门部位的尖锐湿疣。

2. 多发性浅表性上皮瘤病（如多发性浅表性或浸润性基底细胞上皮瘤、鳞状细胞上皮瘤和基底鳞状细胞上皮瘤）。

3. 前上皮瘤性角化病、脂溢性角化、日光性角化和射线角化病。

4. 寻常疣、丝状疣、扁平疣、跖疣。

【用法及用量】

(1) 尖锐湿疣 病变部位周围以凡士林保护，避免药液污染，或治疗部位涂药后立即以滑石粉撒布。以牙签、棉签或玻璃棒蘸药液后，均匀涂布于疣体表面，等待 2～3 分钟使药液挥发干燥。尽量减少接触正常皮肤与黏膜。每日用药 2 次，连续 3 日，然后停用药观察 4 日为 1 个疗程。若疣体未消退，可同法重复治疗，最多不超过 3 个疗程。对复发病例，仍可按上法外用治疗。

(2) 多发性浅表性上皮瘤病或前上皮瘤性角化病 以 25% 溶液外涂，每日 1 次，连续数日。

【不良反应】

1. 局部外用后常有灼热、疼痛。疣体脱落后出现浅表溃疡或糜烂面。男性尤其是有包皮者，少数患者外用药后出现明显水肿、糜烂。

2. 大面积、大剂量、长期使用，或误用于正常皮肤和黏膜，会使毒性增加。

3. 误服本品可引起系统性毒性作用，通常是可逆转的，但亦有致死的。口服本品 300mg 即可致死。大面积、过量涂搽亦可发生吸收中毒。严重系统性中毒包括肾功能衰竭、肝功能衰竭（血清乳酸脱氢酶、谷草转氨酶和碱性磷酸酶增高）、中枢神经障碍（从轻度神经错乱至昏迷的知觉障碍，持续 7～10 日，脑电图显示慢波）等。系统性中毒的初起症状有腹部或胃部疼痛、手脚不灵活或步态不稳、神经错乱、反射减低或消失、激动、兴奋或神经质、幻觉、恶心、呕吐、腹泻等，可见白细胞和血小板减少。系统性中毒的延缓症状有自主神经紊乱，如排尿困难、尿痛、头晕或头轻感（特别从坐位或卧位起立时）、心跳加快、呼吸困难、嗜睡、麻痹性肠梗阻（便秘、恶心、呕吐和胃痛）、周围神经病变（麻木、刺痛、疼痛或手足软弱）、抽搐、白细胞与血小板减少等。

【禁忌证】

（1）交叉过敏　对安息香不耐受者对本品亦可不耐受，因有些制剂含安息香酊。

（2）禁用

① 外涂本品可系统吸收，能透过胎盘，因有致畸作用，孕妇禁用。

② 哺乳期妇女禁用。

③ 目前尚无儿童用药的资料，建议儿童不宜用该药。

④ 疣体直径大于 2cm，或病损巨大、范围广泛的不宜使用。

⑤ 痣、胎记、松脆、出血、炎症，或新近活检疣禁用。

⑥ 对本品或其中成分过敏者。

⑦ 手术后有开放性伤口者忌用。

【注意事项】

1. 勿接触眼睛和黏膜，若不慎接触，以大量流动水冲洗15 分钟；若接触皮肤，以肥皂和水洗净；倘制剂中含安息香酊，以酒精棉球擦抹。

2. 使用时不可近热、火焰或抽烟。

3. 按规定量使用，勿过多用药。

4. 抢救系统性中毒反应主要为支持疗法。倘误服本品，须立即催吐或洗胃；亦可给活性炭，注意血中电解质、钙或血色素改变；若危及生命或情况恶化，可进行活性炭血液透析。

5. 若出现非系统性的不良反应后，应暂停用药，局部做冷湿敷处理。

6. 本品涂在松脆、出血或新近活检疣的部位，或将本品误涂在病变部位周围的正常皮肤或黏膜，可增加系统性中毒的危险性。

秋水仙碱

【药理作用】

本品为从百合科植物丽江山慈菇的球茎中提取而得的一种生物碱。秋水仙碱为有丝分裂毒素，能使细胞停止于分裂中期，为作用于 M 期的细胞周期特异性药物，可用于肿瘤的治疗。

【适应证】

为抗痛风药及抗肿瘤药，对细胞的有丝分裂有明显的抑制作用，故对白血病、皮肤癌及霍奇金病等有一定疗效。

【用法及用量】

口服给药。常用量，首次剂量 1mg，以后每隔 2 小时服 0.5mg；极量，每日 3mg。

【不良反应】

本品不良反应的发生与剂量大小有明显相关性，口服较静脉注射安全性高。

（1）消化系统症状 治疗剂量下即可引起胃肠道症状，腹痛、腹泻、呕吐及食欲不振为常见的早期不良反应，发生率可达 80%，严重者可造成脱水及电解质紊乱等表现。长期服用者可出现伴有肠道酶缺少的脂肪痢、严重的出血性胃肠炎或吸收不良综合征。

（2）肌肉、周围神经病变 有近端肌无力和（或）血清肌酸激酶增高。有发生急性横纹肌溶解伴发热、肌肉抽搐、乳酸脱氢酶升高等的报道。在肌细胞受损同时，可出现周围神经轴突性多神经病变，表现为麻木、刺痛和无力。肌神经病变并不多见，往往发生于预防痛风而长期服用者和有轻度肾功能不全者。

（3）骨髓抑制 可出现血小板减少、中性白细胞下降和粒细胞缺乏症，甚至再生障碍性贫血。口服者少见，多见于静脉用药者。有时有致命性危险，但在治疗剂量下，因骨髓抑制所致的粒细胞缺乏致死者不常见。有发生中性粒细胞质包涵体以及巨幼细胞贫血的报道。

（4）中枢神经系统反应 严重中毒时，可发生中毒性脑炎、谵妄及昏迷等。

（5）内分泌系统反应 可发生暂时性糖尿病及高脂血症，

也可因严重的腹泻而发生酸中毒及电解质紊乱。有家族性地中海热患者，可出现性欲逐渐减退。

（6）休克　表现为少尿、血尿、抽搐及意识障碍。死亡率高，多见于静脉用药者及老年人。

（7）静脉炎、蜂窝织炎　多发生在本品经静脉注射的部位。

（8）致畸性　据文献报道，2 例 Down 综合征（唐氏综合征）婴儿的父亲均因家族性地中海热而有长期服用秋水仙碱史。

（9）其他　可出现脱发、皮疹及发热等。

【禁忌证】

（1）禁用

① 骨髓增生低下者。

② 肝、肾功能不全者。

（2）慎用

① 严重心脏病患者。

② 胃肠道疾病患者。

③ 老年人用药应格外谨慎，因易发生蓄积中毒。

【注意事项】

1. 治疗急性痛风时，每疗程间应停药 3 日，以免发生蓄积中毒。

2. 对老年人，肾和肝功能有潜在损害者，应减少剂量。因为本品的中毒量常与其体内蓄积剂量有关，当肾排泄功能下降时，容易造成积蓄中毒；本品又须经肠肝循环解毒，肝功能不良时，解毒能力下降，亦易促使毒性加重。

3. 静脉注射本品只用于禁食患者，例如手术后有痛风发作的患者。药物一定要适量地稀释（如用氯化钠注射液 20mL 稀释），在 10～20 分钟内注入，否则会引起局部静脉炎。

石 蒜 碱

【药理作用】

本品为抗阿米巴药，能杀灭肠内外的阿米巴原虫，对肿瘤也有一定的抑制作用。

【适应证】

1. 本品主要用于急、慢性阿米巴痢疾的治疗，对肠外阿米巴的感染也有一定疗效。

2. 也用于肿瘤，对卵巢癌、胃癌有一定疗效。

【用法及用量】

皮下注射，每次 25～50mg，每日 50mg。

【不良反应】

本品对骨髓有一定抑制作用，可引起白细胞和血小板减少。

氧化石蒜碱

【药理作用】

动物实验证明，本品经腹腔注射对实验动物的艾氏腹水癌、肝癌腹水、白血病 L1210、白血病 P388，腹水型吉田肉瘤、Lewis 肺癌等均有明显抑制作用。以本品 10～15mg/kg 给小鼠腹腔注射，每日 1 次，共给药 7 次，结果可明显延长艾氏腹水癌和肝癌腹水型小鼠的生命。急性毒性实验，小鼠腹腔注射本品的半致死量（LD_{50}）为 72mg/kg，大鼠口服 LD_{50} 为 90mg/kg；亚急性毒性实验，犬连续静脉注射本品 14 日，对犬的血象、肝、肾功能以及心电图均无明显影响；每日给大鼠口服 5 倍临床剂量，连续用药 3 个月，结果亦未出现明显毒性反应。姐妹染色单体交换法实验证明，本品致突变作用轻微；淋巴细胞转化及玫瑰花指标测定显示，本品对免疫功能无抑制作用。

【适应证】

主要适用于胃癌、卵巢癌、鼻咽癌、恶性淋巴瘤、肺癌以及头颈部癌的治疗。

【用法及用量】

(1) 口服给药 常用量为每次 100mg，每日 3 次或遵医嘱，一般 14 日为 1 个疗程，2 个疗程之间应间隔 10 日，总用药 4～10 个疗程。

(2) 静脉滴注 每日或隔日 1 次，每次 100～150mg，以

5％葡萄糖溶液 250mL 或 500mL 稀释后缓慢滴注（不可推注），1500mg 为 1 个疗程，停药 1 周后可继续使用。

【不良反应】

给药后偶见心悸、胃部不适等不良反应。少数患者有一定的骨髓抑制现象。

【注意事项】

1. 滴注稍快时，患者可有胸闷感。

2. 不可用生理盐水或葡萄糖盐水稀释，以免析出结晶。

紫　杉　醇

【药理作用】

紫杉醇属紫杉类药物（Taxoids）。紫杉类药物是由短叶紫杉（Taxus brevis）的树干、树皮、针叶中提取或半合成的有效成分。我国的红豆杉（Tchinesis）亦含有这种成分。其作用机制独特，对很多耐药患者有效。紫杉类作用于微管和（或）微管蛋白系统，但机制不同长春碱类。紫杉醇可促进微管蛋白装配成微管，但抑制微管的解聚，从而导致微管束的排列异常，形成星状体，使纺锤体失去正常功能，导致细胞死亡。紫杉醇可以在缺少鸟苷三磷酸（GTP）与微管相关蛋白（MAP）的条件下，诱导形成无功能的微管，而且使微管不能解聚。本品与微管结合的部位也与长春碱类不同。本品在体外人瘤株筛选的动物实验中对多种肿瘤均有效，属于广谱的抗肿瘤植物药。实验研究表明，诱导对紫杉醇耐药需要使微管蛋白的二聚体 α 和 β 微管蛋白失活。所以，本品对顺铂、多柔比星耐药的癌细胞也有效。临床上对抗铂类的卵巢癌的有效率仍达 30％～36％，对铂类敏感者的有效率则为 41％～50％。

【适应证】

（1）乳腺癌　适用于其他药物治疗失败的晚期或转移性乳腺癌的治疗，除非属于临床禁忌。其他药物应包括蒽环类抗癌药。

（2）非小细胞肺癌　适用于以顺铂为主的化疗失败的晚期或转移性非小细胞肺癌的治疗。

（3）通过Ⅱ-Ⅲ期临床研究，对肺癌、卵巢癌、大肠癌、黑色素瘤、头颈部癌、淋巴瘤、脑恶性肿瘤也都有一定疗效。

【用法及用量】

（1）单药静脉滴注　按体表面积每次 $135\sim175mg/m^2$，每 3 周重复用药 1 次，现在很多人改为每周给药 1 次，每次 $50mg/m^2$，连用 2～3 周，每 3～4 周重复 1 次。每次滴注时间一般应超过 3 小时。在给药前应注意给予合适的预处理，特别是谨慎观察有无过敏反应。应用前先将注射液溶于 500～1000mL 生理盐水或 5％葡萄糖液中。

（2）联合化疗　本品也可与其他细胞毒药物，例如多柔比星、顺铂等联合应用，酌情减量。

【不良反应】

（1）骨髓抑制　骨髓抑制是主要的剂量限制毒性，常见中性白细胞减少，最低值一般在给药后第 11 日，通常能很快恢复；偶见血小板减少和血红蛋白下降，后者与紫杉醇给药的次数和总量有关。

（2）过敏反应　轻度可表现为潮红、瘙痒和皮疹；严重的过敏反应以呼吸困难、低血压和胸痛为主，发生率约 2％，应立即中断治疗并给用抗过敏药物。

（3）周围神经毒性　常见轻度四肢感觉麻木，偶见肌无力，罕见癫痫样大发作。

（4）胃肠道反应　少数患者用药后可出现恶心、呕吐、腹泻等轻度胃肠道症状。

（5）其他　几乎所有患者均有脱发反应。55％的患者用药后出现关节、肌肉酸痛；少数患者可出现恶心、呕吐和黏膜炎等轻度胃肠道不良反应，以及一过性肝功能损害；30％的患者有心电图异常改变。注射部位药物外漏，可致静脉炎或蜂窝组织炎。

【禁忌证】

(1) 禁用

① 对本品或其他用聚氧乙烯化蓖麻油配制的药物有过敏反应者。

② 妊娠及哺乳妇女。

③ 严重的骨髓抑制，如白细胞小于 1.5×10^9/L 的患者。

④ 艾滋病相关卡波西肉瘤患者的中性粒细胞计数基线水平低于 1.0×10^9/L。

(2) 慎用

① 育龄妇女。

② 心脏传导功能异常者。

③ 低血压及心动过缓者。

④ 周围神经病者。

⑤ 骨髓抑制（主要是中性粒细胞减少症）者。

⑥ 有过敏反应史者（所有患者在用紫杉醇前都必须预防性使用抗过敏药物治疗）。

⑦ 本品用于儿童的有效性及安全性尚未确定。

【注意事项】

1. 本品应在有经验的肿瘤化疗医师指导下使用。患者必须住院。注射本品前须备有抗过敏反应的药物以及相应抢救器械。

2. 配制紫杉醇时必须戴手套操作。倘若注射液、预注射液或注射溶液接触了皮肤，立即应用肥皂彻底清洗皮肤；一旦接触眼睛或黏膜，应用水彻底冲洗。

3. 静脉给药时，一旦有药液漏出血管外，应立即停止给药，局部冷敷并以 1% 普鲁卡因局部封闭。

4. 本品滴注开始后 1 小时内，每 15 分钟测量血压、心率和呼吸 1 次，注意过敏反应。

5. 滴注紫杉醇时，应采用非聚氯乙烯材料的输液瓶和输液管，并通过所连接的过滤器。过滤器的微孔膜直径应小于 $0.22 \mu m$。

6. 紫杉醇浓缩注射液在静脉滴注前必须加以稀释，可稀释于生理盐水、5%葡萄糖或5%葡萄糖生理盐水注射液中，最后稀释浓度为0.3~1.2mg/mL。

7. 本品可与顺铂、卡铂、异环磷酰胺、氟尿嘧啶、多柔比星、VP-16等联合应用。血象低下时，应用G-CSF（粒细胞集落刺激因子），或紫杉醇加G-CSF预防给药。

8. 处理废弃药品时要格外小心。

9. 一旦发生药物过量，应立即将患者移至特殊监护病房内，并严密监测其重要器官功能。

10. 为预防过敏反应，在紫杉醇给药前12小时和6小时分别口服地塞米松20mg；给药前30~60分钟肌内注射或口服苯海拉明50mg和静脉注射西咪替丁300mg或雷尼替丁50mg。

11. 用药期间应定期检查白细胞计数、血小板计数、肝肾功能和心电图等。

多西他赛

【药理作用】

本品为半合成的衍生物。其前体是从欧洲紫杉（*Taxus baccata*）的针叶中提取的无活性化合物。在结构上与紫杉醇稍有不同。本品通过促进小管聚合成稳定的微管并抑制其解聚，从而使游离小管的数量显著减少。本品与微管的结合不改变原丝的数目。体内实验表明，本品可以破坏微管网状结构，该结构对处于有丝分裂及分裂间期的细胞的功能具有重要的作用；体外实验证明，本品对多种小鼠及人体肿瘤细胞株有细胞毒性作用。另外，在克隆形成实验中，对新切除的肿瘤细胞也有细胞毒性作用。本品在细胞内浓度高且潴留时间长，对过度表达P-糖蛋白（由多药耐药基因编码）的许多肿瘤细胞株具有活性。体外实验中，本品抗瘤谱广，对晚期小鼠和人移植性肿瘤均具有抗肿瘤活性，且与用药方案无关。在敏感细胞中，本品抑制微管解聚的作用为紫杉醇的2倍；在动物和人癌细胞株中，本品的杀伤作用为紫杉醇的1.3~12倍。

【适应证】

适用于前期治疗失败的晚期或转移性乳腺癌的治疗。适用于以顺铂为主的化疗已失败的晚期或转移性非小细胞肺癌的治疗。

【用法及用量】

单药剂量为按体表面积 $100mg/m^2$，静脉滴注 1 小时，每 3 周 1 次；联合用药为按体表面积 $75mg/m^2$，国内用 $60mg/m^2$，较易耐受。在使用本品治疗期间，如果患者发生发热性中性粒细胞减少，且中性粒细胞数目低于 $0.5×10^9/L$，持续 1 周以上，出现严重或蓄积性皮肤反应或外周神经症状，本品的剂量应酌减。由于本品易溶于水，所以不用特制的胶管，也不需先给抗过敏药。

【不良反应】

（1）骨髓抑制　中性粒细胞减少是最常见的不良反应，而且通常较严重（低于 $0.5×10^9/L$）。可逆转且不蓄积。据报道，有与中性粒细胞减少相关的发热及感染发生。贫血可见于多数病例，少数病例可发生重度血小板减少。

（2）过敏反应　部分病例可发生严重过敏反应，如脸红，伴有或不伴有瘙痒的红斑、胸闷、背痛、呼吸困难、药物热或寒战。

（3）皮肤反应　常表现为红斑，主要见于手、足，也可发生在臀部、脸部及胸部，有时伴有瘙痒。皮疹通常可能在滴注本品后 1 周内发生，但可在下次滴注前恢复。严重症状如皮疹后出现脱皮则极少发生。可能会发生指（趾）甲病变，以色素沉着或变淡为特点，有时发生疼痛和指（趾）甲脱落。

（4）体液潴留　包括水肿，也有极少病例发生胸腔积液、腹水、心包积液、毛细血管通透性增加以及体重增加的报道。经过 4 周期治疗或累积剂量 $400mg/m^2$ 后，下肢发生液体潴留，并可能发展至全身水肿，同时体重增加 3kg 以上。在停止使用本品治疗后，体液潴留逐渐消失。

（5）胃肠道反应　包括恶心、呕吐或腹泻等。

（6）其他不良反应 脱发、无力、黏膜炎、关节痛和肌痛、低血压和注射部位反应。临床实验中曾有神经毒性的报道。心血管不良反应极少发生。

【禁忌证】

1. 对本品或吐温-80 有严重过敏史的患者；白细胞数目小于 $1.5 \times 10^9/L$ 的患者。

2. 本品用于儿童的有效性和安全性尚未确定；在孕期及哺乳期的安全性尚未确定。

【注意事项】

1. 如果本品接触了皮肤，立即用肥皂和水彻底清洗；如接触了眼睛或黏膜，立即用水彻底冲洗。

2. 为减轻体液潴留，所有患者在接受本品治疗前均必须预服药物，此类药物只能包括口服糖皮质激素类，如地塞米松，在本品滴注前 1 日服用，每日 16mg，持续 4～5 日。但不能用于中性粒细胞数目低于 $1.5 \times 10^9/L$ 的患者。

喜 树 碱

【药理作用】

本品主要靠抑制 DNA 拓扑异构酶Ⅰ，导致 DNA 链断裂，使肿瘤细胞死亡。本品是 DNA 合成抑制剂，能抑制 DNA（脱氧核糖核酸）合成，具有细胞周期特异性，主要作用于 DNA 合成的 S 期，对 G_0 期细胞无作用，对 G_1、G_2 与 M 期细胞有轻微杀伤力。对多种动物肿瘤有抑制作用，与常用抗肿瘤药无交叉耐药性；也有一定的免疫抑制作用。

【适应证】

本品主要对胃癌，肝癌，结肠癌，绒毛膜癌，肺癌，急、慢性粒细胞白血病等有一定疗效，但缓解期短。

【用法及用量】

（1）静脉注射 成人每次 10mg，以生理盐水 20mL 溶解，每日 1 次；或每次 20mg，以生理盐水 20mL 溶解，隔日 1 次，一般以 140～200mg 为 1 个疗程。混悬液，每周 2 次，每次

5mg，以生理盐水稀释后静脉注射。

（2）肌内注射　成人每次 5mg，每日 1～2 次，140～200mg 为 1 个疗程。

（3）动脉注射　头颈部肿瘤或肝癌，可通过动脉插管每日或隔日注射 10mg，用前先用生理盐水 20mL 溶解。

（4）肿瘤内注射　5～10mg 直接注射于肿瘤结节内，每日或隔日 1 次。

（5）胸腹腔内注射　尽量抽出积液后注入本品 20～30mg（先用生理盐水 20mL 溶解），每周 1 次。

（6）膀胱灌注　30～40mg 直接灌注于膀胱内（先用生理盐水 50mL 溶解），每周 2 次。

（7）口服给药　每次 5mg，每日 2 次。一般作为维持治疗。

【不良反应】

（1）泌尿系统　可致血尿、尿频、尿急等泌尿系统反应，多在用到 100～140mg 时出现，一般可持续数周，出现时应立即停药。

（2）骨髓抑制　通常较轻微，表现为白细胞、血小板下降等，多在总量达 100～140mg 时出现。

（3）消化系统　可有恶心、呕吐、腹泻、食欲不振等，严重时可引起肠麻痹和电解质紊乱。

（4）其他　少数患者有脱发、皮疹等。

【禁忌证】

孕妇禁用。肾功能不全或泌尿系感染者慎用。

【注意事项】

1. 本品不可用葡萄糖液及酸性药物溶液稀释，应以生理盐水稀释。稀释后立即注射，不宜久置。

2. 为减少泌尿系统反应，宜多饮水，口服碳酸氢钠。多饮茶水可使排尿量增多，对膀胱的毒性作用减少。

3. 腹泻时应及时停药并对症处理；当白细胞降至 $2 \times 10^9/L$ 时也应停药。

羟喜树碱

【药理作用】

本品为喜树碱的羟基衍生物，作用机制与喜树碱相似，但毒性较小。为 DNA 合成抑制剂，实验研究表明，它主要作用于 DNA 合成期（即 S 期），对 G_0 期细胞没有作用，对 G_1、G_2 与 M 期细胞有轻微杀伤力。对多种动物肿瘤有抑制作用。作用机制为抑制 DNA 拓扑异构酶 I 而发挥细胞毒性作用，使 DNA 不能复制，造成不可逆的 DNA 链破坏，从而导致细胞死亡。与常用抗肿瘤药物无交叉耐药性。动物实验显示，其抗瘤谱较广。对核酸特别是 DNA 的合成有明显抑制作用。

【适应证】

常用于治疗胃癌、结肠癌、原发性肝癌、头颈部癌，也可用于急性白血病、慢性粒细胞白血病、膀胱癌和肺癌的治疗。

【用法及用量】

（1）静脉注射　每次 10～30mg，以氯化钠注射液溶解后静脉注射，每日 1 次，每周 3 次，6～8 周为 1 个疗程。

（2）膀胱灌注　每次 10mg，以氯化钠注射液 10mL 溶解，排尽尿液后灌注，保持 2～4 小时左右，每周 1 次，10 次为 1 个疗程。

【不良反应】

（1）消化系统　食欲减退、恶心、呕吐或腹泻。腹泻时应及时停药，并对症治疗。

（2）骨髓抑制　主要为白细胞下降。

（3）泌尿道系统　血尿、尿频及尿急等症状，一般可持续数周，出现时应立即停药。

（4）其他　少数患者有脱发、心电图改变及泌尿道刺激症状，但远较喜树碱为轻。

【禁忌证】

孕妇禁用。肾功能不全或泌尿系感染者慎用。

【注意事项】

本品不能用葡萄糖液及酸性药物稀释，否则会出现沉淀，应用生理盐水稀释。稀释后立即注射，不宜久置。

拓扑替康

【药理作用】

本品显示了很强的抗肿瘤活性和广泛的抗癌谱。临床前的体内抑瘤实验中对 P386 及 L121 白血病、B16/F10 黑色素瘤亚株、Lewis 肺癌、ADJ-PC6 浆细胞瘤、M5076 卵巢肉瘤、NA-16/C 乳腺癌、结肠腺癌 C38 及 C51、Wadison 肺癌等动物移植性肿瘤疗效显著。本品为拓扑异构酶Ⅰ的抑制剂。拓扑异构酶Ⅰ可诱导 DNA 单链可逆性断裂，使 DNA 螺旋链松解。本品可与拓扑异构酶Ⅰ-DNA 复合物结合，并阻止这些单股断链的重新连接。其细胞毒性作用是在 DNA 的合成中，是 S 期细胞周期特异性药物。本品与拓扑异构酶Ⅰ和 DNA 形成的三元复合物与复制酶相互作用时产生双股 DNA 的损伤，而哺乳动物的细胞不能有效地修复这些双股 DNA 链的中断。

【适应证】

小细胞肺癌、晚期转移性卵巢癌经一线化疗失败者等。

【用法及用量】

(1) 静脉滴注　推荐剂量为按体表面积每日 $1.2mg/m^2$，静脉滴注 30 分钟，持续 5 日，21 日为 1 个疗程；治疗中严重的中性粒细胞减少症患者，在其后的疗程中剂量减少 $0.2mg/m^2$，或与 G-CSF 同时使用。使用从第 6 日开始，即在持续 5 日使用本品 24 小时后再用 G-CSF。

(2) 静脉注射　按无菌注射用水 1mL 溶解本品 1mg 的比例溶解本品，按体表面积每日 $1.2mg/m^2$ 剂量抽取药液，用 0.9%氯化钠溶液或 5%葡萄糖注射液稀释后静脉注射。

(3) 特殊人群的剂量调整　肝功能不全（血浆胆红素 1.5～10mg/dL）的患者，血浆清除率降低，但一般不需剂量调整。轻微肾功能不全（Ccr40～60mL/min）的患者，一般不需剂量调整；中度肾功能不全（Ccr20～39mL/min）的患者剂量调整为 0.6mg/m²；没有足够资料可证明严重肾功能不全的患者可否使用。对于老年人，除非肾功能不全，一般不做剂量调整。

（4）过量　目前尚不清楚本品过量的解毒方法。过量的主要并发症是骨髓抑制。

【不良反应】

（1）血液系统　有白细胞减少、血小板减少、贫血等反应。骨髓抑制（主要是中性粒细胞）是本品的剂量限制性毒性。治疗期间要监测外周血象，若中性粒细胞恢复至＞1.5×10⁹/L、血小板恢复至 100×10⁹/L、血红蛋白恢复至 90g/L 时，方可继续使用（必要时可使用 G-CSF 或输注成分血）。与其他细胞毒性药物联合应用时可加重骨髓抑制。

（2）消化系统　恶心、呕吐、腹泻、便秘、肠梗阻、腹痛、口腔炎、厌食。

（3）皮肤及附件　脱发，偶见严重的皮炎及瘙痒。

（4）神经肌肉　头痛、关节痛、肌肉痛、全身痛、感觉异常。

（5）呼吸系统　可致呼吸困难，虽然尚不能肯定是否会因此造成死亡，但应引起医生的重视。

（6）肝脏　有时出现肝功能异常，转氨酶升高。

（7）全身　乏力、不适、发热。

（8）局部　静脉注射时，若药液漏在血管外局部可产生刺激、红肿。

（9）过敏反应　罕见过敏反应及血管神经性水肿。

【禁忌证】

对喜树碱类药物或其任何成分过敏者；严重骨髓抑制，中性粒细胞＜1.5×10⁹/L 者；妊娠、哺乳期妇女。

【注意事项】

1. 本品必须在对癌症化学治疗有经验的专科医师的特别观察下使用，对可能出现的并发症必须具有明确的诊断和适当处理的设施与条件。

2. 由于可能发生严重的骨髓抑制，出现中性粒细胞减少，可导致患者感染，甚至死亡。因此，治疗期间要监测外周血常规，并密切观察患者有无感染、出血倾向的临床症状，如有异常，做减药、停药等适当处理。

3. 本品是一种细胞毒抗癌药，打开包装及注射液配制时，应穿隔离衣、戴手套，并在垂直层流罩中进行。如不小心沾染在皮肤上，立即用肥皂和清水清洗；如沾染在黏膜或角膜上，用水彻底冲洗。

4. 本品在避光包装内，温度 20～25℃ 时保持稳定。由于药内无抗菌成分，故开瓶后须立即使用，稀释后在 20～25℃ 条件下可保存 24 小时。

伊立替康

【药理作用】

本品为抑制细胞生长的拓扑异构酶Ⅰ抑制剂（L-抗肿瘤和免疫抑制剂）。伊立替康是半合成喜树碱的衍生物，是能特异性抑制 DNA 拓扑异构酶Ⅰ的抗肿瘤药。它在大多数组织中被羧酸酯酶代谢为 SN-38，而后者作用于提纯的拓扑异构酶Ⅰ的活性比伊立替康更强，且对几种鼠和人肿瘤细胞系的细胞毒性也强于伊立替康。SN-38 或伊立替康可诱导单链 DNA 损伤，从而阻断 DNA 复制，由此产生细胞毒性。这种细胞毒性是时间依赖性的，并特异性作用于细胞周期的 S 期。在体外实验中，并未发现伊立替康和 SN-38 可被 P-糖蛋白 MDR 有效识别，且显示出对多柔比星和长春花碱耐药的细胞系仍有细胞毒性作用。另外，在体内实验中，伊立替康对鼠肿瘤模型显示了广谱的抗瘤活性（PPO3 胰导管腺癌，MA-16/C 乳腺癌，C38 和 C51 结肠腺癌）并有抗人异种移植肿瘤的活性（Co-4 结肠腺癌，MX-1 乳腺癌，St-15 和 SC-6 胃腺癌）；伊立替康对表达 P-糖蛋白 MDR 的肿瘤（对长春新碱和多柔比星耐药的 P388 白血病）也有抗瘤活性。伊立替康除具有抗肿瘤活性外，最相关的药理学作用为抑制乙酰胆碱酯酶。

【适应证】

用于晚期大肠癌患者的治疗。与 5-氟尿嘧啶和亚叶酸联合治疗既往未接受化疗的晚期大肠癌患者；作为单一用药，治疗经含 5-氟尿嘧啶化疗方案治疗失败的患者。

【用法及用量】

仅用于成人。

（1）推荐剂量　在单药治疗中（对既往接受过治疗的患者），按体表面积 350mg/m²，静脉滴注 30～90 分钟，每 3 周用 1 次；在联合治疗中（对既往未接受过治疗的患者），通过以下方案对与 5-氟尿嘧啶（5-FU）和亚叶酸（FA）联合应用的安全性和有效性进行了评价。

① 伊立替康加 5-氟尿嘧啶（5-FU）/亚叶酸（FA）的 2 周治疗方案。伊立替康的治疗推荐剂量是按体表面积 180mg/m²，每 2 周给药 1 次，持续静脉滴注 30～90 分钟，随后滴注亚叶酸和 5-氟尿嘧啶。

② 剂量调整：应在所有的不良反应恢复到 NCI-CTC（国家肿瘤研究所通用毒性标准）分级标准的 0 或 1 级，且与治疗相关的腹泻完全缓解之后再进行伊立替康治疗。在第二阶段的滴注治疗开始时，要根据上次治疗中观察到的最严重的不良反应加以调整伊立替康和 5-氟尿嘧啶的剂量（如果应用此药）。为有利于与治疗相关不良反应的恢复，治疗应推迟 1～2 周。

③ 当发生以下不良反应时，伊立替康和（或）5-氟尿嘧啶（如果应用此药）的剂量应减少 15%～20%：血液学毒性 [中性粒细胞减少症 4 级，发热性中性粒细胞减少症（中性粒细胞减少症 3～4 级，发热 2～4 级）]，血小板减少症及白细胞减少症（4 级）；非血液学毒性（3～4 级）。

（2）疗程　本品应持续使用，直到出现客观的病变进展或难以承受的毒性时停药。

【不良反应】

(1) 胃肠道反应

① 迟发性腹泻：腹泻（用药24小时后发生）是伊立替康的剂量限制性毒性反应。

② 恶心与呕吐：在单药治疗中，使用止吐药后约10%患者发生严重的恶心及呕吐。

③ 其他胃肠反应：已有腹泻及/或呕吐伴随与腹泻及/或呕吐相关的脱水症状的报道。可发生与伊立替康及/或洛哌丁胺治疗有关的便秘。

④ 其他轻微反应，如厌食、腹痛及黏膜炎。

(2) 血液学毒性　中性粒细胞减少症是剂量限制性毒性。

(3) 急性胆碱能综合征　在单药治疗中，9%的患者出现短暂严重的急性胆碱能综合征，而在联合治疗中仅为1.4%。主要症状为早发性腹泻及其他症状，例如，用药后24小时内发生腹痛、结膜炎、鼻炎、低血压、血管舒张、出汗、寒战、全身不适、头晕、视力障碍、瞳孔缩小、流泪及流涎增多。以上症状于阿托品治疗后消失。

(4) 其他　也有早期的反应，如呼吸困难，肌肉收缩、痉挛，感觉异常等的报道。

【禁忌证】

慢性肠炎和（或）肠梗阻炎性肠病和（或）肠梗阻；对伊立替康中的赋形剂有严重过敏反应史；孕期和哺乳期；胆红素超过正常值上限的1.5倍；严重骨髓功能衰竭。

依托泊苷

【药理作用】

本品为鬼臼脂的半合成衍生物。实验证明，本品对小鼠白血病 L1210、P388、黑色素瘤 B16、Lewis 肺癌、结肠癌 C26 及 C38、卵巢癌 M5076、大鼠腹水型肝癌 AH-66 及 AH-66F 等均有抗癌作用。本品为细胞周期特异性抗肿瘤药物，对处于增殖周期的 S 期末及 G_2 期的癌细胞有较强的杀伤作用，可抑制细胞有丝分裂，能使细胞永远停止于有丝分裂期。本品抗癌谱广，可干扰 DNA 拓扑异构酶Ⅱ，间接诱导 DNA 链断裂。动物实验表明，它与阿糖胞苷、环磷酰胺和卡莫司汀有协同作用。与常用抗癌药无交叉耐药性。

【适应证】

本品可与其他抗肿瘤药物如顺铂等合用治疗支气管肺癌及睾丸癌，也可用于恶性淋巴瘤、急性非淋巴细胞白血病、尤因肉瘤和消化道恶性肿瘤的联合化疗；对卵巢癌、乳腺癌、神经母细胞瘤亦有效。

【用法及用量】

静脉滴注，睾丸肿瘤及支气管肺癌等联合化疗方案中，按体表面积每日 $50 \sim 100 \mathrm{mg/m^2}$ 给药，连续 $3 \sim 5$ 日，每 $3 \sim 4$ 周为 1 个疗程。

（1）睾丸生殖细胞肿瘤　用 BEP 方案，即博来霉素（BLM）每周 30mg，分 3 次静脉给药；本品每日 $100 \mathrm{mg/m^2}$，连用 5 日，或每日 $120 \mathrm{mg/m^2}$，连用 3 日；顺铂（DDP）每日 $20 \mathrm{mg/m^2}$，连用 5 日。对肿瘤大、预后差的可用双倍顺铂的 PVeBV 方案，即 DDP 每日 $40 \mathrm{mg/m^2}$，连用 4 日（溶于 3％氯化钠溶液中静脉滴注）；长春碱按体重（VLB）每次给药 $0.2 \mathrm{mg/kg}$，于疗程的第 1 日使用；BLM 每周 30mg，共用 9 次；本品每日 $100 \mathrm{mg/m^2}$，连用 5 日。

（2）小细胞肺癌　可用经典的环磷酰胺（CTX）、多柔比星（ADM）及长春新碱（VCR）组成的 CAV 方案，与 PV 方案（即 DDP $60 \sim 120 \mathrm{mg/m^2}$，只用 1 日；本品每日 $100 \mathrm{mg/m^2}$，连用 5 日）交替使用。对于顽固性小细胞肺癌患者，每日可口服本品 $50 \mathrm{mg/m^2}$，连服 3 周，休息 1 周，共用 6 个月的长疗程。过去多次化疗者，使用后仍有部分病例有效。

（3）非小细胞肺癌　用 PV 方案治疗。口服给药，按体表面积每日 $70 \sim 100 \mathrm{mg/m^2}$ 给药，连续 5 日，每 $3 \sim 4$ 周为 1 个疗程。本品单用虽然有效，但临床上常与其他化疗药物合用组成联合化疗方案。儿童按体表面积每日 $100\sim150\mathrm{mg/m^2}$，连用 $3\sim4$ 日。

【不良反应】

1. 可逆性的骨髓抑制，包括贫血，白细胞及血小板减少，多发生在用药后 $7\sim14$ 日，停药 20 日左右恢复正常。

2. 可有食欲减退、恶心、呕吐、口腔炎、腹泻等消化道反应。

3. 罕见末梢神经感觉异常。

4. 与肝功能有关的酶血清学检查可能升高，如谷草转氨酶、谷丙转氨酶、碱性磷酸酶、乳酸脱氢酶。

5. 罕见过敏反应。若静脉滴注过快，可有低血压、喉痉挛等过敏反应。

6. 其他可有发热、皮疹、脱发、全身不适、胸骨后痛、瘙痒、黏膜炎（大剂量使用时）、总蛋白下降、血尿素氮上升、血清肌酐上升等，偶见心电图改变。

【禁忌证】

对本品过敏者禁用。孕妇和哺乳期妇女慎用。

【注意事项】

1. 本品不宜静脉注射。静脉滴注时间不宜少于 30 分钟。

2. 静脉滴注时，药品不能渗出静脉。若出现外渗，会导致局部肿痛，甚至皮肤坏死。

3. 本品在 5% 葡萄糖液中不稳定，可形成微细沉淀。

替尼泊苷

【药理作用】

本品为鬼臼毒素的半合成衍生物，是细胞周期特异性细胞毒抗癌药物。主要作用机制是本品作用于细胞周期 S 后期或 G_2 前期细胞，一是通过阻止细胞进入有丝分裂而起作用，二是通过抑制 II 型拓扑异构酶引起 DNA 单链断裂起作用。但本品的作用为 VP-16 的 $5\sim10$ 倍。本品与 VP-16 有交叉耐药性。

【适应证】

1. 主要适用于霍奇金病或非霍奇金病，成人及儿童急性白血病。

2. 对肺癌的治疗疗效与依托泊苷（VP-16）相似。

3. 可用于膀胱癌、儿童神经母细胞癌及其他儿童肿瘤的治疗。

【用法及用量】

静脉滴注。一般在使用前先用生理盐水配制成 0.5～1.0mg/mL 的溶液，静脉滴注 30～60 分钟，每次 50～100mg，每日 1 次，连用 3～5 日，3～4 周重复。

（1）单药疗法　首次用药（诱导缓解），按体表面积每日 $30mg/m^2$ 给药，连用药 5 日，间隔 10～21 日重给药 4～5 次；维持用药（延长缓解），按体表面积 $60mg/m^2$ 给药，每周 1 次，持续数月。

（2）联合化疗　按体表面积每日 50～100mg/m² 给药。

【不良反应】

（1）骨髓抑制　是本品剂量限制性毒性，白细胞、血小板减少，最低值出现在用药后 7～14 日，停药 2～3 周后可恢复。

（2）胃肠道反应　常见为食欲减退、恶心、呕吐，偶见腹泻、腹痛。

（3）其他　偶有用药后立即发生类过敏反应，表现为寒战、发热、心动过速、支气管痉挛、呼吸困难以及低血压（静脉给药过快），黏膜炎（大剂量 2000mg 以上）；另外，可有潮红、出汗、水肿、高血压、皮疹、脱发、头疼、精神异常、转氨酶升高及局部刺激症状、静脉炎。静脉注射时药液外渗可致皮肤坏死等。

【禁忌证】

（1）禁用　对本品有过敏史者；粒细胞数低于 $2.0×10^9/L$ 及（或）血小板低于 $100×10^9/L$ 者；孕妇和哺乳期妇女。

（2）慎用　骨髓、肝、肾功能明显损害者，骨髓已被肿瘤侵犯者，或进行性细菌感染时的患者慎用。

【注意事项】

1. 应使用指定的稀释剂，否则易产生沉淀；如产生沉淀，则禁止使用。

2. 本品必需使用生理盐水（不可用 5％葡萄糖）稀释，稀释后缓慢静脉滴注应持续 30 分钟以上，不可静脉注射或快速滴注，以避免发生低血压。

3. 发生由赋形剂所致的过敏性反应时，应停止用药，并静脉给予皮质激素。

4. 本品不能颈动脉内注射。

5. 大剂量用药可增加发生继发性急性粒细胞白血病的危险，尤其是用于治疗患非霍奇金淋巴瘤的儿童。

6. 用药期间应密切监测血象及肝肾功能。一旦发生严重过敏反应，立即停止输注本品，并同时给予升压药、皮质激素、抗组胺药、吸氧等治疗。

斑 蝥 素

【药理作用】

本品系自鞘翅目芫青科昆虫南方大斑蝥和黄黑小斑蝥的干燥虫体提取而得，人工合成比较困难。本品的化学构型有外型和内型两种，天然存在的斑蝥素其构型属于外型。不同构型的斑蝥素其理化性质有所差异。本品具有明显的抑制癌细胞生成和延长生命的作用，对癌细胞蛋白质的合成，RNA、DNA 的合成都有一定的抑制作用；本品还可通过增强机体免疫能力来达到抗癌的效果。

【适应证】

用于恶性肿瘤的治疗，对原发性肝癌有一定的近期治疗作用，可改善自觉症状，延长生存时间；也用于食管癌、肺癌、直肠癌、乳腺癌的治疗。常与其他抗肿瘤药配合使用。

【用法及用量】

（1）口服给药 每次 0.25～0.5mg，每日 2～3 次，饭后服用，1～3月为1个疗程。可采用小剂量递增法，以减少不良反应，首剂量从每日0.25～0.5mg开始，逐渐递增到常用量，使患者逐渐适应和耐受。剂量可酌情增减。

（2）静脉滴注　每次0.5～1mg，溶于5％葡萄糖液250～500mL中滴注。

【不良反应】

有强烈刺激作用，可致泌尿道刺激症状，如尿频、尿急、尿痛、血尿，少数有蛋白管型出现；有时出现恶心、呕吐、腹泻；个别患者可见阵发性心动过速，手指、面部麻木等。

【禁忌证】

心肾功能不全、严重消化性溃疡、有出血倾向者，以及孕妇禁用。

【注意事项】

1. 服药期间应多饮绿茶水，促进排泄，减少剧毒性。中毒解救药有绿茶、黄连、黄柏、生绿豆粉、葱、六一散等。

2. 必要时可配合适量的利尿药、健脾和健胃药，以减少或减轻不良反应。如排尿疼痛，可用车前草、木通、泽泻、猪苓、茯苓煎服治疗。

去甲斑蝥素

【药理作用】

本品为合成的斑蝥素衍生物，对肝癌、食管鳞癌、宫颈癌、艾氏腹水癌及肉瘤-180等细胞株的形态、增殖有破坏或抑制作用。可提高癌细胞呼吸控制率及溶酶体酶活性，干扰癌细胞分裂，阻断M期，从而抑制其DNA的合成。本品对骨髓细胞无抑制作用，并能升高白细胞。

【适应证】

用于肝癌，食管癌，胃及贲门癌等，以及白细胞低下症；可作为术前用药或用于联合化疗；亦可用于乙型肝炎。

【用法及用量】

（1）口服给药　每次5～20mg（重症可加至30mg），每日 3 次，空腹服。

(2) 静脉注射　每日 10～20mg，溶入适量葡萄糖注射液内缓慢注射。

(3) 静脉滴注　每日 10～20mg，加入葡萄糖注射液 250～500mL 中缓慢静脉滴注。

(4) 动脉给药　每次 10mg，每日 2 次，肝动脉插管灌注。

【不良反应】

1. 不良反应较少见，但口服剂量过大时可能出现恶心、呕吐等症状，减量或对症处理即可消失。

2. 注射剂溢漏可刺激组织，引起炎症。

【禁忌证】

有心或肾功能不全者，严重消化性溃疡及有出血倾向的患者，孕妇禁用。

【注意事项】

1. 注意注射剂勿溢漏。

2. 与其他化疗药物联用能提高疗效、减少不良反应及增加生存率。

靛 玉 红

【药理作用】

本品有破坏白血病细胞的作用。从超微结构形态来看，在本品作用下，炎性坏死的细胞多呈肿胀、溶解性坏死。实验发现，本品能增强动物的单核巨噬细胞系统的吞噬能力。单核巨噬细胞系统在机体免疫反应中有一定的作用，故本品的抗癌作用是否与提高机体免疫能力有关，还须进一步研究。

【适应证】

主要用于治疗慢性粒细胞白血病的慢性期，亦可用于骨髓异常增生综合征和嗜酸粒细胞增多症的治疗。有报道认为，本品对缩小伴有巨脾的骨髓纤维化患者的脾脏亦有一定疗效。

【用法及用量】

口服给药。成人常用剂量为每日 50～300mg，一般每日

200mg，分 3～4 次口服，至缓解期或以 3 个月为 1 个疗程。缓解后仍须长期维持服用本品，具体剂量尚须进一步摸索。若服本品无效或起效后，亦可考虑改用其他抗慢性粒细胞白血病药物。

【不良反应】

1. 常见轻重程度不一的腹痛、脐周阵痛，另有轻度恶心、呕吐、大便次数增多和里急后重等胃肠道反应；少数严重的不良反应有便血。大多数胃肠道反应于停药后即消失。

2. 个别患者可发生白细胞减少，骨髓轻度抑制。

3. 个别患者于长期用药后 2～3 年发生胸闷、气促、心脏扩大、肺动脉增宽、心电图显示电轴右偏、肺型 P 波、肺动脉高压等心血管异常现象，停药后即消失。

4. 个别患者可出现头痛、面部及下肢水肿、失眠、关节痛、骨痛、咳嗽、肝功能损害、肠套叠等。

【禁忌证】

肝、肾、心功能不全者，胃肠道有活动性溃疡或炎症病变者慎用。虽尚未见到有关服用本品对胎儿健康及安全性影响的资料，但考虑到本品可能和其他类型抗肿瘤药物相似，有可能干扰胎儿生长发育，或有诱变、致畸胎的作用，故应避免在妊娠期或哺乳期选用本品。

【注意事项】

1. 本品的使用剂量，常须根据患者的耐受性及疗效来调节。

2. 如在服药过程出现严重的腹泻、腹痛、便血、呕吐、肠套叠、头痛和心血管异常等现象，应立即停用；对因各种不良反应停药者，均应严密观察其病情，采取相应的处理并做出鉴别诊断。

3. 若慢性粒细胞白血病等患者服本品已达 6～8 周，而临床症状及血或骨髓象均未见明显改善，则应考虑停服本品，改用其他治疗。

第二十八章　激素类抗肿瘤药

　　激素类抗肿瘤药影响体内激素平衡，它不同于其他的细胞毒类药物，对造血系统没有明显的抑制作用，对所作用的肿瘤组织有高度专一性。已知某些组织的正常生长发育受某种激素控制，当其发生癌变或形成分化程度较高的肿瘤时，仍部分保留与原组织相似的激素依赖性。因此，选用某些激素或其拮抗药，改变体内激素平衡就有可能抑制这些肿瘤的生长，从而延长生命。但选用激素治疗必须有理论依据，适应证符合，剂量得当，否则会有促进肿瘤生长的危险，应慎用。

甲地孕酮

【药理作用】

　　本品属 17α-羟孕酮类衍生物，为高效的合成孕激素。本品通过染色体的交互作用，增加 RNA 的合成，使子宫内膜由增殖期变为分泌期。有维持早孕蜕膜组织和抑制子宫肌肉收缩的作用，故可以保胎。可使宫颈黏液变稠，不利于精子穿透。本品对垂体促性腺激素的释放有一定抑制作用，但比左炔诺孕酮和炔诺酮为弱。不具有雌激素和雄激素样活性，但有明显抗雌激素作用；亦有弱的糖皮质激素活性，能改善艾滋病患者的食欲不振和体重减轻的症状。本品作为抗肿瘤激素类药时，其药理作用如下：通过多年的实验和临床研究说明，本类制剂可有双重作用，并与剂量相关。

　　(1) 通过负反馈作用抑制垂体前叶，使促黄体生成激素 (LH)、促肾上腺皮质激素 (ACTH) 及其他生长因子的产生受到抑制。长期应用可抑制垂体前叶黄体生成素 (LH) 的释放，抑制排卵，使子宫内膜萎缩。长期大剂量应用可使子宫内膜腺癌和乳腺癌组织萎缩坏死。

（2）大剂量照射对敏感细胞具有直接细胞毒性作用。主要通过使细胞内的雌激素受体（ER）不能更新，抵消雌激素的促进肿瘤细胞生长的效应，而对耐药的细胞则无此种作用。对子宫内膜癌的病理检查可看到染色体的损伤。还可通过增强 E_2-脱氧酶（雌二醇脱氧酶）的活性从而降低细胞内雌激素的水平，诱导肝 5α-还原酶，使雄激素不能转变为雌激素等。

【适应证】

1. 治疗月经不调、功能失调性子宫出血、子宫内膜异位症、晚期乳腺癌和子宫内膜腺癌。

2. 作为短效复方口服避孕片的孕激素成分。

3. 改善艾滋病患者的恶病质。

【用法及用量】

（1）治疗闭经　每次 4mg，每日 2～3 次，连服 2～3 日，停药 2～7 日，即有撤退性出血。

（2）治疗功能性出血　每次 4mg，每 8 小时 1 次，每 3 日减量 1 次，减量不超过原剂量的 1/2，直至每日维持量 4mg，共 20 日。

（3）治疗子宫内膜异位症　每次 4mg，每日 2 次，连服 7日；然后改为每日 3 次，每次 4mg，连服 7 日；然后再改为每日 2 次，每次 8mg，再服 7 日；然后增至每日 20mg。6 周为 1个疗程。

（4）治疗乳腺癌　每次 40mg，每日 4 次，每日量 160mg，连续 2 个月。

（5）治疗子宫内膜癌　每次 10～80mg，每日 4 次，每日量 40～320mg，连续 2 个月。

（6）治疗艾滋病患者的恶病质　每日 320～640mg，分次服。

（7）避孕　探亲当日中午服 2mg，当晚 2mg，以后每晚2mg，直至探亲结束，次日再服 2mg。

（8）治疗痛经或子宫内膜增生过度　每日 4mg，于月经第 5～7 日开始，共 20 日。

【不良反应】

（1）较常见的有胃肠道反应，痤疮，水肿，体重增加，过敏性皮炎，精神压抑，乳房疼痛，女性性欲改变、月经紊乱、不规则出血或闭经。

（2）少见的有

① 头、胸、臀、腿特别是腓肠肌处疼痛，手臂和脚无力、麻木或疼痛。

② 突然的或原因不明的呼吸短促。

③ 突然言语发音不清。

④ 突然视力改变、复视、不同程度的失明等。

（3）长期应用可引起肝功能异常、缺血性心脏病发生率上升。

（4）早期妊娠时应用可能发生后代生殖道畸形，多见为尿道下裂。

（5）大剂量用于肿瘤可引起孕酮类反应，如乳房疼痛、溢乳、阴道出血、闭经、月经不调、宫颈分泌异常等；长期应用也有肾上腺皮质功能亢进的表现，如满月脸、库欣综合征、体重增加等。曾有可发生阻塞性黄疸的报道。此外，本品可引起凝血功能异常。

【禁忌证】

（1）禁用

① 心血管疾病和高血压。

② 肝肾功能损害。

③ 糖尿病。

④ 哮喘病。

⑤ 癫痫。

⑥ 偏头痛。

⑦ 未明确诊断的阴道出血。

⑧ 有血栓病史（晚期癌瘤治疗除外）。

⑨ 胆囊疾病。

（2）慎用

① 卟啉症患者慎用。

② 有精神抑郁史者慎用。

③ 子宫肌瘤患者慎用。

④ 妊娠 4 个月内慎用，不宜用做早孕实验。

【注意事项】

1. 用药前应全面查体，特别要注意乳腺与盆腔检查，以及宫颈细胞学检查。

2. 长期使用本品，应按 28 日周期计算用药日期。

3. 长期使用本品的妇女不宜吸烟。

4. 一般在睡前服，不良反应可减轻。

5. 服药前半期发生突破性出血，可每晚加服炔雌醇 0.01mg，直到服完这周期为止；如出血发生在服药后半期，可每日加服 1 片避孕药，到停药为止；如出血量似月经量，则应停药，按行经对待。

6. 在停药 7 日内仍未行经时，可开始服下 1 个周期的药。连服 2 个周期未行经者，应查明闭经原因，排除妊娠。

7. 每日服用避孕药的时间应相同，以免血药浓度波动大，影响避孕效果。

8. 出现下列症状时应停药：怀疑妊娠、血栓栓塞病、视觉障碍、原因不明的剧烈性头痛或偏头疼、高血压、肝功能异常、精神抑郁、缺血性心脏病等。

9. 长期用药须注意检查肝功能，特别注意乳房检查。

10. 如发生突破性出血，应详细检查原因以排除器质性病变。

甲羟孕酮

【药理作用】

本品为作用较强的孕激素，无雌激素活性，口服或注射均有效。皮下注射时，其孕激素活性为黄体酮的 20～30 倍；口服时，为炔孕酮的 10～15 倍。口服或注射后，在体内适量内源性雌激素基础上，可将增生期子宫内膜转变为分泌期子宫内膜，为受精卵植入做准备。主要作用为促进子宫内膜增殖分泌，完成受孕准备，有保护胎体的作用。本品有对抗雌激素的作用，但不对抗雌激素对脂蛋白的良性作用，亦无明显雄激素效应，最接近天然的孕酮。本品还能增加宫颈黏液的黏稠度，大剂量可抑制垂体促性腺激素从而抑制排卵，有长效抗生育作用。本品作为抗肿瘤激素使用时，通过多年的实验和临床研究证明，其可有双重作用，并与剂量相关。

① 通过负反馈作用抑制垂体前叶，使促黄体生成素（LH）、促肾上腺皮质激素（ACTH）及其他生长因子的产生受到抑制；

② 大剂量照射对敏感细胞具有直接细胞毒性作用。

本品主要通过使细胞内的雌激素受体（ER）不能更新，抵消雌激素的促进肿瘤细胞生长的效应，而对耐药的细胞则无此作用。对子宫内膜癌病理学检查可看到染色体的损伤。本品还可通过增强 E_2-脱氧酶的活性从而降低细胞内雌激素的水平，诱导肝 5α-还原酶，使雄激素不能转变为雌激素等。

【适应证】

1. 临床用于痛经、功能性闭经、功能失调性子宫出血、先兆流产或习惯性流产、子宫内膜异位症等。大剂量可用作长效避孕针。

2. 大剂量也用于治疗肾癌、乳腺癌、子宫内膜癌、前列腺癌，以及增强晚期癌症患者的食欲，改善一般状况和增加体重。

【用法及用量】

1. 口服给药

（1）功能性闭经　每日 4～8mg，连服 5～10 日。

（2）先兆流产　每次 4～8mg，每日 2～3 次。

（3）习惯性流产　开始 3 个月，每日 10mg；第 4～4.5 个月每日 20mg；最后减量停药。

（4）痛经　于月经第 6 日开始，每次 2～4mg，每日 1 次，连服 20 日；或于月经第 1 日开始，每日 3 次，连服 3 日。

（5）功能失调性子宫出血和继发性闭经　每日 2.5～10mg，自月经周期第 16～21 日，连服 5～10 日。

对于某些激素依赖性恶性肿瘤，如乳腺癌、子宫内膜癌、肾癌、前列腺癌等，剂量范围较大，酌情而定。可用如下量：

① 乳腺癌：每次 1000～1500mg，每日 1 次。

② 前列腺癌：每日 200～500mg。

③ 子宫内膜癌或肾癌：每次 100mg，每日 3 次。

2. 肌内注射

（1）子宫内膜癌或肾癌　肌内注射，起始 400～1000mg，1 周后可重复 1 次，等病情改善和稳定后，剂量改为 400mg，每月 1 次。

（2）避孕　肌内注射，每 3 个月肌内注射每次 150mg，于月经来潮第 2 日到第 7 日内注射。产妇分娩后须经 4 周后方开始使用。

（3）子宫内膜异位症　每次 50mg，每周肌内注射 1 次；或每次 100mg，每 2 周肌内注射 1 次。连用 6 个月以上。

（4）女性多毛症　每次 100mg，每月 2 次。

【不良反应】

1. 可发生突破性出血、点滴出血、经量改变、闭经、水肿、体重变化（增加或减少）、胆汁淤积性黄疸、过敏反应、皮疹、精神抑郁、失眠、恶心。

2. 大剂量用于肿瘤可引起孕酮类反应，如乳房疼痛、溢乳、阴道出血、闭经、月经不调、宫颈分泌异常等；长期应用也有肾上腺皮质功能亢进的表现，如满月脸、库欣综合征、体重增加等。

3. 本品可引起凝血功能异常。

【禁忌证】

（1）禁用　禁用于血栓性静脉炎、血栓栓塞疾病、脑卒中、肝肾功能不全、已知或怀疑乳房或生殖器恶性肿瘤、过期流产、妊娠、有高钙血症倾向的患者。

（2）慎用

① 有精神抑郁者。

② 孕激素可引起一定程度体液潴留、癫痫、偏头痛、哮喘等情况，应严密观察。

【注意事项】

1. 治疗前应全面体检（特别是乳腺与盆腔检查）。

2. 长期用药须注意检查肝功能，特别注意乳房检查。

3. 如发生突破性出血，应详细检查排除器质性疾病。可根据出血量加服炔雌醇 0.05～0.1mg，连服 3 日，即可止血。

4. 在应用过程中有血栓形成的征象，如突发视力障碍、复视、偏头痛，应立即检查；如有视盘水肿或视网膜血管病变，应立即停药。

5. 长期使用本品，应按 28 日周期计算本品的用药日期。

6. 长期使用本品的妇女不宜吸烟。

7. 大剂量（500mg 以上）服用时，应取坐位或立位，饮足量水。必要时，可将片剂分为两半服用。

8. 本品注射剂用前应摇匀，并不得与其他药品混合使用。

9. 绝经后应用雌激素替代疗法者，加用孕激素 7 日以上，可降低内膜增生发生率。提供最佳的内膜成熟并消除增生变化，需要用孕激素 12～14 日。

氟　他　胺

【药理作用】

本品是一种非类固醇类的雄激素拮抗剂，系通过特异性阻断雄激素受体，而达到抗雄激素的作用。氟他胺及其代谢产物 2-羟基氟他胺可与雄激素竞争肿瘤部位的雄激素受体，阻止雄激素在靶细胞的摄取和（或）抑制雄激素在靶细胞的结合。本品与雄激素受体结合形成复合物进入细胞核与核蛋白结合，抑制雄激素依赖性的前列腺癌细胞生长，并抑制雄激素对前列腺素的生长刺激作用。同时，氟他胺能抑制大鼠睾丸微粒体 17-α-羟化酶和 17，20 裂合酶的活性，因而能抑制雄性激素的生物合成。

【适应证】

临床用于需要进行全雄激素阻断治疗的前列腺癌患者。

【用法及用量】

口服给药，每次 250mg，每日 3 次，于饭后服用。

【不良反应】

(1) 常见不良反应　男性乳腺女性化、乳腺触痛、溢乳，偶见乳腺体发生小结节改变，停药后可消退。

(2) 胃肠道反应　可有恶心、呕吐、胃肠不适等。

(3) 其他　性欲减退、暂时性肝功能异常，精子减少、失眠、乏力等少见。

【禁忌证】

1. 禁用　对本品过敏者；严重肝脏损伤者。

2. 慎用　肝功能损害者；心血管疾病患者。

复合睾酮酯

【药理作用】

本品为一种人工合成的雄性激素制剂。具有睾酮的雄性激素和蛋白同化作用特性。睾酮的作用机制与一般类固醇激素相似，在细胞内有特定的作用点，即在靶器官的细胞内产生作用。在大部分靶器官内，睾酮经酶化作用转化成双氢睾酮，此物质与体内的雄性激素受体结合生成有效成分，刺激其靶器官内的特殊蛋白质合成而起作用。

【适应证】

1. 用于男性雄性激素缺乏症，如睾丸切除术后、生殖器功能不足、精子过少的男性不育症、性功能低下及更年期。

2. 用于女性进行性乳腺癌的姑息疗法（不能手术者，外科术后或放射治疗后的药物治疗）及男童发育过速症。

3. 用于再生障碍性贫血。

【用法及用量】

肌内注射。

（1）睾丸切除术后的性激素缺乏症及男性更年期　每次50～100mg，每周2～4次，连续注射6～8周，再停药4周，以便观察。

（2）生殖器功能不足　每次250mg，每周3～6次。

（3）精子过少的男性不育症　每次50mg，每周2次，连用3个月。若有必要，停药数周后再重复上述疗程。

（4）性功能低下　每次100mg，1周后再注射50mg，以后每隔2～4周肌内注射50mg。

（5）乳腺癌（女性）　每次250mg，每周1～2次。

（6）再生障碍性贫血　每次250mg，每周2次。

【不良反应】

1. 本品对男性可抑制精子生成或出现女性型乳房；对女性可能出现男性化现象；儿童用药可引起松果体过早关闭及早熟现象。

2. 本品属雄激素类药，使用时偶可出现肝脏肿瘤，而长期用高剂量的雄激素治疗则可引起水钠潴留、血钙水平升高（特别是患有转移性乳腺癌的女性）。

【注意事项】

本品宜深部肌内注射，于臀部肌内注射为佳。

戈那瑞林

【药理作用】

戈那瑞林是按背侧丘脑合成释放的天然促性腺激素释放激素（GnRH）化学结构进行人工合成的10肽激素。戈那瑞林与垂体促性腺激素分泌细胞膜的特异受体结合后，通过打开细胞膜钙离子通道及激活蛋白激酶C与基因转录，促使促性腺激素释放及生物合成，据此可探测垂体促性腺激素的储备功能。正常人注射本品后，黄体生成素（LH）的升高明显高于卵泡刺激素（FSH），青春期前女性 FSH 反应高于 LH。促性腺激素释放素不足者注射本品后可出现延迟反应，有时须静脉滴注本品数日后才有反应。如模拟正常时背侧丘脑分泌促性腺激素释放素的分泌节律，用小剂量脉冲式给药，可治疗背侧丘脑病因所致的青春发育延缓、闭经和不育；如采用大剂量连续给药，则可在短期兴奋垂体促性腺激素后出现反常作用，抑制垂体—性腺功能。临床连续使用时，GnRH 对垂体具有双相作用；开始时能促进垂体前叶分泌 LH 和 FSH，使血浆中 LH、FSH 和性激素升高；久之则可导致垂体中促黄体激素释放激素（LHRH）受体减少，阻止垂体的 LH 分泌，从而阻断睾酮的合成与分泌，达到与切除睾丸相当的效果。对女性则阻断雌激素的合成与分泌，从而达到相当于切除卵巢的效果，故而可用于治疗激素依赖性前列腺癌和乳腺癌，也适用于子宫内膜异位症。

【适应证】

1. 用作背侧丘脑—垂体病变所致的性腺功能低下的诊断。

2. 用于垂体肿瘤手术或放射治疗后残留垂体促性腺激素功能的评估。

3. 用于治疗促性腺激素释放激素不足伴继发性垂体促性腺激素功能低下所致的女性闭经、不孕、原发性卵巢功能不足，特别是对氯米芬无效的患者，也用于治疗男性不育。

4. 用于因背侧丘脑病变所致的青春期发育延缓。

5. 用于小儿隐睾症及雄激素过多、垂体肿瘤等。

6. 可用于治疗激素依赖性前列腺癌和乳腺癌，也适用于子宫内膜异位症。

【用法及用量】

1. 下丘脑—垂体—性腺轴功能的检测实验 0.1mg，皮下或静脉注射。

2. 对下丘脑性闭经、不孕、男性不育和青春发育延缓的治疗采用小剂量脉冲式给药法，用注射泵每 90 分钟皮下注射 $10\sim20\mu g$，在 1 分钟内注入。疗程为 6 个月或直至怀孕，怀孕后应停药。

3. 治疗激素依赖性前列腺癌和乳腺癌，皮下注射，开始每周 1 次，每次 0.5mg；而后每日 1 次，每次 0.1mg。

【不良反应】

（1）消化系统　少见胃肠道反应，如恶心、腹痛或腹部不适。

（2）其他

① 可出现全身性或局部过敏，包括支气管痉挛和过敏症。表现为呼吸困难，荨麻疹，注射部位发硬、皮疹、瘙痒、疼痛或肿胀。

② 少数患者出现一过性潮红、头痛、头晕等。

③ 可引起多胎妊娠，偶有暂时性阴茎肥大。可导致月经过多、阴道干燥和性欲丧失等。

④ 本品治疗某些疾病时有一些特有的反应，例如，在治疗前列腺癌的开始阶段病情加重，表现为骨痛加剧，少数患者可有泌尿道症状如血尿和尿道阻塞的加重，一些患者有下肢软弱无力和感觉异常。

【禁忌证】

① 孕妇。

② 对苯甲醇过敏者。

③ 腺垂体瘤患者。

④ 多囊卵巢综合征患者。

【注意事项】

1. 闭经合并肥胖者，应在体重减轻后再行治疗。

2. 在用药早期，本品及类似物对垂体—性腺起兴奋作用，继续用药则起抑制作用。因而在开始几周常加用雄激素拮抗剂环丙孕酮，以对抗用药早期睾酮浓度的增高。

3. 避免和其他促性腺激素释放激素制剂、脑垂体激素或性激素制剂同时使用。

戈舍瑞林

【药理作用】戈舍瑞林［D-Ser（But）6 Azgly10 LHRH］是促黄体激素释放激素（LHRH）的一种类似物。长期使用戈舍瑞林抑制脑垂体促黄体生成素的合成，从而引起男性血清睾酮和女性血清雌二醇的下降，停药后这一作用可逆。初期用药时，戈舍瑞林同其他 LHRH 激动剂一样，可暂时增加男性血清睾酮和女性血清雌二醇的浓度。在接受戈舍瑞林治疗的早期阶段，一些女性可出现不同程度的阴道出血，持续时间和出血量各有不同，这种现象为雌激素水平下降所导致并可自动停止。男性患者在第 1 次注射此药后 21 日左右，血清睾酮浓度下降至去势水平，并在以后治疗中维持此浓度，这可使大多数患者的前列腺肿瘤消退，症状有所改善；女性患者在初次给药后 21 日左右，血清中雌二醇浓度受到抑制，并在以后每 28 日的治疗中维持在绝经后水平。这种抑制与激素依赖性的乳腺癌、子宫肌瘤和子宫内膜异位症相关，可导致子宫内膜变薄及多数患者闭经。戈舍瑞林和铁剂配伍应用可使贫血的子宫肌瘤患者产生闭经，并可改善血红蛋白浓度及相关的血液学参数。戈舍瑞林和铁制剂配伍应用与单独铁剂疗法相比较，前者血红蛋白浓度的增高较后者多 1g/dL。在用 LHRH 类似物治疗期间产生停经且停止治疗后未恢复月经的患者很少见。

【适应证】

（1）前列腺癌 戈舍瑞林适用于可用激素治疗的前列腺癌。

（2）乳腺癌 适用于可用激素治疗的绝经前期及绝经期妇女的乳腺癌。

（3）子宫内膜异位症 缓解症状包括减轻疼痛，并减少子宫内膜损伤的大小和数目。

（4）使子宫内膜变薄　在刮宫术或内膜切除术之前，用戈舍瑞林使子宫内膜变薄。

（5）子宫肌瘤　术前与补铁药配伍应用可使患有贫血的肌瘤患者的贫血状况得到改善。

【用法及用量】

（1）成人　在腹部皮下注射戈舍瑞林 3.6mg/支，每 28 日 1 次。

（2）用于使子宫内膜变薄　每隔 4 周注射 1 支戈舍瑞林，共注射 2 次。手术在第 2 次注射后 2 周内进行。

（3）对由于子宫肌瘤导致贫血的妇女，手术前 3 个月之内给予戈舍瑞林 3.6mg 及补铁治疗。

【禁忌证】

① 对戈舍瑞林或 LHRH 类似物过敏的患者禁用。

② 妊娠期及哺乳期妇女不可使用戈舍瑞林。

③ 由于戈舍瑞林的安全性及有效性在儿童中尚未论证，故儿童患者不推荐使用戈舍瑞林。

【不良反应】

有出现皮疹的报道，多为轻度，不须中断治疗即可恢复。偶然出现的局部反应，包括在注射位置上有轻度淤血。男性患者可见潮红和性欲下降，少有必须中断治疗，偶见乳房肿胀和触痛。给药初期前，列腺癌患者可能有骨骼疼痛暂时性加重，应对症处理。尿道梗阻和脊髓压缩的个别病例也曾有报道。女性患者的不良反应有潮红、多汗及性欲下降，无须中止治疗；也曾观察到头痛、情绪变化如抑郁、阴道干燥及乳房大小的变化。治疗初期，乳腺癌的患者会有症状的加剧，应按症状进行处理。

亮丙瑞林

【药理作用】

本品是背侧丘脑产生的促黄体激素释放激素（LHRH）的高活性衍生物，也称促性腺激素释放激素激动剂（GnRHa)，是由 9 个氨基酸构成的肽类，能与垂体中特异性受体结合，通过降低垂体反应性而抑制性腺系统。亮丙瑞林较 LHRH 对蛋白分解酶的抵抗性强，而对 LHRH 受体的亲和性强。它的促黄体生成激素（LH）释放活性约为 LHRH 的 20 倍，对垂体-性腺轴功能的抑制作用也较 LHRH 强。应用亮丙瑞林初期会出现一个短暂的促性腺激素（FSH）、LH 和雌或雄激素升高的现象，随之由于垂体的反应性降低，从而抑制 FSH、LH 和雌或雄激素的分泌（选择性药物垂体切除和药物性卵巢去势或药物性睾丸去势作用），对性激素依赖性疾病起到治疗作用。

【适应证】

1. 对前列腺癌患者，前列腺癌的药物去势治疗，以达到全雄激素阻断治疗的目的，使癌肿萎缩、消退。

2. 对子宫内膜异位症患者，可通过使其血清雌二醇抑制到近绝经水平，缓解痛经，改善子宫陷窝硬结，并可作为手术后的巩固治疗。

3. 对子宫肌瘤患者，术前用药可缩小子宫体积、增加血红蛋白浓度，降低手术难度；对未绝经子宫肌瘤患者，用药后可抑制子宫肌瘤生长，避免了手术。

4. 对功血患者，可用于常规激素治疗禁忌或失败者；也可用于子宫内膜切除术的术前用药，使内膜均匀变薄，减轻水肿，降低手术难度。

5. 中枢性的青春期早熟者。

【用法及用量】

皮下注射。

（1）子宫内膜异位症　每次注射 3.75mg，通常每 4 周 1 次。初次给药为月经周期的第 1～5 日。

（2）前列腺癌　每次注射 3.75mg，通常每 4 周 1 次。给药前，将本品加入附加的悬浊液 2mL，使之充分混悬，注意勿起泡沫。

（3）子宫肌瘤　每次 1.88mg，每 4 周 1 次。但对于体重过重或子宫明显增大的患者，则应每次注射 3.75mg。初次给药于月经周期的第 1～5 日。

【不良反应】

有时可出现低雌激素症状（如发热、头痛、眩晕、情绪不稳定）、女性生殖系统症状（如阴道不规则出血，分泌物减少，白带增多，乳房胀满感及萎缩）、肌肉骨骼系统症状（如关节疼、骨重量减低、高钙血症）、皮肤痤疮、脱发、多毛、皮疹过敏反应及恶心、呕吐等；有时用药局部疼痛发红；有时会出现肝功能异常。

【禁忌证】

① 对制剂的成分、合成的 LHRH 或 LHRH 衍生物有过敏史者。

② 有性质不明的、异常的阴道出血患者。

③ 本品制剂"抑那通"含有精制明胶作为增加黏度的赋形剂。已经有给予含明胶的制剂可产生休克和过敏样症状（如荨麻疹、呼吸困难、唇部水肿、喉头水肿等）的报道。因此，要仔细询问患者，给药后要密切观察。已明确对明胶过敏者禁用本品。

【注意事项】

1. 每次须更换注射部位，不要在同一部位反复注射。

2. 本品首次用药时，有时出现暂时性骨痛加剧现象，应对症治疗。

3. 长期用药或再次给药时，应尽可能检查骨密度，以避免引起骨质丢失。

曲普瑞林

【药理作用】

曲普瑞林是一种促黄体激素释放激素（LHRH）的类似物，主要用于治疗前列腺癌。曲普瑞林不同于内源性 LHRH之处在于其肽链序列第 6 位被 D-色氨酸取代，这增强了它的生物活性。现已证明，曲普瑞林较内源性 LHRH 有更高的受体亲和力和较低的对降解酶的敏感性，使它有较长的血浆半衰期。曲普瑞林的高生物活性已在动物和人体研究中肯定。临床用曲普瑞林以治疗前列腺癌、卵巢癌和其他妇科疾病的基础在于其对垂体—性腺轴的抑制作用。尽管有证据表明，LHRH 的类似物也能产生直接的性腺效应和直接的抗肿瘤效应（前列腺肿瘤、乳腺癌），但这些作用有待确证。

【适应证】

1. 曲普瑞林是目前治疗中枢性性早熟最理想的药物，能迅速有效地抑制第二性征的成熟和身体呈直线生长的速度，停药后，青春期发育的自然过程不受影响。

2. 适用于需要将性激素水平降低到去势水平的疾病，如前列腺癌、子宫内膜异位症、子宫肌瘤和乳腺癌等。

3. 还用于促进排卵，治疗妇女不孕症。

【用法及用量】

（1）肌内注射　控释注射剂，适用于需要把性激素血浓度降至去势水平的疾病，如前列腺癌、子宫内膜异位症、子宫肌瘤、辅助生育技术（ART）等，每次 3.75mg，每 4 周注射 1 次，女性不应连续使用超过 6 个月；一般注射剂，适用于激素依赖性前列腺癌、子宫内膜异位症、子宫肌瘤、辅助生育技术（ART）等，每次 0.5mg，每日皮下注射 1 次维持治疗。

① 性早熟：使用控释注射剂，每次 3.75mg，第 1 个月每 2 周肌内注射 1 次，以后每月注射 1 次；如果疗效不够满意，可以 3 周注射 1 次。

② 前列腺癌、子宫内膜异位症和子宫肌瘤：使用控释注射剂，每次 3.75mg，每月肌内注射 1 次，女性患者以 6 个月为 1 个疗程。

（2）皮下注射　常规制剂每日 1 次，每次 0.1mg；用于促进排卵，于月经周期第 2 日开始，每日 1 次 0.1mg，连续使用 10～12 日。

【不良反应】

1. 男性为性欲减退、潮红或阳痿，可有肝酶水平增高和血栓性静脉炎，少见的可有男子乳房发育。曾有患者用药后出现肺栓塞。

2. 女性为阴道干涩、交媾困难、闭经和潮红。由于雌激素水平下降，长期应用会导致轻度骨质丢失，但是一般在治疗停止后6～9个月即可恢复正常。女孩可出现阴道分泌物和阴道出血，也可有抑郁、肝酶水平增高、感觉异常及视觉障碍等。

3. 个别患者会出现超敏反应（如发痒、皮疹、高烧、过敏症）。

4. 少见的不良反应　如头痛、发热、瘙痒、皮疹、瘀斑、疲乏和睡眠障碍。

5. 多数患者有胃肠道反应　如恶心、腹痛、胃部不适等。注射局部可出现疼痛和瘙痒。

6. 联合使用促性腺激素时，可能引起腹腔和（或）盆腔的疼痛。

【禁忌证】

① 孕妇和哺乳期妇女。

② 对本品过敏者。

【注意事项】

该药应在严密的医生监护下使用，要进行有规律的生物、临床及放射线检查。女性患者在应用曲普瑞林期间不得同时使用含雌激素的药物。用药期间，女性应采用激素药物以外的方法进行避孕。

己烯雌酚

【药理作用】

己烯雌酚为全合成的非甾体化合物，有雌激素作用。口服给药作用为雌二醇的2～3倍，其主要作用有：

① 促使女性性器官及副性征正常发育。

② 促使子宫内膜增生和阴道上皮角化。

③ 减轻妇女更年期或妇科手术后因性腺功能不足而产生的全身性紊乱。

④ 增强子宫收缩，提高子宫对催产素的敏感性。

⑤ 小剂量刺激，大剂量则抑制垂体前叶促性腺激素及催乳激素的分泌。

⑥ 抗雄激素作用。

⑦ 小剂量可促使宫颈黏液稀薄，精子易透入。

【适应证】

1. 补充体内雌激素的不足，如萎缩性阴道炎、女性性腺发育不良、围绝经期综合征、老年性外阴干枯症及阴道炎、卵巢切除后、原发性卵巢缺如。

2. 不能行手术治疗的女性绝经后及男性晚期乳腺癌患者。

3. 不能行手术治疗的晚期前列腺癌患者。

4. 产后退奶。

5. 调节背侧丘脑—垂体—卵巢轴内分泌失衡引起的月经紊乱，如闭经、功能失调性子宫出血。

6. 曾用于治疗过期流产（妊娠 28 周以前胎死宫内）。

【用法及用量】

1. 口服给药

（1）补充体内雌激素不足　每日 0.25～0.5mg，21 日后停药 1 周，周期性服用。

（2）乳腺癌　每日 15mg，6 周内无改善则停药。

（3）前列腺癌　开始时每日 1～3mg，依据病情递增而后递减，维持量每日 1mg。

（4）产后退奶　每次 5mg，每日 3 次。

（5）闭经　每日不超过 0.25mg。

（6）月经周期延长及子宫发育不全　每日服 0.1～0.2mg，持续半年，经期停服。

（7）因子宫发育不良及子宫颈分泌物黏稠所致不孕症　于

月经后每日服 0.1mg，共 15 日，疗程为 3～6 个月。

（8）低雌激素症（如性腺功能低下、原发性卵巢衰竭、手术切除卵巢引起的闭经）以小剂量（每日 0.1～0.25mg）刺激垂体前叶促性腺激素的分泌。宜周期性用药（人工周期），月经第 5 日开始，每日 0.25mg，共 20 日。从服药第 13～14 日起加用黄体酮，两者同时停药，发生撤退性出血后或停药 1 周后再开始下 1 周期。

（9）因体内激素平衡失调引起的功能性出血　可先用较大剂量使出血停止，然后逐渐减至维持量每日 0.5mg。按上述方法周期性用药。

（10）围绝经期综合征　每日 0.1～0.25mg，亦可周期性加用孕激素。

（11）过期流产　可先用较大剂量，每次 5mg，每日 3 次，共 5 日，以提高子宫肌层对缩宫素的敏感性，然后引产。肌内注射，每次 0.5～1mg，每日 0.5～6mg。

2. 阴道给药

老年性阴道炎　阴道给药，每晚塞入 1～2 片（每片 0.2mg），共用 7 日。

【不良反应】

1. 较常发生，但常在持续用药后减少的不良反应如下。

① 腹部绞痛或胀气。

② 胃纳不佳。

③ 恶心。

④ 踝及足水肿。

⑤ 乳房胀痛或（和）肿胀。

⑥ 体重增加或减少。

2. 不常见或罕见的但应注意的不良反应

① 乳腺出现小肿块；不规则阴道流血、点滴出血，突破性出血、长期出血不止或闭经；黏稠的白色凝乳状阴道分泌物（继发性念珠菌感染）。

② 困倦；精神抑郁严重的或突发的头痛；动作突然失去协调，不自主的动作（舞蹈病）；胸、上腹（胃）、腹股沟或腿痛，尤其是腓肠肌痛，臂或腿无力或麻木；突然言语或发音不清。

③ 尿频或小便疼痛。

④ 突发的呼吸急促；血压升高。

⑤ 视力突然改变（眼底出血或血块）；眼结膜或皮肤黄染；皮疹。

【禁忌证】

（1）禁用

① 孕妇服用此药，其女性后代在青春期后宫颈和阴道的腺病及腺癌发生率升高；其男性后代生殖道异常和精子异常发生率也增加。因此，孕妇禁用。

② 雌激素可经乳腺进入乳汁而排出，并可抑制泌乳，哺乳期妇女禁用。

③ 已知或怀疑患有乳腺癌，但用来作为治疗晚期转移性乳腺癌时例外。

④ 已知或怀疑患有雌激素依赖性肿瘤。

⑤ 急性血栓性静脉炎或血栓栓塞。

⑥ 过去使用雌激素时，曾伴有血栓性静脉炎或血栓栓塞史，但用以治疗晚期乳腺癌及前列腺癌时例外。

⑦ 有胆汁淤积性黄疸史。

⑧ 未明确诊断的阴道不规则出血。

（2）慎用

① 哮喘。

② 心功能不全。

③ 癫痫。

④ 精神抑郁。

⑤ 偏头痛。

⑥ 肾功能不全（雌激素可使水潴留加剧）及肾功能异常。

⑦ 糖尿病。

⑧ 良性乳腺疾病。

⑨ 脑血管疾病。

⑩ 冠状动脉疾病。

⑪ 子宫内膜异位症。

⑫ 有胆囊疾患或胆囊病史，尤其是胆结石。

⑬ 肝功能异常。

⑭ 血钙过高，伴有肿瘤或代谢性骨质疾病。

⑮ 高血压。

⑯ 妊娠黄疸或有黄疸史。

⑰ 甲状腺疾病。

⑱ 子宫肌瘤。

【注意事项】

1. 开始雌激素治疗前应做全面体检，包括血压、乳腺、腹腔及盆腔器官，以及宫颈细胞学检查，以后每年至少检查1次。

2. 长期服用雌激素者须定期检查血压、肝功能、阴道脱落细胞；体检每 6～12 个月 1 次或遵医嘱；宫颈防癌刮片每年1次。

3. 因为雌激素可引起一定的液体潴留，故应注意与此有关的情况，如哮喘，癫痫，偏头痛，心、肾功能不全。

4. 应尽可能短程并以最低有效量使用本品，以减少可能发生的不良反应。

5. 男性患者以及女性子宫切除后的患者，通常采用周期治疗，即用药 3 周停药 1 周，相当于自然月经周期中雌激素的变化情况。有子宫的女性，长期应用己烯雌酚而无孕激素保护，可能增加子宫内膜增生的危险。应该周期性使用本品，并在用药周期的后半期加用孕激素 7～10 日，这样在雌激素作用下的增生期内膜，可受孕激素影响而发生分泌期改变，降低内膜增生的发生率。

6. 长期或大量使用本品者，当停药或减量时，须逐步进行。

溴醋己烷雌酚

【药理作用】

本品为雌激素衍生物，能抑制体内的雄激素水平，可视为雄激素的拮抗剂，通过竞争性对抗而抑制癌细胞。动物实验表明，本品对肉瘤-180、肉瘤-37的抑制率为60%左右，并有升高白细胞的作用。

【适应证】

主要用于前列腺癌、前列腺肥大及绝经后的晚期乳腺癌。

【用法及用量】

口服给药。每日3次，每次10～20mg。

【不良反应】

本品不良反应少。部分患者可有乳房胀感、刺痛、肿块、白带增多，阴道出血；少数患者有胃部不适、食欲减退；偶见恶心或呕吐，以及皮肤瘙痒。消化系统不良反应在继续服药后可好转。因此，患者均能坚持服用。

他莫昔芬

【药理作用】

他莫昔芬为非甾体抗雌激素类抗癌药。动物实验证明，本品能促使阴道上皮角化和子宫重量增加，并能防止受精卵着床。一方面，本品能与雌二醇竞争胞浆内的雌激素受体，与雌激素受体生成稳定的复合物，并转运于核内，此复合物的生成使胞浆内的雌激素受体耗竭，从而对抗雌激素，阻止染色体基因活化，使雌激素依赖性癌细胞停止生长；另一方面，本品还有抑制蛋白激酶C、调节血钙、阻滞组胺受体等作用，调整肿瘤细胞的抗药性，阻止或逆转肿瘤细胞抗药性的产生，提高药物的治疗效果。

【适应证】

1. 主要用于乳腺癌。临床治疗乳腺癌的有效率一般在

30%左右，对雌激素受体阳性的患者疗效较好，阴性的患者疗效较差。绝经前和绝经后患者均可使用，而绝经后用药较绝经前和年轻患者的效果好。从转移病灶部位来看，皮肤、淋巴结和软组织的疗效好，骨和内脏转移的效果差。

2.本品可用于卵巢癌的治疗，疗效优于其他雌激素类制剂，且不良反应则明显较低。

3.本品也用于恶性黑色素瘤、小细胞肺癌、子宫内膜癌、前列腺癌、胰腺癌和肾癌等。

4.可用于刺激不孕的患者排卵，也可用于精液缺乏的男性患者和前列腺癌患者。

【用法及用量】

口服给药。每次 10mg，每日 2 次，可连续使用，疗程为3～6 个月。

【不良反应】

（1）心血管系统 有可能发生血栓栓塞。

（2）消化系统 可有食欲减退、恶心、呕吐或有腹泻。

（3）生殖系统 可有子宫内膜异常（如萎缩、假性增生、肥大、息肉和癌症）、白带增多、月经失调、停经、阴道分泌物增加等。在绝经的妇女中，本品对卵巢功能有复杂作用，最为常见的是促进多卵泡出现。

（4）皮肤 可有皮疹、脱发和外阴瘙痒。一般可产生面部潮红。

（5）肝脏 可表现为肝炎、胆汁淤积、肝脏脂肪变性及肝脏转氨酶异常。

（6）血液系统 罕见白细胞、血小板减少。

（7）神经系统 罕见的不良反应有精神错乱、乏力、嗜睡。

（8）眼睛 长期（17 个月以上）和大量（每日 240～320mg）使用本品，视网膜病和角膜混浊发生概率升高。

（9）其他 在治疗骨转移的乳腺癌时，最特殊和最危险的并发症是高血钙。

【禁忌证】

孕妇及有血栓栓塞性疾病者禁用。

【注意事项】

1. 本品治疗晚期乳腺癌有效率为 30%～40%，用过化疗药物者不影响其疗效。服用本品后一般 4～10 周内起效，但骨转移病变出现疗效较晚。

2. 在治疗初期，骨和肿瘤疼痛可以一过性加剧，继续治疗可逐渐减轻。

氨鲁米特

【药理作用】

本品为肾上腺皮质激素抑制药和抗肿瘤药。对胆固醇转变为孕烯醇酮的裂解酶系具有抑制作用，从而阻断肾上腺皮质激素的合成；对皮质激素合成和代谢的其他转变过程也有一定抑制作用。在外周组织中，它能通过阻断芳香化酶而抑制雌激素的生成，从而减少雌激素对乳腺癌的促进作用，起到抑制肿瘤生长的效果。

【适应证】

用于绝经或卵巢切除后的病情较重或转移的乳腺癌。对乳腺癌骨转移、骨痛者疗效显著，对雌激素受体阳性者疗效较好。肾上腺皮质癌亦可使用。

【用法用量】

口服，每次 250mg，每日 2 次；1～2 周后如无严重不良反应，可每日服 3～4 次；8 周后改用维持量，每次 250mg，每日 1～2 次。使用本品应同时口服氢化可的松，开始每日 100mg（睡前 60mg，早晨、傍晚各 20mg），共 2 周，以后每日剂量减至 40mg（睡前 20mg，早晨、傍晚各 10mg）。

【不良反应】

本品可引起发热、皮疹等过敏反应；有嗜睡、眩晕、共济失调、眼球震颤等神经系统毒性；亦可有恶心、呕吐、腹泻等胃肠道反应；个别患者有骨髓抑制、甲状腺功能减退、直立性低血压、皮肤发黑及女性患者男性化等。由于本品有肝酶诱导作用，可加速其自体代谢，因此连续服药 2～6 周后，不良反应的发生率及严重程度可减轻。

【禁忌证】

① 本品能透过胎盘，孕妇及哺乳期妇女慎用。

② 儿童禁用。

③ 老年人肾功能减退，可使药物在体内积聚，本品可引起神经系统毒性，应慎用。

④ 有感染、带状疱疹、肝肾功能损害、甲状腺功能减退者禁用。

【注意事项】

1. 用药期间应定期复查血常规、血电解质、血清碱性磷酸酶、谷草转氨酶。

2. 因疗效不增而不良反应增加，故不宜与他莫昔芬合用。

福美坦

【药理作用】

本品为激素类芳香化酶抑制剂类抗肿瘤药，与氨鲁米特属同类药。对Ⅰ型芳香酶具有更强的选择性抑制作用。Ⅰ型芳香酶作用于雌激素生物合成的最终阶段，即雄激素转化为雌激素的过程。本品可抑制此酶，从而阻断这种转化使雌激素生成减少，可迅速降至治疗前的 50%，足以阻止激素依赖性乳腺癌的生长。本品酶抑制的机制是通过甾体母核与酶活性部分结合，与正常酶解产物——雌甾烯二酮竞争活性部位，产生不可逆的抑制作用，使芳香酶永远失活。本品的体外抑酶作用比氨鲁米特强 60 倍。芳香酶是一种复合酶，其成分包括能介导雄激素转化为雌激素的 NADPH 细胞色素 C-还原酶和细胞色素 P_{450}。对于绝经后妇女，肾上腺皮质产生的雌烯二酮是芳香酶的主要底物，并在脂肪组织、肌肉、皮肤、肝脏以及乳腺癌组织中转化为雌酮；用福美坦抑制芳香酶，可使血中雌激素水平降低。对未绝经的妇女，卵巢是产生雌激素的主要部位，芳香酶在卵巢将雄激素转化为雌二醇；单独应用福美坦不能显著降低绝经前妇女血中雌激素水平，这些妇女在治疗期间，未观察到促性腺激素分泌增加。福美坦对这类患者无效似乎与芳香酶抑制不完全有关，使患者体内积存了大量的芳香酶；但福美坦联合戈舍瑞林，其抑制雌二醇的效应大于单独应用戈舍瑞林。

【适应证】

本品用于自然或人工绝经后妇女的乳腺癌的治疗。

【用法及用量】

肌内注射。以生理盐水稀释后深部肌内注射，每次50mg，每2周注射1次。

【不良反应】

（1）血液系统　福美坦极少引起白细胞减少。其引起白细胞减少的药效机制尚未阐明。

（2）心血管系统　肌内注射福美坦很少发生周围性水肿。

（3）中枢神经系统　中枢神经系统的不良反应的发生率少于7%，包括头晕、嗜睡、情绪不稳定（由雌激素抑制引起）、共济失调和非特异性的不适感。

（4）内分泌系统

① 对某些患者，福美坦抑制雌激素可引起发热、潮红、情绪不稳定以及阴道滴血。

② 福美坦可使前列腺癌患者及健康男性体内的雄激素水平轻微增高。

③ 高达68%的前列腺癌患者在肌内注射福美坦12～24小时后，会出现以骨痛加重为特征的肿瘤一过性加重的症状。这种症状常常较轻，但仍须暂时加强止痛治疗。许多患者可在24～48小时后缓解，这可能是由福美坦的雄激素效应或其代谢产物引起的。

（5）消化系统　有少数肌内注射福美坦的患者会出现恶心、消化不良、腹部痉挛和便秘，很少出现呕吐。

（6）泌尿生殖系统　应用福美坦治疗时，由于雌激素受抑制，偶尔会出现阴道出血。

（7）皮肤

① 肌内注射福美坦后偶可发生无菌性脓肿和炎症。

② 肌内注射福美坦后常见的不良反应主要发生在局部，包括疼痛、瘙痒和注射部位肿块（可伴疼痛或无痛）。

③ 无论是口服还是肌内注射福美坦，都可能发生全身性瘙痒、荨麻疹、斑丘状皮疹和面部水肿。

（8）毛发

① 个别乳腺癌患者应用福美坦治疗时，面部有毛发增多现象。

② 福美坦很少引起脱发。

（9）过敏反应　有极少的患者肌内注射福美坦后会出现过敏反应。

【禁忌证】

（1）禁用

① 对福美坦过敏者禁用。

② 绝经前、哺乳期妇女禁用。本品对胎儿有影响，妊娠妇女不宜使用。

（2）慎用　血象和肝功能异常者慎用。

【注意事项】

1. 应用福美坦治疗时，应定期检查患者的白细胞计数及分类，血电解质，血糖，以及肝肾功能。

2. 肌内注射液的配制：250mg 瓶装的福美坦应以 2mL 注射用生理盐水稀释，使其最终注射浓度为 125mg/mL。

依西美坦

【药理作用】

乳腺癌细胞的生长可依赖于雌激素的存在。女性绝经期后循环中的雌激素（雌酮和雌二醇）主要由外周组织中的芳香酶将肾上腺和卵巢中的雄激素（雄烯二酮和睾酮）

转化而来。通过抑制芳香酶来阻止雌激素生成，是一种有效的选择性治疗绝经后激素依赖性乳腺癌的方法。依西美坦为一种不可逆性甾体芳香酶灭活剂，结构上与该酶的自然底物雄烯二酮相似，为芳香酶的伪底物，可通过不可逆地与该酶的活性位点结合而使其失活（该作用也称"自毁性抑制"），从而明显降低绝经妇女血液循环中的雌激素水平，但对肾上腺中皮质类固醇和醛固醇的生物合成无明显影响。在高于抑制芳香酶作用浓度的 600 倍时，对类固醇生成途径中的其他酶不产生明显影响。

【适应证】

适用于以他莫昔芬治疗后病情进展的绝经后晚期乳腺癌患者。

【用法及用量】

每次 1 片（25mg），每日 1 次，饭后口服。轻度肝肾功能不全者，不须调整给药剂量。

【不良反应】

本品主要的不良反应有恶心、口干、便秘、腹泻、头晕、失眠、皮疹、疲劳、发热、水肿、疼痛、呕吐、腹痛、食欲增加、体重增加等；据文献报道，还有高血压、抑郁、焦虑、呼吸困难、咳嗽；其他还有淋巴细胞计数下降、肝功能指标（如谷丙转氨酶等）异常等。

【禁忌证】

1. 绝经前的女性患者一般不用依西美坦片剂。依西美坦不可与雌激素类药物连用，以免出现干扰作用。中度与重度肝功能、肾功能不全者慎用。超量服用依西美坦可使其非致命性不良反应增加。

2. 孕妇及哺乳期妇女禁用。

3. 儿童禁用。

4. 对本品或本品内赋形剂过敏的患者禁用。

来 曲 唑

【药理作用】

本品是一个非类固醇三唑结构、口服有效的芳香酶抑制药类抗肿瘤药。约 1/3～1/2 的各种乳腺癌的继续生长依赖于雌激素对肿瘤细胞的刺激作用，因此，抑制雌激素的生物合成是治疗乳腺癌的有效方法。绝经后妇女的雌激素主要来自芳香酶对肾上腺雄性激素的作用，即把雄烯二酮和睾酮转化为雌酮和雌二醇。芳香酶抑制药可抑制芳香酶活性，从而减少产生雌激素。已经证实，芳香酶抑制药对晚期乳腺癌是一种很有效的二线治疗药物。来曲唑对芳香化酶具有选择性和竞争性的强效抑制作用，可减少雄激素向雌激素的转化，最终降低体内雌激素水平，从而对激素依赖性乳腺癌发挥治疗性作用。

【适应证】

本品是有效的、专一性芳香酶抑制药，而且对绝经后健康妇女、健康男性及乳腺癌患者均有良好的耐受性。用于曾用他莫昔芬或其他抗雌激素药物治疗无效的绝经后晚期乳腺癌患者。

【用法及用量】

口服给药。每次 2.5mg，每日 1 次。

【不良反应】

常见的不良反应有恶心、头痛、疲乏、外周水肿、潮红、皮疹、呕吐、便秘；少见骨骼肌疼痛、呼吸困难、胸痛、咳嗽、病毒感染等；还有关节痛、腹泻、腹痛等。

【禁忌证】

（1）禁用

① 对本品及其辅料过敏者禁用。

② 绝经前妇女禁用。

③ 严重肝功能损伤者禁用。

④ 哺乳期妇女禁用。

⑤ 儿童不宜使用本品。

（2）慎用　非常严重的肾功能受损者慎用。

【注意事项】

1. 本品应用于绝经后妇女。如孕妇须使用本品，应注意本品对胎儿的潜在危险。

2. 少数患者出现肝脏生化指标异常，而与肝转移无关。老年患者、轻中度肝功能损伤、肌酐清除率大于或等于10mL/min 的患者无须调整剂量。

3. 本品具有抑制肾上腺产生类固醇类的高度专一性，因此，在使用本品时不须辅助补充糖皮质激素和盐皮质激素。

第二十九章　其他抗肿瘤药及辅助治疗药

抗肿瘤药物种类繁多，作用机制多种多样。本章包涵了铂类及其他一些作用各异的抗肿瘤药物。铂类药物作用靶点是增殖细胞的 DNA，有类似烷化剂双官能团的作用，可以和细胞内的碱基结合，使 DNA 分子链内和链间交联，因而失去功能不能复制。高浓度时也抑制 RNA 及蛋白质的合成。包括顺铂（DDP）、卡铂（CBP）、草酸铂（奥沙利铂，L-OHP）。抗瘤谱广，适用于多数实体瘤，如睾丸肿瘤、乳腺癌、头颈部癌、卵巢癌、骨肉瘤等；还可以联合用药作为黑色素瘤、甲状腺癌、非小细胞肺癌、食管癌、肝癌、膀胱癌等首选药物。

随着化疗的发展，抗肿瘤效果大为提高，但是，随之而来的药物不良反应相应增多，这给临床用药造成一定困难。常见的有胃肠道反应，骨髓抑制，以及心、肝、肾毒性等，不但造成患者肉体痛苦和精神负担，而且还在饮食、营养、代谢等方面带来一系列问题。药物反应严重者往往拒绝或推迟使用一些疗效好、见效快的抗肿瘤药物。因此，合理应用抗肿瘤辅助治疗药物，是及时有效地控制抗肿瘤药物的不良反应，保持患者机体的良好状况和顺利进行化疗的有效手段。

顺　　铂

【药理作用】

顺铂分子中的中心铂原子对其抗肿瘤作用具有重要意义，只有顺式有效，反式则无效。在中心铂原子的四周有 2 个氯离子和 2 个氨分子，具有双官能团烷化剂的性质。在体内，氯可被水解下来，形成活泼的带正电的水化分子，然后与核酸和蛋白质反应，主要与鸟嘌呤的 7 位上的"N"结合，也与胞嘧啶及腺嘌呤结合。引起 DNA 链间或链内交联，或形成 DNA 与蛋白质的交联，从而抑制 DNA 复制和转录，导致 DNA 断裂或误码，从而抑制细胞有丝分裂。作用较强而持久，对 RNA 的影响较小。由于瘤细胞比正常细胞的增殖和合成 DNA 的速度更快，瘤细胞对本品的细胞毒性作用就更为敏感。本品是细胞周期非特异性药物，可能对宿主的免疫系统有刺激作用。

【适应证】

1. 本品对膀胱癌、卵巢癌、睾丸癌有较好的疗效。是治疗睾丸肿瘤最有效的药物之一。本品与博来霉素、长春新碱合用治疗播散性非精原细胞睾丸癌，可使 70% 患者长期生存。本品与多柔比星或柔红霉素、烷化剂（如环磷酰胺）的联合治疗方案可用于治疗转移性卵巢癌，已取得令人鼓舞的效果。

2. 对乳腺癌、宫颈癌、子宫内膜癌、肾上腺皮质癌、胃癌、肺癌、前列腺癌、头颈部鳞癌，以及儿童的神经母细胞瘤、骨肉瘤、卵巢生殖细胞瘤、黑色素瘤均有一定的疗效。

【用法及用量】

(1) **静脉注射** 临用前用氯化钠注射液溶解。按体表面积每次 20mg/m² 给药，连用 5 日，间隔 2 周可重复用药；亦可采用按体表面积每次 80～120mg/m² 给药，每 3 周 1 次。

(2) **静脉滴注**

① 睾丸癌及卵巢癌：与其他化疗药合用时，一般在开始 8 日按体表面积 50mg/m² 给药 1 次，或按体表面积每次 10～20mg/m²，连用 5 日，每隔 3～4 周为 1 个疗程。

② 常用剂量：按体表面积 20～30mg/m²，溶于生理盐水 200mL 中静脉滴注，连用 3～5 日（总量 150mg），间隔 3 周再重复，可重复用药 3～4 个疗程。

③ 大剂量：按体表面积 80～120mg/m²，同时进行水化和利尿，每 3 周用药 1 次，可重复 3～4 次。

(3) **动脉注射** 本品可动脉注射。

（4）胸腹腔内注射 每7～10日用药1次，每次30～60mg。

【禁忌证】

① 肾功能损伤、严重骨髓抑制者，对本品或其他铂制剂过敏者，孕妇禁用。

② 既往有肾病史或中耳炎史者慎用。

【不良反应】

（1）**肾毒性** 此毒性与剂量有关，偶尔小剂量也可致有严重的肾损害。按体表面积每次注射顺铂 $50mg/m^2$，有 25%～30% 患者出现氮质血症。较大剂量或连续用药，则可产生严重而持久的肾毒性，表现为血中尿素氮、肌酐升高，肌酐清除率可由 $112mL/min$ 降至 $63mL/min$，低钙血症及低镁血症。原有肾功能不全或曾接受过对肾脏有毒性的抗生素（如链霉素、卡那霉素、庆大霉素等）的患者，使用本品后肾脏受损程度更为严重，主要损害肾小管，使细胞空泡化、上皮脱落、管腔扩张，从而出现透明管型。肾小球的病变较轻。在一般剂量下，肾小管的损伤是可逆的；但剂量过大或用药过频，可因蓄积中毒而产生肾功能衰竭，甚至死亡。

（2）**消化道毒性** 包括恶心、呕吐、食欲减低和腹泻等。反应常在给药后 1～6 小时内发生，最长不超过 24～48 小时。目前多采用大剂量甲氧氯普胺（胃复安）（按体重 1～2mg/kg），并加用氯丙嗪、地塞米松或苯海拉明等，可获得较好的止吐效果。

（3）**骨髓抑制** 表现为白细胞和（或）血小板减少，一般与用药剂量有关，剂量在按体重 2.5mg/kg 以下，发生率为 10%～20%；剂量在按体重 3mg/kg 以上，发生率为 40% 左右。骨髓抑制一般在用药 3 周左右达高峰，4～6 周恢复。对骨髓抑制病例，可按常规处理。

（4）**类过敏反应** 较少见，在给药后数分钟内发生，表现为颜面水肿、喘鸣、心动过速等。应迅速给予抗组胺药、肾上腺皮质激素或肾上腺素等对症处理。

（5）**耳毒性** 本品对耳蜗管及前庭有毒性作用，可导致耳鸣、听力减退、听力丧失、眩晕和（或）呈不稳状态。多为可逆性，不须特殊处理。

（6）**神经毒性** 多见于总剂量超过按体重 $300\mathrm{mg/m^2}$ 的患者，周围神经损伤多见，表现为运动失调、肌痛、上下肢感觉异常等；亦可出现癫痫、球后视神经炎等。其严重程度随剂量的增加而加剧，也与年龄有关。震动感觉减退是神经毒性发生的最早表现，而癫痫发作、震颤及抑郁为此药的主要并发症。偶尔发生自主神经病及运动神经病。

（7）**肝毒性** 此药的肝毒性作用很少见，仅见氨基转移酶升高，也可出现低蛋白血症。

（8）**其他**

① 本品有致癌、致突变和致畸的作用。

② 少数患者有胰腺毒性，可诱发糖尿病。

③ 罕见视物不清、色觉改变、自发性眼球震颤或体位性震颤者。

【注意事项】

1. 在用本品前，尤其是大剂量时，应先检查肾脏功能及听力，并注意多饮水或输液，以强迫利尿。

2. 为了防止肾毒性，在用药前后，目前广泛采用大量输液的水化疗法，以降低顺铂的血药浓度，增加其肾脏清除率；并可加用甘露醇和呋塞米，以加速肾脏的排泄功能，减少药物在肾小管中的积聚。研究表明，甘露醇除利尿作用外，还能显著地降低顺铂对小鼠的急性毒性作用，而呋塞米则无此效应。

卡　铂

【药理作用】

本品为第二代铂类抗肿瘤药，其生化特征与顺铂相似，但肾毒性、胃肠道反应及耳毒性均较低。卡铂为细胞周期非特异性抗肿瘤药物，作用与烷化剂类似。卡铂可与 DNA 产生链间和链内交联，导致 DNA 损伤，以致 DNA 的复制和转录受损，这很可能是本品细胞杀伤作用的原因。单一药物应用时，卡铂的剂量大于顺铂 4 倍。应用卡铂后，细胞中出现 DNA 交联较应用顺铂缓慢。

【适应证】

本品对卵巢癌、小细胞肺癌、非小细胞肺癌、头颈部鳞癌、食管癌、睾丸癌、精原细胞瘤、膀胱癌、间皮瘤、子宫颈癌、小儿脑瘤等有一定疗效。

【用法及用量】

静脉滴注。将所需药物稀释于等渗葡萄糖溶液中，稀释后药物浓度应略高于或等于 0.5mg/mL，随后静脉滴注，持续 15~60 分钟。两次滴注中间至少应间隔 3~4 周。

(1) 单一药物化疗

① 肾功能正常的患者：按体表面积每次 400mg/m² 给药。

② 存在危险因素的患者（既往接受过化疗或全身状况不佳等）：按体表面积每次 300~320mg/m² 给药。

(2) 联合化疗　根据合用药物对血液与肾脏的耐受性而决定剂量。肾功能不全，肾功能衰竭：肌酐清除率在 41~60mL/min，按体表面积每次滴注 250mg/m²；肌酐清除率在 20~40mL/min，按体表面积每次滴注 200mg/m²。

【禁忌证】

(1) 禁用

① 对顺铂或其他含铂化合物有过敏史者。

② 严重肾功能不全（肌酐清除率低于 20mL/min）者。

③ 本品有致畸作用，妊娠、哺乳期妇女禁用。

④ 老年患者。

(2) 慎用

① 有水痘、带状疱疹等病毒感染者。

② 肾功能减退者。

③ 严重骨髓抑制者。

【不良反应】

（1）常见的反应　骨髓抑制为剂量依赖性毒性，在每次用药后，白细胞与血小板在用药 21 日后达最低点，通常在停药后 30 日左右恢复；白细胞与血小板减少与剂量相关。注射部位疼痛。

（2）较少见的反应

① 过敏反应：如皮疹或瘙痒，偶见喘鸣，通常发生于使用后几分钟之内。

② 周围神经毒性：指或趾麻木，或麻刺感。

③ 耳毒性：一般首先发生高频率的听觉丧失，偶见耳鸣。

④ 胃肠道：恶心、呕吐、便秘或腹泻、食欲减退等。

⑤ 脱发：单剂量用药后脱发很轻微，但在用药 3 个疗程后或联合化疗时，其发生率和严重程度均增加。

⑥ 其他：包括肝功能异常（血胆红素、氨基转移酶或碱性磷酸酶水平升高）和"流感样"综合征；还可出现视物模糊、黏膜炎或口腔炎。

（3）卡铂有诱变性、致癌性、胚胎毒性和致畸性。

【注意事项】

1. 用药前后及用药时应当检查或监测的项目：

① 听力；

② 神经功能；

③ 血尿素氮、肌酐清除率与血清肌酐测定；

④ 血细胞比容、血红蛋白测定、白细胞分类与血小板计数；

⑤ 血清钙、镁、钾、钠含量的测定；

⑥ 应用本品前后应检查肝肾功能。

2. 由于本品注射剂配方中含有甘露醇，故不能耐受甘露醇的患者可能也不能耐受卡铂的注射。由于本品对骨髓有明显抑制，故在用药后 3～4 周内一般不应重复给药。虽然本品对肾功能的影响低于顺铂，但对原来用过顺铂或有肾功能不全的患者仍应谨慎,并注意肾功能变化。

3. 若药液漏于血管外,可产生一定的刺激性,但多不严重,故最好将本品溶于 5% 葡萄糖液中快速静脉滴注。

4. 因本品不含抑菌剂,故应现用现配,药品溶解后应在 8 小时内用完。

5. 铝可以与卡铂起反应,导致沉淀和功能降低,因而应避免接触铝制针头或静脉输液装置中的含铝部分。

6. 由于卡铂的肾毒性低于顺铂,因此治疗前不需要大量水化治疗。

奥沙利铂

【药理作用】

本品为第三代铂络合物抗癌药物,对鼠的各种肿瘤如 L1210 和 P388 白血病,Lewis 肺瘤,B16 黑(色)素瘤,结肠癌 C26,结肠癌 C28 的抗癌活性超过顺铂,对耐顺铂的 L1210 也显示有一定的敏感性。使用本品 $10\mu mol/L$,1 小时后于没有本品的介质中培养 $6 \sim 24$ 小时,L1210 白血病细胞中的 DNA 和 RNA 被抑制 50%;在同样的实验中,顺铂只能抑制 DNA 合成。本品与环磷酰胺和表柔比星合用,对 L1210 白血病显示有很高的活性;与甲氨蝶呤、5-FU、6-硫鸟嘌呤、多柔比星、丝裂霉素、长春新碱合用,对 L1210 白血病显示有协同或相加作用;本品与卡铂合用,可使 L1210 白血病小鼠治愈,而两者单用只能延长小鼠的存活期。

【适应证】

对乳腺癌、卵巢癌、黑色素瘤、中枢神经系统癌、睾丸癌等非常有效。与 5-氟尿嘧啶(5-FU)联合应用,可使胃癌和淋巴瘤完全缓解;与 5-FU 和叶酸合用,继之手术,可使结肠、直肠癌肝转移患者长期存活或治愈。

【用法及用量】

静脉滴注。受试者间歇增加药量,以低剂量(按体表面积 $45mg/m^2$)的 1/100 起,继而 1/10、1/5、1/3、1/2、2/3、

3/4 量，在 9～120 日内达全量。

【禁忌证】

（1）禁用　对奥沙利铂过敏者。

（2）慎用

① 对其他铂类物质（如顺铂、卡铂）及铂类衍生物过敏者。

② 有感染、严重骨髓抑制、肾脏或肝脏功能障碍者。

③ 妊娠及哺乳妇女。

④ 有外周神经病或既往史者。

【不良反应】

主要不良反应为胃肠道反应，常见恶心、呕吐、腹泻等。另外可见血液系统毒性。在当总剂量累计达按体表面积 $105mg/m^2$ 或以上时，观察到可逆性周围神经毒性作用，但剂量不能超过按体表面积 $200mg/m^2$。

环己二胺硫酸铂

【药理作用】

本品为铂的络合物。动物实验证明，能抑制细胞周期 S 期、M 期和 G 期，属细胞周期非特异性药物。它对多种动物移植性肿瘤有明显抑制作用，如小鼠 S180、大鼠瓦克癌肉瘤 256、Lewis 肺癌等。与顺铂相比，本品的肾毒性较轻。

【适应证】

适用于睾丸癌、卵巢癌、头颈部癌、肺癌、膀胱癌、前列腺癌等。

【用法及用量】

静脉注射，每日 5～30mg，连用 5 日，4 周后可重复用药；或每日 50～60mg，每周用药 1 次，连用 4～6 周为 1 个疗程；或遵医嘱。静脉滴注，用法用量同上。

【不良反应】

可有消化道反应和骨髓抑制作用。

【注意事项】

不可用含氯化钠的液体溶解或稀释。其余请参见顺铂或卡铂。

美 司 钠

【药理作用】

本品为局部吸入或滴入的速效、强效的黏痰稀释剂。作用原理与 N-乙酰半胱氨酸相近，局部用药可使痰中黏蛋白的二硫键断裂，从而降低痰黏度；同时，分子中亲水性磺酸碱基团又可增加分解物中蛋白质的溶解度。

【适应证】

1. 适用于大量黏痰阻塞引起的呼吸困难，如手术后的咳痰困难，急性及慢性支气管炎，支气管扩张，肺结核，肺炎和肺气肿等引起的痰液黏稠及痰阻气管等。

2. 任何应用异环磷酰胺（IFO）化疗方案的患者。

3. 大剂量应用环磷酰胺（CTX）的患者。

4. 既往应用环磷酰胺有出血性膀胱炎的患者。

5. 既往曾做过盆腔放疗的患者。

【用法及用量】

（1）静脉注射　常用量为异环磷酰胺（IFO）和环磷酰胺（CTX）剂量的 20%，用药时间为 0 时（即与 CTX 或 IFO 同时）、4 时及 8 时，分别静脉注射 3 次。

（2）雾化吸入　20% 溶液，每次 1～3mL。

（2）气管滴入　20% 溶液，每次 1～3mL。

【不良反应】

1. 偶有静脉刺激，或皮肤及黏膜过敏反应。

2. 本品单一剂量超过按体重 60mg/kg，可能出现恶心、呕吐或腹泻。

门冬酰胺酶

【药理作用】

本品为从大肠杆菌中提取的酶制剂类抗肿瘤药物，能将血清中的门冬酰胺水解为门冬氨酸和氨，而门冬酰胺是细胞合成蛋白质及增殖生长所必需的氨基酸。正常细胞有自身合成门冬酰胺的功能，而急性白血病等肿瘤细胞则无此功能，因此，当使用本品使门冬酰胺急剧缺乏时，肿瘤细胞因为既不能从血中取得足够门冬酰胺，亦不能自身合成，使其蛋白质合成障碍，增殖受抑制，细胞被大量破坏而不能生长、存活。本品亦能干扰细胞 DNA、RNA 的合成。可能作用于细胞周期 G_1 增殖期，为抑制该期细胞分裂的细胞周期特异性药物。但是，人白血病细胞中亦有含有门冬酰胺合成酶的细胞株，能较快地产生耐药性，因此，本品用于肿瘤治疗时，不宜单独使用，亦不宜作为维持治疗用，而应与其他抗癌药联合应用。

【适应证】

1. 适用于治疗急性淋巴细胞白血病（简称急淋）、急性粒细胞白血病、急性单核细胞白血病、慢性淋巴细胞白血病、恶性淋巴瘤、黑色素瘤等。本品对上述各种瘤细胞的增殖均有抑制作用，其中对儿童急性淋巴细胞白血病的诱导缓解疗效最好。

2. 有时对部分使用常用化疗药物缓解后复发的肿瘤患者也有效，但单独应用时缓解期较短，而且容易产生耐药性，故现多与其他化疗药物组成联合方案应用，以提高疗效。

3. 本品可用于治疗皮肌炎。

【用法及用量】

（1）静脉注射　按体重每次 40～200U/kg，每日或隔日 1 次，根据耐受程度逐渐增至按体重 1000U/kg。以 20～40mL 生理盐水稀释。10～20 次为 1 个疗程。

（2）静脉滴注　按体重每次 40～200U/kg，每日或隔日 1 次，根据耐受程度逐渐增至按体重 1000U/kg。以 5% 葡萄糖溶液 500mL 稀释。10～20 次为 1 个疗程。

（3）肌内注射　按体重每次 40～200U/kg，每日或隔日 1 次，根据耐受程度逐渐增至按体重 1000U/kg。以 5～10mL 生理盐水溶解。10～20 次为 1 个疗程。

【不良反应】

门冬酰胺酶的一些严重不良反应与其作用机制有关。门冬酰胺在体内被水解为门冬氨酸及氨。这种必需氨基酸的利用减少，不仅影响恶性细胞的生长，而且也影响到正常组织，使有一些必需的蛋白如血浆清蛋白、胰岛素、凝血因子及血红蛋白合成减少，以及引起各种组织和器官如肝、肾、胰腺及中枢神经系统的功能不全。据报道，其不良反应的发生率很高而且变异也很大。门冬酰胺酶和其他大多数抗肿瘤药不同，它在化疗过程中的骨髓抑制作用极小。成人不良反应较儿童多见。

（1）神经系统　表现为不同程度的嗜睡、精神抑郁、情绪激动、幻觉，偶可发生帕金森综合征等。有时脑电图可有异常改变。

（2）消化系统　常有恶心，呕吐，食欲不振，腹泻，口腔及肠溃疡，可能是由于合并使用的其他药物所引起。肝脏损害通常在治疗的 2 周内发生。在接受治疗的患者中，有 50%以上肝功能生化指标异常。可能出现多种肝功能异常，包括血清谷丙转氨酶、谷草转氨酶、胆红素等升高，血清白蛋白降低。曾有经肝穿刺活检证实有脂肪肝病变的病例和因肝损害而死亡者。患者如感觉剧烈的上腹痛并伴有恶心、呕吐，应疑有急性胰腺炎，其中暴发型胰腺炎很危重，甚至可能致命。

（3）泌尿系统　至少有1/4的患者用药后出现肾脏损害（镜下血尿、蛋白尿、管型尿）或出血性膀胱炎；少数患者可因肾衰导致死亡。

（4）造血系统　有一部分患者发生贫血及白细胞减少。血中清蛋白减少可致外周水肿。可有凝血及纤维蛋白溶解异常，伴有凝血酶原时间、部分凝血激酶原时间及凝血酶时间延长，纤维蛋白原浓度明显降低，血小板减少，凝血因子浓度降低，致使一些患者有出血倾向。50%的患者在用此药期间出现骨髓抑制，表现为局部出血、贫血等。

（5）免疫系统　本品有免疫抑制作用，如抑制抗体合成，抑制迟发性过敏反应，抑制淋巴细胞转化和移植排斥反应等，因而 T 与 B 淋巴细胞的功能均受到影响。

(6) 内分泌/代谢系统　血糖过高患者有多尿、多饮、口渴症状，其血浆渗透压可能升高而血酮含量正常。高血糖经停用本品，或给适量胰岛素及补液，可以减轻或消失，但少数严重的可以致死。高尿酸血症常发生在开始治疗时，由于大量肿瘤细胞快速破坏，致使释放出的核酸分解的尿酸量增多，严重的可引起尿酸性肾病、肾功能衰竭。

(7) 过敏反应　门冬酰胺酶是一种分子量相当大的外源性蛋白质，具抗原性，5%～20%接受治疗的患者可出现过敏症状，从轻度变态反应到过敏性休克。过敏反应的主要表现为突然发生的呼吸困难、关节肿痛、皮疹、皮肤瘙痒、面部水肿；严重者可发生呼吸窘迫、休克，甚至致死。在用肌内注射给药的晚期白血病儿童，虽其轻度过敏反应的发生率较高，但有报道认为，其严重过敏反应的发生率较静脉注射给药为低。另外，对某些过敏体质者，即使注射皮试剂量的门冬酰胺酶，偶尔也会产生过敏反应。过敏反应一般在多次反复注射者中易发生。若同时应用柔红霉素，可使过敏性并发症减少；如它与巯嘌呤、长春新碱或泼尼松合用，则过敏反应发生率可减到 10%以下。剂量越大，过敏反应的发生率越高；连续给药比间歇给药的发生率低；肌内注射比静脉注射的发生率低。约 3%的人发生过敏性休克。为了避免这样的严重并发症，在治疗前应及时测定门冬酰胺酶抗体，应用此药治疗的 30%～60%患者在治疗 1 周内有此种抗体。患者可能对某种微生物（如欧文菌属）所制成的门冬酰胺酶过敏，而对其他微生物（大肠杆菌）制成的则耐受很好。

(8) 其他

① 引起感染：在用此酶治疗期间，有发生各种感染的危险性，特别是革兰阴性菌感染增多。

② 取自大肠杆菌的门冬酰胺酶含的内毒素可引起高热、畏寒、寒战，严重的甚至可致死。

【禁忌证】

(1) 禁用

① 对本品有过敏史或皮试阳性者。

② 有胰腺炎病史或现患胰腺炎者。

③ 现患水痘、广泛带状疱疹等严重感染者。

(2) 慎用

① 糖尿病患者。

② 有痛风或肾尿酸盐结石史患者。

③ 肝功能不全者。

④ 以往曾用细胞毒或放射治疗者。

【注意事项】

1. 患者必须住院，在对肿瘤化疗有经验的医生的指导下治疗。每次注射前须备有抗过敏反应的药物（包括肾上腺素、抗组胺药物、静脉用的类固醇药物如地塞米松等），以及抢救器械。

2. 凡首次使用本品，或已用过本品但已停药 1 周或 1 周以上的患者，在注射本品前须做皮试。

3. 应从静脉大量补充液体，碱化尿液，口服别嘌醇，以预防白血病或淋巴瘤患者发生高尿酸血症和尿酸性肾病。

4. 由于使用本品后会很快产生抗药性，故本品不宜用作急性淋巴细胞白血病等患者缓解后的维持治疗方案。

5. 不论经静脉或肌内注射，稀释液一定要澄清才能使用，且要在稀释后 8 小时内应用。

6. 要重视用药出现的各种不良反应，并对其性质要仔细分析，凡有可能引起严重后果的，应立即停用本品；并结合具体表现采取相应的治疗措施，危急的要积极抢救。

7. 由于本品能进一步抑制患者的免疫功能，并增加所接种病毒的增殖能力、毒性及不良反应，故在接受本品治疗的 3 个月内不宜接受活病毒疫苗接种。

8. 不同药厂、不同批号的产品，其纯度和过敏反应均有差异，使用时必须慎重。

利妥昔单抗

【药理作用】

利妥昔单抗是一种嵌合鼠/人的单克隆抗体，该抗体与纵贯细胞膜的 CD_{20} 抗原特异性结合。CD_{20} 抗原位于前 B 和成熟 B 淋巴细胞，但在造血干细胞、后 B 细胞、正常血浆细胞，或其他正常组织中不存在。该抗原表达于 95％ 以上的 B 淋巴细胞型的非霍奇金淋巴瘤。在与抗体结合后，CD_{20} 不被内在化或从细胞膜上脱落。CD_{20} 不以游离抗原的形式在血浆中循环，因此，也就不会与抗体竞争性结合。利妥昔单抗与 B 淋巴细胞上的 CD_{20} 结合，并引发 B 淋巴细胞溶解发生免疫反应。细胞溶解的可能机制包括补体依赖性细胞毒性（CDC）和抗体依赖性细胞毒性（ADCC）。此外，体外研究证明，利妥昔单抗可使药物抵抗性的人体淋巴细胞对一些化疗药的细胞毒性敏感。

【适应证】

主要用于复发性或顽固性、低分化或滤泡性 B 淋巴细胞非霍奇金病的治疗；也用于预防性治疗肿瘤松解综合征。

【用法及用量】

静脉滴注。

（1）非霍奇金病 利妥昔单抗的推荐剂量为按体表面积每次 $375mg/m^2$，每周 1 次，共用 4 或 8 剂。

（2）复发性或顽固性 B 淋巴细胞非霍奇金病 病灶较大时（单个病灶＞10cm），利妥昔单抗可连续使用 4 周，每周按体表面积静脉滴注 $375mg/m^2$。

【不良反应】

（1）血液系统 可能发生 3～4 级血小板减少症、中性粒细胞减少症、白细胞减少症和贫血。已有患者用药后发生一过性再生障碍性贫血（纯红细胞再生障碍）和溶血性贫血的报道。

（2）心血管系统 用药期间可能发生低血压、心律失常

（室性心动过速或室上性心动过速、三联律、心律不规则）。输液反应多发生于第1次用药时，在随后用药时较少发生。

（3）中枢神经系统　可有头痛、乏力、眩晕。

（4）内分泌系统

① 有使用利妥昔单抗后发生高血糖和周围性水肿的报道。

② 继发于肿瘤体积迅速缩小的肿瘤溶解综合征可能引起高钾血症、低钙血症、高尿酸血症和高磷血症。

（5）消化系统　恶心、呕吐、腹痛、腹泻通常都发生于第1次用药，在随后用药时发生较少。

（6）泌尿生殖系统　使用利妥昔单抗后可能发生急性肾功能衰竭，需要透析治疗，甚至引起患者死亡。循环血中恶性细胞＞25×10^9/L 或与顺铂同时使用的患者更易发生。

（7）肝脏　据报道，7%接受利妥昔单抗治疗的患者，其乳酸脱氢酶的水平升高。

（8）呼吸系统　用药后可出现咳嗽、鼻炎和呼吸困难。输注利妥昔单抗后可能发生过敏反应，引起支气管痉挛、血管性水肿和低血压。使用利妥昔单抗后1～4周内发生的急性支气管痉挛、细支气管炎和急性肺炎可能与用药有关。

（9）皮肤　据报道，利妥昔单抗可引起致命的皮肤黏膜反应，如副肿瘤性天疱疮、史-约综合征、苔藓样皮炎、大疱性皮炎和中毒性表皮溶解坏死。在输注过程中可出现盗汗、皮疹、瘙痒、荨麻疹。

（10）肌肉骨骼系统　用药期间可能出现肌痛、关节痛。

（11）其他

① 发热：据报道，发热发生率为49%，多伴有寒战，有时伴肌强直（都发生在输液过程中）。输液速度减慢后，反应减轻。

② 过敏性反应：使用利妥昔单抗可能发生过敏反应（低血压、支气管痉挛和血管性水肿）。

③ 感染：利妥昔单抗可使70%～80%患者的B淋巴细胞

减少，小部分患者的血清免疫球蛋白减少。约 31％患者发生感染，包括细菌（19％）、病毒（10％）、真菌（1％）、感染源不明（6％）的感染，极少患者发生 3～4 级感染。

④ 输液反应：有报道称，输注本品时可能发生严重的，甚至是致命的输液反应，特别是在第 1 次输液时。

【禁忌证】

（1）禁用　对利妥昔单抗或鼠源蛋白发生 I 型变态反应或过敏反应者。

（2）慎用

① 有心肺疾病病史者。

② 循环血液中恶性细胞含量高者（$>25\times10^9/L/mm^3$）。

③ 对任何药物发生过敏反应的患者。

④ 妊娠、哺乳期妇女。

⑤ 以前曾使用过鼠源性单克隆抗体者。

【注意事项】

1. 本品可能引起过敏反应。每次静脉输注利妥昔单抗前，应酌情使用对乙酰氨基酚和苯海拉明，以预防过敏反应。

2. 本品严禁静脉注射，或将未经稀释的原药快速注射入静脉内。

3. 同时使用抗高血压药物时，本品在抗高血压药物使用 12 小时后方能使用。

4. 静脉给药速度：

① 第 1 次静脉使用利妥昔单抗时，速度应为 50mg/h，随后每 30 分钟可增加 50mg/h，直到达到最大速度 400mg/h。

② 如果患者对首次输入速度可以耐受，则以后每次输液速度可以从 100mg/h 开始，每 30 分钟增加 100mg/h，直到达到最大速度 400mg/h；如果患者在第 1 次输液就不能耐受，则以后每次输液时，应严格按首次输入的原则进行。

③ 如果发生药物过敏反应或输液反应，则酌情减慢输液速度或停止输液。如果患者药物过敏反应或输液反应症状得到

改善，可以试将以前输液速度减半后继续输入。

5. 对输液反应的处理可以用苯海拉明和（或）对乙酰氨基酚治疗。如果反应严重，可以暂停输液，30～45分钟后重新以较低速度（50mg/h）开始并逐渐加快速度以完成输液。

6. 利妥昔单抗用于儿童的安全性和有效性尚未得到证实。用药期间，应定期复查全血细胞计数和血小板计数；如果患者出现血细胞减少，则应增加复查次数。曾患心脏疾病（心律失常和心绞痛）的患者在输利妥昔单抗时和用药后均须严密监测病情变化。使用利妥昔单抗后用任何疫苗进行免疫接种，特别是活病毒疫苗，其安全性尚未得到证实。

群司珠单抗

【药理作用】

群司珠单抗是重组DNA来源的人单克隆抗体，选择性地与人表皮生长因子受体2蛋白（HER2）高度结合。人基因HER2或c-erbB2（HER2/neu）（鼠原癌基因neu的人类同源体）编码p185-HER2受体；大量的临床前证据表明HER2/neu有致癌性。HER2/neu扩增与乳腺癌的发病机制有关，并与p185-HER2的过度表达始终一致，在人乳腺癌患者中，有25％～30％可见这种过度表达。p185-HER2过度表达的肿瘤通常是激素-受体阴性，分化低，进展快速，预后差。所以，HER2/neu扩增状态可作为乳腺癌患者有价值的预后指标。群司珠单抗以IgG1为基础，在基因工程中国仓鼠卵巢细胞中产生。与p185-HER2的胞外结构相作用。临床前实验证明，本品可明显抑制过度表达p185-HER2的人肿瘤细胞的增殖。群司珠单抗诱发抗体依赖的细胞介导细胞毒性（ADCC），对无p185-HER2过度表达的细胞无作用。

【适应证】

仅用于过度表达HER2蛋白的转移性乳腺癌。

1. 群司珠单抗与紫杉醇合用，适用于肿瘤过度表达HER2蛋白且未接受化疗药物治疗的转移性乳腺癌患者。

2. 群司珠单抗作为独立的药物，用于肿瘤过度表达 HER2 蛋白并已接受一种或多种化疗药物的转移性乳腺癌患者。

【用法及用量】

1. 对于 p185-HER2 受体过度表达的转移性乳腺癌患者，按体重首剂 4mg/kg 静脉滴注 90 分钟，以后按 2mg/kg 滴注 30 分钟，每周 1 次，可单独使用（已经治疗者）或与紫杉醇合用（首次化疗者）。对未曾接受治疗的患者，包括群司珠单抗的联合治疗方案是：按身体表面积紫杉醇 175mg/m²，每 3 周 1 次，共 6 次；多柔比星 60mg/m²，或表柔比星 75mg/m²，加环磷酰胺 600mg/m²，每 3 周 1 次，共 6 次。尚未见其他肿瘤类型的治疗方案。

2. 群司珠单抗首剂用负荷量 250mg，随后用维持量每日 100mg，连续 7 日，与顺铂合用（按体表面积第 1 日、第 29 日、第 57 日重复用 75mg/m²），治疗已大量用药的转移性乳腺癌。上述研究中，第 70 日（或疾病稳定期），群司珠单抗维持剂量每日 100mg，使用 1 周，按体表面积每 4 周加顺铂 75mg/m²，直到病情变化。

【不良反应】

（1）血液系统　与单独使用化疗相比，群司珠单抗与化疗药尤其是蒽环霉素合用时，贫血和白细胞减少的发生率增加。单独使用群司珠单抗引起的血液学毒性并不常见，白细胞、血小板和血红蛋白的Ⅲ级毒性发生率均小于 1%。

（2）心血管系统

① 群司珠单抗的心毒性与多柔比星相似，群司珠单抗-蒽环霉素与环磷酰胺合用引起心肌功能障碍的危险性明显大于单独使用蒽环霉素。转移性乳腺癌患者合用群司珠单抗和蒽环霉素、环磷酰胺，心功能不全的发生率明显高于仅用蒽环霉素和环磷酰胺者。群司珠单抗与紫杉醇合用后，心功能不全的发生率也较单独使用紫杉醇高。单独使用群司珠单抗的乳腺癌患

者，约 5％发生心肌功能障碍［出现心脏症状和（或）射血分数降低 10％或以上］。虽然心肌组织没有 HER2 受体，但可能有 HER4 受体，并与心毒性有关。

② 群司珠单抗可致低血压。

③ 群司珠单抗可引起严重的心室功能不全和充血性心衰。群司珠单抗与蒽环霉素、环磷酰胺合用的患者，心功能不全的发生率和严重程度较高。

（3）中枢神经系统　乳腺癌患者静脉用药后有时发生衰弱、头痛和失眠（发生率不详）。

（4）消化系统　乳腺癌患者静脉用药时或用药后可发生恶心、腹痛、呕吐和腹泻。

（5）呼吸系统　群司珠单抗可导致支气管痉挛、呼吸困难、哮鸣、胸腔积液、肺浸润、非心源性肺水肿、肺功能不全和须吸氧或通气支持的低氧血症。群司珠单抗可引起肺部疾病，包括成人呼吸窘迫综合征及死亡。大多数死亡病例有明显的肺部本身疾病和（或）癌症肺转移引起的肺功能不足。据报道，乳腺癌患者静脉用群司珠单抗后，可出现咳嗽、呼吸困难、鼻炎和鼻窦炎。

（6）输液相关反应

① 群司珠单抗可引起包括死亡在内的输液反应。通常在输液期间或输液后 12 小时内发生。某些患者在输液后 24 小时或更长的时间后发生，表现为患者最初症状缓解，但稍后出现明显的临床恶化征象。少数患者在家中死亡。大多数死亡病例有明显的肺部本身疾病和/或癌症肺转移引起的肺功能不足。如发生严重的过敏反应，应停止输液；使用肾上腺素、皮质激素、苯海拉明、支气管扩张剂和吸氧等治疗；密切监测患者，直至所有症状和体征消失。

② 输液反应常表现为发热和寒战，首次用药时，其发生率高达 40％；随治疗的进行，其发生率和严重程度均减轻。输液期间或输液后可见流行性感冒样症状，包括头痛、恶心、

呕吐、背痛、无力、强直、眩晕、低血压和皮疹。预先使用苯海拉明、对乙酰氨基酚和哌替啶可能有效。

（7）免疫反应 群司珠单抗极少引起中和抗体形成，可能与人源化蛋白有关。

（8）感染 群司珠单抗与化疗合用可引起感染（轻度上呼吸道感染）或须插管，性质及发生率不明。

（9）其他

① 群司珠单抗可引起过敏反应，可致血管神经性水肿和荨麻疹，甚至致死性过敏反应。

② 某些患者静脉用药后肿瘤部位出现疼痛。

【禁忌证】

（1）禁用 有对群司珠单抗过敏史者。

（2）慎用

① 曾患肺部疾病者。

② 曾有心功能不全者使用该药须极度谨慎。

③ 充血性心力衰竭或心室功能不全者（可考虑停药）。

④ 对其他鼠源性或人源性单克隆抗体制剂有过敏反应史或不适反应者。

⑤ 曾用或同时使用蒽环霉素/环磷酰胺或胸部放疗（增加心毒性）者。

⑥ 肝/肾功能不全者。

⑦ 孕妇。

【注意事项】

1. 静脉液体制剂：用 20mL 的溶媒 SWFI 或 BWFI（含 1.1%苯甲醇作为保存剂）配制溶液，浓度为 21mg/mL，再用生理盐水稀释，不能用 5%的葡萄糖注射液稀释。禁止静脉注射。

2. 本品不能与葡萄糖溶液混合或同时给药。

3. 曾有心功不全者，在治疗时应极度谨慎。出现临床指征明显的左心功能下降时，可考虑停药。

4. 群司珠单抗引起的心肌病可用血管紧张素转换酶抑制药、利尿药等治疗，部分患者可持续抗体治疗。

西妥昔单抗

【药理作用】

本品可与表达于正常细胞和多种癌细胞表面的 EGF（表皮生长因子）受体特异性结合，并竞争性地阻断 EGF 和其他配体，如转化生长因子-α（TGF-α）的结合。本品是针对 EGF 受体的 IgG1 单克隆抗体，两者特异性结合后，通过对与 EGF 受体结合的酪氨酸激酶（TK）的抑制作用，阻断细胞内信号传导途径，从而抑制癌细胞的增殖，诱导癌细胞的凋亡，减少基质金属蛋白酶和血管内皮生长因子的产生。

【适应证】

本品单用或与伊立替康联用于表皮生长因子（EGF）受体过度表达的、对以伊立替康为基础的化疗方案耐药的转移性直肠癌的治疗。

【用法及用量】

推荐起始剂量为按体表面积 $400mg/m^2$，滴注时间 120 分钟，滴速应控制在 $5mL/min$ 以内；维持剂量为按体表面积 1 周 $250mg/m^2$，滴注时间不少于 60 分钟。提前给予 H_1 受体阻断剂，对预防输液反应有一定作用。使用前勿振荡、稀释。

【不良反应】

本品耐受性好，不良反应大多可耐受，最常见的是痤疮样皮疹、疲劳、腹泻、恶心、呕吐、腹痛、发热和便秘等。其他不良反应还有白细胞计数下降、呼吸困难等。皮肤毒性反应（痤疮样皮疹、皮肤干燥、裂伤和感染等）多数可自然消失。少数患者可能发生严重过敏反应、输液反应、败血症、肺间质疾病、肾衰竭、肺栓塞和脱水等。

【禁忌证】

① 使用本品前应进行过敏实验，对本品过敏者禁用。

② 因本品能透过胎盘屏障，可能会损害胎儿或影响女性的生育能力，故孕妇及未采取避孕措施的育龄妇女慎用。因本品可通过乳汁分泌，故哺乳期妇女慎用。在本品对儿童患者的安全性尚未得到确认前，儿童禁用。

贝伐单抗

【药理作用】

贝伐单抗是一种重组的人类单克隆 IgG1 抗体，通过抑制人类血管内皮生长因子的生物学活性而起作用。

【适应证】

适用于联合以 5-FU 为基础的化疗方案一线治疗转移性结直肠癌。

【用法用量】

推荐剂量为按体重 5mg/kg，每 2 周静脉注射 1 次，直至疾病进展。贝伐单抗应在术后 28 日以后使用，且伤口完全愈合。贝伐单抗须用 100mL 0.9％的生理盐水稀释，不能用葡萄糖溶液溶解。贝伐单抗不能静脉注射。第 1 次静脉滴注应在化疗后，滴注时间应超过 90 分钟；若第 1 次滴注耐受性好，第 2 次静脉滴注的时间应超过 60 分钟；若仍然耐受好，以后滴注时间超过 30 分钟即可。

【不良反应】

(1) 最严重的不良反应　胃肠穿孔、伤口并发症、出血、高血压危象、肾病综合征、充血性心力衰竭。

(2) 最常见的严重不良反应（NCI-CTC 3～4 级）　无力、疼痛、高血压、腹泻、白细胞减少。

(3) 最常见的不良反应　无力、疼痛、腹痛、头痛、高血压、腹泻、恶心、呕吐、食欲下降、口腔炎、便秘、上呼吸道感染、鼻衄、呼吸困难、剥脱性皮炎、蛋白尿。

维　A　酸

【药理作用】

本品主要是调节表皮细胞的有丝分裂和表皮的更新，使病变皮肤的增生和分化恢复正常，特别是能促进毛囊上皮的更新，防止角质栓的堵塞，抑制角蛋白的合成。角质层细胞粘合疏松，且容易脱落，可促使已有的粉刺去除，同时抑制形成新的粉刺。本品外用于慢性日光性皮肤损害后，可促使表皮下结缔组织新生。本品还能抑制恶性肿瘤细胞的增殖，对某些白血病细胞有诱导分化的作用。

【适应证】

1. 用于寻常痤疮（对重症脓疱型和囊肿性结节型无效）。

2. 用于角化障碍病，如板层状鱼鳞病、毛囊角化病、扁平疣等。

3. 用于银屑病、扁平苔藓（包括口腔扁平苔藓）、白斑、毛发红糠疹和面部单纯糠疹等，也可用于多发性寻常疣。

4. 口服本品可治疗急性早幼粒细胞白血病。

【用法及用量】

（1）外用

① 寻常痤疮：每日 1 次，于睡前用手将药轻轻涂于患处。

② 鱼鳞病、银屑病等：每日 1～2 次。用毕应洗手。

③ 治疗光照损伤性皮肤损害：用维 A 酸霜，晚间使用，一年内产生最大效果，每周使用 1～3 次可不断改善症状。治疗时必须避免阳光照射。

（2）口服给药　一般每日 60～80mg，分 3～4 次服用。

【禁忌证】

（1）交叉过敏　对阿维 A 酯、异维 A 酸或其他维生素 A 衍生物不耐受者，对本品亦可不耐受。

（2）禁用　急性和亚急性皮炎，湿疹类皮肤病，孕妇禁用（有致畸作用）。

（3）慎用　儿童，晒伤者，肝、肾功能不良者慎用。

【不良反应】

1. 治疗最初几周，可能会出现红斑、灼痛、瘙痒或脱屑现象，待皮肤适应后，这些现象将消失。另外，治疗部位皮肤也可以起疱、结痂、色素增加或减退，亦可有皮肤温热感、轻刺痛。

2. 本品内服可产生头痛、头晕、口干、脱屑、脱发、厌食、恶心等不良反应。

【注意事项】

1. 本品治疗痤疮，起初数周症状可暂加剧，须继续治疗；有的治疗效果在 2~3 周后出现，一般治疗 6 周以上可达到最大疗效，亦有须连续治疗至少 3 个月者。

2. 如患者采用脱屑药治疗，须待脱屑药的作用消失后才能使用本品。

3. 开始可采取隔日用药或每 3 日用 1 次药的治疗方案，最好先采用刺激性小和浓度低的乳膏剂或凝胶剂，待能耐受后才改用较强或浓度高的制剂。

4. 当与过氧苯甲酰合用时（治疗重度寻常痤疮），应早、晚交替使用。而本品与过氧苯甲酰在同一时间、同一部位外用，有物理性配合禁忌。

5. 本品应避免与其他抗角化药（如水杨酸等）一起用。如为增加疗效而使用抗角化药和全身应用的抗生素时，应与本品错开给药时间。

6. 使用时应避免接触眼、鼻腔黏膜。

7. 用药部位应避免强烈阳光照晒，故本品宜夜间使用。

8. 不宜大面积使用，日用量不应超过 20g。

9. 外用应避免用于皮肤较薄的皱褶部位，并应注意浓度不宜过高（0.3％以下较为适宜），以免引起红斑、脱皮、灼热或微痛等局部刺激症状。这些反应如果轻微，应坚持继续治疗；如果反应严重，应即刻停药。

西　佐　喃

【药理作用】

本品为抗肿瘤药，系由担子菌类裂褶菌属裂殖菌（*Schizo-*

phyllum commune）的菌丝体经培养、精制而得到的平均分子量为 450000 的抗肿瘤多糖。本品无直接杀死细胞的作用，但给药后可出现白介素类物质，能活化 Tc 细胞（细胞毒性 T 细胞）、NK 细胞，增强巨噬细胞的活力，能促进 IL-1（白细胞介素-1）、IL-2（白细胞介素-2）、IL-3（白细胞介素-3）、IFN（干扰素）等各种淋巴因子的分泌，从而起到增强免疫功能的作用。此外，本品与放射疗法并用后，肿瘤部位可出现以淋巴细胞为主的高度细胞浸润，以及伴有强烈纤维化的间质反应增强。

【适应证】

本品与放疗及化疗合用于子宫颈癌等恶性肿瘤的治疗，以增强疗效。

【用法及用量】

肌内注射。每周 40mg，分 1～2 次注射。可视症状增减剂量，与放射疗法同时并用。

【不良反应】

注射部位可有发红、硬结、肿胀、疼痛、灼热感等反应。另外，可有发热、寒战、胸部不适、恶心、呕吐、食欲不振、皮疹、淋巴结肿胀、颜面潮红、出汗、支气管哮喘样症状、血压降低或上升等不良反应。

【禁忌证】

有药物过敏史者、本人或双亲兄弟有过敏体质的患者、孕妇或可能妊娠的妇女等均应慎用。

【注意事项】

1. 同一注射部位不可反复注射。注射针刺入时有回血或刺激出针头，调换注射部位。

2. 出现严重不良反应时，应减量或停药，并给予适当处理。

3. 注射部位应避开神经走行部位，避免影响组织、神经。

亚叶酸钙

【药理作用】

本品是叶酸还原型的甲酰化衍生物，系叶酸在体内的活化形式。甲氨蝶呤等叶酸拮抗剂的作用是与二氢叶酸还原酶结合而阻断叶酸向四氢叶酸盐转化。本品可直接提供叶酸在体内的活化形式，具有"解救"过量的叶酸拮抗物在体内的毒性反应，有利于胸腺嘧啶核苷酸、DNA、RNA以及蛋白质的合成。本品可限制甲氨蝶呤对正常细胞的损害程度，通过相互间的竞争作用，逆转甲氨蝶呤对骨髓和胃肠黏膜的反应，但对已存在的甲氨蝶呤神经毒性无效。

【适应证】

本品为四氢叶酸的甲酰化衍生物。本品无抗肿瘤作用，主要用于大剂量甲氨蝶呤中毒时的解救；与氟尿嘧啶同时应用可加强后者的治疗作用。

1. 主要用作叶酸拮抗剂（如甲氨蝶呤、乙胺嘧啶或甲氧苄啶等）的解毒剂。本品临床常用于预防甲氨蝶呤过量或大剂量治疗后所引起的严重毒性作用。

2. 当口服叶酸疗效不佳时，也用于炎性腹泻、营养不良、妊娠期或婴儿期引起的巨幼细胞贫血，但对维生素 B_{12} 缺乏性贫血并不适用。

3. 近年来应用亚叶酸钙作为结肠癌、直肠癌的辅助治疗；与氟尿嘧啶联合应用，可延长存活期。

4. 本品可用于乙胺嘧啶或甲氧苄啶中毒时的解毒。

【用法及用量】

（1）口服给药 如果每日口服量在 25mg 以上，宜改用肌内注射，因为口服给药的吸收饱和剂量为每日 25mg。

① 作为甲氨蝶呤的"解救"疗法，本品的剂量最好根据血药浓度来决定。一般采用的剂量为每次 5～15mg，每 6～8 小时 1次，连用 2 日，直至甲氨蝶呤的血药浓度在 5×10^{-8} mol/L 以下。

② 作为乙胺嘧啶或甲氧苄啶等药物的解毒剂，每日剂量

为 5～15mg，视中毒情况而定。

③ 用于贫血，每日口服 1mg。

（2）肌内注射

① 作为甲氨蝶呤的"解救"药物，本品剂量最好根据血药浓度来决定。一般采用剂量按体表面积每次 9～15mg/m²，每 6～8 小时 1 次，持续 2 日，直至甲氨蝶呤的血药浓度在 5×10^{-8} mol/L 以下。

② 作为乙胺嘧啶或甲氧苄啶等的解毒剂，每次肌内注射 9～15mg，视中毒情况而定。

③ 用于贫血，每日肌内注射 1mg。

（3）静脉注射

作为结直肠癌的辅助治疗，与氟尿嘧啶联合应用。本品静脉注射剂量为按体表面积每次 200mg/m²，注射时间不少于 3 分钟，接着用氟尿嘧啶按体表面积每次 300～400mg/m² 静脉注射，每日 1 次，连续 5 日为 1 个疗程。根据毒性反应，每隔 4～5 周可重复疗程，以延长生存期。

【不良反应】

不良反应很少见，偶见皮疹、荨麻疹或哮喘等过敏反应。

【禁忌证】

有以下情况时，本品应慎用于甲氨蝶呤的"解救"治疗：酸性尿（pH 小于 7）、腹水、脱水、胃肠道梗阻、胸腔积液或肾功能障碍。

【注意事项】

1. 本品应避免光线直接照射及热接触。过期药物不得再使用。

2. 应严格遵守规定的剂量和用药时间，不得随意更改。补加剂量或停用药物必须经负责医师同意。

雷莫司琼

【药理作用】

本品为 5-羟色胺 3（5-HT₃）受体拮抗型止吐药，具有强力、持久的 5-HT$_3$ 受体拮抗作用，能有效地抑制化疗药物（如顺铂）诱发的呕吐。动物实验表明，本品对周围 5-HT$_3$ 受体的抑制作用比中枢强；对 5-HT$_3$ 受体有高度亲和性（其亲和力较昂丹司琼强 40 倍），而对多巴胺 D$_2$ 受体无亲和性或拮抗作用。本品对顺铂、多柔比星及丝裂霉素的抗肿瘤作用无影响。按体重静脉注射本品 100μg/kg 对中枢神经系统、呼吸系统、循环系统、非自主神经系统、消化系统及泌尿系统均未见影响；其代谢产物一般也未见影响。作用机制：顺铂等抗恶性肿瘤药物可使 5-羟色胺从消化道的嗜铬细胞中游离出来；5-羟色胺与存在于消化道黏膜内传入迷走神经末梢的 5-HT$_3$ 受体结合，进而刺激呕吐中枢，诱发呕吐。一般认为，盐酸雷莫司琼是通过阻断这一 5-HT$_3$ 受体而发挥止吐作用的。

【适应证】

用于癌症化疗（如使用顺铂治疗）引起的恶心及呕吐，也可用于肠易激综合征。

【用法及用量】

（1）口服给药　通常成人口服剂量为每日 1 次，每次 0.1mg，于化疗药物给药前 1 小时服用。必要时，可根据年龄、症状酌情增减。

（2）静脉注射　通常成人静脉注射剂量为每次 0.3mg，每日 1 次。可根据年龄、症状的不同适当增减用量。效果不明显时，可以追加相同剂量，但每日用量不能超过 0.6mg。

【不良反应】

本品的主要的不良反应为头痛、腹泻、身体发热感、头部发热、舌麻感、头重感等，也可出现谷丙转氨酶（ALT）、谷草转氨酶（AST）、γ-谷氨酰转肽酶（γ-GTP）升高。本品对中枢神经系统无影响，故未进行依赖性实验。动物实验未见致畸作用；抗原性实验、致突变实验、致癌实验及局部刺激实验均为阴性。

【注意事项】

本品用于恶心、呕吐时，限用于抗恶性肿瘤药物（顺铂等）引起的剧烈恶心、呕吐。

重组人粒细胞集落刺激因子

【药理作用】

本品为利用基因重组技术生产的人粒细胞集落刺激因子（rhG-CSF）。与天然产品相比，生物活性在体内、外基本一致。rhG-CSF 是调节骨髓中粒系造血的主要细胞因子之一，选择性地作用于粒系造血祖细胞，促进其增殖、分化，并可增加粒系终末分化细胞的功能。

【适应证】

1. 癌症化疗等原因导致的中性粒细胞减少症。癌症患者使用骨髓抑制性化疗药物，特别在强烈的骨髓剥夺性化学药物治疗后，注射本品有助于预防中性粒细胞减少症的发生，减轻中性粒细胞减少的程度，缩短粒细胞缺乏症的持续时间，加速粒细胞数的恢复，从而减少合并感染发热的危险性。

2. 促进骨髓移植后的中性粒细胞数增多。

3. 骨髓发育不良综合征引起的中性粒细胞减少症，再生障碍性贫血引起的中性粒细胞减少症，先天性、特发性中性粒细胞减少症，骨髓增生异常综合征伴中性粒细胞减少症，周期性中性粒细胞减少症。

【用法及用量】

化疗药物给药结束后 24～48 小时起皮下或静脉注射本品，每日 1 次。本品的用量和用药时间应根据患者化疗的强度和中性粒细胞下降的程度决定。对化疗强度较大或粒细胞下降较明显的患者，以按体重每日 $2.5\mu g/kg$ 的剂量连续用药 7 日以上较为适宜，至中性粒细胞恢复至 $5\times10^9/L$ 时停药；如所用化疗药物的剂量较低，估计所造成的骨髓抑制不太严重者，可考虑使用较低剂量预防中性粒细胞减少，以按体重每日 $1.25\mu g/kg$ 的剂量用药，至中性粒细胞数稳定于安全范围；对化疗后中性粒细胞已明显降低的患者（中性粒细胞数<1×10^9/L），以按体重每日 $5\mu g/kg$ 的剂量用药，至中性粒细胞数恢复至 5×10^9/L以上，稳定后终止本品治疗并监视病情。

（1）肿瘤　用于化疗所致的中性粒细胞减少症等。成年患者化疗后，中性粒细胞数降至 1×10^9/L（白细胞计数 2×10^9/L）以下者，在开始化疗后按体重 $2\sim5\mu g/kg$，每日 1 次皮下或静脉注射给药；儿童患者化疗后中性粒细胞数降至 0.5×10^9/L（白细胞计数 1×10^9/L）以下者，在开始化疗后按体重 $2\sim5\mu g/kg$，每日 1 次皮下或静脉注射给药。当中性粒细胞数回升至 5×10^9/L（白细胞计数 10×10^9/L）以上时，停止给药。

（2）急性白血病化疗所致的中性粒细胞减少症　白血病患者化疗后白细胞计数不足 1×10^9/L，骨髓中的原粒细胞明显减少，外周血液中未见原粒细胞的情况下，成年患者按体重 $2\sim5\mu g/kg$，每日 1 次皮下或静脉注射给药；儿童患者按体重 $2\mu g/kg$，每日 1 次皮下或静脉注射给药。当中性粒细胞数回升至 5×10^9/L（白细胞计数 10×10^9/L）以上时，停止给药。

（3）骨髓增生异常综合征伴中性粒细胞减少症　成年患者在其中性粒细胞不足1×10^9/L时，按体重 $2\sim5\mu g/kg$，每日 1 次皮下或静脉注射给药。当中性粒细胞数回升至 5×10^9/L以上时，停止给药。

（4）再生障碍性贫血所致中性粒细胞减少症　成年患者在其中性粒细胞低于 1×10^9/L时，按体重 $2\sim5\mu g/kg$，每日 1 次皮下或静脉注射给药。当中性粒细胞数回升至 5×10^9/L以上时，酌情减量或停止给药。

（5）周期性中性粒细胞减少症、自身免疫性中性粒细胞减少症和慢性中性粒细胞减少症　成年患者中性粒细胞低于1×10^9/L时，按体重 $1\mu g/kg$，每日 1 次皮下或静脉注射给药；儿童患者中性粒细胞低于 1×10^9/L时，$1\mu g/kg$，每日 1 次皮下或静脉注射给药。当中性粒细胞数回升至 5×10^9/L以上时，酌情减量或停止给药。

(6) 用于促进骨髓移植患者中性粒细胞增多　成人在骨髓移植的第 2 日至第 5 日开始用药，按体重 $2\sim5\mu g/kg$，每日 1 次皮下或静脉注射给药；儿童在骨髓移植的第 2 日至第 5 日开始用药，按体重 $2\mu g/kg$，每日 1 次皮下或静脉注射给药。当中性粒细胞回至 $5\times10^9/L$（白细胞计数 $10\times10^9/L$）以上时，停止给药。

【不良反应】

(1) 肌肉骨骼系统　有时会有肌肉酸痛、骨痛、腰痛、胸痛的现象。

(2) 消化系统　有时会出现食欲不振的现象，或肝脏谷丙转氨酶、谷草转氨酶升高。

(3) 其他　有人会出现发热、头痛、乏力及皮疹，ALP、LDH 升高。

(4) 极少数人会出现休克、间质性肺炎、成人呼吸窘迫综合征、幼稚细胞增加。

【禁忌证】

① 对粒细胞集落刺激因子过敏者以及对大肠杆菌表达的其他制剂过敏者禁用。

② 严重肝、肾、心、肺功能障碍者禁用。

③ 骨髓中幼稚粒细胞未显著减少的骨髓性白血病患者或外周血中检出幼稚粒细胞的骨髓性白血病患者。

④ 儿童患者慎用，并给予适当监测；由于该药对新生儿和婴幼儿的安全性尚未确定，建议不用该药。每日用药的 4 个月～17 岁患者未发现长期毒性效应，其生长、发育、性征和内分泌均未改变。

【注意事项】

1. 本品应在化疗药物给药结束后 24～48 小时开始使用。

2. 使用过程中每周定期监测血象 2 次。

3. 孕期安全性尚未建立。当证明孕妇用药潜在利益大于对胎儿的潜在危险，应予以使用。哺乳期妇女用药前应停止哺乳。

4. 老年患者的生理功能比较低下，须观察患者的状态，注意用量及间隔，慎重给药，其安全性和有效性尚未建立。

重组人粒细胞巨噬细胞集落刺激因子

【药理作用】

本品为由 127 个氨基酸组成的蛋白质。属 I 类造血刺激因子，其作用无细胞系特异性。它可与粒系及单核巨噬细胞前体细胞表面的特异性受体相结合，促进其增殖分化，产生中性粒细胞、嗜酸粒细胞及单核巨噬细胞。体外研究表明，rhGM-CSF 尚可促进单核巨噬细胞对肿瘤细胞的裂解作用。该药有种族特异性。本品能刺激粒细胞、单核细胞和 T 细胞增殖，而对 B 细胞增殖无影响；能诱导正常人骨髓细胞形成粒细胞集落形成单位（CFU-G）、巨噬细胞集落形成单位（CFU-M）和粒细胞-巨噬细胞集落形成单位（CFU-GM），集落的大小和数目均增加；能促进早期的多能前体细胞生长和分化为集落形成单位（CFU）；主要促进单核细胞和粒细胞成熟，并可与促红细胞生成因子（EPO）、巨噬细胞集落刺激因子（M-CSF）、粒细胞集落刺激因子（G-CSF）等相互作用，促进巨核细胞生长；与高浓度 EPO 有协同作用，促进红细胞的增殖。本品尚能克服化疗和放疗所引起的骨髓抑制，缩短肿瘤化疗时中性粒细胞减少时间，减少感染并发症，使患者更耐受化疗，从而可给予全疗程的化疗药，有利于大剂量强化化疗，缩短肿瘤化疗的周期。由于本品能增强单核细胞、粒细胞、嗜酸性粒细胞和巨噬细胞功能，能提高机体抗肿瘤及抗感染免疫力。另有报道，本品可降低血中低密度脂蛋白及胆固醇浓度。对高密度脂蛋白的作用尚不肯定。

【适应证】

1. 本品是一种调节造血和白细胞功能的蛋白质。主要用于预防和治疗恶性肿瘤放疗与化疗引起的白细胞减少及其并发的感染；骨髓移植后造血功能的恢复及后期移植排斥的治疗；以及与 rhGM-CSF 等造血因子联合应用于周围血造血干细胞移植前的干细胞动员。

2. 可用于骨髓增生异常综合征（MDS）与再生障碍性贫血等骨髓衰竭性疾病。

3. 本品尚可与抗逆转录病毒药如齐多夫定（AZT）合用于治疗艾滋病继发的白细胞减少。

【用法及用量】

1. 静脉滴注

推荐剂量为按体表面积每日 $250\mu g/m^2$，连续用药 21 日，在自体骨髓移植后 2～4 小时即可给药，约 2 小时滴完；亦可按体重每日静脉滴注 5～$10\mu g/kg$，在 4～6 小时内滴完。

2. 皮下注射

（1）骨髓增生异常综合征、再生障碍性贫血 按体重每日用药 $3\mu g/kg$，一般 2～4 日白细胞开始升高，以后调整剂量，使白细胞升至所希望水平。

（2）骨髓移植及白血病化疗 推荐剂量为按体重每日 $5\mu g/kg$，待白细胞升至 $2\times10^9/L$ 以上时，即可停用。若与 rhG-CSF 联合用于外周血干细胞移植前的干细胞动员，宜于化疗后白细胞降至最低点（一般为停化疗后 2 周左右）时开始用药，剂量为按体重每日各 $5\mu g/kg$，至白细胞升至 $5\times10^9/L$ 以上时，开始采集干细胞，采集期间继续用药，直至采集完毕。

（3）肿瘤化疗 按体重每日 5～$10\mu g/kg$，在化疗停止 1 日后开始使用本品，持续 7～10 日，待白细胞升至 $5\times10^9/L$ 以上时停药。停药后至少间隔 48 小时，方可进行下 1 个疗程的化疗。

（4）艾滋病 单独用药时，按体重每日 $1\mu g/kg$；与齐多夫定（AZT）或 AZT/α-干扰素合用时，按体重每日 3～$5\mu g/kg$；与更昔洛韦合用时，按体重每日 3～$5\mu g/kg$，一般用药 2～4 日后开始白细胞增多。

【不良反应】

1. 本品最常见的不良反应为发热、骨痛及关节肌肉酸痛、皮疹或瘙痒、腹痛及腹泻，严重者可见心包炎、血栓形成。

2. 少数患者初次用药可出现首剂反应，表现为面部潮红、出汗及血压下降、血氧饱和度降低。

3. 罕见而严重的不良反应有支气管痉挛、心功能不全、室上性心动过速、毛细血管渗漏综合征、脑血管疾病、精神错乱、惊厥、高血压或低血压、颅内高压、浆膜腔积液、肺水肿和晕厥。

【禁忌证】

（1）交叉过敏　对酵母制品或大肠杆菌蛋白过敏的患者，应用此药可出现交叉过敏反应。

（2）禁用

① 对本品中任何成分过敏者。

② 自身免疫性血小板减少性紫癜患者。

③ 骨髓及外周血中存在过多未成熟细胞（≥10%）者。

（3）慎用　未成年人及恶性骨髓肿瘤患者慎用。

【注意事项】

1. 由于迅速分化的造血细胞对放/化疗敏感，故本品不宜在化疗前后 24 小时及放疗前后 12 小时内应用。

2. 本品静脉注射前先用无菌注射用水溶解，再以生理盐水稀释，其终浓度应不低于 $7\mu g/mL$；若低于此浓度，应在将本品加入生理盐水前先加入终浓度为 0.1% 的人血清蛋白，以避免输液系统对 rhGM-CSF 的吸附。本品静脉滴注速度宜慢，每次剂量最好持续 4 小时滴注。输液过快可能出现严重不良反应。稀释后的药物宜于 6 小时内用完。

丙卡巴肼

【药理作用】

本品为肼的衍生物，本身无抗癌作用，体内代谢物具烷化作用，属非典型烷化剂。本品经肝微粒体酶的氧化作用放出的甲基正离子与 DNA 结合使之解聚，并使 DNA 前体物胸腺苷酸及鸟嘌呤甲基化，进而抑制 RNA 及蛋白质合成，干扰肿瘤细胞增殖，在细胞周期中阻碍 S 期细胞进入 G_2 期。

【适应证】

本品为恶性淋巴瘤标准方案 MOPP 及 COPP 的主要药物之一，对小细胞肺癌（SCLC）、恶性黑色素瘤、多发性骨髓瘤、脑瘤（原发或继发）等亦有一定疗效。

【用法及用量】

口服。

1. 成人每次 50mg，每日 3 次；亦可临睡前顿服，以减轻胃肠道反应。连用 2 周，第 4 周重复。若白细胞低于 $3.0 \times 10^9/L$，血小板低于 $(80 \sim 100) \times 10^9/L$ 时，应停药。血象恢复后，剂量减为每日 $50 \sim 100mg$。

【不良反应】

1. 骨髓抑制为剂量限制性毒性，可致白细胞及血小板减少，出现较迟，一般发生于用药后 4～6 周，2～3 周后可恢复。

2. 恶心、呕吐、食欲不振常见；偶有口腔炎、口干、腹泻、便秘、眩晕、嗜睡、精神错乱、脑电图异常等；肝损害、皮炎、皮肤色素沉着、脱发、外周神经炎等偶见。

【禁忌证】

1. 本品有致畸作用，孕妇尤其妊娠初期 3 个月内禁用。哺乳期妇女用药不确定。

2. 小儿按体重每日 3～5mg/kg 或按体表面积每日 100mg/m²，分次口服，服药 1～2 周，停药 2 周。对儿童及青少年长期大剂量用药可有潜在的致癌、致畸性，故临床上可使用其他药物如 VP-16 替代。

达卡巴嗪

【药理作用】

本品具有烷化剂作用，是细胞周期非特异性药物，可抑制肿瘤细胞 DNA 及 RNA 的合成。然而，详细作用机制尚不清楚。

【适应证】

适用于黑色素瘤、软组织肿瘤、恶性淋巴瘤等。

【用法及用量】

（1）静脉注射　每次 200～400mg，连用 5 日，用氯化钠注射液溶解后静脉注射。

（2）静脉滴注　每次 200～400mg，连用 5 日，用 5％葡萄糖注射液 250mL 稀释后静脉滴注。

【不良反应】

（1）骨髓抑制　可出现白细胞减少，常发生于给药后 16～20 日，白细胞最低发生于给药后的 21～25 日；也可出现血小板减少，发生于给药后 16 日。

（2）消化系统　胃肠道反应较常见，有食欲不振、恶心、呕吐，一般发生于给药后 1～12 小时，偶有胃炎。

（3）流感样综合征　偶有发生，可有全身不适、肌肉酸痛、高热等。常发生于给药后第 7 日，持续 1～3 周。

（4）生殖器系统　可出现闭经、精子缺乏。

（5）神经系统　长期用药可出现头昏，精神症状，烦躁以及外周感觉和运动神经病变，但为可逆的。

（6）其他　可有面部麻木感、脱发，有的患者可有肝肾功能损害。

【禁忌证】

① 对达卡巴嗪过敏者、妊娠期妇女、水痘或带状疱疹患者禁用。

② 肝肾功能损害者、近期有感染的患者慎用。

③ 用药期间应停止哺乳。

【注意事项】

1. 静脉注射时，如漏液至血管外，应立即停止注射，并以 1％普鲁卡因注射液局部封闭。

2. 本品经注射用水溶解后，只能在棕色瓶中保存 1～3日，故最好使用时临时配制。

3. 联合化疗 ABVD（多柔比星、博来霉素、长春碱和达卡巴嗪），主要用于霍奇金病的治疗；CY-VA-DIC（环磷酰胺、长春碱、多柔比星及达卡巴嗪）主要用于软组织肉瘤的治疗。

4. 使用本品时，可引起血清尿素氮、碱性磷酸酶、谷丙转氨酶及谷草转氨酶暂时性升高。

5. 用药期间应定期检查血象（血常规、血细胞计数及分类）、血尿素氮、肌酐、尿酸、血清胆红素、谷丙转氨酶、谷草转氨酶、乳酸脱氢酶。用药之前建议收集精子，以便评估生育力。

米托蒽醌

【药理作用】

本品为含氨基的蒽醌类抗肿瘤药，其结构类似于多柔比星，抗癌活性较多柔比星、柔红霉素、丝裂霉素等抗肿瘤抗生素都强，也比已知其他常用抗肿瘤药物的活性强，属广谱抗肿瘤药物，而毒性，尤其是对心脏毒性却很小。在体外，本品毫微克级浓度即可抑制细胞增殖，亚毫克级浓度可使 CHO、FL、SGO-7901 等细胞株克隆形成能力明显下降；在体内，本品对多种移植性肿瘤，包括 L1210、P388、B16、Lewis 肺癌、Ridgway 骨肉瘤、肠癌 C26、S180、H796 和 L7712 以及 4 种人乳腺癌异种移植物等均表现出明显抑制作用。本品能抑制 $[3H]$ -udR 和 $[3H]$ -Tdk 嵌入 L5178Y 细胞的作用分别是多柔比星的 7 倍和 4 倍，杀灭 90% 肿瘤细胞所需浓度仅为多柔比星的 1/120。作用机制是明显抑制 $[3H]$ -udR 和 $[3H]$ -TdR 嵌入瘤细胞，阻断 DNA 及 RNA 合成，用脱氧核糖核酸酶（DNase）和核糖核酸酶（Rnase）预处理的细胞与本品不起结合反应。据报道，在体外实验中可抑制 3H-胸腺嘧啶核苷嵌入 DNA 和 3H-尿嘧啶核苷嵌入 RNA 的能力。本品嵌入 DNA 双螺旋使 DNA 热变性耐受力升高，从而阻止了癌细胞的增殖和杀灭癌细胞。本品与 DNA 有两种结合形式：一种是与碱基强有力结合而嵌入 DNA，引起 DNA 链间和链内交叉联结，导致 DNA 单链及双链断裂；另一种较弱的结合是通过与螺旋链外部阴离子的静电作用。此外对 RNA 聚合酶也有抑制作用。本品对各细胞周期中瘤细胞均有抑制作用，但主要作用于细胞的 S 后期。

【适应证】

适用于恶性淋巴瘤、乳腺癌及各种急性白血病。对肺癌、黑色素瘤、软组织肉瘤、多发性骨髓瘤、肝癌、大肠癌、肾癌、前列腺癌、子宫内膜癌、睾丸肿瘤、卵巢瘤和头颈部癌也有效。

【用法及用量】

(1) 实体瘤　按体表面积每次 $10\sim14\,\mathrm{mg/m^2}$ 给药，溶于 5％葡萄糖注射液 $100\,\mathrm{mL}$ 内静脉滴注，持续 30 分钟，每 3～4 周 1 次。骨髓移植的患者按体表面积每次最大可用 $75\,\mathrm{mg/m^2}$。

(2) 联合用药　按体表面积每次应较常规剂量减少 2～$4\,\mathrm{mg/m^2}$。当用药总剂量超过 $140\sim160\,\mathrm{mg/m^2}$ 时，应警惕心毒性。

【不良反应】

(1) 骨髓抑制　用药后白细胞会明显降低，属本品的剂量限制性毒性；而对红细胞的急性毒性则较轻，多疗程后可能会有轻度贫血。白细胞和血小板下降到最低值均发生在用药后 8～15 日之间，一般可在第 22 日得到恢复。

(2) 非血象毒性　如恶心、呕吐、脱发、口腔炎和黏膜炎等，但比多柔比星少而轻，停药后可恢复。

(3) 心毒性　本品还原力强，不易形成氧自由基及脂质体超氧化，故心毒性较多柔比星轻，主要表现为心肌肥大和纤维化。心毒性发生率与本品总剂量有关，总剂量超过按体表面积 $140\sim160\,\mathrm{mg/m^2}$，心肌损害增加；在用过多柔比星、纵隔部位接受过放射治疗，或原有心脏疾病的患者，总剂量不宜超过

按体表面积 $100\sim120\text{mg}/\text{m}^2$。有文献报道，本品发生心力衰竭的最低剂量为按体表面积 $55\sim255\text{mg}/\text{m}^2$，发生左心室排血量减少的最低剂量为按体表面积 $21\sim150\text{mg}/\text{m}^2$。使用多柔比星总剂量超过 $450\text{mg}/\text{m}^2$ 的患者，不宜再用本品；使用多柔比星总剂量超过 $350\text{mg}/\text{m}^2$ 的患者，也应在严密观察下使用本品。本品引起的心毒性是可逆的。

（4）生殖系统毒性　用药后可引起闭经、精子缺乏。

（5）本品对组织的刺激性虽小，但也偶见静脉注射时药液外漏致皮肤坏死。

（6）可使尿液及巩膜呈蓝绿色。

（7）其他　可有肝、肾功能异常，脱发，皮疹，口腔炎，静脉炎，偶有发热、呼吸困难等。

【禁忌证】

妊娠及哺乳期妇女，以及对本品过敏者禁用。

【注意事项】

1. 国产品不含防腐剂，药液应于 24 小时内用完。

2. 本品不宜与其他药混合使用。

3. 静脉注射时药液勿漏出血管外，以免引起皮肤坏死。

4. 本品有骨髓抑制作用，与其他抗肿瘤药物联合应用时应注意。

5. 对于以前用过多柔比星的患者，本品累积剂量不应超过按体表面积 $100\text{mg}/\text{m}^2$（相当于多柔比星按体表面积 $500\text{mg}/\text{m}^2$）；而对于没有用过多柔比星者，限制剂量为按体表面积 $160\text{mg}/\text{m}^2$（相当于多柔比星按体表面积 $800\text{mg}/\text{m}^2$）。每次静脉缓慢注射时间不短于 $3\sim5$ 分钟。

6. 避免本品溶液与皮肤和眼睛接触。

7. 因鞘内注射可能会引起截瘫，故不可鞘内注射。

伊马替尼

【药理作用】

伊马替尼在体内外均可在细胞水平上抑制 Bcr-Abl 酪氨

酸激酶，能选择性抑制 Bcr-Abl 阳性细胞系细胞、费城染色体阳性（Ph＋）的慢性髓性白血病（CML）和急性淋巴细胞白血病患者的新鲜细胞的增殖，诱导其凋亡。此外，伊马替尼还可抑制血小板衍化生长因子（PDGF）受体、干细胞因子（SCF）、c-Kit 受体的酪氨酸激酶，从而抑制由 PDGF 和干细胞因子介导的细胞行为。临床前和临床资料提示，某些患者可能通过不同的机制产生耐药性。

【适应证】

用于治疗 CML 急变期、加速期，或 α-干扰素治疗失败后的慢性期患者。

【用法及用量】

本品应口服，每日 1 次，宜在进餐时服药，并饮一大杯水。

① 不能吞咽胶囊的患者，可以将胶囊内药物分散于水或苹果汁中（100mg 约用 50mL，400mg 约用 200mL）。建议怀孕期和适龄妇女在打开胶囊时，避免药物与皮肤或眼睛接触，或者吸入。接触打开的胶囊后应立即洗手。

② CML 患者的治疗剂量：对急变期和加速期患者本品的推荐剂量为每日 600mg，对干扰素治疗失败的慢性期患者为每日 400mg。均为每日 1 次口服，宜在进餐时服药，并饮一大杯水。只要有效，就应持续服用。

③ 如果血象许可，没有严重药物不良反应，在下列情况下，剂量可考虑从每日 400mg 增加到 600mg，或从每日 600mg 增加到 800mg（400mg，口服，分 2 次服用）：疾病进展、治疗至少 3 个月后未能获得满意的血液学反应，已取得的血液学反应重新消失。

④ 下列情况下，必须调整剂量：如治疗过程中出现严重非血液学不良反应（如严重水潴留），宜停药，直到不良反应消失，随后再根据该不良反应的严重程度调整剂量。

⑤ 严重肝脏毒副反应时，剂量的调整：如胆红素升高＞正常范围上限 3 倍，或转氨酶升高＞正常范围上限 5 倍，宜停药，直到上述指标分别降到正常范围上限的 1.5 或 2.5 倍以下。

⑥ 中性粒细胞减少或血小板减少时，剂量的调整：加速期或急变期（起始剂量为每日 600mg）；如果出现严重中性粒细胞和血小板减少［中性粒细胞＜0.5×10^9/L 和（或）血小板＜10×10^9/L］，建议剂量减少到每日 400mg；如果血细胞持续减少 2 周，则进一步减少剂量到每日 300mg；如血细胞持续减少 4 周，宜停药，直到中性粒细胞≥1.0×10^9/L 和血小板≥20×10^9/L。再用时，剂量为每日 300mg。

⑦ α-干扰素治疗失败的 CML（后慢性期）（起始剂量为每日 400mg）患者：当中性粒细胞＜1.0×10^9/L 和（或）血小板＜50×10^9/L 时，宜停药；仅在中性粒细胞≥1.5×10^9/L 和血小板≥75×10^9/L 时，再恢复用药，剂量为每日 400mg。如中性粒细胞或血小板重新减少到上述数值时，再恢复用药时，剂量减至每日 300mg。

【不良反应】

多数患者在服用本品期间会出现一些不良反应，但绝大多数属轻到中度。考虑到疾病本身也会产生症状，常难以明确他们的因果关系。

有 1%～2% 服用本品的患者发生严重水潴留（胸腔积液、水肿、肺水肿和腹腔积液），因此，建议定期监测体重，并仔细评价体重的增加，必要时采取适当的支持治疗。特别是儿童患者，水潴留可能不出现可以识别的水肿。水潴留可以加重或导致心力衰竭，目前尚无严重心力衰竭者（按纽约心脏学会分类法的Ⅲ～Ⅳ级）临床应用本品的经验。对这些患者用本品要谨慎；青光眼的患者也应慎用。

【禁忌证】

对本品活性物质或任何赋形剂成分过敏者禁用。

【注意事项】

1. 本品治疗第 1 个月宜每周查 1 次全血象,第 2 个月每 2 周查 1 次,以后则视需要而定(如每 2～3 个月查 1 次)。若发生严重中性粒细胞或血小板减少,应调整剂量(见用法用量)。

2. 开始治疗前应检查肝功能(包括转氨酶、胆红素和碱性磷酸酶),随后每月查 1 次或根据临床情况决定,必要时宜调整剂量。

3. 动物研究表明本品对生殖系统有毒性作用,但目前尚缺乏孕妇使用的资料,对胎儿可能的毒性也不详。除非使用后可能的好处大于对胎儿/婴儿的危害,否则妊娠期间不宜应用。如妊娠期间服用甲磺酸伊马替尼,必须告诉其对胎儿可能的危害。生育期妇女在服用甲磺酸伊马替尼期间,应劝其同时进行有效的避孕。

4. 在动物实验中,甲磺酸伊马替尼及其代谢产物大量从乳汁中排出,但未进行过人体研究。用甲磺酸伊马替尼的妇女不应哺乳。

吉非替尼

【药理作用】

吉非替尼是一种选择性表皮生长因子受体(EGFR)酪氨酸激酶抑制剂,该酶通常表达于上皮来源的实体瘤。吉非替尼广泛抑制异种移植于裸鼠的人肿瘤细胞的生长,抑制其血管生成。在体外,可增加人肿瘤细胞衍生系的凋亡,并抑制血管生成因子的侵入和分泌。在动物实验或体外研究中已证实,吉非替尼可提高化疗、放疗及激素治疗的抗肿瘤活性。

【适应证】

本品适用于治疗既往接受过化学治疗的局部晚期或转移性非小细胞肺癌(NSCLC)。既往化学治疗主要是指铂剂和多西紫杉醇治疗。

对于化学治疗失败的局部晚期或转移性非小细胞肺癌患者

的疗效，是基于客观反应率指标而确立的，尚无对照性的研究显示改善疾病相关症状和延长生存期方面的临床受益。本品用于非小细胞肺癌二线治疗的现有数据仅基于非对照的临床研究，尚待设计良好的对照的临床实验进一步证实。

对于非小细胞肺癌的一线治疗，两个大型的随机对照临床实验结果表明，基于铂剂的二联化疗方案合用本品治疗后未显示任何受益，因此，吉非替尼不适用于此种治疗。

【用法及用量】

本品的成人推荐剂量为 250mg（1 片），每日 1 次，口服，空腹或与食物同服。

① 如果有吞咽困难，可将片剂分散于半杯饮用水中（非碳酸饮料），不得使用其他液体。将片剂丢入水中，无须压碎，搅拌至完全分散（约需 10 分钟），即刻饮下药液；以半杯水冲洗杯子，饮下。也可通过鼻-胃管给予该药液。

② 无须因下述情况不同调整给药剂量：年龄，体重，性别，种族，肾功能，因肝转移而引起的中至重度肝功能损害。

③ 剂量调整：当患者出现不能耐受的腹泻或皮肤不良反应时，可通过短期暂停治疗（最多 14 日）解决，随后恢复每日 250mg 的剂量。

【不良反应】

最常见（发生率 20% 以上）的药物不良反应为腹泻、皮疹、瘙痒、皮肤干燥和痤疮，一般见于服药后的第 1 个月内，通常是可逆性的。大约 8% 的患者出现严重的药物不良反应（CTC 标准 3 或 4 级）。因不良反应停止治疗的患者仅有 1%。

【注意事项】

1. 接受本品治疗的患者，偶尔观察到发生间质性肺病，患者通常出现急性的呼吸困难，伴有咳嗽、低热、呼吸道不适和动脉血氧不饱和。短期内该症状可发展得很严重，并有死亡的报道。放射学检查常显示肺浸润或间质有毛玻璃样阴影。已观察到在出现该状况的患者中，伴有原发性肺纤维化、间质性肺炎、尘肺、放射性肺炎、药物诱导性肺炎的患者死亡率较高。

2. 处方医生应密切监测间质性肺病发生的迹象，如果患者呼吸道症状加重，应中断本品治疗，立即进行检查。当证实有间质性肺病时，应停止使用本品，并对患者进行相应的治疗。

3. 已观察到无症状性肝转氨酶升高。因此，建议定期检查肝功能。肝转氨酶轻中度升高的患者应慎用本品。如果肝转氨酶升高加重，应考虑停药。

4. 在本品治疗期间，可出现乏力的症状，出现这些症状的患者在驾驶或操纵机器时，应给予提醒。

5. 目前尚无本品用于妊娠期女性的资料。在胎儿器官发育期给予，可产生母体毒性剂量的吉非替尼，在大鼠中可观察到成骨不全的发生率升高，在家兔中可观察到胎儿体重下降。在大鼠中未观察到畸形，仅在产生严重母体毒性的剂量下的家兔中观察到畸形。在接受本品治疗期间，要劝告育龄女性避免妊娠。

6. 在接受本品治疗期间，应建议哺乳母亲停止母乳喂养。

【禁忌证】

① 已知对该活性物质或该产品任一赋形剂有严重过敏反应者禁用。

② 前尚无本品用于儿童或青春期患者安全性与疗效的资料，故不推荐使用。

埃罗替尼

【药理作用】

埃罗替尼属喹唑啉类化合物，是人Ⅰ型表皮生长因子受体（HER1/EGFR）酪氨酸激酶抑制剂。其抗肿瘤作用机制主要为抑制 EGFR 酪氨酸激酶胞内磷酸化。

【适应证】

埃罗替尼用于至少一种化疗方案失败的局部晚期或转移性

NSCLC。两个多中心随机对照Ⅲ期临床实验结果显示，埃罗替尼与含铂化疗方案（卡铂＋紫杉醇或吉西他滨＋顺铂）联合一线治疗局部晚期或转移性 NSCLC 未显示出临床获益，所以不推荐此类联合。

【用法及用量】

推荐剂量为每日 150mg，饭前至少 1 小时或饭后 2 小时口服，直至疾病进展或出现不能耐受的不良反应。

【不良反应】

最常见的不良反应是皮疹和腹泻，发生率分别为 9％和 6％，皮疹的中位出现时间是 8 日，腹泻中位出现时间为 12 日。发生率大于 10％的不良反应有皮疹、腹泻、食欲减低、疲劳、呼吸困难、咳嗽、恶心、感染、呕吐、口腔炎、瘙痒、皮肤干燥、结膜炎、角膜结膜炎、腹痛。

① 肺毒性：有较少的报道提示在接受埃罗替尼治疗的 NSCLC 患者或其他实体瘤患者中可出现严重的间质性肺病（ILD），甚至导致死亡。

② 肝毒性：可引起无症状的肝转氨酶升高，因此，治疗期间应定期复查肝功能，包括转氨酶、胆红素、碱性磷酸酶等；如果肝功能损害严重，应减量或停药。肝功能损害常为暂时性的或伴有肝转移。

③ 较少有胃肠道出血的报道，常发生于同时应用华法林的患者，所以，同时服用华法林或其他抗凝剂的患者应监测凝血酶原时间。

④ 老年患者：安全性和药代动力学在年轻人和老年患者中无明显差异，因此，应用于老年患者时不建议调整剂量。

氨 磷 汀

【药理作用】

本品为一种有机硫化磷酸化合物。它在组织中被与细胞膜结合的碱性磷酸酶水解脱磷酸后，成为具有活性的代谢产物 WR-1065，其化学结构式为 $H_2N\text{-}(CH_2)_3\text{-}NH\text{-}(CH_2)_2\text{-}SH$。

因巯基具有清除组织中自由基的作用，故能减低顺铂、环磷酰胺及丝裂霉素等的毒性。

【适应证】

本品为正常细胞保护剂，主要用于各种癌症的辅助治疗。在对肺癌、卵巢癌、乳腺癌、鼻咽癌、骨肿瘤、消化道肿瘤、血液系统肿瘤等多种癌症患者进行化疗前应用本品，可明显减轻化疗药物所产生的肾脏、骨髓、心脏、耳及神经系统的毒性，而不降低化疗药物的药效。放疗前应用本品可显著减少口腔干燥和黏膜炎的发生。

【用法用量】

1. 对于化疗患者，本品起始剂量为按体表面积每次 $500\sim600 mg/m^2$，溶于 0.9%氯化钠注射液 50mL 中，在化疗开始前 30 分钟静脉滴注，15 分钟滴完。

2. 对于放疗患者，本品起始剂量为按体表面积每次 $200\sim300 mg/m^2$，溶于 0.9%氯化钠注射液 50mL 中，在放疗开始前 30 分钟静脉滴注，15 分钟滴完。

3. 推荐用止吐疗法，即在给予本品前及同时静脉注射地塞米松 $5\sim10 mg$ 及 5-HT_3 受体拮抗剂。

4. 如果收缩压比表 29-1 中所列基准值降低明显，应停止本品输注；如血压在 5 分钟内恢复正常且患者无症状，可重新开始注射。

表 29-1　输注本品后收缩压降低基准值

基线收缩压 /mmHg	<100	100~119	120~139	140~179	≥180
输注本品收缩压降低/mmHg	20	25	30	40	50

【不良反应】

1. 头晕、恶心、呕吐、乏力等，但患者可耐受。

2. 用药期间，一过性的血压轻度下降，一般在 5～15 分钟内缓解。小于 3% 的患者因血压降低明显而须停药。

3. 推荐剂量下，小于 1% 的患者出现血钙浓度轻度降低。

4. 个别患者可出现轻度嗜睡、喷嚏、面部温热感等。

【禁忌证】

低血压及低血钙患者慎用。对本品有过敏史及对甘露醇过敏患者禁用。

重组人血管内皮抑制素

【药理作用】

重组人血管内皮抑制素为血管生成抑制类生物制品，其作用机制是通过抑制形成血管的内皮细胞迁移来达到抑制肿瘤新生血管的生成，阻断肿瘤细胞的营养供给，从而达到抑制肿瘤增殖或转移的目的。

【适应证】

本品联合 NP（长春瑞滨、顺铂）化疗方案用于治疗初治或复治的 Ⅲ/Ⅳ 期非小细胞肺癌患者。

【用法用量】

本品为静脉给药，临用时将本品加入 $250～500mL$ 生理盐水中，匀速静脉滴注，滴注时间为 3～4 小时。与 NP 化疗方案联合给药时，本品在治疗周期的第 1～14 日，每日给药 1 次，按体表面积每次 $7.5mg/m^2$（$1.2×10^5 U/m^2$），连续给药 14 日，休息 1 周，再继续下 1 周期治疗。通常可进行 2～4 个周期的治疗。临床推荐医师在患者能够耐受的情况下，可适当延长本品使用时间。

【禁忌证】

过敏体质或对蛋白类生物制品有过敏史者慎用。

【注意事项】

1. 有严重心脏病或病史者，包括有记录的充血性心力衰竭病史、高危性不能控制的心律失常、须药物治疗的心绞痛、临床明确诊断心瓣膜疾病、心电图严重的心肌梗死病史以及顽固性高血压者慎用。临床使用本品的过程中，应定期进行心电检测，出现心脏不良反应者应进行心电监护。

2. 本品为无色澄明液体，如遇有浑浊、沉淀等异常现象，则不得使用。

昂丹司琼

【药理作用】

本品为高度选择性的 5-羟色胺 3（5-HT$_3$）受体拮抗药，能抑制由化疗和放疗引起的恶心、呕吐，其作用机制目前尚不完全清楚。一般认为，化疗和放疗可引起小肠的嗜铬细胞释放 5-HT$_3$，并通过 5-HT$_3$ 受体引起迷走传入神经兴奋从而导致呕吐反射，而昂丹司琼可阻断这一反射的发生。迷走传入神经的兴奋也可引起位于第四脑室的后支区释放 5-羟色胺，这也可以通过中枢机制触发呕吐。故本品控制由细胞毒性化疗药和放射治疗引起的恶心、呕吐的机制，可能是由于拮抗外周和中枢的神经元 5-HT$_3$ 受体所致。本品用于手术后的恶心、呕吐的作用机制不详。同时，本品在止吐剂量下还能增强胃排空作用，有助于减轻恶心；对中枢神经系统还具有抗焦虑、安定和促智作用，有利于抑制呕吐中枢的兴奋。此外，本品能有效对抗 5-羟色胺引起的心动过缓，但对其他器官的 5-HT$_1$、5-HT$_2$，肾上腺素 α_1、α_2、β_1，毒蕈碱与烟碱样胆碱，γ-氨基丁酸（GABA），组胺 H$_1$、H$_2$，神经激肽等受体均无拮抗作用，因此本品不良反应小，无锥体外系不良反应，无抑制呼吸与心脏等心血管系统的不良反应，且不改变血浆催乳素水平。

【适应证】

治疗由化疗和放疗引起的恶心、呕吐，特别对抗癌药顺铂引起的呕吐效果显著。预防和治疗手术后引起的恶心、呕吐。

【用法及用量】

（1）口服给药

① 治疗由化疗和放疗引起的恶心、呕吐：对可引起中度呕吐的化疗和放疗，应在治疗前 1～2 小时口服 8mg，之后间隔 12 小时口服 8mg。为避免治疗后 24 小时出现恶心、呕吐，应持续让患者服药，每次 8mg，每日 2 次，连服 5 日。

② 预防或治疗手术后呕吐：于麻醉前 1 小时口服 8mg，之后每隔 8 小时口服 8mg，共 2 次。

（2）**静脉注射** 治疗由化疗和放疗引起的恶心、呕吐时，对可引起中度呕吐的化疗和放疗，应在患者接受治疗前，缓慢静脉注射 8mg；对可引起严重呕吐的化疗和放疗，应在治疗前缓慢静脉注射本品 8mg，之后间隔 2～4 小时再缓慢静脉注射 8mg，共 2 次。上述两种情况，为避免治疗后 24 小时出现恶心、呕吐，均应持续让患者用药，每次 8mg，每日 2 次，连用 5 日。

（3）**静脉滴注**

① 治疗由化疗和放疗引起的严重呕吐：将本品加入 50～100mL 生理盐水中，于化疗前静脉滴注，滴注时间为 15 分钟；也可于治疗前将本品与 20mg 地塞米松磷酸钠合用静脉滴注，以增强本品的疗效。为避免治疗后 24 小时出现恶心、呕吐，应持续让患者用药，每次 8mg，每日 2 次，连用 5 日。

② 预防手术后呕吐：一般可于麻醉诱导的同时静脉滴注 4mg。

③ 治疗手术后呕吐：可缓慢静脉滴注 4mg 进行治疗。肾功能不全时，不须调整剂量、用药次数或用药途径；肝功能不全时，由于本品主要自肝脏代谢，中度或严重肝功能衰竭患者每日用药剂量不应超过 8mg。

4. 老年人剂量，可依成年人给药法给药，一般不须调整。儿童口服给药，治疗由化疗和放疗引起的恶心、呕吐时，化疗前按体表面积计算，每平方米静脉注射 5mg，12 小时后再口服 4mg；化疗后应持续给予患儿口服 4mg；每日 2 次，连服 5 日。

【不良反应】

（1）过敏反应　对本品的过敏反应可表现为皮疹、面部水肿、支气管痉挛、咳嗽、窒息感、气短以及胸痛等，但发生率很低。

（2）心血管系统　静脉使用本品可导致心动过速、心绞痛、胸痛或心律不齐，但发生率很低；也有发生心动过缓、心电图改变（包括Ⅱ度传导阻滞和 ST 段压低）、心悸和昏厥的报道。

（3）中枢神经系统　本品最常见的不良反应为头痛。口服给药相对于静脉给药时，头痛的发生率降低；非顺铂方案化疗者相对于顺铂方案化疗者使用昂丹司琼时，头痛的发生率亦下降。其他可出现眩晕及轻度的镇静效应；亦有静脉注射本品时发生癫痫大发作的报道，但发生率很低。和甲氧氯普胺不同，昂丹司琼与急性张力障碍性反应、静坐不能或其他锥体外系反应关系不大。

（4）内分泌/代谢系统　有静脉注射本品引发低钾血症的报道，但发生率很低。

（5）消化系统　可出现腹泻、便秘、口干等症状，但发生率不高。在使用非顺铂方案化疗时，这些不良反应的发生率降低。

（6）呼吸系统　有静脉注射本品引发支气管痉挛的报道，但是发生率很低。

（7）皮肤　静脉注射本品可出现皮疹。

【禁忌证】

（1）交叉过敏　对其他选择性 5-HT$_3$ 受体拮抗剂过敏的患者，可能对本品也会产生过敏反应。

（2）禁用　有过敏史或对本品过敏者；胃肠道梗阻患者。

【注意事项】

1. 静脉滴注时，本品在下述溶液中是稳定的（在室温或冰箱中可保持稳定 1 周）：0.9%氯化钠注射液、5%葡萄糖注射液、复方氯化钠注射液和 10%甘露醇注射液，但本品仍应于临用前配制。

2. 本品注射剂不能与其他药物混于同一注射器中使用或同时输入。

3. 一般认为本品的治疗效果与稳定的血药浓度有关，所以不要漏服任何一剂药物。

4. 用药过程中出现的头痛可自行缓解，亦可用对乙酰氨基酚治疗。

5. 如用药过程中出现便秘，可增加食物中纤维的含量（食用水果、蔬菜、全麦面包等），增加运动和多饮水，或用新斯的明来处理。

6. 用药过量可有幻视、血压升高等。

7. 用药过量时，应适当地采取对症疗法和支持疗法。

托烷司琼

【药理作用】

本品是一种外周神经元及中枢神经系统 5-羟色胺 3（5-HT$_3$）受体的强效、高选择性的竞争拮抗剂。某些物质包括一些化疗药，可激发内脏黏膜的类嗜铬细胞释放出 5-羟色胺，从而诱发伴恶心的呕吐反射。本品主要通过选择性地阻断外周神经元的突触前 5-HT$_3$ 受体而抑制呕吐反射；另外，其止吐作用也可能与其通过对中枢 5-HT$_3$ 受体的直接阻断而抑制最后区的迷走神经的刺激作用有关。毒理研究：

① 遗传毒性：据文献报道，盐酸托烷司琼对小鼠骨髓微核无明显影响，体外高浓度也未见染色体畸变和致突变作用。

② 生殖毒性：动物生殖毒性实验提示，本品有潜在的胚胎毒性。尚不清楚本品是否可进入乳汁，因此哺乳期妇女不应使用本品。

【适应证】

预防和治疗癌症化疗引起的恶心和呕吐。用于外科手术后恶心和呕吐。

【用法及用量】

将本品溶于 100mL 常用的输注液中（如生理盐水、林格氏液或 5% 葡萄糖液），在化疗前快速静脉滴注或缓慢静脉注射。

（1）儿童用量　一般不推荐用于儿童，如病情需要必须使用时，可参照下列剂量：2 岁以上儿童剂量按体重 0.1mg/kg，最高可达每日 5mg。

（2）成人用量　成人的推荐剂量为每日 5mg，第 1 日静脉给药，第 2～6 日可改为口服给药。

【不良反应】

盐酸托烷司琼通常耐受性良好，推荐剂量下的不良反应为一过性。常见的不良反应有头痛、头昏、便秘、眩晕、疲劳和胃肠功能紊乱（如腹痛和腹泻等）。极少数患者可能出现一过性血压改变或过敏反应，前者无须特殊治疗，后者经抗过敏治疗后可好转。

【禁忌证】

孕妇禁用。本品是否泌入人乳尚未证实，故用药患者不应授乳。

【注意事项】

1. 高血压未控制的患者，用药后可能引起血压进一步升高，故高血压患者应慎用，其用量不宜超过每日 10mg。

2. 盐酸托烷司琼常见的不良反应是头晕和疲劳，服药后驾车或操纵机械者应慎用。

3. 肝肾功能障碍者使用本品的半衰期延长，但这种变化在每日 5mg、连续用药 6 日的治疗中不会发生药物蓄积，因此不必调整用药剂量。

4. 一般不推荐儿童使用，如病情须要必须使用时，请遵医嘱。

5. 老年人应用无须调整剂量。

6. 多次大剂量使用时可有幻视。高血压患者的血压可升高。处理：对症治疗，应对患者的重要生命体征做严密观察。

格拉司琼

【药理作用】

本品是一种高选择性的 5-羟色胺 3（5-HT$_3$）受体拮抗剂，对因放疗、化疗及手术引起的恶心和呕吐具有良好的预防和治疗作用。本品控制恶心和呕吐的机制是通过拮抗中枢化学感受区及外周迷走神经末梢的 5-HT$_3$ 受体，从而抑制恶心、呕吐的发生。

【适应证】

用于放射治疗、细胞毒类药物化疗引起的恶心和呕吐。

【用法及用量】

成人，通常为 3mg，用 20～50mL 的 5％葡萄糖注射液或 0.9％氯化钠溶液溶解后，于治疗前 30 分钟静脉滴注，大多数患者只需给药 1 次，对恶心、呕吐的预防作用可超过 24 小时，必要时可增加给药 1～2 次，但每日最高剂量不应超过 9mg，输注时间应不小于 5 分钟。老年人，以及肝、肾功能不全者无须调整剂量。

【不良反应】

常见不良反应为头痛、倦怠、发热、便秘，偶有短暂性无症状肝脏氨基转移酶增加。上述反应轻微，无须特殊处理。

【禁忌证】

对本品或有关化合物过敏者禁用；肠道梗阻者禁用。

【注意事项】

1. 本品仅限于化疗或放疗引起的强烈恶心、呕吐时作为止吐药使用。

2. 本品可减慢消化道运动，故消化道运动障碍患者使用本品时应严密观察。

3. 本品不应与其他药物混合于同一溶液中使用。

4. 孕妇除非必需外，不宜使用；哺乳期妇女须慎用，使用本品时应停止哺乳。

5. 2 到 16 岁儿童推荐剂量为按体重 10μg/kg；2 岁以下儿童用药情况尚不明确。

6. 老年人无须调整剂量。

雷 佐 生

【药理作用】

本品结构和作用机制与常用的抗肿瘤药不同，它具有双内酰亚胺结构，双内酰胺键在体内可解开，从而对肿瘤细胞的 DNA、RNA 和蛋白质中的氨基、巯基发生酰化作用，抑制 DNA、RNA 和蛋白质的合成。本品能明显抑制有丝分裂，阻止增殖细胞进入有丝分裂期，特异性地抑制增殖细胞由 G_2 期进入 M 期；还可使肿瘤周围血管形态发生改变甚至正常化，因而影响肿瘤细胞的生长和转移灶形成，抑制肿瘤的血液供应，防止肿瘤转移。动物实验对 S180、S37、B22 实验动物的肝癌有明显抗癌作用，对 L615、L1210 等白血病亦有抑制作用。本品以对原发病灶作用不大的剂量即能防止小鼠 Lewis 肺癌转移灶的形成。本品可加强多种抗肿瘤药物及放疗的疗效，且无交叉耐药性。在一定剂量下，本品对细胞免疫力无明显抑制作用。从动物实验观察可见，本品尚能抑制肿瘤组织周围血管形成，使瘤块变苍白，抑制肿瘤的血液供应，阻止癌细胞的扩散。这种对肿瘤边缘血管发生的抑制，可能解释本品防止肿瘤转移的作用。

【适应证】

主要用于急性白血病、恶性淋巴瘤、恶性网状细胞增多症、肺癌、肝癌、胃癌、肾癌、乳腺癌和软组织肉瘤的治疗或手术后预防远处转移特别是肺转移的发生。近期效果颇佳，但远期疗效尚待进一步观察研究。

【用法及用量】

（1）白血病的用量　按体重每日 4～8mg/kg。成人一般每日 200～400mg，分 2～3 次口服，一般 5 日为 1 个疗程，停药 7～14 日后视病情需要可进行下 1 个疗程。

（2）恶性网状细胞增多症的用量　在治疗白血病的剂量和疗程的基础上，可适当增加剂量和疗程。

（3）防止癌转移的用量　口服每日 25～50mg，用 4 日停 3 日，1 个月为 1 个疗程，停药 1 周后可继续循环服用。

【不良反应】

（1）血液系统　可出现骨髓抑制，主要为白细胞减少，但血小板减少及贫血较少。一般均不严重。

（2）消化系统　可有胃肠道反应，其中恶心、呕吐的发生率较高，但症状常较轻，用止吐药可止吐；少数人有腹泻；还可有腹痛、食欲减退等。长期大剂量用药可能引起肝功能不良，停药后可恢复。

（3）其他　可致中、重度脱发，皮肤色素沉着。少数人可发生流感样症状（发热、寒战、肌痛、鼻炎），可致高尿酸血症；如发生，可给予别嘌醇。

【注意事项】

1. 肝肾功能不全，胃及十二指肠溃疡患者，孕妇和哺乳期妇女慎用。用药期间应经常检查血象。

2. 若出现骨髓抑制，经减量、停药或对症处理后大都可恢复。

第三十章　免疫调节剂

免疫调节剂包括免疫增强剂和免疫抑制剂两大类。具有免疫抑制作用的药物很多，包括抗癌药中的烷化剂、抗代谢药、抗生素、激素、酶制剂、生物碱等，本章不做详细讨论。本章主要介绍的是免疫增强剂。凡能提高机体免疫功能的均称为免疫增强剂，它分为生物来源和合成化合物两大类。前者主要有细菌来源的制剂，包括短棒菌苗、溶链菌制剂、卡介苗等；真菌产物，如香菇多糖；免疫系统产物，如胸腺素、干扰素、转移因子等；自然化合物或其衍生物。后者主要有含硫化合物，如左旋咪唑；含核苷酸化合物，如异丙肌苷；其他。

免疫增强剂的主要用途包括治疗恶性肿瘤、免疫缺陷、自身免疫疾病，慢性细菌或病毒感染的预防及治疗等。近年来，随着免疫治疗学的迅速发展，免疫治疗已成为恶性肿瘤的第四治疗模式。

重组人白细胞介素-2

【药理作用】

白细胞介素-2是一种糖蛋白，通常是由 T 淋巴细胞产生，是抗原诱导的 T 淋巴细胞增殖时的第二信使。天然的与重组基因工程制取的白细胞介素-2，生物作用相同，为免疫调节药。白细胞介素-2可作用于白细胞介素-2受体而发挥作用。主要作用有以下几个方面：促进 T 淋巴细胞的增殖与分化；维护人体依赖的白细胞介素-2细胞系的长期增殖，加强激活的淋巴细胞的有丝分裂；增强活体内 "溶细胞的" 细胞增殖；诱导及增强依赖白细胞介素-2而获得对自身肿瘤具有细胞毒样活力的杀伤细胞（淋巴因子激活的杀伤细胞，lymphokineactivated killer cells，简称 LAK 细胞）；增加天然杀伤细胞（NK 细胞）的功能（使免疫缺陷的裸鼠对异体抗原的敏感性增强，改善或恢复免疫功能）；诱导及增强杀伤性 T 细胞、单核细胞、巨噬细胞的活力；增强 B 淋巴细胞的增殖及抗体分泌；诱导 γ-干扰素等多种细胞因子的分泌；促进成纤维细胞、内皮细胞的生长；促进胶原蛋白的合成；促进结缔组织的形成。

【适应证】

1. 用于肾细胞癌、恶性黑色素瘤、恶性淋巴瘤及其他恶性肿瘤；或联合用于免疫缺陷病（SCID），以增强免疫功能。

2. 用于慢性活动性乙型肝炎病毒感染及慢性活动性 EB 病毒感染等。

3. 用于丙型肝炎、中毒性休克、烧伤后感染。

【用法及用量】

(1) 静脉滴注　1 支白细胞介素-2 粉针用专用溶解液 1 支溶解后，再用生理盐水稀释至所需浓度。

① 肿瘤：用本品 $50 \times 10^4 \sim 200 \times 10^4$ U，以 $100 \sim 250$ mL 生理盐水溶解，每日 $1 \sim 2$ 次，每周 5 日，4 周为 1 个疗程。

② 乙型、丙型肝炎：用本品 $2.5 \times 10^4 \sim 5 \times 10^4$ U，以 $100 \sim 250$ mL 生理盐水溶解，每日 1 次，每周滴注 5 日，3 周为 1 个疗程。

(2) 肿瘤局部注射　用本品 $50 \times 10^4 \sim 100 \times 10^4$ U，以 $5 \sim 10$ mL 生理盐水溶解，分多点注射到瘤内或瘤体周围，每 $3 \sim 5$ 日 1 次，4 周为 1 个疗程。

(3) 皮下注射　每次 $10 \times 10^4 \sim 20 \times 10^4$ U，每日 $1 \sim 2$ 次，每周 5 日，6 周为 1 个疗程。

(4) 胸、腹腔注射　用本品 $50 \times 10^4 \sim 200 \times 10^4$ U，以 20mL 生理盐水溶解，胸腔或腹腔注射（抽尽胸腔积液或腹腔积液后再注射），$3 \sim 5$ 日 1 次，$3 \sim 5$ 次为 1 个疗程。

(5) 动脉插管注射　用本品 $50 \times 10^4 \sim 200 \times 10^4$ U，以

100～250mL 生理盐水溶解，肝动脉导管注射，每周 2～3 次，3 周为 1 个疗程。

【不良反应】

（1）**呼吸系统** 本品可致间质性肺水肿、呼吸性碱中毒，偶也可引起胸腔积液。

（2）**消化系统** 大部分患者出现恶心、呕吐、腹泻、结肠局部坏死或穿孔，部分患者出现黄疸、氨基转移酶升高等，停药后可恢复。

（3）**神经系统** 可发生行为变化、认知障碍。

（4）**心血管系统** 可出现低血压、心动过速、心律失常等症状。

（5）**血液系统** 本品静脉注射后可出现中性粒细胞上升，淋巴及单核细胞下降，部分患者有红细胞下降及凝血功能障碍。

（6）**泌尿系统** 少尿、体液潴留、氮质血症。对 60 岁以上的患者以及做过肾切除的患者，出现急性肾功能衰竭的危险性较大。

（7）**内分泌系统** 出现内分泌功能紊乱。

（8）**其他** 使用本品的患者的血钙、血磷下降；使用大剂量本品及 LAK 细胞治疗的患者可能出现维生素 C 的缺乏，大部分患者有发热、寒战等反应。

【禁忌证】

（1）禁用

① 癫痫患者应禁用。

② 严重低血压者、心肾功能不全者、高热者忌用。

（2）慎用

① 患有心脏或肺部疾病者慎用。

② 孕妇慎用。

【注意事项】

1. 如发现本品溶解后有不能散开的沉淀或异物，均不得使用。

2. 本品应从小剂量开始使用，逐渐增大剂量。使用本品时，低剂量、长疗程可降低毒性，并且可维持抗肿瘤活性。

3. 使用本品期间可预防性地使用对葡萄球菌敏感的抗生素，预防感染发生。

4. 用本品治疗的患者可出现血管阻力降低和毛细血管渗透性增加（毛细血管渗出综合征），造成的血容量减少可能需要补液治疗。

5. 如有血压下降，可补液；如无效者，可静脉滴注多巴胺或去氧肾上腺素。

6. 在用药期间应定期做胸部 X 线检查和肝肾功能检查。

干 扰 素

【药理作用】

干扰素是一组具有多种功能的活性蛋白质（主要是糖蛋白），是一种由单核细胞和淋巴细胞产生的细胞因子。它们在同种细胞上具有广谱的抗病毒，影响细胞生长和分化，调节免疫功能等多种生物活性。根据干扰素蛋白质的氨基酸结构、抗原性和细胞来源，可将其分为 IFN-α、IFN-β、IFN-γ。IFN-ω 属于 IFN-α 家族，其结构和大小与其他 IFN-α 稍有差异，但抗原性有较大的不同。现在公认 IFN-β 和 IFN-γ 只有一个亚型，而 IFN-α 有二十余个亚型。自 19 世纪 80 年代以来，许多研究显示，干扰素（尤其是 α-干扰素及 γ-干扰素）除具有抗病毒、免疫调节的作用外，还具有明显的抗细胞增殖的作用。因此，目前干扰素已被用于治疗多种白血病。干扰素可用于某些病毒性疾病和肿瘤的辅助治疗，对免疫缺陷性疾病也有一定疗效。其作用机制除有直接抗病毒的作用外，还有能够增强机体细胞免疫的功能，可间接增强自然杀伤细胞（NK 细胞）活性，加强免疫杀伤作用，以及提高白细胞介素 2(IL-2) 水平，从而使内源性干扰素增强抗病毒作用。

【适应证】

1. 主要用于治疗慢性乙型肝炎，丙型肝炎，庚型肝炎，流行性出血热，尖锐湿疣，毛细胞白血病，小儿、婴幼儿病毒性肺炎，子宫颈炎，疱疹性角膜炎，带状疱疹，流行性腮腺炎等疾病。

2. 如与化疗、放疗配合治疗肿瘤，可改善患者血象和全身症状。

【用法及用量】

（1）吸入给药　预防流感：喷雾，每日 3 次。

（2）经眼给药　治疗疱疹性角膜炎：滴眼，每日 3 次。

（3）局部用药

① 治疗带状疱疹：局部涂用，每日 4～6 次。

② 病灶周围注射，每次 $100 \times 10^4 \sim 300 \times 10^4$ U，每日 1 次；肌内注射，每日 1 次，每次 $100 \times 10^4 \sim 300 \times 10^4$ U，连续 5～10 日为 1 个疗程，每疗程间隔 2～3 日。

③ 治疗带状疱疹：每日 100×10^4 U，连用 5 日。

④ 治疗病毒性肝炎：每次 $300 \times 10^4 \sim 500 \times 10^4$ U，肌内注射，每日 1 次，连用 4 周，5～14 周后改为隔日 1 次。

⑤ 治疗肿瘤：可同病毒性肝炎方案注射。皮下注射，治疗恶性肿瘤，每次 $100 \times 10^4 \sim 500 \times 10^4$ U，每日 1 次；静脉滴注，治疗恶性肿瘤，每次 $100 \times 10^4 \sim 500 \times 10^4$ U，每日 1 次。

【不良反应】

1. 少数患者有过敏反应以及寒战、发热、恶心、呕吐、肌痛等全身或消化道不良反应症状。

2. 部分患者有暂时性骨髓抑制、肝功能异常、肾功能损害，停药后可恢复。此外，1/3 患者可有轻度脱发。

3. 大剂量可致脑病、癫痫样发作及低钙血症和高钾血症等代谢异常。

【禁忌证】

（1）禁用

① 过敏体质者。

② 肝肾功能损害者。

③ 血象严重减少者。

④ 对鸡蛋过敏者。

（2）慎用

① 孕妇、哺乳期妇女、儿童。

② 有心肌梗死或心律不齐史的患者。

【注意事项】

1. 安瓿有裂纹，或溶解后有无法摇散的颗粒时，不可使用。

2. 用 1～2mL 灭菌注射用水溶解后，可肌内注射或病变局部使用。

3. 注射时局部疼痛者，可用 0.5%～1%盐酸普鲁卡因注射液 1～3mL 溶解后给药，但不可用利多卡因。

4. 如发生过敏反应，应立即停药。

短棒菌苗

【药理作用】

短棒杆菌是一种小棒状的革兰氏阳性厌气菌。药用制剂系该菌经加热及甲醛灭活制成的死菌悬液，为抗肿瘤的辅助剂，瘤内注入可增强局部的放疗效果，是一种强的非特异性免疫增强剂。

① 使网状内皮系统明显而持久地增生，非特异性地激活巨噬细胞，增强其粘附和吞噬能力，以提高免疫作用。

② 增加前列腺素的产生，增加细胞内溶酶体酶的活力，增强细胞毒性作用。

③ 诱导 NK 细胞活力，增加干扰素产生，激活补体。

④ 激活 B 淋巴细胞，促进 IgG、IgM 分泌，增强体液的免疫反应。

⑤ 产生肿瘤坏死因子，增加对组胺的敏感性，增加肝内葡萄糖-6-磷酸脱氢酶的活性，恢复经致死性放射线照射小鼠的造血功能，增强机体的抗肿瘤能力，能使肝脏及脾

脏重量增加。

⑥ 在一定剂量下抑制 T 淋巴细胞的功能，如植物血凝素（PHA）反应性、混合淋巴细胞反应，减少胸腺重量和体重，抑制移植物抗宿主反应和超敏反应等。

【适应证】

临床用于恶性黑色素瘤、乳腺癌及肺的小细胞型未分化癌、肝癌、肺癌、淋巴瘤、乳腺癌的免疫治疗，与化疗、放疗合用，可改善症状，延长生存期。本品对癌性胸腔积液和腹腔积液疗效尤为显著。一般认为，本品的非特异性免疫增强作用比卡介苗有效。本品也用于治疗银屑病、痤疮、酒渣鼻、再生障碍性贫血、感染性哮喘、女性白斑病损等。

【用法及用量】

(1) 皮下注射　一般选择上臂三角肌处注射，每次 3.5～4mg。注射前加等量的 2% 利多卡因，以减轻疼痛。每周注射 2 次。

(2) 静脉滴注　常用剂量为 4～10mg，一般 1 次不超过 20mg，加于 250～500mL 生理盐水或 5% 葡萄糖液中，1～4 小时内滴完，每月 1～2 次。

(3) 胸腹腔给药　剂量一般 7～14mg，有的患者用低剂量亦有效。先用 1mL 生理盐水溶解本品，再加至 10～20mL 稀释，必要时可隔 1～4 周重复注射。抽干渗出液后，将该稀释液用穿刺针立即注入胸腔或腹腔内。

(4) 皮内注射　最好注射在淋巴结引流区内，每点 0.5mg，共 8 个点，后可增加到 12 个点，两点相距 1～2cm，每周 1～2 次。

(5) 局部注射　瘤内直接注射可根据肿瘤大小分别进行，每次剂量范围较大（2.5～50mg）；瘤周以多点注射为宜，且疗效优于皮下注射。

(6) 外用　女性白斑病损等，可在患部涂抹，每日 1 次，每次 1～2mL。

【不良反应】

1. 腔内注射可引起寒战、发热反应。患者寒战时，可给热饮料；体温高于 39℃ 以上时，可给解热剂或物理降温；必要时给予输液或其他支持治疗。腹腔注射可有腹部不适感、恶心、腹痛、呕吐等，偶可发生严重呼吸困难及低血压；注射前应用皮质激素、氯丙嗪等，可减轻低血压、发热等反应程度。

2. 腹腔内注射后可有腹痛，发生率约 20%。

3. 可引起氨基转移酶升高、血压波动等。静脉内给药后有发生中毒性肾损害的报道。

【禁忌证】

(1) 禁用

① 对本品过敏者禁用。

② 本品在冻干前加入了 0.01% 的硫柳汞及 2.3% 的甘氨酸，对这两种药物过敏者禁用。

③ 孕妇及哺乳期妇女禁用。

(2) 慎用　心动过速和高血压的患者，以及心血管病患者慎用。

【注意事项】

1. 本品口服无效，皮内、皮下、瘤内等注射才有效。

2. 对癌性腹腔积液采用腹腔注射才能发挥治疗作用。

3. 在静脉滴注本品前可给予氢化可的松 100mg，以减轻不良反应。

4. 配成的疫苗溶液应在 24 小时内用完。

5. 胸腹腔手术后 10 日内不得用本品，以免增加全身性吸收而加重不良反应。

6. 使用本疫苗一般以 2～4 周为 1 个疗程，如有效，可较长时期应用。

甘露聚糖肽

【药理作用】

本品系由甲型链球菌深层培养产生的一种具有免疫性的 α-

肽甘露聚糖，为一种免疫增强药，能增强巨噬细胞的功能，提高脾网状内皮系统的吞噬功能，促进骨髓中造血干细胞的功能，增加外周血细胞。动物实验及临床试用表明，本品可抑制肿瘤细胞的生长和代谢，其中对小鼠艾氏腹水癌、S-180肉瘤的抑制率约为45%；可增强网状内皮细胞的吞噬功能，活化淋巴细胞；能增加外周血的白细胞，并具有抗原性，可提高机体的免疫功能，能对抗免疫抑制剂。此外，对机体的应激功能也有增强作用。

【适应证】

1. 用于肺癌、鼻咽癌、乳腺癌、食管癌、胃癌、恶性淋巴瘤、白血病、骨肉瘤、绒毛膜上皮细胞癌等各种肿瘤，配合放、化疗或手术后的辅助治疗，以提高其疗效，减少不良反应；亦可用于白细胞减少症、再生障碍性贫血等。

2. 临床新用于宫颈糜烂、口腔黏膜病、呼吸道反复感染、过敏性关节炎、变应性血管炎、结节性红斑、消化性溃疡、慢性萎缩性胃炎、结缔组织病（红斑狼疮、类风湿性关节炎、强直性脊柱炎）、宫颈糜烂、放射线损伤、亚急性甲状腺炎等。

【用法及用量】

1. 肌内注射

一般每日1～2次，每次5mg；或隔日1次，每次5～10mg。1个月为1个疗程。

（1）恶性肿瘤　每次10mg，隔日1次，总剂量200～300mg为1个疗程，配合化疗和放疗，调整机体免疫功能。

（2）再生障碍性贫血　甘露聚糖肽肌内注射，疗程总剂量为450～2400mg。

（3）呼吸道反复感染、过敏性关节炎、变应性血管炎、结节性红斑　每日1次，每次10mg，疗程为1个月。

2. 静脉注射

一般每日1次，每次10mg；或每周3次，每次20mg。用于恶性肿瘤时，采用甘露聚糖肽10mg，隔日1次，总剂量

200～300mg 为 1 个疗程，配合化疗和放疗，调整机体免疫功能。

3. 静脉滴注

一般每日 1 次，每次 10mg；或每周 3 次，每次 20mg。以葡萄糖注射液或生理盐水稀释后滴注。

（1）恶性肿瘤　甘露聚糖肽 10mg，隔日 1 次，总剂量 200～300mg 为 1 个疗程，配合化疗和放疗，调整机体免疫功能。

（2）再生障碍性贫血　甘露聚糖肽静脉滴注，疗程总剂量为 450～2400mg。

4. 体腔或瘤内注射

体腔（胸腔或腹腔）一般每次 20～30mg，隔日或数日 1 次；抽胸腔积液后注入腹腔，隔日 1 次。瘤内注射，每次 5～10mg，隔日 1 次。用于恶性肿瘤时，采用甘露聚糖肽 10mg，胸腔内注射或瘤肿内注射，隔日 1 次，总剂量 200～300mg 为 1 个疗程，配合化疗和放疗，调整机体免疫功能。

5. 口服给药

一般每次 5～20mg，每日 2～3 次。

（1）恶性肿瘤　甘露聚糖肽 10mg，隔日 1 次，总剂量 200～300mg 为 1 个疗程，配合化疗和放疗，调整机体免疫功能。

（2）再生障碍性贫血　甘露聚糖肽口服，疗程总剂量为 450～2400mg。

（3）急性非淋巴细胞白血病　每日 40mg，分 2 次服，30 日为 1 个疗程，并用胎丙种球蛋白及转移因子各 1 支肌内注射，每周 1 次；配合化疗可提高疗效。

（4）呼吸道反复感染、过敏性关节炎、变应性血管炎、结节性红斑　甘露聚糖肽 10～20mg，每日 2 次。

（5）消化性溃疡、慢性萎缩性胃炎　甘露聚糖肽 20mg，每日 3 次。

（6）白细胞减少症　甘露聚糖肽 10mg，每日 3 次。总有效率 83.3%。

（7）结缔组织病（红斑狼疮、类风湿关节炎、强直性脊柱炎）　甘露聚糖肽口服液 10mL（每支 10mg），每日 3 次，10 日为 1 个疗程；配合免疫抑制剂应用，可以减少感染和复发，稳定病情，减轻活动期表现。甘露聚糖肽的多种生物活性修饰功能，在结缔组织病的预防和治疗上能发挥一定作用。

（8）亚急性甲状腺炎　甘露聚糖肽 10mg，每日 3 次。疗效优于皮质激素，可作为首选药。

6. 局部给药

（1）口腔黏膜病　甘露聚糖肽局部给药效果较好。

（2）宫颈糜烂　消毒后用甘露聚糖肽 2 支，浸泡纱布贴敷病损处，经 4～6 小时自行取出，每周上药 2～3 次，3 周为 1 个疗程；或喷雾上药治疗，使用 3 个疗程。

【不良反应】

本品静脉滴注每次用量大于 20mg 时，患者均有下肢困重感，部分患者可有发热反应，程度随用药量增加而加重，但大多能耐受，持续 4～7 日后均可自行消失。个别患者还有一过性的心慌、气促，偶见皮疹。

【禁忌证】

（1）禁用　风湿性心脏病者禁用。

（2）慎用　过敏体质患者慎用。

【注意事项】

1. 初次使用本品注射者，须做皮肤试验。皮试时，取相当于本品 0.25mg 的 0.1mL 注射液做皮内注射，半小时内观察红肿面积，红肿范围在 3cm×3cm 以上者不宜使用。

2. 每日剂量小于 80mg 可避免高热反应。

红色诺卡菌细胞壁骨架

【药理作用】

本品是红色诺卡菌菌体经破碎、化学提取后精制而成的冻干粉针剂。主要成分为诺卡霉菌酸、阿拉伯半乳聚糖和肽聚糖。本品抗肿瘤的机制主要是通过增强巨噬细胞、T 淋巴细胞、单核细胞、自然杀伤细胞分泌 IL-1、TNF、IFN 等各种淋巴因子，而产生非特异性的细胞杀伤作用，并能诱导体内产生内源性干扰素、LAK 细胞和肿瘤坏死因子等。本品具有抑制肿瘤生长，防止术后肿瘤复发和肿瘤转移的作用，能显著延长癌症患者的生存期，是较强的生物反应调节剂。本品对动物移植性肿瘤的发生与肿瘤细胞生长均有明显的抑制作用和治疗作用，对致癌剂诱发肿瘤有明显的预防作用，对肿瘤转移亦有明显的抑制作用。本品临床实验表明，其对癌性胸腔积液、腹腔积液，以及多种实体瘤均有良好的疗效。

【适应证】

用于控制各种肿瘤引起的胸腔积液、腹腔积液，也可用于肺癌、食管癌、膀胱癌、恶性淋巴癌、晚期胃癌、黑色素瘤的治疗。与化疗、放疗、手术联合治疗，均有延长生存期、提高缓解率等疗效。

【用法及用量】

(1) 皮下注射　缓慢注射，一般每次 $200\sim400\mu g$，每周 1 次，1 个月为 1 个疗程，停药 15 日后重复疗程。晚期癌症可 3 个月 1 个疗程。皮下注射的同时配合口服红色诺卡菌细胞壁骨架，每次 $800\mu g$，$3\sim7$ 日 1 次。对肺癌、肝癌、恶性淋巴瘤、晚期胃癌、食管癌，手术后可使用本品配合放疗和化疗，方法为每次 $200\sim400\mu g$，每周 $2\sim3$ 次，1 个月为 1 个疗程，停药 2 周后重复疗程或改为每月 $2\sim3$ 次。

(2) 皮内注射　用法与用量同皮下注射。

(3) 腔内或瘤内注射　缓慢注射，一般每次 $200\sim400\mu g$，每周 1 次，1 个月为 1 个疗程，停药 15 日后重复疗程。晚期癌症可 3 个月 1 疗程。对癌性胸、腹水，可预先尽量抽空胸、腹水后，胸腔内注射，每次 $600\mu g$（以生理盐水 20mL 稀释后加适量利多卡因注入）；腹腔内注射，每次 $800\mu g$（以生理盐水 50mL 及适量的利多卡因稀释后注入），每周1～2次，共2～4次。

（4）口服给药　参见皮下注射。

（5）膀胱灌注　膀胱癌手术后，用本品膀胱保留灌注，每次800μg（以生理盐水稀释后注入），保留2小时，每周1次；连续5～6次后，改为每月1次；第2年改为每2月1次。

【不良反应】

部分患者皮下注射本品后有轻微的不良反应，常见的为注射局部红肿（轻至中度），极个别患者出现溃疡或轻至中度发热，一般无须特殊处理，可自行消退，必要时给予对症治疗。

【禁忌证】

高热及有过敏反应的患者慎用。

聚　肌　胞

【药理作用】

本品能在体内诱生干扰素，诱生能力强，能刺激网状内皮细胞的吞噬功能，抑制病毒诱生肿瘤，因而具有广谱抗病毒、抗肿瘤、调整机体免疫功能等多种作用。本品抗病毒的机制，一是诱生干扰素，二是可特异性地与病毒聚合酶结合而抑制病毒的复制；抗肿瘤的机制是抑制细胞复制。

【适应证】

1. 主要用于带状疱疹、单纯疱疹、流行性乙型脑炎、病毒性角膜炎、流行性结膜炎、扁平疣、寻常疣、病毒性肝炎、流行性出血热等病毒性疾病。治疗乙型肝炎效果显著，对其他疾病的治疗也可取得不同程度的疗效。

2. 用于治疗呼吸道感染。

3. 用于肿瘤的辅助治疗。

4. 也用于婴幼儿秋季腹泻、流行性胸痛（病毒感染）、水痘等。

【用法及用量】

1. 肌内注射

一般每2日1次，每次2～4mg，疗程数日至数月不等。

用于肿瘤时，剂量可增至按体重每次 1～10mg/kg。

（1）带状疱疹　每次 2mg，5 日为 1 个疗程，一般用药 2 个疗程。

（2）流行性胸痛（病毒感染）　同带状疱疹。

（3）扁平疣　每次 2mg 肌内注射，隔日 1 次；并外擦聚肌胞液 6mg（加 2％水杨酸酒精 100mL），每日 2 次，7 日为 1 个疗程。

（4）水痘　每次 2mg，维生素 B_{12} 500μg，隔日 1 次。

（5）流行性结膜炎　每次 2mg，每日 1 次，3 日后改为隔日肌内注射 1 次；配合氢化可的松眼药水滴眼。

（6）肿瘤辅助治疗　每次 1～2mg，隔日 1 次或每周 2 次。

2. 静脉注射

慢性乙型肝炎，每次 10mg，每周 2 次，疗程为 3 个月。

3. 滴眼

病毒性角膜炎，每次 1～2 滴，每 3 小时 1 次。

4. 滴鼻

预防流感应用滴鼻剂，每次 1～3 滴，每日 3～5 次。

5. 局部注射

（1）扁平疣　皮损部皮下注射 0.5～2mL，每 2 日封闭 1 次，5～10 次为 1 个疗程，治愈率高。

（2）跖疣　修削后，局部注射 2mg（加 2％利多卡因 2mL），跖疣基底部每次 0.3～0.5mL，每日 1 次，用药 3 次可消退。

6. 外用

扁平疣使用方法参见肌内注射。

7. 儿童肌内注射

（1）婴幼儿秋季腹泻　加用 1～2mg，每日 1 次，疗程为 3～4 日，可提高常规疗法的疗效。

（2）小儿上呼吸道感染　小于 2 岁的小儿，每次 1mg；大于 2 岁的小儿，每次 2mg。每日 1 次。可缩短病程，阻止感染扩散。

【不良反应】

1. 本品的不良反应较多，几乎所有使用本品治疗的患者都出现口干、头晕、头痛、恶心、肌痛、关节炎、发冷。

2. 少数患者可出现较严重的过敏反应，还可引起自体免疫病和注射部位疼痛。

3. 静脉注射本品可有发热反应，有时达 38℃ 以上。

4. 有出现低血压、惊厥、昏迷、血小板减少、肝功能异常、荨麻疹、过敏性休克的报道。

【禁忌证】

对本品过敏者、孕妇禁用。

聚腺尿苷酸

【药理作用】

本品为免疫增强剂，具有较强的干扰素诱导作用和广谱的抗病毒作用。本品的免疫增强作用与聚肌胞相似，但本品无明显毒性，具有良好的应用前景。

【适应证】

临床上用于治疗带状疱疹、疱疹性角膜炎、病毒性肝炎，以及预防流感，也作为肿瘤的辅助治疗。

【不良反应】

有研究报道 400 多例患有乳腺癌的患者，每周接受 30mg 或 60mg 的聚腺尿苷酸，连续 6 周，唯一发现的不良反应为轻微的发热。

卡 介 苗

【药理作用】

结核菌是细胞内寄生菌，因此人体抗结核的特异性免疫主要是细胞免疫。接种卡介苗是用无毒卡介菌（结核菌）人工接种进行初次感染，经过巨噬细胞的加工处理，将其抗原信息传递给免疫活性细胞，使 T 淋巴细胞分化增殖，形成致敏淋巴细胞；当机体再遇到结核菌感染时，巨噬细胞和致敏淋巴细胞迅速被激活，执行免疫功能，引起特异性免疫反应。释放淋巴因子是致敏淋巴细胞免疫功能之一，其中趋化因子（MCF）能吸引巨噬细胞及中性多核白细胞，使其趋向抗原物质与致敏淋巴细胞相互作用的部位移动；巨噬细胞抑制因子（MIF）能抑制进入炎症区的巨噬细胞和中性多核白细胞的移动，使它们停留在炎症或病原体聚集的部位，利于发挥作用。MIF 可使巨噬细胞发生粘着，并使吞噬反应显著增加。巨噬细胞激活因子（MAF）的主要作用是增加巨噬细胞的吞噬与消化能力，并加强巨噬细胞对抗原进行处理的能力，从而提高抗原的免疫原性作用。因此，在结核菌侵犯的部位，出现巨噬细胞的凝聚，大量吞噬结核菌。在分枝杆菌生长抑制因子的作用下，还能抑制细胞内的结核菌生长，以至消化，最后消灭，形成结核的特异性免疫。在卡介苗进入机体后，引起特异性免疫反应的同时，还产生了比较广泛的非特异性免疫作用，这与T淋巴细胞产生的淋巴因子、T淋巴细胞本身的直接杀伤作用及体液免疫因素相互作用有关。

【适应证】

1. 出生 3 个月以内的婴儿及用 5U PPD（PPD 为结核菌素纯蛋白衍化物）或 5U 稀释旧结核菌素试验阴性的儿童（PPD或结核菌素试验阴性后 48～72 小时，局部硬结在 5mm 以下者为阴性），皮内接种以预防结核病。

2. 现用于治疗恶性黑色素瘤，或在肺癌、急性白血病、恶性淋巴瘤根治性手术或化疗后作为辅助治疗，均有一定疗效。

3. 死卡介苗还用于预防小儿感冒、治疗小儿哮喘性支气管炎以及防治成人慢性气管炎。

【用法及用量】

（1）皮肤划痕，用于肿瘤的辅助治疗 在四肢皮肤上纵横划痕各 10 条，每条长 5cm，交叉成为方块，以刺破表皮微微渗血为度；向划痕处置卡介苗 1～2mL（每毫升含 75mg 活菌），每周 1～2 次，10～20 次为 1 个疗程。

（2）皮内针刺，用于肿瘤的辅助治疗　在四肢用无针注射器做 20 个点、40 个点或 60 个点针刺接种卡介苗。

（3）瘤内注射，用于肿瘤的辅助治疗　多用于恶性黑色素瘤。将卡介苗注入肿瘤结节内，剂量为卡介苗悬液 0.05～0.15mL。

（4）口服给药，用于肿瘤的辅助治疗　每周口服本品 75～150mg（最多 200mg）1～2 次，1 个月后改为每周或 2 周 1 次，第 3 个月后每月 1 次，直至一年以上。服时，将卡介苗置于胶囊中，或混在一杯橘子水中 1 次服下。

（5）胸腔内注射，用于肿瘤的辅助治疗　应用于肺癌手术后，在术后 3～5 日由胸腔引流管内注入卡介苗 10^7 活菌。

【不良反应】

1. 接种后 2 周左右局部可出现红肿浸润，并化脓形成小溃疡。

2. 接种中偶可发生下列反应：

① 淋巴结炎症：接种后 1～2 个月左右，颈部、腋下、锁骨上下等淋巴结肿大（大于 1.0cm）；反应过强者，淋巴结肿大明显，可形成脓疡或破溃，或在接种处有小脓疱。皮内注射者的反应往往较划痕法者强。另外，旧结核菌素（OT）试验呈阳性者，接种后也可产生较强反应。

② 类狼疮反应：与结核菌菌株剩余毒力有关。

③ 瘢痕：因丰富的肉芽组织形成瘢痕突起，有时呈瘢痕瘤，多见于不做 OT 试验而直接皮上划痕接种者。

【禁忌证】

（1）禁用

① 结核病、急性传染病、肾炎、心脏病、免疫缺陷症、湿疹或皮肤病患者。

② 急性疾病、烧伤、疾病恢复期（疾病结束与健康恢复之间）、近期接种天花疫苗、泌尿道感染患者。

③ 由于使用下列药物或治疗而致免疫应答抑制者：烷化剂、抗代谢药、放射治疗、类固醇。

④ 由于下列疾病导致免疫应答降低者：全身恶性肿瘤、HIV 感染、γ-干扰素受体缺陷、白血病、淋巴瘤。

⑤ 由感染性疾病导致的发热或未知病因的发热者。

⑥ 免疫力降低的婴儿或儿童。

(2) 慎用

① 结核菌素反应强阳性的患者。

② 哮喘患者。免疫原性物质可引起哮喘发作或过敏反应。

【注意事项】

1. 本品严禁皮下或肌内注射。

2. 卡介苗接种时不可使用同一注射器，避免肝炎传染率增高。安瓿有裂纹或过期失效者不可使用。

3. 与其他疫苗同时使用时，应不在同侧注射。

4. 接种本品后还要和结核患者隔离 2 个月，以免在这期间受到传染。2～3 个月后再做结核菌素试验，阳性的表示接种成功，阴性的应再补种。以后每 3～4 年复种 1 次，复种前也应先做结核菌素试验。

5. 对化疗后免疫力降低患者施以活菌免疫接种，将导致严重甚至致命的感染。化疗停止与接受活疫苗接种之间的间隔期至少为 3 个月。

6. 若注射后出现瘢痕，在处理时切忌手术切除，可采用局部封闭疗法，将醋酸氢化可的松 12.5mg、异烟肼 100～300mg、0.5%普鲁卡因溶液适量，充分混合后用消毒注射器将混合液局部注射。每周 2 次，连续 10 次后，停 2 周，再继续注射，直至瘢痕疙瘩变平为止。

7. 接种后 2 周左右，局部可出现红肿浸润，若随后化脓、形成小溃疡，可用 1%龙胆紫涂抹以防感染，一般 8～12 周结痂；如遇局部淋巴结肿大，可用热敷处理；如已软化形成脓疱，可用灭菌注射器抽脓；如已穿孔，可用 10% 磺胺软膏或 20% 对氨基柳酸软膏处理。

8. 使用时，制品应注意避光，活菌苗用时不得日光曝晒。

9. 皮内免疫注射时切不可注射到皮下，否则会引起严重深部脓肿，长期不愈。注射剂量过高可致接种处脓肿或淋巴结炎，应遵循推荐剂量。

10. 接种对象必须详细登记姓名，性别，年龄，住址，菌苗批号及亚批号、制造单位，接种日期。

11. 制备本品者应戴手套、口罩，穿隔离衣。盛装过疫苗的容器、注射器及其他物品不得用作其他注射，以防产生化脓反应。丢弃前应消毒处理。

12. 接种途径主要采用皮上划痕和皮内接种。其剂型有冻干的和液体的两种。凡皮内接种的菌苗每毫升均含有 0.5mg 菌体，而皮上划痕的则每毫升高达 75mg 菌体。由于含菌量不一，故皮上划痕的菌苗勿用作注射用，用作皮内注射的也严禁皮下注射。我国已全面推行皮内接种，以提高接种阳转率。

13. 冻干注射剂菌苗的稀释方法：用灭菌的 1mL 注射器将随制品附带的稀释液按要求量精确吸至冻干卡介苗安瓿中，放置 1 分钟后摇动安瓿使之溶化，用注射器来回抽取数次，使之充分混匀。每支安瓿自稀释时起，必须在半小时内用完，以防污染。

灵杆菌素

【药理作用】

其作用机制与其他细胞脂多糖基本相同：

① 能激活机体非特异性免疫防御系统，强烈刺激机体产生多种内源性集落因子，激活巨噬细胞的吞噬活性，刺激骨髓造血细胞增殖与分化，增加外周血液中白细胞数量和增强白细胞的吞噬活性，表现为白细胞的捕获和消化能力增强。

② 增强特异性免疫功能，具有免疫佐剂作用，能增强抗

体的形成，产生的抗体主要为 IgM。

③ 具有激活垂体-肾上腺皮质系统的作用。

【适应证】

1. 可单用或与抗菌药物联合应用于急性或慢性细菌感染及某些病毒感染。对慢性和复发性感染，如慢性盆腔炎、慢性附件炎、慢性支气管炎有较好的近期疗效；对复发性口疮效果显著。与抗生素合用可提高治疗效果。

2. 可预防化疗和放疗引起的白细胞减少，加速因放射损伤和骨髓移植后，造血和免疫功能的恢复，使白细胞数基本维持在治疗前水平。

3. 对于造血功能障碍和不明原因引起的白细胞减少也有明显效果。

4. 用于支气管哮喘、慢性扁桃体炎、肿瘤术后等。

【用法及用量】

肌内或皮下注射。一般每周 2 次或每 5 日 1 次，首次 1mL，第 2 次 1.5mL，第 3 次开始每次 2mL。用 2mL 生理盐水稀释后注射。4～5 次为 1 个疗程，间隔 1～2 月可重复 1 个疗程。

(1) 白细胞减少症 治疗各种原因引起的白细胞减少，每次 2mL，每周 2 次。

(2) 慢性和复发性感染 与抗生素合用抗感染时，每次 2mL，每日 1 次。完成每次疗程后，根据病情可改为每 3 日注射 2mL。

【不良反应】

1. 最初两次注射后，部分病例有暂时性低热、肌肉酸痛无力、轻微头痛等感冒样不适，一般次日即自行消失。

2. 在治疗初期，由于病原菌扩散能力增强，炎症灶可出现病情加重现象，但随即好转。

【禁忌证】

(1) 禁用 冠心病、过敏体质和中枢神经系统损伤者忌用。

（2）慎用 孕妇应慎用或遵医嘱。

【注意事项】

本品用于白细胞减少症时，在白细胞恢复正常水平后，须维持给药 2 日后再停药。

免疫核糖核酸

【药理作用】

免疫核糖核酸（IRNA）存在于淋巴细胞中，其分子量较转移因子（TF）大，可以从人肿瘤组织免疫的羊或其他动物的脾脏、淋巴结提取，也可从正常人周围血白细胞和脾血白细胞中提取。本品可以传递对某抗原的特异性免疫活力，传递细胞免疫和体液免疫。实际上很可能即为传递免疫信息的 mRNA（信使核糖核酸），但也可能仅为免疫反应增强剂而并非 mRNA。它使未致敏的淋巴细胞转变为免疫活性细胞。由于 IRNA 具有一定的特异性，且不受动物种属的影响，又不存在输注免疫活性细胞的配型及排异问题，所以受到广泛重视。但 IRNA 可被 RNA 酶破坏，目前 IRNA 所产生的免疫力尚不够强，特异性也是相对的，所以还须进一步研究。

【适应证】

本品是动物经抗原免疫后或免疫活性细胞在体外经抗原致敏后，由免疫活性细胞中提取的核糖核酸。由于来源不一，致敏抗原不同。本品可分为特异性免疫核糖核酸及非特异性核糖核酸两类，后者仅有非特异性的免疫增强作用，临床适应证与转移因子相似。目前主要用于恶性肿瘤，如肾癌、肺癌、消化道癌及神经母细胞瘤和骨肉瘤等的辅助治疗；也曾试用于慢性乙型肝炎和流行性乙型脑炎，可使细胞免疫功能低下的部分患者恢复正常。

【用法及用量】

辅助治疗肿瘤：每次 2～4mg，每日 1 次，每日或隔日皮下注射，3 个月为 1 个疗程。临用前加灭菌注射用水 2mL 溶解。

【不良反应】

偶有过敏反应发生（因制备过程中有微量蛋白残存而致）。

【注意事项】

各单位试制的 IRNA 含量很不一致，但至少应含 10^9 免疫活性细胞提取物。为避免过敏反应，应由低剂量开始应用。

溶 链 菌

【药理作用】

本品为非特异性的免疫增强剂，对机体的免疫功能有多方面的促进作用。实验与临床研究表明，本品可使 T 淋巴细胞数增多，使 T 淋巴细胞比率上升，对辅助性 T 淋巴细胞有激活作用，能活化自然杀伤（NK）细胞，对 B 淋巴细胞数无影响。本品能提高淋巴母细胞转化率，并增强迟发型皮肤反应，也见 IgG、IgM 略有上升；能促进各种淋巴因子（干扰素、白细胞介素-2、TNF、NK 因子）的分泌；还有促进网状内皮系统功能的作用，能促进巨噬细胞的吞噬功能；与化疗药物合用时，可预防网状内皮系统功能降低，可使白细胞数增加。本品活化杀伤细胞（LAK）与白细胞介素-2（IL-2）活化杀伤细胞有些差异，本品主要活化大颗粒淋巴细胞（LGL），活化所需时间短，约 18 小时；而 IL-2 活化 LAK 细胞则需 3~5 日。

【适应证】

适用于消化道癌（胃癌、肝癌、胆道癌、大肠癌、直肠癌）、头颈部癌（上颌癌、咽喉癌、舌癌）、甲状腺癌、肺癌等恶性肿瘤的辅助治疗。

【用法及用量】

（1）肌内或皮下注射　一般开始时 1 次用 0.2~0.5KE（KE 为临床单位，1 个临床单位相当于 0.1mg 干燥菌体，约含 $1×10^8$ 个细菌数），每日或隔日 1 次；每 3~5 日增静脉注射或滴注，开始时每次 0.2~1KE，每周 2~3 次，视患者情况酌情增减；增量时可渐增至每次 1~3KE，每周 2~3 次，置生理盐水或 5％葡萄糖注射液内注射或置补液内滴注。

2. 局部注射　可于胸腹腔内注射，或通过内窥镜十肿瘤之中直接注射，注射肿瘤内、肿瘤周围或浆膜腔内，一般每次5～10KE，溶入生理盐水后注射，每日或数日 1 次。

【禁忌证】

有心、肾疾病患者，孕妇，过敏体质患者慎用。

【不良反应】

1. 本品虽是一种低毒变异株制剂，但其菌体仍具有细菌内毒素作用，故不良反应较多，常见有发热反应和注射部位疼痛，尚见有食欲减退、恶心、呕吐、倦怠、头痛、关节痛、皮疹以及轻度贫血等。

2. 大量静脉注射可出现恶寒、寒战，继而高热，应予解热剂作对症处理或停止用药；皮内注射最常见的不良反应为发热，白细胞数减少，注射部位的红、肿、痛；肌内注射时，大部分患者出现发热。对发热可用退热药治疗及预防。

3. 偶见过敏性休克。

4. 大剂量长期用药可能产生溶血性链球菌感染所致的心肾损伤。

【注意事项】

1. 由于本品含有青霉素，最好于注射前进行皮试，以防出现过敏性休克。给药时应仔细观察，若出现不适、口内异常感、眩晕、耳鸣等症状，应即停药。

2. 溶解后的注射液应立即使用。

3. 临床应用从小剂量开始，逐渐增大剂量，患者一般均能耐受。

4. 偶尔出现血中碱性磷酸酶、氨基转移酶升高，此时应停药。

螺　旋　藻

【药理作用】

本品含有多种人体所需的氨基酸、γ-次亚麻酸、微量元素、维生素、矿物质等。本品能有效地促进骨髓造血功能，维持放、化疗过程中，白细胞、红细胞、血小板、血色素水平的稳定，增强人体免疫力，降低血脂及胆固醇，预防和延缓动脉粥样硬化，保护免疫器官，并有抗辐射等作用。

【适应证】

本品适用于放、化疗的患者，白细胞水平低下者，高血脂患者，高血压患者，肝炎患者，慢性消化系统疾病（如慢性胃炎，胃、十二指肠溃疡）患者，胰腺炎患者，贫血患者，糖尿病患者，营养不良、病后体弱者。对便秘、痔疮、青光眼、老年性白内障、气管及支气管喘息、风湿病、慢性肾功能不全等均有疗效。

【用法及用量】

口服给药。每次 2～4 粒，每日 3 次，或遵医嘱。

乌苯美司

【药理作用】

本品为免疫调节药和抗肿瘤药，是在放线菌橄榄网状链霉素培养液中发现的，为对氨基肽酶 B 有抑制作用的二肽，也可合成制备。本品竞争性抑制氨基肽酶 B 和亮氨酸氨基肽酶，可增强 T 淋巴细胞的功能，使其 DNA 合成增加，使 NK 细胞的杀伤活力增强，且可使集落刺激因子（CSF）合成增加而刺激骨髓细胞的再生及分化。

【适应证】

1. 本品可增强免疫功能，用于肿瘤放疗、化疗的辅助治疗，以及各种因素引起的免疫功能低下及老年性免疫功能缺陷。成人急性非淋巴细胞白血病完全缓解后与药物强化维持疗法合用，可延长生存期。

2. 试用于骨髓发育不良综合征及单纯性红细胞再生不良症的治疗。

【用法及用量】

口服给药。每日 30～100mg，1 次或分 2 次服；症状较轻和长期服用者也可每周服用 2～3 次。

【不良反应】

1. 偶有肝损伤、皮疹、皮肤发红、瘙痒、轻度脱毛、恶心、呕吐、腹泻、头痛、麻木感、口腔内不适感和面部水肿。

2. 剂量超过每日 200mg 时，可使 T 淋巴细胞减少。

【禁忌证】

孕妇及哺乳期妇女慎用。

胸　腺　素

【药理作用】

动物胸腺中有多种多肽类激素，总称为胸腺激素。已由小牛胸腺分离精制的胸腺激素有胸腺素、胸腺体液因子、胸腺增生素和胸腺因子等多种。胸腺素已试用于临床，目前国外临床试用的主要是由小牛胸腺素纯化而得的胸腺素组分 5（胸腺素 F5），它含 12 种主要的多肽和 20 余种次要的多肽，分子量为 1000～15000。我国生产的猪胸腺素（猪胸腺素 F5）系由猪胸腺提取的含 8～9 种不同等电点的蛋白质组分的混合物，分子量为 9000～68000 不等，低分子量组分占 70%～80%。胸腺素可使由骨髓产生的干细胞转变成 T 淋巴细胞，因而有增强细胞免疫功能的作用，对体液免疫的影响甚微。动物实验表明，它能使去胸腺小鼠部分或接近全部地恢复免疫排异和移植物抗宿主反应，能使萎缩的淋巴组织复生、淋巴细胞增殖，使幼淋巴细胞成熟，变为有免疫功能的淋巴细胞。胸腺素的作用无明显的种属特异性，其机制可能是：

① 能连续诱导 T 淋巴细胞分化发育的各个阶段。

② 调节机体的免疫平衡。

③ 增强成熟 T 淋巴细胞对抗原或其他刺激的反应。

【适应证】

(1) 对胸腺发育不全患儿可长期用作替代性治疗。

(2) 用于肿瘤患者，可见大部分患者 T 淋巴细胞数增多，也见有临床症状改善。

（3）对系统性红斑狼疮、类风湿性关节炎等自身免疫性疾病，病毒性肝炎，以及某些眼病有一定疗效；对中老年人也有一定的抗老防衰的作用。

（4）适用于胸腺发育不全、运动失调性毛细血管扩张症、慢性皮肤黏膜真菌病、复发性口疮、麻风、重症感染、慢性肾炎等伴有细胞免疫功能低下性疾病、流行性出血热、过敏性紫癜、慢性荨麻疹、带状疱疹、难治性肺结核、扁平疣等。

【用法及用量】

1. 肌内注射

一般每次 2～10mg，每日或隔日 1 次。

（1）流行性出血热　每次 10mg，每日 1 次，用药 7 日。

（2）过敏性紫癜　辅用胸腺素 5mg，每日 1 次，可提高疗效。

（3）恶性肿瘤　放疗或化疗，加用胸腺素 5mg，每日 1 次，用至化疗或放疗结束。可改善患者体质，增强免疫功能，提高治疗效果。

（4）肝硬化　加用胸腺素 5～10mg，每日 1 次，用药 2 个月，可降低死亡率。

（5）肺内真菌感染　胸腺素每日 15mg；配合常规治疗可提高疗效。

2. 静脉给药

（1）慢性荨麻疹　小牛胸腺素 20mg，稀释后静脉给药，每日 1 次，14 日为 1 个疗程；配合抗组胺药或中药可提高疗效。

（2）带状疱疹、系统性红斑狼疮　小牛胸腺素 50～100mg，加 5％葡萄糖液 250～500mL，静脉滴注，每日 1 次，14 日为 1 个疗程；配合常规治疗可提高疗效。

（3）难治性肺结核　胸腺素联合化疗，可提高细胞免疫功能及抗结核疗效。

3. 皮下注射

扁平疣：每次 5mg，每日 1 次，10 日为 1 个疗程，并外用 0.05％维 A 酸霜。

4. 局部注射

类风湿性关节炎：每次 20mg，交替注射足三里、阳陵泉、三阴交、内关等四组穴位，每周注射 1 次；配合中药方剂，疗程为 3 个月。

5. 儿童肌内注射

用于胸腺发育不良幼儿：按体重每日 1mg/kg；症状改善后，改维持量为按体重每周 1mg/kg，作为长期替代治疗。

【不良反应】

（1）常见的不良反应为发热。

（2）少数患者有荨麻疹、皮疹，个别患者出现头昏等。

（3）偶见注射部位红肿、胸闷，一般可自行消失。

【禁忌证】

注射前或停药后再次注射时，若皮试为阳性，则忌用本品。

胸腺五肽

【药理作用】

本品即促胸腺生成素 32～36 五肽，可由人工方法合成。具有母肽的免疫活性部位，具有与胸腺素相同的调节免疫系统的功能，即诱导前 T 淋巴细胞分化、成熟，调节成熟 T 淋巴细胞的免疫活性。本品对多种免疫失调，包括先天无胸腺、胸腺切除、老年胸腺萎缩性功能减退、感染、肿瘤、皮肤移植以及自身免疫性疾病过程中因不同 T 细胞亚群比例及功能改变而引起的免疫反应过高或低下，都具有使免疫反应趋向正常水平的双相调节作用。

【适应证】

1. 本品适用于肿瘤、细胞免疫缺陷病、胸腺发育不全、运动失调性毛细血管扩张症、风湿性关节炎等的治疗。

2. 对 IgA 缺乏症、抗化疗麻风结节样麻风病、反复发作性口唇疹和单纯疱疹病毒感染，以及慢性肝炎、慢性肾炎等伴有细胞免疫低下等，也显示出不同的治疗作用。

3. 可作为免疫功能增强剂，用于老年及免疫功能低下患者。

【用法及用量】

1. 皮下注射

（1）原发性免疫缺陷　开始时按体重每日皮下注射 0.5～1mg/kg，连续 2 周；维持量为按体重每次 0.5～1mg/kg，每周 2～3 次。

（2）继发性免疫缺陷　每次皮下注射 50mg，每周 3 次，连续 3～6 周。

2. 肌内注射

用于原发性免疫缺陷，开始时按体重每日肌内注射 0.5～1mg/kg，连续 2 周；维持量为每次 0.5～1mg/kg，每周 2～3 次。

【不良反应】

常见的不良反应是注射部位疼痛、头痛、睡眠障碍和乏力、轻度的胃肠不适、皮肤瘙痒、肝脏酶学指标短暂升高等，也可能出现白细胞计数明显下降。

银耳多糖

【药理作用】

银耳为中医学中著名滋补药之一，具有润肺生津、滋阴养胃、益气和血、补脑强心等功能。本品为担子菌多糖类免疫增强剂，有改善机体免疫功能及提升白细胞的作用。国外对担子菌类植物的研究报道认为，此类植物（如猪苓、银耳、黑木耳、白山云芝等）提取的多糖为非特异性免疫刺激剂，对正常及荷瘤小鼠均有促进抗体生成的作用，并能激活脾脏功能，增强特异性和非特异性免疫反应。动物药理实验研究：

① 本品能显著提高小鼠网状内皮细胞的吞噬功能，提高猕猴外围血中 E 玫瑰花结和 EAC 玫瑰花结的形成率，提高免疫球蛋白、血清总补体的水平，对环磷酰胺所致的大鼠白细胞减少有预防和治疗作用。

② 本品对小鼠肿瘤（S-180）有抑制作用。

③ 本品能促进照射小鼠造血功能的恢复，提高小鼠的存活率，对小鼠显示有一定的保护作用。对正常犬首次给药后第 1 日即引起末梢血白细胞数明显升高，直至给药后 27 日才恢复正常。

临床试用初步表明，本品对癌细胞没有直接杀伤的作用，但有较好的提升白细胞和改善机体免疫功能的作用，可调动肿瘤患者本身的抗癌功能而达到抗肿瘤的目的。

【适应证】

对肿瘤化疗或放疗所致的白细胞减少症和其他原因所致的白细胞减少症，有显著效果。用于治疗慢性支气管炎，效果亦佳。

【用法及用量】

口服给药。每次 1g，每日 2～3 次；银耳芽孢糖浆，每次 10mL，每日 3 次。

【不良反应】

用药期间患者食欲良好，未见胃肠道不良反应。极个别患者服药后 1 周内有上腹部胀满感，不经特殊处理，可自行消失。绝大多数患者服药前后肝、肾功能检查均未见异常；有患者在给药前的血清谷氨酸丙酮酸转氨酶（SGPT）偏高，服用本品后反而恢复正常的报道。

植物血凝素

【药理作用】

本品系从植物种子如菜豆（*Phaseolus vulgaris*）中提取的一种高分子糖蛋白，为低聚糖（由 D-甘露糖、氨基葡萄糖酸衍生物所构成）与蛋白质的复合物，可分为两种，富于蛋白质的 PHA-P 和富于黏蛋白的 PHA-M。因为本品对红细胞有一定凝集作用，故名。本品既为非特异性免疫功能刺激剂，又能刺激骨髓造血功能，使白细胞数上升；能激活小淋巴细胞转化为淋巴母细胞，继而分裂增殖，释放淋巴因子；刺激细胞分裂前的 RNA 及 DNA 合成；对病毒侵袭的细胞有杀伤作用，并能诱导干扰素、移动抑制因子及淋巴毒素产生；提高巨噬细胞的吞噬功能。本品还可使白细胞和癌细胞凝集，改变癌细胞膜的通透性，使化疗药物更易进入癌细胞内发挥疗效。本品能使肿瘤细胞由非增殖期进入增殖期，从而更易受化疗药物攻击。在体外能抑制人体食管癌及肝癌细胞株，对艾氏腹水癌亦有抑制作用。

【适应证】

常用于免疫功能受损引起的疾病。可联合应用于治疗肿瘤，如绒毛膜癌、卵巢癌、鼻咽癌、乳腺癌、肠癌、骨肉瘤、恶性葡萄胎、急性粒细胞白血病、急性淋巴细胞白血病、红白血病等。本品对再生障碍性贫血、流行性出血热、慢性迁延性肝炎、重型肝炎等也有效。本品治疗荨麻疹效果较好。

【用法及用量】

1. 静脉滴注

（1）肿瘤　每日 20～40mg，溶于 5％葡萄糖盐水 250～500mL 中静脉滴注。

（2）迁延性肝炎　每日量为 10～20mg，溶于 5％葡萄糖生理盐水 250～1000mL 中静脉滴注，每日 1 次，连续 20 日为 1 个疗程。

2. 静脉注射

肿瘤，每日 20～40mg，溶于 5％葡萄糖液或 0.9％氯化钠注射液 40mL 中缓慢静脉注射。

3. 肌内注射

肿瘤，每日 20～40mg，溶于 0.9％氯化钠注射液供肌内注射。

4. 皮下注射

用于治疗荨麻疹，每次 0.25mg，急性患者每日 1 次，慢性者每日 3 次，5～10 次为 1 个疗程。

【不良反应】

不良反应少见，可有发热及注射部位的局部反应。有不良反应者可能疗效较好。偶有过敏反应，如发生喉头水肿及全身荨麻疹等，甚至发生类似过敏性休克样反应。

【注意事项】

（1）本品使用时应新鲜配制。

（2）用于治疗肿瘤时，单用无效，常与化疗剂合用。

（3）本品宜与其他疗法（手术、化疗、放疗）综合治疗。按病种不同，可在化疗之前使用本品 5～10 日，也可在化疗后使用 5～10 日。按此序贯疗法，一般需用 2～3 个疗程。

猪苓多糖

【药理作用】

猪苓多糖与已知的担子菌类多糖药物相似，主要是提高机体的细胞免疫功能，具有抗肿瘤、调整免疫、抗放射等作用。

① 抗肿瘤作用：本品对荷瘤小鼠的瘤体抑制率为 50%～70%，瘤重抑制率约为 30% 以上，可使 6%～7% 的荷瘤小鼠肿瘤完全消退。预防性给药对移植性肿瘤的生长亦有一定抑制作用，与日本同类型药物云芝多糖比较，有用量少而疗效明显的优点。实验表明，本品能降低 Lewis 肺癌转移灶的发生率。临床用于肺癌，可见巨噬细胞功能明显增强，并能提高 E 玫瑰花结形成率和 OT 试验等免疫功能。另外，本品对白血病患者可减少出血和感染，减轻化疗的某些不良反应，并可延长患者生存期。

② 免疫调整作用：本品能使荷瘤小鼠脾脏抗体形成细胞明显增多，提高荷瘤小鼠腹腔巨噬细胞的吞噬活力，提高 IgM 抗体的产生，从而增强荷瘤小鼠的免疫功能；本品还能提高小

鼠腹水型肉瘤-180 细胞中环磷酸腺苷（cAMP）的含量，对小鼠肉瘤-180 有抑制作用。实验表明，正常人连续给药 10 日，可见淋巴细胞转化率显著上升。

③ 对机体能量代谢的影响：肝糖原组织化学显示法证明，本品能提高荷瘤小鼠明显降低的 6-磷酸葡萄糖磷酸酶等的活性而增加糖原异生，加速糖原合成，对荷瘤小鼠的能量代谢有一定的辅助作用。

④ 抗放射作用：在致死剂量照射前 24 小时内给小鼠 0.5mg 本品，能提高受照射小鼠血浆皮质酮含量，提高对照射引起的体液免疫和细胞免疫（迟发型皮肤超敏反应）的抑制。

【适应证】

本品是从真菌纲担子菌亚纲多孔科多孔菌属植物猪苓 *Polyporus umbellatus*（*Pers*）*Fr.* 的菌核中提取的多糖类物质，其主要有效成分是以 β（1→3）糖苷链为主、β（1→4）为辅的葡聚糖。临床实验表明，本品作为一种植物性的免疫增强剂，除防治肿瘤外，尚有广阔的前景。

(1) 主要适用于原发性肺癌、肝癌、子宫颈癌、鼻咽癌、食管癌以及白血病等恶性肿瘤的放、化疗中的辅助治疗。

(2) 用于慢性传染性肝炎的治疗。

(3) 用于白血病的辅助治疗。

【用法及用量】

1. 口服给药

每次 2g，每日 3 次。

2. 肌内注射

(1) 乙型肝炎　每次 40mg，每日 1 次，每月用 20 日，3 个月为 1 个疗程。配伍乙肝疫苗，每次 30μg，每 2 周 1 次，3 个月为 1 个疗程。

(2) 肿瘤　用于肿瘤的辅助治疗，每次 40mg，隔日 1 次，使用 2 周后进行化疗或放疗；化疗或放疗疗程结束后，隔日 1

次，每次 40mg，每月使用 2 周，2 个月为 1 个疗程。

【不良反应】

绝大多数患者用药后未见明显副反应，个别患者可能会出现局部淋巴结肿大、压痛。少数患者肌内注射 1～4 周后出现皮疹，是否与本品有关，还不明确。

【注意事项】

一般白血病患者为避免注射引起的出血和感染，应使用口服片剂。

转移因子

【药理作用】

本品是免疫增强药，主要成分为从外周血白细胞或脾细胞中提取的多核苷酸肽（分子量小于 5000），不易被 RNA 酶、DNA 酶及胰蛋白酶破坏。本品是细胞免疫反应中的重要因子，本身无抗原性，也不是抗体片段，仅能传递多种抗原的细胞免疫反应性，可将细胞免疫活性转移给受体以提高后者的细胞免疫功能。包括细菌、真菌、病毒、组织相容性抗原及肿瘤特异抗原等，可使供体细胞免疫反应性增强，促进巨噬细胞的趋化性，增加迟发型细胞反应，提高机体对肿瘤的杀伤活力。能提高免疫缺陷患者的免疫功能，改善患者的感染情况。

【适应证】

1. 用于治疗某些抗生素难以控制的病毒性或霉菌性细胞内感染。

2. 用于乙型脑炎、慢性乙型肝炎、白色念珠菌病、慢性溃疡性结肠炎及带状疱疹等。

3. 用于白血病、肝癌、肺癌、再生障碍性贫血、淋巴瘤、黑色素瘤、霍奇金病的辅助治疗，对自身免疫性疾病也有一定治疗作用。

4. 用于神经精神疾病如亚急性硬化性全脑炎、精神分裂症，以及散发性脑炎等的辅助治疗。

5. 用于慢性疲劳综合征、类风湿性关节炎、糖尿病、丙种球蛋白缺乏症等的辅助治疗。

【用法及用量】

常用的给药方法为皮内、皮下或肌内注射，最佳应为上臂内侧腋窝处及股内侧邻近淋巴结处皮下注射。无固定疗程及剂量，一般倡导每周 1～2 次注射，每次 1～2U，连用 3 个月至 2 年不等。可根据免疫反应指标而调整剂量。

【不良反应】

1. 最常见的不良反应为注射部位局部疼痛、硬结，全身可有发热反应。个别病例可见风疹及皮疹。

2. 用本品治疗魏-阿综合征（Wiskott-Aldrich Syndrome），有曾出现溶血性贫血和淋巴组织瘤的报道。

3. 近期也有本品可引起支气管哮喘典型发作的报道。

【注意事项】

1. 腋窝部注射即使进入静脉也无明显不良反应，因本品也可直接静脉注射。

2. 由于本品没有抗原性，所以不存在输注免疫活性细胞的配型和相互排异问题。

左旋咪唑

【药理作用】

本品是一种免疫调节剂，能使免疫缺陷或免疫抑制的宿主恢复其免疫功能，对正常机体的影响并不显著。它能使年老小鼠免疫功能低下状态恢复到正常。在体外，可使巨噬细胞数增加，并使巨噬细胞吞噬的颗粒增多。它虽无抗微生物的作用，但可提高宿主对细菌及病毒感染的抵抗力。

【适应证】

目前试用于肺癌、乳腺癌手术后，或急性白血病、恶化淋巴瘤化疗后的辅助治疗。

【用法及用量】

癌瘤的辅助治疗：每日量 150～250mg，连服 3 日，休息 11 日，然后再进行下 1 个疗程。

【不良反应】

本品不良反应轻微，偶有恶心、呕吐、腹痛等。少数病例可出现头晕、头痛、乏力、关节酸痛、发热、失眠、精神错乱、血压降低、脉管炎、皮疹、光敏性皮炎等，停药后可自行缓解。个别病例可发生粒细胞、血小板减少，以及肝功能异常。

【禁忌证】

（1）禁用　肝肾功能不全、肝炎活动期、妊娠早期或原有血吸虫病患者禁用。

（2）慎用　干燥综合征患者慎用。

【注意事项】

1. 可与噻嘧啶合用治疗严重钩虫感染；与噻苯唑或补蛲灵合用治疗肠线虫混合感染；与枸橼酸乙胺嗪先后应用于抗丝虫感染。

2. 服用过量在数小时内发现者，可催吐或洗胃，以及行对症支持治疗。

芸芝多糖 K

【药理作用】

本品能增强人体细胞免疫功能。用于治疗白血病，可见淋巴母细胞转化率和 E 玫瑰花结形成率明显增高，还可增强机体对化疗的耐受性，加强化疗的疗效。本品与化疗合用于白血病和多种癌症患者，大多数病例的 T 淋巴细胞功能均有所恢复，临床症状有明显改善，未出现明显的感染和出血倾向；单独试用于脓胸和红斑狼疮患者，T 淋巴细胞免疫功能在 3 周内明显上升。用于慢性肝炎，症状改善效果明显，有较好的降低氨基转移酶的作用；在症状改善的同时，也见 E 玫瑰花结形成率和淋巴细胞转化率增加，并可提高 PHA 皮试的反应强度。近年来，有人认为，细胞免疫功能低下是慢性活动性肝炎形成的主要因素，这是由于 T 淋巴细胞功能低下，对 B 淋巴细胞的辅助作用不足，B 淋巴细胞不能产生足够的抗体以彻底清除病毒，使肝细胞不断受到病毒感染而发展成慢性肝炎。芸芝多糖等担子菌类多糖有明显的促进细胞免疫功能的作用，且无毒性，故认为是防治慢性肝炎的良好药物。此外，急性淋巴细胞白血病患儿注射本品后可见 IgM 量增加，说明也有增强体液免疫的作用。动物实验表明，本品能增加 T 淋巴细胞、NK 细胞、巨噬细胞的活力，促进 IF、IL、TNF 等淋巴因子分泌，增强细胞免疫功能，对迟发型超敏反应、周围血液淋巴细胞转化实验均有促进。可使 HB-sAg 滴度下降，部分转阴；可以改善自觉症状，如食欲不振、腹胀、肝区疼痛不适等，且对保护肝功能稳定起一定疗效。对正常小鼠抗体生成无影响，但可使接种肉瘤-180 后的抗体下降得以恢复，还能增强带瘤鼠巨噬细胞吞噬功能。据报道，本品的抑制肿瘤的作用和 IgG 的回升是一致的。还观察到本品能显著地阻止因带瘤状态而降低的迟发型皮肤反应。本品与抗癌化疗药物合用，能增强抗癌化疗药的效果；如在放射治疗时使用，则可使肿瘤细胞对放射线更为敏感。

【适应证】

1. 主要用于消化道（胃、食管、结肠、直肠）肿瘤、肺癌、乳腺癌等，有改善症状的效果，如食欲增进、体重增加、疼痛减轻，有时可见胸水、腹水减少，也可见肿块缩小，但见效慢。

2. 对食管癌、肺癌、子宫癌、乳腺癌等术后复发有一定预防效果。

3. 与小剂量局部放射线合用于治疗子宫颈癌，其效果与大剂量放射线照射治疗效果相同。

4. 可用于病毒性肝炎的治疗。

【用法及用量】

（1）口服给药　使用片剂，每次 1～3g，每日 3 次，3 个月或更长时间为 1 个疗程；使用胶囊剂，常用于慢性病毒性肝炎，每次 2 粒，每日 3 次；使用云芝肝泰冲剂，每次服 1 袋，每日 3 次。

(2) 肌内注射 每次 40mg，每日或隔日 1 次，连用 1～2 个月，剂量可视症状增减。

【不良反应】

除注射部位可有轻度疼痛外，一般无不良反应。罕见有皮疹、恶心、呕吐等症状。经埃姆斯实验（Ames 实验）、微核试验和显性致死实验证实，本品无致突变作用，表明本品在使用剂量范围内是安全的。

香菇多糖

【药理作用】

本品是生物反应调节药，具有抗瘤的作用，能增强机体对抗原刺激的免疫反应。其作用机制不是直接对肿瘤细胞有细胞毒性作用，而是通过激活宿主的防病机制，其中包括杀伤 T 淋巴细胞和活化巨噬细胞、自然杀伤细胞（NK）和抗体依赖性巨噬细胞的细胞毒性作用（ADMC）；能刺激单核细胞、巨噬细胞释放 IL-1，从而激活 NK 细胞以协同抗肿瘤及抗病毒，并使受抑制的辅助性 T 淋巴细胞恢复功能。本品亦为干扰素诱导剂，可增加血中干扰素浓度，而发挥抗肿瘤作用。经小鼠做溶血素形成实验，脾抗体分泌细胞（PF），特异性玫瑰花形成细胞（SRFc）测定混合淋巴细胞（MLR），以及对小鼠脾、胸腺等免疫器官重量测定等方法，研究本品对免疫功能的影响，结果发现，本品在一定剂量范围内对体液免疫和细胞免疫均有兴奋作用。此外，本品对网状内皮系统亦有兴奋作用，还能对抗由环磷酰胺造成的免疫抑制。本品能减轻由于四氯化碳、硫代乙酰胺、泼尼松龙所致肝损伤引起的谷丙转氨酶的升高。按体重每日腹腔注射本品 25mg/kg，或口服 25mg/kg、50mg/kg，均能使因四氯化碳损伤肝脏造成的大、小鼠的高谷丙转氨酶值明显降低，也可明显恢复因四氯化碳肝损伤引起的肝糖原含量降低，表明本品有促进肝糖原合成的作用，但对正常小鼠的肝糖原含量无明显影响。实验证明，本品可使小鼠肝匀浆细胞色素 P_{450} 含量增加；而有关研究认为，肝匀浆细胞色素 P_{450} 与体内多种活性物质的合成、活化、灭活以及外源性亲脂性物质的生物转化有关。故推测本品此作用可能有利于调节体内某些活性物质，并具有保肝作用。

【适应证】

1. 用于各种肿瘤的治疗，临床常与替加氟（FT-207）、多柔比星、丝裂霉素合用，治疗不能手术或复发的胃癌，也可用于结肠、直肠癌，肺癌，乳腺癌，急、慢性白血病的治疗。对已有远处脏器转移的晚期癌症患者，在化疗时合用本品可改善患者的全身情况，提高疗效，延长生存期。

2. 用于慢性乙型肝炎、肝中毒、肝硬化的治疗。

3. 最近有本品可提高反复感染患儿的免疫功能的报道。

【用法及用量】

（1）口服给药　每次 12.5mg，每日 2 次。

（2）静脉注射　每次 2mg，每周 1 次，一般 3 个月为 1 个疗程。

（3）静脉滴注　每次 2mg，每周 1 次。药物按 1mg/mL 溶解于注射用水后，加入 5% 葡萄糖液 250mL 静脉滴注。一般 3 个月为 1 个疗程。

【不良反应】

不良反应发生率较低，一般有 6.8% 的患者有一过性皮疹或潮红、恶心、头昏、胸部压迫感、多汗等，减慢静脉滴注速度可减轻或消失。偶见头痛、红细胞及血红蛋白减少。罕见休克、出现口内异常感、畏寒、心律异常、血压下降、呼吸困难及皮疹等，应停药并适当处理。未有致畸反应的报道。

【禁忌证】

婴幼儿及儿童慎用。

【注意事项】

1. 用溶解液稀释时须强烈振摇，溶解完全后尽快合用。

当溶解液超过 2mL 时，用生理盐水或 5%葡萄糖液调节药液渗透压。

2. 本品应避免与维生素 A 制剂混合使用，以免出现浑浊。

多肽/糖肽

【药理作用】

本品是从动物脾脏中提取的一种活性肽类，片剂的成分为低分子量的多肽，针剂分子量为 1000～5000 的特殊糖肽。可非毒性地抑制细胞的糖酵解，使以高度糖酵解为特征的肿瘤细胞缺乏能量来源，造成肿瘤细胞代谢过程发生障碍，阻止瘤细胞分裂增殖，从而起抗肿瘤效应。体外实验证明，它主要作用于细胞增殖周期的 G_0 和 G_1 期肿瘤细胞，使其能量代谢发生障碍，由 G_0 和 G_1 期向 G_2 期和 S 期转化过程发生障碍，还可以激活机体免疫系统，使 T 淋巴细胞活性增强且数量增加，淋巴母细胞数量增加，抗体生成释放增加，各种细胞因子如 γ-干扰素、白细胞介素 2 及白细胞介素 3 等的释放增多，从而整体地刺激机体免疫系统，从而起到抗肿瘤作用和治疗其他免疫缺陷性疾病。

【适应证】

恶性肿瘤患者，需要延长生存期和改善生命质量的患者，以及免疫缺陷者。用于治疗各种原发性恶性肿瘤和转移性肿瘤，能促进肿瘤消退。

【用法及用量】

肌内注射。

（1）冲击疗法 每日 1mL 或隔日 2mL，1 次肌内注射。合并使用片剂，每次 1 片（100mg），每日 3 次。

（2）一般疗法 每周 3 次，每次 1mL，隔日肌内注射 1 次。合并使用片剂，每次 1 片（100mg），每日 3 次。

（3）维持疗法 每周 1mL，肌内注射。合并使用片剂，每次 1 片（100mg），每日 3 次；或单独使用片剂，每次 1 片

（100mg），每日 3 次。起效时间为 2～4 周，12 周为 1 个疗程，宜长期应用，但不要与蛋白分解酶类同时使用。

【禁忌证】

孕妇忌用。

【注意事项】

可与手术、放疗及其他抗癌药联合应用，也可单独应用。

第五篇
操作篇

第三十一章　标本采集

第一节　血培养标本采集

一、目的

根据医嘱采集患者血培养标本，进行临床检验，为诊断和治疗提供依据。

二、采血方式

(1)"双瓶双侧"　是指从一个部位采血接种一个培养瓶，再从另一部位采血接种另一个培养瓶。通常选上臂静脉。一般用于对怀疑菌血症、真菌血症的成人患者。

(2)"双侧双瓶"　是指从一个部位采血接种一个需氧瓶，再从另一部位采血接种另一个厌氧瓶。一般用于婴幼儿患者。

三、采集部位要求

从两侧上肢静脉采血，"双瓶双侧"采血培养。至少做到"双侧双瓶"。必要时从下肢静脉采血做第三套血培养。

四、血液标本在需氧瓶和厌氧瓶中的分配要求

以一个需氧瓶和一个厌氧瓶为一套血培养，作为常规血培养的组合。当采血量不够推荐的采血量时，应首先满足需氧瓶，剩余标本再接种入厌氧瓶。

五、操作标准

1. 操作前准备

(1)评估患者　询问了解患者身体状况，向患者解释，取得患者配合。观察患者采血部位有无异常情况。

（2）个人准备　仪表端庄、服装整洁、洗手、戴口罩。

（3）用物准备　无菌手套、止血带、消毒液、棉棒、采血器、培养瓶、培养单。

（4）环境准备　清洁、安静、舒适、无人员走动。

2. 操作步骤

① 核对医嘱及患者。

② 安尔碘消毒血培养瓶瓶口 3 遍，待干 60 秒。

③ 抽血部位皮肤消毒。安尔碘消毒 3 遍，待干 60 秒；消毒时从穿刺点向外画圈消毒，至消毒区域直径达 5cm 以上；待挥发干燥后采血。

④ 戴无菌手套，用采血器无菌穿刺成功后，连接血培养瓶，采集后轻轻混匀以防血液凝固。

⑤ 再次核对患者姓名、床号。

⑥ 洗手，记录。

六、注意事项

① 严格无菌操作，避免污染。

② 不应从留置静脉或动脉导管处取血，因为导管易被固有菌群污染。

③ 采血量及采血间隔：成年患者推荐的采血量为 20～30mL，每套不少于 10mL，每瓶不少于 5mL；婴幼儿患者推荐的采血量应少于患儿总血容量的 1%，每瓶不少于 2mL。两部位采血时间≤5 分钟。

④ 采血时机：在患者发热期间越早越好，最好在抗菌治疗前，以正在发冷发热前半小时为宜或在停用抗生素 24 小时后。

⑤ 采集后应立即送往实验室，最好在 2 小时内；如果不能及时送检，应置于室温环境。

⑥ 送检标本应注明来源、检验目的和采样时间，使实验室能正确选用相应的培养基和适宜的培养环境。

第二节 粪便标本采集

一、目的

根据医嘱采集患者粪便培养标本，进行临床检验，为诊断和治疗提供依据。

二、操作标准

1. 操作前准备

（1）评估患者 询问患者身体状况，向患者解释，取得患者配合。

（2）个人准备 仪表端庄，服装整洁，洗手戴口罩。

（3）用物准备 培养瓶、培养单、无菌手套。

（4）环境准备 适当遮挡，保护患者隐私。

2. 操作步骤

① 核对医嘱及患者。

② 戴手套，取少量大便 3～5g（蚕豆大小）放于培养瓶中，合盖。

③ 再次核对患者。

④ 洗手，记录。

三、注意事项

① 常规检查选取有黏液、脓血等病变成分的粪便，外观无异常的粪便，隐血检测标本须从表面、深处和粪端多处取材。

② 标本应尽快送检。不能及时送检的标本可室温保存≤2小时；放入4℃冰箱保存，一般可保存24小时。

③ 粪便标本应避免混有经血、尿液、消毒剂及污水等各种物质。

④ 送检标本应注明来源、检验目的和采样时间，使实验室能正确选用相应的培养基和适宜的培养环境。

第三节　尿标本采集

一、目的

根据医嘱采集患者尿培养标本，进行临床检验，为诊断和治疗提供依据。

二、操作标准

1. 操作前准备

（1）评估患者　询问了解患者身体状况，向患者解释，取得患者配合。

（2）个人准备　仪表端庄，服装整洁，洗手戴口罩。

（3）用物准备　止血钳一把、安尔碘、棉棒、20mL 空针一个、培养瓶、培养单、无菌手套一副。

（4）环境准备　适当遮挡，保护患者隐私。

2. 操作步骤

① 核对医嘱及患者。

② 戴手套，用安尔碘消毒尿道口处的导尿管壁（接头上端接近会阴部）2 遍，待干。

③ 用无菌注射器的细针斜穿管壁抽吸尿液 10mL。做尿培养时，应采集尿液 20mL。

④ 将抽好的尿液导入培养瓶中，盖好盖子。

⑤ 再次核对患者。

⑥ 洗手，记录。

三、注意事项

① 严格无菌操作，避免污染。

② 不可从集尿袋下端管口留取标本。

③ 标本应尽快送检，最好在 2 小时内；如果不能及时送检，放置于冰箱内，但不要超过 24 小时。

④ 送检标本应注明来源、检验目的和采样时间，使实验

室能正确选用相应的培养基和适宜的培养环境。

第四节　痰标本采集

一、目的

根据医嘱采集患者痰液标本，进行临床检验，为诊断和治疗提供依据。

二、操作标准

1. 操作前准备

（1）评估患者　询问了解患者身体状况，向患者解释，取得患者配合。确保昏迷患者病情平稳。观察患者口腔黏膜有无异常和咽部情况。

（2）个人准备　仪表端庄，服装整洁，洗手戴口罩。

（3）用物准备　无菌手套、一次性痰培养器。

（4）环境准备　安静、舒适。

2. 操作步骤

① 核对医嘱及患者。

② 洗手，戴无菌手套。

③ 助手协助打开痰培养器；若为呼吸机辅助呼吸患者，助手协助摁下纯氧和静音按钮。

④ 痰培养器接负压吸引器。

⑤ 助手协助固定患者头部；若为气管插管患者，助手协助断开患者气管插管接头处。

⑥ 吸痰管插入到合适深度后，开放负压吸引痰液。当标本瓶内痰液达到需要量时，关闭负压，退出吸痰管，痰培养器加盖。

⑦ 再次核对患者姓名。

⑧ 洗手，记录。

三、注意事项

① 严格无菌操作，避免污染标本，影响检验结果。

② 在抗生素使用前采集价值高。

③ 痰液标本采集最好在上午进行。

④ 连续采集 3~4 次，采集间隔时间＞24 小时。

⑤ 不能用无菌水冲洗吸痰管，否则会稀释标本。

⑥ 退吸痰管时不能开放负压，否则会引起上呼吸道分泌物污染标本。

⑦ 标本送检不超过 2 小时；不能及时送检者，可暂存 4℃冰箱。

⑧ 痰液标本采集后应评估标本量、颜色、形状，进行痰液涂片，检查确定标本来源，若怀疑细菌感染，应进行革兰染色、细菌培养和药物敏感试验。

⑨ 送检标本应注明来源、检验目的和采样时间，使实验室能正确选用相应的培养基和适宜的培养环境。

第三十二章　仪器操作

第一节　多功能监护仪的使用

一、定义

监护仪指能够对患者生理参数进行实时、连续监测的医用仪器设备。

二、目的

对生命体征不稳定患者进行监护。

三、原理

主机由各种传感器物理模块和计算机系统构成，负责信号检测和处理，包括信号模拟处理、数字处理及信息输出。

四、基本结构

由主机、显示器、各种传感器及连接系统等四部分组成。

五、操作标准

1. 操作前准备

① 评估患者病情、意识状态及皮肤情况。对清醒患者，告知监护的目的及方法，取得患者合作。

② 评估监护仪各功能是否良好。

③ 个人准备：仪表端庄，服装整洁，洗手。

④ 用物准备：心电监护仪、电极片 5 个、70％乙醇、纱布、弯盘、笔、记录卡、洗手液。

⑤ 环境准备：安静、无强光照射、无电磁波干扰。

2. 操作步骤

见表 32-1。

表 32-1　多功能监护仪的操作步骤

步　　骤	要点说明
① 核对 　医嘱及患者	确认患者
② 接收 　按主菜单,接收患者	选择患者类型和有无起搏
③ 脱脂 　用 75% 乙醇将贴电极片部位和血氧饱和度指套连接部位脱脂后用纱布擦干	保证电极与皮肤表面接触良好
④ 贴电极贴 　将电极片按监护仪标识贴于患者胸部正确位置,扣好患者衣扣,盖好被子	保证电极贴与皮肤接触良好,避开伤口,必要时避开除颤部位
⑤ 捆无创血压袖带 　使测压标志压在肱动脉上	位置正确,松紧合适。选合适的袖带
⑥ 安放血氧饱和度探头	
⑦ 调报警范围 　根据患者实际监测数值调整报警上下限	上下限度合适。小范围设置不要以正常生理指标作为上下限
⑧ 再次核对 　床号、姓名。告知患者或家属注意事项	
⑨ 记录 　监测数值、时间	注意观察电极片周围皮肤情况
⑩ 停止 　向患者告知,取得合作;关监护仪,取下电极片,观察局部皮肤情况,用干纱布擦净皮肤。协助患者取舒适体位,整理床单位,整理用物	整理导线,避免打结损伤
⑪ 洗手、记录 　停止监护时间	——

六、注意事项

① 各监护线应与患者连接紧密，勿脱落。

② 安放电极贴前须皮肤脱脂，避免干扰。各电极贴位置安放正确。

③ 无创血压袖带捆绑正确。

④ 有创血压监测时，换能器须与心脏同一水平。肝素液冲洗或采血后应将传感器重新校零。

⑤ 各参数报警范围调节适当。

七、维护和保养

各监护线用后均应擦拭消毒，仪器定时清洁；各导联线不能打折；当没有用无创血压袖带捆绑患者手臂时，不能启动主机测量血压；发现故障应及时排除或报修。

第二节　输液泵的使用

一、定义

输液泵（infusion pump）是用于准确控制单位时间内液体输注的量和速度的仪器。

二、目的

准确、匀速、安全地给患者输入药物。

三、基本原理

微型计算机控制步进电机带动偏心凸轮作用于蠕动排，使蠕动排以波动方式连续挤压输液管。

四、基本结构

由微机系统、泵装置、检测装置、报警装置和输入及显示装置组成。

五、操作标准

1. 操作前准备

① 评估患者病情、意识状态、皮肤情况及血管情况，向患者及家属解释输液及药物作用，取得患者合作，询问大小便。

② 评估仪器性能是否完好。将输液泵妥善固定在输液架上，连接电源，打开开关，处于备用状态。

③ 个人准备：仪表端庄，服装整洁，洗手戴口罩。

④ 用物准备：输液泵、输液器2套、止血带、小枕、弯盘、0.5%聚维酮碘或安尔碘、棉棒、胶布、一次性头皮针、液体和药物、病历、输液卡、洗手液、笔、手表、锐器盒、垃圾桶，必要时备网套、启瓶器。

2. 操作步骤

见表32-2。

表 32-2　输液泵的操作步骤

步　　骤	要点说明
① 核对 医嘱及患者	确认患者
② 排气 检查输液器、插入液体并排气	使茂菲滴管的1/2～2/3充盈液体，对光检查无气泡，防止气体进入体内
③ 连接设定 将输液器置于泵的卡式管道内，设定总量、速度	卡道内容道松紧合适
④ 静脉穿刺 取合适部位，备胶布。铺垫巾、扎止血带，消毒皮肤，再次检查输液管有无气泡。穿刺成功，按启动键盘，固定穿刺处，再次核对	"三查七对"

续表

步　骤	要点说明
⑤ 观察 　取舒适卧位,观察患者病情及有 无输液反应,讲解注意事项	
⑥ 输液结束 　按停止键,关输液泵,拔针	输液泵用 75% 乙醇纱布擦拭,放置于清洁干燥处备用
⑦ 整理用物洗手,记录	

六、注意事项

① 特别注意观察穿刺部位有无液体渗漏。

② 使用一段时间后更换蠕动挤压部位。

七、维护和保养

首次使用前或长时间不使用,当再次使用时,要将泵与交流电源连接,充电至少 12 小时。长期不使用,电池每月至少充放电 1 次。出现故障及时报修。定期清洁擦拭。

附 1. 贝朗容积输液泵的使用见表 32-3。

表 32-3　贝朗容积输液泵的使用

步　骤	要点说明
① 准备物品	输液泵、液体
② 连接输液管路	将输液管排气,关闭流量夹,备用
③ 安装输液管路	打开输液泵泵门,自上而下安装输液管;关闭泵门,打开流量夹
④ 开机	等待自检完成
⑤ 确认输液管路	按"YES"键确认
⑥ 设置输液总量	按"VOL"键输入液总量,按"VOL"键确认

续表

步　骤	要点说明
⑦ 设置输液速率	在主屏直接输入数值即是速度
⑧ 开始输液	按"START"键,开始输液(屏幕上出现移动光标,显示泵在运行中)
⑨ 运行中修改速率	直接于面板上设置新速率,再按"RATE"键,确认新数值,泵按新速率继续运行
⑩ 快推功能	手动 BOLUS 操作按"BOL"键,屏幕出现另外"BOL"键,同时按下两个"BOL"键; 　BOLUS 操作按"BOL"键,直接输入预置 BOLUS 量,按"YES"键确认,快推运行。如需中断 BOLUS,按屏幕上提示的"STOP"键,BOLUS 停止

附 2. 贝朗容积输液泵报警原因及纠正方法见表 32-4。

表 32-4　贝朗容积输液泵报警原因及纠正方法

报警显示	可能原因及处理方法
Pressure alarm(压力报警)	输液管被夹闭(打开旋夹); 输液管有压折(使管路通畅); 患者静脉通路阻塞(恢复静脉通路通畅)
Air alarm(空气报警)	管路系统中有空气(准备输液时将管路中的气泡完全排尽,报警后重新排气)
Preselect volume(未设定预置总量报警)	未设定输液总量(设定输液总量)
Invaid rate(未设定速率报警)	未设定速率(重新设定速率)

续表

报警显示	可能原因及处理方法
KOR end(液体输完前预置报警)	输液瓶已空(更换新的输液瓶)
Recall alarm(暂停结束报警)	输液暂停结束(调至"Standby"或"Start"开始输液)
Pump door open(泵门打开报警)	泵门打开(关闭泵门)
Battery pre-alarm(蓄电池预报警)	蓄电池电量将耗尽(连接主电源)
Battery alarm(蓄电池报警)	蓄电池没电(连接主电源)

附3. Space 输液泵基本操作见表 32-5。

表 32-5　Space 输液泵基本操作

操作流程	要点说明
① 准备物品	输液泵、液体
② 连接输液管路	将输液管排气,关闭流量夹,备用
③ 开机	按开机键,开启电源,设备自检
④ 打开泵门	按开门键,按"Yes"键
⑤ 安装输液管路	从右向左放置输液器,关闭泵门,进入"in-trafix PVC"菜单,按"OK"键,确认管型
⑥ 设置预置输液总量	在"VTBI"菜单,设置预置输液量,按"OK"键确认
⑦ 设置输液速率	进入"Rate"菜单,设置速率,按"OK"键确认
⑧ 开始输液	按"START"键,开始输液
⑨ 更改速率	不停止输液时,按"C"键,按"OK"键,键入新的速率,按"OK"键确认 停止输液时,按"Stop"键,按"OK"键,键入新的速率,按"Start"键启动输液

续表

操作流程	要点说明
⑩ 快推功能	手动快推,按"Bol"键松开,按住"OK"键不放,系统进入快推功能并显示快推剂量,松开"OK"键停止快推; 自动快推,按"Bol"键按左箭头键进入"Bol Dose设置"菜单,设置快推剂量,按"Bol"键开始快推,结束后自动切换到原速率工作。如需中途停止快推,按"OK"键自动切换到原始速率
⑪ 等待模式	按"Stop"键停止输液,按关机键小于3秒,切换到"Standby"菜单,按"OK"键确认进入等待模式,再按"OK"键退出等待模式

附4. Space输液泵报警原因及纠正方法见表32-6。

表32-6 Space输液泵报警原因及纠正方法

报警显示	可能原因及处理方法
Pressure high alarm(阻塞报警)	输液管被夹闭(打开旋夹) 输液管有压折(使管路通畅) 患者静脉通路阻塞(恢复静脉通路通畅)
Air bubble alarm(气泡报警)	管路系统中有空气(准备输液时将管路中的气泡完全排尽,报警后重新排气)
Value not accepted(未设定预置总量报警)	未设定输液总量(设定输液总量)
Not rate set(未设定速率报警)	未设定速率(重新设定速率)
Reminder alarm(未接受数值报警)	电源开启,未设置参数或未启动输液(设置参数开启输液)
VTBI near end(预设输液量结束报警)	预设输液量接近结束(准备新的液体)

续表

报警显示	可能原因及处理方法
Standby time expired（暂停结束报警）	输液暂停结束（调至"Standby"或"Start"开始输液）
VTBI infused（预设输液量结束）	预设输液量结束（自动切换到 KVO 功能）
Battery pre-alarm（蓄电池预报警）	蓄电池电量将耗尽（连接主电源）
Battery alarm（蓄电池报警）	蓄电池没电（连接主电源）

第三节　微量泵的使用

一、定义

微量泵是一种给药量非常准确、问题很小，且给药速度缓慢或长时间流速均匀的仪器。

二、目的

非常均匀地给患者输注药物。

三、基本原理

微型计算机控制步进电机带动注射器推杆匀速直线运动，实现匀速推动注射器匀速给药。

四、基本结构

泵、数据显示窗、数据输入键、功能键和注射器安全支架。

五、操作标准

1. 操作前准备

① 评估患者病情、意识状态、皮肤情况及血管情况，向患者及家属解释使用微量泵的目的及药物作用，取得患

者合作。

②评估仪器性能是否完好。将微量泵妥善固定在输液架上，连接电源，打开开关，处于备用状态。

③个人准备：仪表端庄，服装整洁，洗手，戴口罩。

④用物准备：微量泵、头皮针 2 个、20mL 或 50mL 注射器、砂轮、止血带、小枕、弯盘、0.5％聚维酮碘或安尔碘、棉棒、胶布、无菌纱布、无菌巾、液体和药物、病历、治疗卡、洗手液、笔、手表、锐器盒饭、垃圾桶。

⑤环境准备：安静、无尘、适合无菌操作。

2. 操作步骤

见表 32-7。

表 32-7　微量泵操作步骤

步　骤	要点说明
① 核对 　医嘱及患者	不能只核对一项
② 抽取药物 　检查药物,将药物抽入注射器内并核对。将注射器放入无菌巾内	在注射器上贴标签(注明床号、姓名、药名、剂量、浓度、用法、加药时间),严格无菌操作
③ 核对患者	携用物至床旁,查对床号、姓名,协助患者取合适体位,备胶布
④ 连接设定 　再次核对药液,连接延长管,排气,安装入泵。打开开关,调好速度	注意防止污染
⑤ 查对连接 　确定无误后,消毒输液通路的肝素帽,将头皮针插入肝素帽内,用胶布固定,启动泵	患者、药物、泵入速度、"三查七对"

续表

步　　骤	要点说明
⑥ 交代观察 　取舒适卧位,观察反应及泵运行情况,讲解注意事项	协助取舒适卧位,整理床单元
⑦ 洗手记录	
⑧ 注射结束 　按停止键,关输液泵,拔针	核对患者,向患者告知,取得患者合作。按下"Stop"键,揭去胶布拔出头皮针,关电源
⑨ 整理用药	分类整理用物,分离针头放于锐器盒,洗手记录。微量泵用75%乙醇纱布擦拭,放置于清洁干燥处备用

六、注意事项

① 更换注射器前一定要排尽空气。

② 特别注意观察穿刺部位有无液体渗漏。

七、维护和保养

① 首次使用前或长时间不使用,当再次使用时,要将泵与交流电源连接,充电至少12小时。长期不使用,电池每月至少充放电1次。出现故障及时报修。定期清洁擦拭。

② 使用完后将固定栓或推动柄复位。

附1. Perfusor Compact 注射泵的使用见表32-8。

表32-8　Perfusor Compact 注射泵的使用

操作流程	要点说明
① 准备物品	注射泵、抽好液体的注射器
② 连接注射器管路	将注射器和延长管排气,备用

续表

操作流程	要点说明
③ 安装注射器管路	向上推动推杆锁,拉出推杆,向外拉出针筒夹,逆时针转动90°,安装注射器,固定针栓尾端,使推杆锁"咔嗒"一声复位,之后使针筒夹复位
④ 开机	自检后自动识别注射器,显示"OPS/-XX",按"F"键确认注射器
⑤ 静脉穿刺	按"F"键及"8"键("STANDBY"键),暂停设备,进行静脉穿刺。静脉穿刺后,按"F"键结束暂停
⑥ 设置输液速率	在主屏直接输入数值即是速率
⑦ 开始输液	按"START"键,开始输液(此时泵显示屏上将有风轮状光标转动,显示泵在运行中)
⑧ 运行中修改速率	运行中按"C"键,设置新速率,再按"F"键确认新数值,泵按新速率继续运行
⑨ 快推功能	运行中按住"F"键不放,同时持续按住"1"键("BOL"键),快推运行,松开任何一键,结束快推运行

附2. Space注射泵的使用见表32-9。

表 32-9　Space注射泵的使用

操作流程	要点说明
① 准备物品	注射泵、抽好液体的注射器
② 连接注射器管路	将注射器和延长管排气,备用
③ 开机	按开机键,开启电源,设备自检。等待注射器推柄自动释放
④ 安装注射器管路	拉开注射器针管固定卡并右旋,打开泵门,放置注射器,按"OK"键,确认注射器型号,使注射器推柄自动前移并扣住注射器针栓

续表

操作流程	要点说明
⑤ 设置预置输液总量	在"VTBI"菜单,设置预置输液量,按"OK"键确认
⑥ 设置输液速率	进入"Rate"菜单,设置速率,按"OK"键确认
⑦ 静脉穿刺	
⑧ 开始输液	按"START"键,开始输液
⑨ 更改速率	不停止输液:按"C"键,按"OK"键,键入新的速率,按"OK"键确认。
	停止输液:按"Stop"键,按"OK"键,键入新的速率,按"Start"键启动输液
⑩ 快推功能	手动快推:按"Bol"键松开,按住"OK"键不放,系统进入快推功能并显示快推剂量,松开"OK"键停止快推。
	自动快推:按"Bol"键盘按左箭头键进入"Bol. Dose 设置"菜单,设置快推剂量,按"Bol"键开始快推,结束后自动切换到原速率工作。如需中途停止快推,按"OK"键自动切换到原速率
⑪ 等待模式	按"Stop"键停止输液,按关机键小于3秒,切换到"Standby"菜单,按"OK"键确认进入等待模式,再按"OK"键退出等待模式
⑫ 关闭泵	按"Stop"键停止输液,打开注射器固定卡并右旋,等待注射器推柄松开并释放,打开泵门取下注射器,关上泵门合上注射器固定卡,按关机键持续3秒,关机

第四节　肠内营养泵的使用

一、定义

肠内营养泵是调节经胃肠道营养液流量的电子机械设置。

二、结构及组成

肠内营养泵包括泵座和泵两部分。泵座上有固定装置、电源接口和呼叫系统接口，泵表面有显示屏和功能键，泵侧面有泵门和拉杆。

三、目的

为患者准确均匀输注肠内营养液，减少胃肠道不良反应，减轻护士的工作量。

四、工作原理

通过机械挤压作用，将喂养管内的液体以一定速度均匀地输注胃肠内。

五、操作标准

1. 操作前准备

① 评估患者病情及治疗情况，胃（肠）管通畅情况。评估肠内营养泵的性能。

② 环境准备：整洁、安静、合适。

③ 个人准备：着装整齐，洗手戴口罩。

④ 用物准备：营养泵、电源线、专用泵管、肠内营养液、温开水、空针、手套、纱布等。

⑤ 患者准备：了解泵的目的、操作过程及配合的相关知识，患者愿意配合。

2. 操作步骤

见表 32-10。

表 32-10　肠内营养泵的操作步骤

步　骤	要点说明
① 核对 医嘱及患者,合适体位	确认患者,抬高床头 30°～45°
② 检查 营养泵性能及各功能键	确保仪器功能正常

续表

步　　骤	要点说明
③ 准备营养液 　接输注泵管理并挂于输液架上,排尽泵管内的气体	营养液温度适中,必要时用加热器
④ 开机自检	自检后,屏幕显示前次喂养所设定的参数
⑤ 安装肠内营养输注管	按箭头标示方向将输注管上截流夹安放于泵的工作区,确保截流夹方向正确
⑥ 检查 　胃(肠)管位置及通畅情况,将胃管与泵管连接	确认胃(肠)管位置:一抽、二听、三冲洗
⑦ 调节 　输注总量及速度	根据患者的胃肠功能及要求调节
⑧ 启动 　输注泵按"START"键开始输注	观察患者的反应、泵的运作情况
⑨ 结束 　输注完毕按"STOP"键停止	关闭电源
⑩ 封闭胃管 　将胃肠(管)与泵管分离,封闭胃管末端	脉冲式冲洗管道,防止堵塞
⑪ 整理床单元、整理用物	观察患者反应,听取患者主诉。清洁输注泵,消毒备用
⑫ 洗手、记录	记录肠内营养方式、速度、剂量、名称

六、注意事项

① 配置营养液时，应无菌操作，温度适宜。

② 输注前彻底排净空气。

③ 喂养前检查胃管是否在胃内，确保在胃内方可喂养。

④ 营养前、中、后，用温水 20mL 脉冲式冲洗。

⑤ 营养过程中，密切观察患者反应（腹胀、腹泻、恶心呕吐等）、滴速、泵运作情况，及时处理各种报警，并做好记录。

七、维护和清洁

① 放于阴凉干燥处，避免剧烈震动和阳光直射。

② 专人管理，建立使用登记、定期检查、保养维修制度。

③ 营养液滴到机器上时，立即擦拭干净。

④ 每年检查 1 次，每周清洗 1 次，清洗前应断开电源。

⑤ 清洁后，启动或接通电源前应先干燥约 5 分钟。

八、报警显示、故障原因及处理方法

见表 32-11。

表 32-11　报警显示、故障原因及处理方法

警报	原因	处理
电池报警	显示插头符号（电池失效）	通知专业人员更换电源
	不显示插头符号：①泵座上电源指示灯不亮；②泵座上电源指示灯亮	检查电源线是否连接；泵插入泵座位置正确
	泵和泵座上的电源有污垢	去污后晾干
空管报警	管路中有气泡	排除气泡
	传感器区域有污垢	去污后晾干
	输注管放置位置不正确	重新放置输注管

续表

警报	原　因	处　理
输注管堵塞报警	输注管安装不准确	重新正确安装
	安装截流夹部位有污物	去污后晾干
	输注管或喂养管堵塞	检查冲洗
泵门未关	泵启动时泵门未关	关闭泵门
	启动后泵门打开	关闭泵门
	泵门从固定点松脱	重新固定
	泵门机械损坏	通知专业技术人员修理
系统错误	设备内部障碍	通知专业技术人员修理

第五节　GEMPremier3000 血气分析仪的使用

一、定义

血气分析仪是用于检测血液中的氧气、二氧化碳等气体的含量和血液酸碱度及相关指标的医学设备。

二、目的

检测体内酸碱失衡，血氧，二氧化碳，以及钾、钠等离子情况。

三、基本原理

血气、电解质、酸碱成分三者相互影响，相互依赖，受电中性原理支配（即细胞外阴阳离子总量必须相等；各种酸碱成分比值必须适当），使机体血液 pH 维持在 7.35～7.45。

四、基本结构

主机由微电脑、显示器、电极、测试包、打印装置组成。

五、操作标准

1. 操作前准备

① 评估血样标本是否合格。

② 评估仪器性能是否完好，机器处于备用状态。

2. 操作步骤

见表 32-12。

表 32-12　血气分析仪的操作步骤

步　　骤	要点说明
① 选择血样种类	根据标本情况，按"Arterial"或"Venous"或"Capillary"或"Other"键
② 准备进样	等待 2 秒，并上下左右旋转血样且弃去第一滴血
③ 进样 将进样针插入注射器至接近底部	避免插入底部阻塞吸样针
④ 吸样 按"OK"键启动吸样，听到四次"哗"声，移开标本	避免吸入空气
⑤ 处理剩余样品 将标本扔进生物废品桶	禁止乱扔样品，避免血液滴出污染机器外壳
⑥ 输入患者信息	必须输入患者的体温和取血样时患者的吸氧浓度
⑦ 等待自动打印	
⑧ 检查 有无错误项目及危机值	——
⑨ 登记 将患者床号姓名登记在血气登记本上	方便核对

六、注意事项

① 样本要合格。

② 在输入患者信息时输入体温和吸氧浓度。

③ 不能在关机时取出分析包。

④ 出现故障时及时通知工程师，禁止继续使用。

七、维护和保养

① 专人管理仪器。

② 使用蘸水的湿布擦拭。

第六节　心电图机的使用

一、定义

心电图机是来记录心脏活动时所产生的生物电信号的仪器。

二、目的

将心脏活动时心肌激动产生的生物电信号（心电信号）自动记录下来，为临床诊断和科研提供信息。

三、基本原理

通过电极提取的人体生物电信号经过导线传输至心电图主机，经过心电放大电路将心电信号放大后推动记录器工作而描绘出心电图曲线。

四、基本结构

由电极、导线、主机、电源等四部分组成。

五、操作标准

1. 操作前准备

① 评估患者病情、意识状态及皮肤情况，对清醒患者，告知目的及方法，取得患者合作。

② 评估心电图机各功能是否良好。

③ 个人准备：仪表端庄，服装整洁，洗手。

④ 用物准备：心电图机、导电液、纱布、弯盘、笔、记录卡、洗手液。

⑤ 环境准备：安静、无强光照射、无电磁波干扰。

2. 操作步骤

见表 32-13。

表 32-13　心电图机的操作步骤

步　　骤	要点说明
① 核对 医嘱及患者	确认患者，嘱患者平卧位
② 皮肤处理 清洁皮肤，涂导电液	减少干扰、伪差
③ 安放电极 将电极按标识置于患者正确位置，盖好被子	使电极与皮肤接触良好，避开伤口
④ 描记心电图 a. 打开电源开关 b. 调节描笔位置 c. 按动定标键"1mV" d. 按"START"键 e. 继续按动定标键 f. 按动"CHAECK"键 g. 按动"LEAD SE-LECTOR"键 h. 继续按动"LEAD SELECTOR"键	按下抗干扰键 确认描笔在记录纸中央附近 描笔随着定标键的按动而做相应的摆动，记录纸走动 记录纸上可看到定标方波，其振幅应是 10mm 观察有无伪差 使之由"TEST"向"Ⅰ"导联、"Ⅱ"导联转换 重复上述操作，完成全部导联的心电图记录
⑤ 撤除电极	动作轻柔

续表

步　　骤	要点说明
⑥ 关机切断电源、整理仪器	在记录纸上注明日期、时间、姓名、住院号及导联
⑦ 再次核对 　床号、姓名,告知患者或家属注意事项	整理患者
⑧ 洗手、记录	做好清洁工作,并做好仪器使用登记

六、注意事项

（1）根据规定的操作顺序进行操作。

（2）使电极与皮肤密切接触,涂导电膏或生理盐水,避免机电干扰,注意描笔温度。

（3）正确安放常规十二导联心电图电极

① 四肢电极:右手红（R）,左手黄（L）,左脚绿（F）,右脚黑（RF 或 N）。

② 胸电极:

a. V_1 导联:红,胸电极安放在胸骨右缘第四肋间。

b. V_2 导联:黄,胸电极安放在胸骨左缘第四肋间。

c. V_3 导联:绿,胸电极安放在 V_2 与 V_4 连线的中点。

d. V_4 导联:棕,胸电极安放在左锁骨中线第五肋间。

e. V_5 导联:黑,胸电极安放在左腋前线与 V_4 平齐。

f. V_6 导联:紫,胸电极安放在左腋中线与 V_4 平齐。

七、维护和保养

① 各监护线用后均应擦拭消毒,仪器定时清洁。

② 发现故障应及时排除或报修。操作时勿将水洒入机内,以免损坏机器。

③ 机内装有电池盒,可定时充电。充电时间不超过 24 小时,以免缩短电池寿命。

④ 机器避免高温暴晒、受潮、尘土或碰撞，盖好防尘罩。

⑤ 做完心电图后必须洗净电极。

⑥ 导联电缆的芯线或屏蔽层容易损坏，尤其是靠近两端的插头处，因此切忌用力牵拉或扭转。收藏时应盘成直径较大的圆盘或悬挂放置，避免扭转或锐角折叠。

第七节　亚低温治疗仪的使用

一、亚低温治疗

1. 定义

亚低温治疗在临床上又称"冬眠疗法"或"人工冬眠"，它是利用对中枢神经系统具有抑制作用的镇静药物，使患者进入睡眠状态，再配合物理降温，使患者体温处于一种可控性的低温状态。根据治疗温度的不同，分为深低温治疗（<30～28℃）、亚低温治疗（30～35℃）等。

2. 适应证与禁忌证

（1）适应证

① 严重感染引起的高热、惊厥，如中毒性痢疾、脑炎、破伤风等。

② 中枢性高热、中暑等。

③ 严重的中毒性休克、创伤性休克及严重的烧伤。

④ 重症脑外伤或其他重症脑病。

⑤ 甲状腺危象。

⑥ 子痫及各种原因引起的高血压危象。

⑦ 顽固性疼痛，如急性心肌梗死、幻肢痛、肿瘤引起的剧痛，一般措施不能止痛者。

⑧ 高度精神紧张。

（2）禁忌证

① 血容量显著减少而未纠正之前。

② 肝肾功能严重损害。

③ 严重的贫血。

3. 亚低温治疗的作用机制

① 降低脑组织氧耗量，减少脑组织中乳酸堆积。

② 保护血脑屏障，减轻脑水肿。

③ 抑制乙酰胆碱、儿茶酚胺以及兴奋性氨基酸等内源性毒性物质对脑细胞的损害。

④ 减少钙离子内流，阻断钙对神经元的毒性作用。

⑤ 减少脑细胞结构蛋白破坏，促进脑细胞结构和功能修复，减轻弥漫性轴索损伤。

4. 低温对生理的影响

① 体温每降低 1℃，脑代谢下降 10%～13%。体温下降到 30℃，脑代谢下降 54%，电解质中的 Glu 增加、K^+ 下降、Ca^{2+} 轻度降低、Na^+、Cl^-、Mg^{2+} 基本无变化。体温与代谢率的关系见表 31-14。

表 32-14　体温与代谢率的关系

项　　目	体　温/℃	代谢率/%
正常	36.8	100
降低 5℃	31.8	75～80
	30.0	60～70
降低 10℃	26.8	50
	20.0	25
降低 20℃	16.8	20
	6.8	6

② 低温对循环系统的影响：低温下，HR 下降，代谢下降，P-R 间期、QRS、Q-T 间期延长。体温降至 17℃ 时，仍能保持窦性节律；降至 10～15℃ 时，心脏停搏。心脏在 25～28℃ 时易发生室颤。

③ 低温对呼吸系统的影响较少，随体温下降逐渐抑制，16～20℃时呼吸停止。

5. 降温时机的选择

亚低温治疗实施越早，对脑保护作用越明显，疗效越好。亚低温持续时间根据病情而定，一般持续 3～7 日，病情重者可适当延长时间，但一般不应超过 10 日，温度不低于 33℃。

6. 物理降温

物理降温方法有冰袋、冰帽、冰毯、降低室温、减少盖被、血管内导管降温、输液降温、腹腔冷灌注法等。

7. 降温操作方法

（1）降温　首先遵医嘱静脉滴注冬眠药物，待患者进入昏睡状态后，方可开始物理降温。为增强冬眠效果、减轻御寒反应，可酌情使用苯巴比妥或水合氯醛。

（2）降温速度　以每小时下降 1℃为宜。体温降至肛温为 32～34℃、腋温为 31～33℃较为理想。

（3）复温　先撤除物理降温，后停止使用药物。禁止复温过快，因易引起复温性休克。若设定体温为 32～35℃，可直接停机；若体温在 32℃以下，一般将体温缓慢恢复至 32℃，平均每 4 小时升高 1℃，10～12 小时恢复至 37℃左右。

8. 冬眠低温疗法的注意事项

① 体温过低易诱发心律失常、低血压、凝血障碍等并发症；体温高于 35℃则疗效不佳。最佳脑室温度为 32～35℃。

② 诊断明确、无循环衰竭、呼吸道通畅者，方可施行"人工冬眠"。必须正确了解冬眠下的病理生理变化及所用药物的药理作用以及对疾病可能产生的影响。

③ 用药前应行各种临床护理，如翻身、口腔清洁。冬眠过程中患者须取平卧位，避免体位剧烈变动及头高足低位，以

免发生直立性低血压。

④ 用药以少量多次为原则，避免体温过低。体温过低易诱发心律失常、低血压、凝血障碍等并发症；体温高于 35℃ 则疗效不佳。大量注射会产生对呼吸、循环的不良影响。

⑤ 冬眠开始后须有专人守护。每隔 30～60 分钟测定血压、脉搏、呼吸及体温 1 次，记出入量，严密观察意识变化。若脉搏超过 100 次/分、收缩压低于 100mmHg（13kPa）、呼吸不规则时，应及时通知医生停药。

⑥ 严密观察病情变化，如出现体温上升、肌肉紧张、仍然持续高热，或加用物理降温时出现寒战，均提示冬眠药物剂量不足，应酌情增加药量。

⑦ 对呼吸道分泌物多且病情严重者，必要时应先行气管内插管或气管切开，以便于清除呼吸道分泌物，保持呼吸道通畅。

⑧ 应每日行白细胞计数、分类，以及血清电解质、血生化的检查。每周检查肝功能 1 次。

⑨ 治疗前如有电解质紊乱，应及时纠正。尤应注意低血钾情况，因冬眠药物可进一步降低血钾。

⑩ 冬眠疗法系对症治疗，虽可改善病情，但不应忽视对原发疾病的治疗。

⑪ 停止治疗时，先停物理降温，再停冬眠药物，让其自然复温。

⑫ 解除冬眠后，如体温不能自动回升，可给温水袋或肌内注射阿托品，以助复温。

⑬ "人工冬眠"一般可持续 2～5 日，必要时可延长至 1～2 周。若冬眠期延长，为防止产生耐药性，宜定期更换药物的组合。

二、HICO-HYPOTHERM680 的使用

亚低温治疗仪适用于医疗、急救、消防等特殊领域，以降

低人体温度，使人体生命体征得以维持，从而大大增加患者的存活率。

1. 目的

以物理方法将患者体温降至预期水平而达到治疗疾病目的。

2. 基本原理

通过患者和温毯的直接接触进行降温。本仪器将水作为理想和安全的降温介质。

3. 基本结构

由主机、HICO-温毯、帽、连接管等部分组成。

4. 操作标准

(1) 操作前准备

① 评估患者病情、意识状态及皮肤情况。对清醒患者，告知目的及方法，取得患者合作。

② 评估仪器各功能是否良好。

③ 个人准备：仪表端庄，服装整洁，洗手。

④ 用物准备：冰毯、冰帽、测温探头、连接管、笔、记录卡、洗手液。

⑤ 环境准备：安静、舒适。

(2) 操作步骤

见表 32-15。

表 32-15　HICO-HYPOTHERM680 的操作步骤

步　　骤	要点说明
① 核对 医嘱及患者	确认患者
② 检查水位 在水箱中加入灭菌用水至前面板上的最高水平显示线之下	① 水位低于最低值； ② 显示"Water Level"； ③ 安装上全新未充水毯

步　　骤	要点说明
③ 连接毯、帽 　冷毯有根据需要放在患者身上或身下	使用前检查毯子表面和连接是否有损坏
④ 连接电源、开机自检、设置 ↑ ↓ 按设置所需温度	待所有显示器都正常运作时方可使用。设置温度低于20℃时须同时按下辅助键 <20℃
⑤ 进入温度控制状态	屏幕可显示状态 　根据患者体温调节水温
⑥ 运行中监测 　监测患者体温，监视主机水位和水流	—
⑦ 停止治疗 　按开关"O/I"关闭电源开关	水循环停止，撤除毯、帽，消毒备用
⑧ 拔出电源、整理仪器	—
⑨ 再次核对床号姓名	告知患者或家属注意事项
⑩ 洗手、记录	—

5. 注意事项

(1) 温度设置　温度调节范围为15～35℃。

(2) 功能和安全检查　开机前检查，第一次使用时检查主机和温毯，同时检查水位流量控制（水流充足时眼睛看不清旋转的轮片）。进行功能检测，长时间运行中，每日对独立保护部位手动检查一次。

(3) 按连接顺序将主机开机后，再与冰毯、冰帽相连接。停止时，先断开连接，再关闭主机。

6. 常见报警及处理

(1) "TEMP DIFF>1℃"（温毯温度高于设置温度1℃）

① 原因：室温过高或设置温度过低。

② 处理：检查主机，此报警出现不允许长时间运行。

（2）"WATER LEVEL!?"

① 原因：水位过低、管道或冰毯打折。

② 处理：马上蓄水，整理管道，铺平冰毯。

（3）"ALARM TESTFALL"和">CALL CUSTOMER SERVICE"

① 原因：主机的独立保护部位出现故障，或者在进行自动或手动功能监测中没有反应。

② 处理：关掉主机一段时间（1～2 小时），如果开机时仍然发生报警，联系工程师。

（4）"LOW TEMPERATURE"和"CHECK UNIT"

① 原因：水箱温度低于测量范围。

② 处理：检查存储和环境温度。

（5）"CHECK UNIT"和">CALL CUSTOMER SERV-ICE"

① 原因：有可能有多重故障。

② 处理：联系维修人员。

7. 维护和保养

① 机器表面可以用一般清洁剂清洁；温毯表面也可用一般清洁剂清洁，待干燥后才可以卷起来存储。

② 水箱中的水每 6 个月必须换一次。

③ 黑色密封圈每 6 个月必经润滑油涂抹。

④ 每 6 个月要检查两边的通风孔，必要时进行清理。

三、HCG-200Ⅲ亚低温治疗仪使用

1. 目的

以物理方法将患者体温降低到预期水平达到治疗疾病的目的。

2. 基本原理

先利用半导体制冷原理，将水箱内蒸馏水冷却；然后通过

主机工作与冰毯、冰帽内的水进行循环交换，促使毯、帽面接触皮肤进行散热，达到降温的目的。

3. 基本结构

由控制系统、制冷系统、水循环系统、加热器等组成。

4. 操作标准

（1）操作前准备

① 评估患者病情、意识状态及皮肤情况。对清醒患者，告知目的及方法，取得患者合作。

② 评估仪器各功能是否良好。

③ 个人准备：仪表端庄，服装整洁，洗手。

④ 用物准备：冰毯、冰帽、测温探头、连接管、笔、记录卡、洗手液。

⑤ 环境准备：安静、舒适。

（2）操作步骤

见表 32-16。

表 32-16 HCT-200Ⅲ亚低温治疗仪的操作步骤

步　骤	要点说明
① 核对 　医嘱及患者	确认患者
② 水箱加制冷液 　在水箱中先加入 500mL 纯（95%）乙醇 　（再加入纯净水至显示板上的水位显示线）	—
③ 连接体温传感器 　按颜色插好	位置不可调换
④ 连接毯、帽 　按标记方向接好	出入接口处有方向标志
⑤ 冰毯上铺一层薄毡	—

续表

步　　骤	要点说明
⑥ 开机 　连接电源打开开关,开机自检	中间线段示压缩机,旋转符号表示水循环
⑦ 设置 　选择合适水温档、体温档	液晶屏显示"开"
⑧ 按水温开关"ON/OFF"	液晶屏显示"开"
⑨ 体温传感器放在患者腋窝,按体温控制开关"ON/OFF"	—
⑩ 停止治疗 　再次接体温开关"ON/OFF",关闭电源开关	液晶屏上"开"消失,水循环停止
⑪ 拔出电源、整理仪器	撤除毯、帽
⑫ 再次核对 床号姓名	告知患者家属注意事项
⑬ 整理用药、洗手记录	记录停止时间、患者温度,仪器消毒备用

5. 注意事项

① 保证仪器的电源及接地环境安全稳定。

② 不得在水箱中加入任何固体物质。

③ 不得拉拽本仪器的电缆、导联线、冰毯接头及软管。

④ 毯、帽使用后必须平放,不能折叠,以免损坏。

6. 亚低温治疗仪各参数设置

(1) 体温档的选择　各种原因所致发热,体温低于40℃,未出现谵妄、昏迷者,建议使用24～35℃档;体温高达40℃以上,出现谵妄、昏迷者,建议使用33～34℃档。小儿发热建议使用35～37℃档。如需保持正常体温,使用36～37℃档;

如有必要，此时可使用复温功能。

（2）水温档的选择　水温设置范围在 4～10℃、10～15℃，15～20℃时，表示使用降温功能；在 35～40℃时，表示使用复温功能。

7. 亚低温治疗仪常见报警及处理

（1）缺水报警　水箱水位过低时，仪器发出间隙报警声，液晶显示的水位线指示只显示一条，表示水箱缺水。

（2）传感器脱落报警　如果显示体温≤32℃，仪器发出急促报警声，表明传感器从人体脱落；反之则不报警。

（3）传感器断路、短路报警　传感器短路（显示体温＞50℃）或传感器断路（显示体温为 0℃），仪器报警。

8. 维护和保养

① 当仪器较长时间不使用时，应清洁后包装储存，每年取出通电一次，以防受潮、发霉损坏。

② 本仪器为微电脑控制压缩机的运行，不可频繁按动水温开关，以免造成仪器工作不正常。

③ 将毯、帽快接头正确接在连接口上，使用时不可用力拉扯软管，否则会发生漏水现象。

④ 本毯、帽为塑料制品，患者在治疗中，不可戴有金属、硬物，以免弄破。

⑤ 毯、帽使用过程中，若空气中湿度超过 60％，容易在毯面、接口处形成冷凝水，请用毛巾擦干。

⑥ 定期清洗毯、帽护套，以防发霉。

⑦ 定期更换水箱内的水，不可在水箱中加入固体物质。

⑧ 毯、帽为耗材，其使用期限为 3 个月。

第八节　多功能病床的使用

一、定义

病床是患者抢救、治疗、诊断和恢复过程中必不可少的设备。

二、基本结构

床体、可调节床面、X线盒、体重秤和电控系统。

三、功能作用

（1）为患者提供一个舒适的体位。

（2）为医护人员提供一个便捷的操作平台。

（3）在不移动患者的情况下，完成一些基本辅助检查。

四、操作步骤

（1）背部抬高　可调节背部床板的角度，在水平至约 75° 之间进行调节。先按绿色键，然后按上下键调节适当高度。

（2）膝部抬高　可调节膝部床板的角度，可在水平至约 45°角之间进行调节。先按绿色键，然后按上下键调节适当高度。

（3）高度调节　可调节床的高度，从地面至床板表面的高度，可在 60～100cm 间进行调节。先按绿色键，然后按上下键调节适当高度。

（4）CPR 脱扣器　紧急时用 CPR 脱扣器的柄，或者先按绿色键后再按"CPR"键，可迅速地将背部床板恢复到水平状态。

（5）床边护栏的使用　按下床挡下面的红色按键，然后向内轻推床挡，就能放下床挡。

五、保养维护

① 拔下电源插头后再进行维护。

② 医用电动床不能用水清洗，否则有触电的危险。

③ 床主体、床边护栏、床用桌清洁时，先将浸有用水稀释的中性洗涤剂的布拧干擦拭，再用干布擦干净。

④ 不要用挥发性溶剂擦拭。

⑤ 使用洗涤液擦拭时，必须稀释到指定浓度再使用。

⑥ 床垫清洁的时间，根据使用状态和出汗多少而定。

⑦ 患者转出后，床单元可用紫外线进行床边消毒，或送医院消毒部门集中消毒。

第三十三章　其他操作

第一节　氧气疗法

一、定义

氧气疗法，简称氧疗，是指通过给氧，提高动脉血氧分压（PaO_2）和动脉血氧饱和度（SaO_2），增加动脉血氧含量（CaO_2），纠正各种原因造成的缺氧状态，促进组织的新陈代谢，维持机体生命的一种治疗方法。

二、缺氧的分类和氧疗的适应证

（1）低张性缺氧　主要特点为动脉血氧分压降低，动脉血氧含量减少，组织供氧不足。由于吸入氧分压过低，外呼吸功能障碍，静脉血分流入动脉血引起。常见于高山病、慢性阻塞性肺疾病、先天性心脏病等。

（2）血液性缺氧　由于血红蛋白数量减少或性质改变，造成血氧含量降低，或血红蛋白结合的氧不易释放所致。常见于贫血、一氧化碳中毒、高铁血红蛋白血症等。

（3）循环型缺氧　由于组织血流量减少使组织供氧量减少所致。其原因为全身性循环性缺氧和局部性循环性缺氧。常见于休克、心力衰竭、大动脉栓塞等。

（4）组织性缺氧　由于组织细胞利用氧异常所致。其原因为组织中毒、细胞损伤、呼吸酶合成障碍。常见于氰化物中毒、大量放射线照射等。

三、缺氧或低氧血症的程度判断

（1）临床上缺氧与低氧血症并不是完全等同的定义，患者可能有缺氧但不一定有低氧血症。当血红蛋白正常时，可根据

PaO_2 和 SaO_2 来判断缺氧的程度，将缺氧分为轻、中、重三度。

① 轻度缺氧：可无发绀。$PaO_2 > 6.67kPa（50mmHg）$，$SaO_2 > 80\%$，无发绀，一般不需要氧疗。如有呼吸困难，可给予低流量低浓度（氧流量 $1 \sim 2L/min$）氧气。

② 中度缺氧：PaO_2 $4 \sim 6.67kPa$（$30 \sim 50mmHg$），SaO_2 $60\% \sim 80\%$，有发绀、呼吸困难，需要氧疗。

③ 重度缺氧：$PaO_2 < 4kPa$（$30mmHg$），$SaO_2 < 60\%$，显著发绀、呼吸极度困难、出现三凹征，是氧疗的绝对适应证。

（2）临床上习惯用 PaO_2 和 SaO_2 来判断缺氧的程度，但并不能准确反映组织缺氧情况，混合静脉血氧分压（PvO_2）和外周血乳酸盐浓度可评估组织缺氧。PvO_2 正常值为 $37 \sim 42mmHg$。$PvO_2 < 20mmHg$ 时出现细胞功能障碍；低于 $12mmHg$ 的患者，在数分钟内死亡。正常人血乳酸含量为 $0.6 \sim 1.8mmol/L$，如持续在 $5mmol/L$ 以上，即可作为组织缺氧的指标。

四、氧疗的禁忌证

无特殊禁忌证，百草枯中毒及使用博来霉素者应慎用，因前者使用高浓度氧会增加其毒性作用，后者可加重其肺炎样症状及肺纤维化。

五、缺氧对机体的影响

正常健康人的 PaO_2 高于 $90mmHg$，60 岁的老年人不低于 $80mmHg$。当 $PaO_2 < 60mmHg$ 时，即诊断为呼吸衰竭；$PaO_2 < 50mmHg$ 时，可出现发绀；$PaO_2 < 40mmHg$ 时，即相当于混合静脉血氧分压，氧向组织的弥散发生困难；$PaO_2 < 30mmHg$ 时，则导致细胞膜、线粒体和溶酶体受损，心、脑、肾等重要脏器细胞内的正常氧化代谢就发生严重障碍，若不立即纠正，必将导致器官组织细胞严重损害，甚至危及生命。

六、氧疗的种类

（1）**控制性氧疗**　指吸入氧浓度控制在 $24\%\sim35\%$ 之间，故称低浓度氧疗。适用于缺氧伴二氧化碳潴留的呼吸衰竭患者。其原理如下：此类患者由于其呼吸中枢对血中二氧化碳浓度变化的敏感性降低，其呼吸主要靠低氧血症对外周化学感受器反射性的兴奋呼吸中枢增加通气。当吸氧使血氧分压增加而对化学感受器的兴奋作用减弱时，患者的自主呼吸将受到抑制，使肺泡通气量降低，导致二氧化碳潴留。

（2）**非控制性氧疗**　对给氧的浓度无严格的限制，主要根据病情来调节，适用于缺氧而不伴有二氧化碳潴留的患者，如心功能不全、休克、贫血等患者，是临床上常用的给氧方法。一般吸入氧浓度在 $35\%\sim60\%$ 之间，又称中浓度氧疗。

（3）**高浓度氧疗**　指吸入氧浓度 $>60\%$ 的氧疗。适用于弥散障碍、严重 V/Q 比例失调、右向左分流、急性呼吸心搏骤停、一氧化碳中毒等所致的严重缺氧，但不伴有二氧化碳潴留患者。对于限制性通气障碍患者，如重症肌无力、大量胸腔积液等，也可吸入高浓度氧来解除严重低氧血症以改善缺氧。此类患者可短时间吸入高浓度氧，以便使 PaO_2 和 SaO_2 分别提升至 60mmHg（7.8kPa）和 90%，避免组织细胞发生不可逆的改变。病情稳定后，应将吸入氧浓度降至 40% 以下，以防止氧中毒。

（4）高压氧疗法。

（5）长期家庭氧疗。

（6）体外膜肺氧合。

七、氧疗的方法

一般将给氧方法分为有创伤性和无创伤性两大类。无创给氧的方法见表 33-1；有创给氧的方法——经气管插管给氧见表 33-2。

表 33-1　无创给氧的方法

方法	原理	优点	缺点
鼻导管或鼻塞给氧	氧气通过鼻塞或鼻导管，经由上呼吸道直接进入肺内，可用公式计算：$FiO_2(\%)=\dfrac{21+4\times氧流量(L/min)}{100}$，常用氧流量为 $2\sim3L/min$	简单、经济、安全，多数患者易于接受	FiO_2 不恒定，易于堵塞。局部刺激作用，使鼻黏膜干燥、痰液黏稠。氧流量大于 $7L/min$ 时，患者多不能耐受
简单面罩	简单给氧面罩盖在口鼻之上，一侧注入氧气，呼气则从面罩的两侧逸出，面罩的容量宜小，以减少重复呼吸气量。FiO_2 取决于氧流量和患者的通气量，常用氧流量为 $5L/min$，超过 $8L/min$ 时，因储备腔未变，FiO_2 增加很少	适用于严重缺氧而无二氧化碳潴留的患者，能提供较好的湿化	影响患者进食和咳嗽；面罩易移位和脱落；呼出气体易积聚在面罩内被重复吸入，导致二氧化碳蓄积
附贮气袋的面罩	在简单面罩的基础上装一个贮气袋，用时将面罩系紧，保持贮气袋内有适当的氧。在呼气或呼吸间歇期间，氧气进入贮气袋；当吸气时，主要由贮气袋供氧	与简单面罩相比，其优点是用较低浓度的氧为患者提供较高的 FiO_2	—

续表

方法	原 理	优点	缺 点
文丘里 (Venturi) 面罩	面罩是根据 Venturi 原理制成,即氧气通过狭窄的孔道进入面罩时,在喷射气流的周围产生负压,携带一定量的空气从面罩侧面开口处或喷射器开口处进入,是一种能控制氧浓度的面罩	无重复呼吸,耗氧量小,不需要湿化。吸入氧浓度恒定,不受患者张口呼吸的影响	Venturi 面罩虽也可以提供 40% 以上的吸入氧浓度,但不如低 FiO_2 时准确

表 33-2 经气管插管给氧

方法	适应证	优 点	缺点
经气管插管或气管切开给氧	主要适用于肺部感染严重、呼吸道分泌物多或黏稠不易排出的患者;也可用于因昏迷或意识障碍不能主动排痰的患者	氧疗效果好,有利于呼吸道分泌物的排除,保持呼吸道通畅	对患者损伤大,给患者带来痛苦
呼吸机给氧	适用于需要机械通气装置的缺氧患者	高档呼吸机均设有空氧混合器,提供准确,稳定,温度及湿度合适的氧,任何通气模式均可供氧。最大限度提高 FiO_2,纠正多种类型的缺氧	少数患者出现人机对抗

八、氧疗的不良反应

(1) 二氧化碳潴留 慢性阻塞性肺疾病 (COPD) 合并呼吸衰竭的患者, 由于长期 $PaCO_2$ 升高, 呼吸中枢对二氧化碳刺激的敏感性降低。呼吸主要靠低氧血症对颈动脉窦和主动脉体的化学感受器的刺激作用，而高浓度氧的吸入，使 PaO_2 升高，失去对外周化学感受器的刺激作用，患者呼吸受到抑制，进一步加重二氧化碳潴留。对这类患者应严格低流量持续长期给氧。

（2）吸收性肺不张 正常人呼吸空气时，肺内含有大量不被血液吸收的氮气，肺泡内的氧被吸收后留下氮气以维持肺泡不致萎陷。当吸入高浓度的氧后，肺泡内的氮气被氧稀释，肺泡内氧分压升高。当呼吸道不完全阻塞时，在吸入较高浓度氧后，局部肺泡内的氧被吸收后，易出现肺泡萎陷发生肺不张。预防措施主要包括：FiO_2 尽量小于 60%；应用机械通气可适当加用呼气末正压通气（PEEP）；鼓励患者排痰，保持呼吸道通畅。

（3）氧中毒

① 氧中毒是氧疗最主要的不良反应，是指在常压下较长时间吸入高浓度氧（>60%），或在高压下（>1个大气压）呼吸 100%氧所引起的一系列中毒反应的总称。这些中毒反应随着 FiO_2 升高和持续时间的延长而增加。

② 氧中毒的临床表现：肺部出现急性气管、支气管炎，急性肺损伤乃至急性呼吸窘迫综合征（ARDS），表现为胸痛、咳嗽、极度呼吸困难，即使浓度吸氧也不能缓解，并伴有发绀、面色潮红、PaO_2 下降等症状；中枢神经系统主要表现为口唇、肌肉抽搐，惊厥，癫痫样发作，出汗等；眼部晶状体纤维增生（仅见于新生儿）。

九、氧疗的撤离

（1）氧疗的目的在于提高 PaO_2，纠正低氧血症，保证组织细胞得到适度的氧供，以维持和恢复其功能。从氧解离曲线上可知，一般只要 PaO_2 达到并稳定在 60mmHg（7.8kPa），SaO_2 就能达到 90%以上而满足机体的生理需要。因此，呼吸空气时，PaO_2 > 60mmHg（7.8kPa）即可停止吸氧。

（2）适应证

① 神志清楚，病情稳定，精神状态良好。

② 发绀消失。

③ 血气分析结果满意，$PaO_2 > 60mmHg$（7.8kPa），$PaCO_2 < 50mmHg$（6.7kPa），并保持稳定。

④ 呼吸平稳，无呼吸困难症状。

⑤ 心率较前减慢，循环稳定。

⑥ 慢性疾病急性加重期基本控制，转为临床缓解期。

十、氧疗的监护技术

（1）控制氧浓度和流量　根据实际情况选择合适的给氧装置，正确操作，保证给氧浓度正确。其中保持气道通畅是氧疗的关键。还应根据病情调整氧流量或浓度，不能随意更改，并在氧疗过程中严密监测，防止意外误调。

（2）防止并发症　严密观察患者面部皮肤和鼻黏膜情况，防止面部压伤和鼻黏膜出血等。观察患者有无氧疗并发症。面罩吸氧患者应保持呼吸通畅，防止窒息。

（3）健康指导　氧疗场所禁止明火、吸烟等，保证用氧安全。告知患者合理用氧的重要性，指导患者正确处理面罩吸氧与进食之间的矛盾，可采取交替进行，或进食时以经鼻吸氧代替。

第二节　气道湿化

一、气道湿化的重要性

（1）气道湿化不足

① 气道纤毛和黏液腺的破坏。

② 假复层柱状上皮和立方上皮的破坏，扁平化。

③ 基膜的破坏。

④ 气管、支气管黏膜细胞膜和细胞质变性。

⑤ 细胞脱落、黏膜溃疡、气道损伤后反应性充血。

⑥ 最终会导致黏膜纤毛清除功能受损、小气道塌陷、肺不张，损伤的程度与无湿化气体通气时间成正比。

（2）过度湿化　湿化器温度过高可引起气道黏膜温度过高或烧伤，导致肺水肿和气道狭窄。

二、理想的湿化器应当具有的特点

① 吸入气管的气体温度为 $32\sim36℃$，含水量 $33\sim43g/m^3$（$43g/m^3$ 即 $37℃$时湿度为 100%）。

② 在较大范围的气体流量内，气体的湿度和温度不受影响，特别是高流量气体通气时。

③ 容易使用和保养。

④ 多种成分混合的气体都可以湿化。

⑤ 自主呼吸和控制通气都可以使用。

⑥ 具有自身安全机制和报警装置，防止温度过高、过度脱水和触电。

⑦ 本身的阻力、顺应性和无效腔不会对自主呼吸造成负面影响。

⑧ 吸入的气体能保持无菌。

三、湿化液的选择

（1）半张盐水 250ml＋氨溴索　无抗生素为减少患者的耐药情况，用半张盐水湿化使之接近生理盐水，对气道无刺激作用，特别是气道高反应状态。而生理盐水浓缩后形成高渗状态，引起支气管肺水肿，不利于气体交换。

（2）半张盐水＋氨溴索＋利多卡因　主要适用于支气管哮喘和 COPD 的气道高反应状态。应用利多卡因局部麻醉作用，达到松弛血管、支气管平滑肌，从而改善痉挛状态。

（3）气管内有鲜血者可用 1%肾上腺素湿化达到止血的目的。

（4）1.25%标准碳酸氢盐（SB）（蒸馏水＋5%SB 50mL）确定患者确实是真菌感染（有细菌培养为证），应用碱性湿化。

四、气道湿化的标准

1. 湿化的前提

保证充足的液体入量。液体入量随病情不同而不同。机械通气时，液体入量保持 2500～3000mL。

2. 痰液黏稠度的判断及处理

Ⅰ度（稀痰）：如米汤/泡沫样，吸痰后玻璃接头上无痰液附着。提示感染轻。如痰液量过多，须减少滴入量或湿化。

Ⅱ度（中度）：较Ⅰ度黏稠，吸痰后玻璃接头上有少许痰液附着，易冲洗干净。提示感染重。如痰液白色黏稠加强湿化。

Ⅲ度（重度）：外观明显黏稠，带黄色，吸痰后玻璃接头内滞留大量黏痰，不易冲洗干净。提示感染严重，加强抗感染。极黏稠痰液，提示气道过干或肌体脱水，加强湿化或补充水分。

3. 湿化方法

（1）电热恒温湿化器　电热恒温湿化器可以加温湿化吸入管道的气体，预防气道水分丢失过多所至的分泌物黏稠和排出障碍。

（2）气道内间断推注法　临床常用注射器取湿化液 3～5mL，取下针头后将湿化液直接滴入人工气道，常在吸痰前推注。

（3）气道内持续滴注法　传统持续法是以输液管持续滴注。目前临床应用微量注射泵或输液泵持续注入较多见，因为二者具有定时定量持续湿化的作用，成本低、操作简单，能有效防止痰痂的形成。

（4）雾化吸入　通过文丘里效应将药物水溶液雾化送入气道后在局部发挥药物作用。

（5）人工鼻　人工鼻又称温-湿交换过滤器，是利用人体呼出气体的温度与水分来加温湿化吸入的气体，同时对细菌有一定的过滤作用。

第三节　呼吸机雾化吸入的使用（SAVINA）

一、定义

应用呼吸机使经雾化装置的液体变成微小的雾粒或雾滴悬浮吸入气道中，使气湿化和药物吸入呼吸道达到治疗的目的。

二、目的

① 治疗呼吸道感染，消除炎症和水肿。

② 解痉。

③ 稀释痰液，帮助祛痰。

三、基本原理

雾化吸入疗法是利用射流原理，将水滴撞出为微小雾滴悬浮于气体中，形成气雾剂输入呼吸道内。气雾作用主要取决于气体的流速和雾化颗粒大小。

四、适应证

① 气管内插管或气管切开术后，通过雾化吸入以湿化气道，加入适当抗菌药物预防或控制肺部感染。

② 上呼吸道急、慢性炎症，如咽喉炎、气管炎者。

③ 肺气肿、肺心病，合并感染、痰液黏稠、排痰困难或有支气管痉挛呼吸困难者。

④ 支气管哮喘急性发作者。

⑤ 支气管及肺部化脓性感染，如支气管扩张症、感染、肺脓肿等痰液黏稠不易咯出者。

五、操作标准

1. 操作前准备

① 评估患者神志、生命体征、呼吸机模式及参数，听诊双肺呼吸音。

② 环境准备：整洁、安静、舒适。

③ 操作者准备：仪表端庄，着装整齐，洗手戴口罩。

④ 用物准备：呼吸机雾化吸入装置 1 套（雾化药液罐、管道）、注射器、治疗巾或患者毛巾、听诊器、可控式吸痰管、洗手液、护理记录单、笔、按医嘱准备药液。

⑤ 患者准备：向清醒患者解释目的、注意事项，以取得配合。

2. 操作步骤

见表 33-3。

表 33-3　呼吸机雾化吸入的操作步骤

步　　　骤	要点说明
① 检查雾化吸入装置,遵医嘱将药液稀释,注入雾化器的药杯内	使用前检查雾化吸入器连接是否完好、有无漏气,呼吸机雾化功能是否良好
② 核对 　携用物至患者床旁,核对医嘱及患者	确认患者
③ 连接 　一端连接呼吸机雾化口,一端连接呼吸机管路 Y 型口	避免雾化罐倾斜、倒转,防止药液漏出
④ 调节呼吸机 　在"配置"菜单中(2/4)调节"FLOW MONTORING"为"OFF",撤除流量传感器	"FLOW MONITORING"为流量监测,注意保护
⑤ 开始雾化 　按"雾化"键开始,使呼吸机面板上雾化灯亮起	雾化时间为 20 分钟以上,观察患者生命体征变化及雾化效果
⑥ 结束雾化 　按静音键撤除雾化罐	使呼吸机面板雾化灯灭掉
⑦ 调节呼吸机 　在"配置"菜单中(2/4)调节"FLOW MONTORING"为"ON",安装流量传感器	打开流量监测,屏幕显示流量传感器标定通过
⑧ 翻身拍背 　用大小鱼际由下向上、由外向内拍	叩背时严格掌握操作手法,使痰液有效排出

续表

步　　骤	要点说明
⑨ 吸痰 　经人工气道、口鼻腔将呼吸道的分泌物吸出，以保持呼吸道通畅	吸痰前在呼吸机面板按吸痰键，吸纯氧 3 分钟。吸痰过程中掌握无菌、无创、快速、有效原则
⑩ 肺部听诊 　肺部情况有明显改善，痰鸣音减少	观察患者呼吸机参数及血氧饱和度变化，确认患者
⑪ 整理床单元整理用物	帮患者取舒适体位
⑫ 洗手、记录	记录患者生命体征情况，痰液性质、量

六、注意事项

① 所需雾化罐须与呼吸管道相配套。

② 雾化装置须接在患者吸气端。

③ 注意保护流量传感器（价格昂贵、内置导丝极易断）。

④ 一次雾化呼吸机大约为 20 分钟。若药液仍有剩余，可再一次按"雾化"键开始。

⑤ 雾化过程中观察有无气雾及呼吸机有无工作。

七、其他呼吸机与 SAVINA 比较

① EVITA 2 在"标定预设置"中"流量"调节"FLOW"为"OFF"。

② EVITA 4 在"报警限值"中"监测"调节"FLOW"为"OFF"。

③ 西门子与 PB840 无雾化功能，须接氧驱雾化。